中医经典文库

医方选要

明·周文采　编集
王道瑞　申好贞　焦增绵　校注

中国中医药出版社
·北京·

图书在版编目（CIP）数据

医方选要/（明）周文采编集．—北京：中国中医药出版社，2008.12

（中医经典文库）

ISBN 978-7-80089-175-5

Ⅰ．医… Ⅱ．周… Ⅲ．方书—中国—明代 Ⅳ．R289.348

中国版本图书馆 CIP 数据核字（2008）第 175017 号

中国中医药出版社出版
北京市朝阳区北三环东路28号易亨大厦16层
邮政编码 100013
传真 010 64405750
北京市卫顺印刷厂印刷
各地新华书店经销
*
开本 850×1168 1/32 印张 10.625 字数 258 千字
2008 年 12 月第 2 版 2008 年 12 月第 5 次印刷
书 号 ISBN 978-7-80089-175-5
*
定价 18.00 元
网址 www.cptcm.com

社长热线 010 64405720

读者服务部电话 010 64065415 010 84042153

书店网址 csln.net/qksd/

《中医经典文库》专家顾问委员会

前　言

中华医药源远流长，中医药理论博大精深，学说纷呈，流派林立，要想真正理解、弄懂、掌握和运用她，博览、熟读历代经典医籍，深入钻研，精思敏悟是必经之路。古往今来，凡是名医大家，无不是在熟读精研古籍名著，继承前人宝贵经验的基础上，厚积薄发、由博返约而成为一代宗师的。

故此，老一辈中医药专家都在各种场合呼吁“要加强经典学习”；“经典是基础，传承是关键”。国家有关行政部门也非常重视，在《国家中长期科学和技术发展规划纲要（2006～2020）》中就明确将“中医药传承与创新”确立为中医药领域的优先主题，国家中医药管理局启动了“优秀中医临床人才研修项目”，提出了“读经典，做临床”的口号。我们推出这套《中医经典文库》，也正是为了给广大中医学子阅读中医经典提供一套系统、精良、权威，经得起时代检验的范本，以倡导研读中医经典之风气，引领中医学子读经典、用经典，为提高中医理论和临床水平打牢根基。

本套丛书具有以下特点：①书目权威：丛书书目先由全国中医各学科的学科带头人、一流专家组成的专家指导委员会论证、筛选，然后经专家顾问委员会审核、确定，均为中医各学科学术性强、实用价值高，并被历代医家推崇的代表性著作，具有很强的权威性；②版本精善：在现存版本中精选其中的最善者作为底本，让读者读到最好的版本；③校勘严谨：聘请具有深厚中医药理论功底、熟谙中医古籍文献整理的专家、学者精勘细校，最大限度地还原古籍的真实面貌，确保点校的高质量。

在丛书出版之际，我们由衷地感谢邓铁涛、朱良春、李经纬、余瀛鳌等顾问委员会的著名老中医、老专家，他们不顾年迈，热情指点，让我们真切感受到老一辈中医药工作者对中医药事业的拳拳挚爱之心；我们还要感谢专家指导委员会的各位专家和直接参与点校整理的专家，他们不辞辛苦，兢兢业业，一丝不苟，让我们充分领略到中医专家的学者风范。这些都将激励我们更加努力，不断进取，为中医药事业的发展贡献出更多无愧于时代的好作品。

中国中医药出版社

2007 年 1 月

内容提要

《医方选要》是明代医家周文采所编集的一部方书。全书十卷，载方一千余首，按内、五官、外、伤、妇、儿科之序，以病统方，先论后方。其论是对疾病因、机、证、治等的扼要介绍，重点是对诸方之主治、组成、修合、制剂、服法等的介绍。条分缕析，层次分明，使临证医生施治有理可据，遣方用药有法可循。

本书所载方剂多为历代名医常用之良方，亦兼有作者已验之方，实为荟萃诸家所长之方书。对于广大中医临床工作者，以及中医爱好者均有重要的参考价值。

校注说明

《医方选要》系明代的一部方书。作者周文采，江苏吴县人，明·弘治（1488～1505）年间曾任兴献王（朱佑杬）府良医副臣。其家业医，幼受庭训，禀承家学，服膺有年。受王命而择“平日所闻所见及常用有验之方，去其繁而就其简，分门别类”，于弘治八年（1495）撰成本书。

是书凡十卷，分四十五门，按内、五官、外、伤、妇、儿科之序，以病统方，先论后方，共载方一千一百五十一首（其中有重复者）。每门先设论，对疾病之病因、病机、证候、治法、方药、宜忌等扼要介绍之；继则逐一列方，对诸方之主治、组成、修合、制剂、服法等详述。如是，条分缕析，使临证医生施治有理有据，遣方用药有法可循。

从本书内容看，所选众方均属历代医家常用之方，上自汉之仲景，下逮唐、宋、元、明各代良方。若《千金》、《外台》、《局方》、《圣惠方》、钱氏《小儿直诀》、陈氏《妇人良方》、《外科精要》、河间《宣明论方》、东垣《兰室秘藏》、危氏《世医得效方》，以及《普济方》、《永类钤方》等。故本书实可谓是一部荟萃百家良方之著。

本书成书后，惟明代先后有所梓行，今所能见者，最早为明·嘉靖乙巳（1545）年费采等人刻本，嗣后有费氏等人的翻刻本，明·隆庆庚午（1570）年胡氏刻本，天启乙丑（1625）年刻本，以及明刻本和手抄本等。此后数百年间未见有剞劂，因此亟待校梓。

本次出版，以明·嘉靖费氏刊本为底本，明代其他刊本为校本，并兼取诸方所出之原著，如《伤寒》、《金匮》、《三因》、《普济》等，辅以他校。具体校注方法如下：

一、统一组方体例。由于原书药物炮制与剂量先后排列次序很不统一，故校雠时一律将药物炮制移在剂量之前并以括号括之。不出校注。

二、统一用字。凡属异体字、繁体字，以及同音假借等，本次出版一般径改为正规简化字，个别情况予以作注说明。

三、统一目录。原书书首只设“总目”，不列方名，然后分卷列目录、载方名。为便于读者使用，今将总目与分卷目录统一列于书首。

四、原书“序”后有“进《医方选要》疏”，记通政使司右通政臣顾可学奏文及费采等人受圣命刻版梓行之事。今校时认为与书内容无关，故删去不用。

五、原书为竖排版式，今改为横排，故书中示方位之“右”字一律改为“上”字，“左”字径改为“下”字。

六、底本在“诸风门”、“耳鼻门”和“腰胁痛门”中分别有“诸风通治方”、“胁痛通治方”和“鼻通治方”字样，因与全书体例相左，为其划一，故删去不用。

点校既竟，又恐纰俚不绝，瑜辉未增，故谨冀读者洞察，予以裨补焉。

校注者

序

《周官》：医师掌医之政令，聚毒药以供医事。曰王之食欲，曰万民之疾，曰疕疡者，皆有医。先生懋先人之德，又济之以生生之具，故人弥厥性，罔有阏札者，岂非顺化之治哉？迨我祖宗，治政师古，设有内外医药院局若干所，为虑已深，为具已悉，为天下赖以广。即《周官》之良法美意，亦不能过是。但名医多萃于都邑，而穷檐蔀屋，疾病者何限？惠政先于所近，而遐陬僻壤，率多庸医，如是而求仁泽之无渗漏，其可得哉？然欲使医道之无间，而仁泽之旁洽，非假医方以博济之不可也。

吾受封以来，修齐之暇，每令良医周文采等于诸方书中，精选其方之简明切要，而有征效者以进。吾躬为较阅得十卷，裒成一帙，名之曰《医方选要》，以与天下疾病之人共之。夫人之所至惜者，命也；命之所由全者，形也；性形之不可犯者，疾病也。疾病之生，或喜怒哀乐之过，饮食、男女之无节；谬戾于声色，萌蔽于窍脏，不以五药攻之，五味五谷养之，五声五色五气视之，不两之以变，而参之以动焉，则其生亦殆矣。时虽有黄帝、扁鹊之内外经，泰始、俞柎之经方，容成、盘庚之阴道，岐伯之按摩，泰一之杂子，吾见其人已远，其书指[1]玄微，且暖昧不易取征，猝何用哉？苟遍得是书所选简要之方以攻所疾，则垂毙之命庶乎可生，而为太平考终之人矣。虽然，人所自致之病是方或可治之，若其病于冻馁、病于徭役、病于宪纲、病于征输、病于锋镝之患而不能起者，则惟好生之圣天子，若赞化之贤

---

〔1〕 指　义同“旨”。

宰执，能相与消息调停，以通其关节脉络，而生之、全之、安之、养之，使少可壮，壮可老，少壮可终事其老而咸跻于寿域焉。顾敢谓是方之能尔哉！《国语》曰：上医医国，其次医人。盖此之谓欤。因序而书之篇端。

时弘治乙卯冬十一月望日，大明兴王书于中正斋

自 序

弘治乙卯秋七月既望，敬蒙王殿下令旨命臣文采集录医方。臣悚愧之余，遂稽颡再拜而叹曰：仁矣哉！吾王之用心也。盖仁之蕴于中者，深厚而莫测，故其发于外者，充大而难御。恭惟殿下天衷纯粹，纤欲不留，仁之蕴于中者，其深厚可知。以故发而为孝敬，为友爱，为恩礼以待臣，为慈祥以抚众，其仁之发于外者，亦可谓充且大矣。而睿意尤以为人之有身，不能无疾，攻疾之要，非药石不可，然药石之当否，又系乎医方之良不良耳。于是不以臣为愚陋，乃命集录古今良方，欲嘉惠遐迩，其仁之充大，又可以胜言哉！

臣尝观夫医之道，开其源者有《内经》、《灵枢》、《汤液》等书，导其流者有《千金》、《十书》、《心法》等篇，扬其波者有《普济》、《袖珍》、《奇效》等集，医方至此可谓极备矣。然而书目既多，议论亦异，此是彼非，自相牴牾，诚不可不择其理之当者而集之，以便观览，以全人寿，如睿意之所及也。

臣幼承家学，服膺有年，第以质性愚劣，虽苦心极力，未能得其要领。今祗承睿命，遂忘其鄙陋，勉强择出平日所闻所见及常用有验之方，去其繁而就其简，分门别类，凡十卷，名之曰《医方选要》。庸成编帙，敬陈睿览。然但愧其择之未精，收之未当，无以上副殿下寿众之仁心也。他日赐及远近，使人因是疾用是方，而傥获功效之一二，是岂臣之能所致哉？实惟殿下之仁有以及之也。仁之泽愈流而愈长，天之庆益臻而益炽，胤祚绵远与国咸休，盖将并天地之悠久矣。臣草茅贱质，临书不胜惶惧之至，谨拜首稽首上言。

弘治八年冬十月吉旦，良医副臣周文采再拜谨书。

目 录

卷之一

诸风门

夫风者，百病之长，以其善行而数变也。然风之为病，种类甚多。大要有四：一曰偏枯，谓血气偏虚，半身不遂，肌肉枯瘦，骨间疼痛。二曰风痱，谓神智不乱，身体无痛，四肢不举，一臂不随。三曰风懿，谓忽然迷仆，舌强不语，喉中窒塞，噫噫有声。四曰风痹，谓风寒湿三气合而为痹，其人身顽，肉厚不知痛痒，风多则走注，寒多则疼痛，湿多则重着，在筋则筋屈而不伸，在脉则血凝而不流，在肉则不仁，在骨则癃重是也。

有中脏、有中腑、有中血脉。中脏则性命危，中腑则肢节废，中血脉则口眼歪斜。三者之治，各有不同，若中血脉，外有六经之形证，当从小续命汤随四时加减治之。若中腑、中脏者，内有便溺之阻隔，当从三化汤或麻仁丸之类通利之，若外无六经之形证，内无便溺之阻隔，当养血通气，宜用大秦艽汤、羌活愈风汤之类治之。至若卒中，口开眼闭，手撒遗尿，汗出不流，口吐涎沫，喷药，闷乱气粗，声如鼾睡，面赤或青黑，发直摇头，手足、口鼻清冷，此为中脏。不可治也。若气虚阳脱，突然倒仆，手足厥逆，自汗出，当用三建、星香、三生之类，温经行湿以回阳气。凡中风，初中卒倒，牙关紧急，不省人事，可用苏合香丸灌之，俟其苏醒，便不可用。若痰涎壅盛，宜用青州白丸子、苏合丸相合，用竹沥、姜汁灌之，然后用顺气之药治之，切不可骤用脑、麝香燥治风之药，恐引风入于骨髓故也。如风痹顽麻，半身不遂，语言蹇涩者，亦可用治风之药，如铁弹丸、换骨、如圣，或浸酒之药皆可用也。

又有风痫之证，卒然倒仆，不知人，手足瘈疭，口吐涎沫，或如羊鸣，不时举发。此病多由风痰胶固胸中，迷闷发作，宜吐痰为先，然后以导痰汤、寿星丸、虎睛丸之类治之。

若破伤风一证，最为紧急。此病因打仆伤损，冒入风邪而得也，发而为角弓反张，不知人事，多有不救。治之须分表里汗下之，当以定风化痰为主，如玉真散、江鳔丸皆可治也。

又如疠风，俗谓之大风是也，古人谓之恶疾，以其恶厉腥秽，败坏肢体故也。其病始得之使人不觉，日久遂成大患。凡人初觉眉痒、脱落，或浑身作痒，时作时止，此大风之渐也，急须治之，不可忽也。当以苦参、胡麻、醉仙、再造、花蛇之类治之。仍须清心寡欲，淡薄白粥调理之，不可恣食炙煿、酒、面、盐、酱辛热之物，庶几有可生者。

大抵中风之脉，宜浮而迟缓者可治，若急疾而大数者为难治，临病审焉。

八味顺气散　治中风先宜服此药以顺其气，次用治风之药。

白术　白茯苓　青皮（去穰）　白芷　陈皮（去白）　乌药　人参各二钱　甘草（炙）一钱

上㕮咀，分二帖，水二盅，煎至八分，去楂[1]，食远服；若痰盛加半夏二钱，生姜三片。

顺风匀气散　治中风、中气，半身不遂，口眼㖞斜，先宜服此。

白术四钱　天麻一钱　沉香　白芷　青皮　甘草（炙）各半钱　人参二钱　乌药三钱　紫苏　木瓜各半钱

上㕮咀，分二帖，每帖用水二盅，生姜三片，煎至八分，食

〔1〕楂（zhā，音扎）指“药渣”，下同。

远温服。或风湿腰腿疼痛，亦宜服之。

二香三建汤　治中风六脉虚极，舌强不语，痰涎壅盛，精神如痴，手足偏废，不能举用。此等证候不可攻，风止可扶虚。

天雄　附子　川乌（皆生用，去皮脐）各二钱　木香一钱　沉香（水研旋入用）

上㕮咀，分二帖，每帖水二盅，姜十片，煎至八分，去柤，食远温服。

小续命汤　治卒暴中风，不省人事，半身不遂，口眼歪斜，手足颤掉，语言蹇涩，肢体麻痹，神情昏乱，头目眩晕，痰涎壅盛，筋脉拘挛及脚气缓弱，不能动履屈伸。

防己　桂心　黄芩　杏仁（去皮尖，炒）　芍药　甘草（炙）　川芎　麻黄（去节）　人参各一钱四分　防风二钱　附子（炮）七分

上㕮咀，分二帖，每帖水二盅，姜五片、枣一枚，煎八分，食远温服。精神恍惚加茯神、远志；骨节烦疼有热者，去附子倍芍药；心烦多惊加犀角；骨节疼痛，此有寒湿，倍加官桂、附子；呕逆腹胀加半夏，倍人参；燥闷、大便涩，去附子倍芍药，入竹沥；脏寒下痢去防己、黄芩，倍附子加白术；自汗去麻黄、杏仁，加白术；脚膝弱加牛膝、石斛；身疼加秦艽；腰痛加桃仁（去皮尖，炒）、杜仲（姜汁炒）。凡治中风，不审六经之形证加减，虽治与不治无异也。加减法具于后：

麻黄续命汤　治中风无汗、恶寒。

本方中麻黄、防风、杏仁各加一倍。

桂枝续命汤　治中风有汗、恶风。

本方中桂枝、芍药、杏仁各加一倍。

白虎续命汤　治中风身热无汗，不恶寒而渴。

本方中加知母、石膏各一钱四分，去附子。

葛根续命汤　治中风身热、有汗、恶风。

本方中加葛根、官桂、茯苓各一钱半。

附子续命汤　治中风无汗、身凉。

本方中加附子一倍，干姜一钱。

桂附续命汤　治中风有汗、无热。

本方中加桂、附、甘草各一倍。

羌活连翘续命汤　治中风肢节挛痛不仁。

本方中加羌活、连翘各一钱半。

乌药顺气散　治男子、妇人一切风气攻注，四肢骨节疼痛，遍身顽麻。凡卒手足瘫痪，言语蹇涩，先宜多服此药，以疏通气道，然后随证投以风药。

乌药　陈皮各二钱　麻黄（去节、根）　僵蚕（炒，去丝嘴）　川芎　枳壳（麸炒）　甘草（炙）　桔梗　白芷各一钱　干姜（炮）半钱

上㕮咀，作一服，水二盅，生姜三片、红枣一枚，煎至一盅，食远服。

省风汤　治卒急中风，口噤全不能言，口眼㖞斜，筋脉急掣疼痛，风盛痰实，头目旋眩，胸膈烦满，左瘫右痪，手足麻痹，骨节烦疼，恍惚不定，神志昏愦。一切风证可服。

防风（去芦）　天南星各三钱　半夏（汤洗）　黄芩各二钱　甘草一钱

上㕮咀，作一服，水二盅，生姜五片，煎至一盅，不拘时服。

大防风汤　去风顺气，活血壮筋；又治痢后脚痛，缓弱不能行履，名曰痢风；或两膝肿痛，脚胫枯细，名曰鹤膝风。

防风　熟地黄　白术　羌活　人参　川芎　黄芪　牛膝各一钱　附子（炮，去皮脐）　当归（酒洗）　杜仲（姜汁炒，去丝）　芍药各一钱半　甘草（炙）半钱

上㕮咀，作一服，水二盅，生姜五片、红枣一枚，煎一盅，不拘时服。

三生饮　治卒中风，昏不知人，口眼㖞斜，半身不遂，并痰厥、气厥。

南星（生用）五钱　木香（不见火）一钱半　川乌（去皮，生用）一钱　附子（去皮，生用）一钱

上㕮咀，作一服，水二盅，生姜七片，煎至一盅，不拘时服。有卒中风，不省人事者，以苏合香丸用生姜自然汁化开擦牙。

资寿解语汤　治心脾中风，舌强不语，半身不遂。

附子（炮，去皮脐）　防风（去芦）　天麻　酸枣仁各一钱半　羚羊角（镑）　官桂　羌活各一钱　甘草五分

上㕮咀，作一服，水二盅，煎至一盅，入竹沥二匙，不拘时服。

取竹沥法　用鲜竹数竿，截长一尺余许，劈开作片，用砖两块对立，置竹在上，两头各出三寸许，其中着火烧炙；其竹沥自两头出，用碗接之，待沥尽，以绢滤，澄清用，暑天冰冷水中，以防酸坏。若大热有风痰人，亦可单服，冷暖随意，勿过度。荆柴烧沥法同。

清气宣风散　治上焦风热，气不升降，膈上有痰，兼治两目赤涩，耳鸣、耳塞不听。

川芎　羌活　半夏（汤泡七次）　生地黄　僵蚕（炒）各八分　当归　白术　芍药各一钱　防风（去芦）　甘菊花　枳壳（麸炒）　陈皮　荆芥　升麻　黄连　山栀子（炒）各五分　蝉蜕（炒）　茯苓各六分　甘草三分

上㕮咀，分二帖，每帖水二盅，姜三片、枣一枚，煎八分，食远温服。

星香汤　治中风痰盛，服热药不得者。

南星六钱　木香（不见火）二钱

上㕮咀，作一服，水二盅，生姜七片，煎至一盅，不拘

时服。

防风通圣散　治一切风热，大便秘结，小便赤涩，头面生疮，咽喉肿痛，眼目赤疼。

防风　川芎　当归　芍药　大黄　薄荷叶　麻黄　连翘　芒硝各五分　石膏　黄芩　桔梗各一钱　滑石三钱　甘草二钱　荆芥　栀子　白术各二分半

上㕮咀，作一服，水二盅，生姜三片，煎至一盅，不拘时服。如痰嗽，加半夏一钱。

三化汤　治中风外有六经之形证，先以加减续命汤随证治之，内有便溺之阻隔，复以此导之。

厚朴（姜制）　羌活各三钱　枳实一钱半　大黄四钱

上㕮咀，作一服，水二盅，生姜三片，煎至一盅，不拘时服。

搐鼻通天散　治卒暗中风倒地，牙关紧急，人事昏沉。

川芎　细辛　藜芦　白芷　防风　薄荷各一钱　猪牙皂角（刮去皮）三个

上为细末，用芦筒纳药，每用少许，吹入鼻中。

羌活愈风汤　治肾肝虚，筋骨弱，语言艰涩，精神昏愦，风湿内弱，风热体重，或瘦而一肢偏枯，或肥而半身不遂，心不宁自，劳役则百病生，心静则万病息。此药能安心养神，调阴阳无偏胜。

羌活　甘草（炙）　防风（去芦）　黄芪（去芦）　人参（去芦）　蔓荆子　川芎　细辛（去苗）　枳壳（麸炒）　地骨皮（去骨）　麻黄（去节）　知母（去毛）　杜仲（炒，去丝）　秦艽（去芦）　柴胡（去苗）　枸杞子　当归（去芦）　独活　白芷　半夏（姜制）　厚朴（姜制）　防己　芍药　黄芩　白茯苓　甘菊花　薄荷　前胡各七分半　石膏　生地黄　熟地黄　苍术各一钱　官桂（去皮）半钱上㕮咀，作二服，每服水二盅，生姜三片，煎至一盅，空心服，临睡，相再煎服。

大秦艽汤 治中风外无六经之形证，内无便溺之阻隔，为血弱不能养于筋，故手足不能运化，舌强不能言，宜养血而筋自荣。

秦艽 石膏各一钱半 甘草 川芎 当归 羌活 独活 防风 黄芩 白芍药 白芷 白术 生地黄 熟地黄 白茯苓各一钱 细辛半钱

上㕮咀，作一服，水二盅，生姜三片，煎至一盅，不拘时服。如心下痞，加枳实一钱。

涤痰汤 治中风痰迷心窍，舌强不能言。

南星（姜制） 半夏（汤洗七次）各二钱半 枳实（麸炒）二钱 茯苓（去皮）二钱 橘红一钱半 石菖蒲 人参各一钱 竹茹七分 甘草半钱

上㕮咀，作一服，水二盅，生姜五片，煎至一盅，食后服。

人参顺气散 治中风半身不遂，语言蹇涩，及感受风邪，头疼、鼻塞、声重。

干姜（炮） 人参各一两 川芎 甘草（炙） 桔梗（去芦） 厚朴（去皮，姜制） 白术 陈皮（去白） 白芷 麻黄各四两 葛根二两半

上㕮咀，每服五钱，水二盅，姜三片、葱白二根，煎八分，食后服。

仙术芎散 治风热壅盛，头昏眩。明目聪耳，消痰清神。

川芎 连翘 黄芩 山栀子 菊花 防风 大黄 当归 芍药 桔梗 藿香各五钱 苍术（米泔浸）一两 石膏二两 甘草 滑石各三两 荆芥 薄荷 砂仁各二钱半

上㕮咀，每服五钱，水二盅，煎至八分，食后通口服。

独活汤 治风虚昏愦，不自觉知，手足瘈疭，坐卧不能，或

发寒热。血虚不能服发汗药，及中风自汗尤宜服之。

独活　羌活　人参　防风（去芦）　当归（酒洗）　细辛　茯神（去木）　半夏（汤泡）　桂心　白薇　远志（去心）　菖蒲（去毛）　川芎各五钱　甘草三钱

上㕮咀，每服一两，水二盅，生姜五片，煎至八分，食后温服。

续命煮散　治体虚中风，自汗，心中昏愦，四肢无力，口眼瞤动，手足搐搦，烦渴饮水。此药服荣卫，养气血。

防风　独活　当归（酒洗）　人参（去芦）　细辛　葛根　芍药　川芎　甘草　远志（去心）　荆芥　熟地黄各五钱　官桂二钱半　半夏（汤泡）四钱

上㕮咀，每服一两，生姜三片，水两盅，煎至八分，不拘时服。

八风散　治风气上攻，头昏眩，肢体拘急，皮肤瘙痒，瘾疹成疮，及治寒壅不调，鼻塞声重。

藿香半斤　白芷　前胡各一斤　黄芪　甘草　人参各二斤　羌活　防风（去芦）各三斤

上㕮咀，每服一两，水两盅，煎至八分，食后温服；或为末，每服二钱，薄荷汤调下。

消风散　治诸风上攻，头目昏眩，项背拘急，鼻塞声重，耳作蝉鸣，及皮肤顽麻、瘙痒、瘾疹，妇人血风，头皮肿痒，并宜服之。

荆芥　甘草（炙）各二两　陈皮半两　茯苓　僵蚕　防风（去芦）　芎䓖　藿香（去梗土）　蝉蜕（去土，炒）各二两　厚朴（去皮，制）半两　羌活一两　人参半两

上㕮咀，每服八钱，水二盅，葱白二根，煎八分，食后温服；或为末，每二钱，葱汤调下。

牛黄清心丸　治诸风，缓纵不随，语言蹇涩，痰涎壅盛，心

怔健忘，或发癫狂，并皆治之。

羚羊角（镑，另研） 麝香（另研） 龙脑（另研）各一两 人参（去芦） 蒲黄各二两半 白茯苓（去皮） 芎䓖 柴胡 杏仁（另研） 桔梗各一两二钱半 防风（去芦） 白术 白芍药 麦门冬 黄芩各一两半 神曲二两半 当归（洗）一两半 阿胶（炒） 大豆黄卷 肉桂各一两七钱半 干姜七钱半 牛黄（另研）一两二钱 犀角（镑，另研）二两 雄黄（另研）八钱 金箔一千二百箔（内四百为衣） 甘草五两 干山药七两 白蔹七钱半 大枣（另研）一百个

上除大枣，杏仁、金箔、羚羊角、犀角、麝香、龙脑、雄黄另研，余药别研为细末，入羚羊角等药七味，入内再研和匀，将大枣煮熟去皮、核，捣烂如泥，同炼蜜为丸，每一两作十丸，金箔为衣。每服一丸，食后温水化下。

青州白丸子 治男子、妇人手足瘫痪，风痰壅盛，呕吐涎沫，及小儿惊风，并皆治之。

南星（生用） 白附子各二两 川乌头（去皮脐）半两 半夏（水洗过）七两

上碾为细末，以生绢袋盛，于井华[1]水内摆出；未出者，更以手揉令出，以滓更研，再用绢袋摆尽为度。于磁盆中，日晒夜露，每旦换新水，搅而复澄，春五夏三秋七冬十日，去水晒干如玉片，碎研，以糯米粉煎粥清为丸如绿豆大。每服二三十丸，生姜汤送下，不拘时服；如瘫痪风湿，酒送下；小儿惊风，薄荷汤下三五丸。

排风汤 治中风，邪气入于五脏，令人狂言妄语，精神错乱，手足不仁，痰涎壅盛。

白鲜皮 当归（去芦） 肉桂（去粗皮） 芍药 杏仁（去皮尖，麸炒） 麻黄（去根节） 甘草 防风（去芦） 川芎 独活

---

〔1〕华 通“花”。

各一钱　茯苓（去皮）　白术各二钱

上㕮咀，作一服，水二盅，生姜三片，煎至一盅，不拘时温服。

大醒风汤　治中风，痰涎壅盛，半身不遂，历节痛风，筋脉拘急。

南星四钱　防风二钱　全蝎（微炒）半钱　附子（去皮脐，生用）　独活　甘草各一钱

上㕮咀，作一服，水二盅，生姜七片，煎至一盅，不拘时服。

贝母瓜蒌汤　治肥人中风，口㖞，手足麻木。左右具作痰治。

贝母　瓜蒌　南星　荆芥　防风（去芦）　羌活　黄柏　黄芩　黄连　白术　陈皮（去白）　半夏（汤洗七次）　薄桂　甘草（炙）　威灵仙　天花粉各等分

上㕮咀，每服七钱，水二盏，姜三片，煎八分，至夜服。

换骨丹　治瘫痪中风，口眼歪斜，半身不遂，并一切风痫、暗风，并宜服之。

颂曰：我有换骨丹，传之极幽秘，疏开病者心，扶起衰翁臂；气壮即延年，神清自不睡，南山张仙翁，三百八十岁。槐皮芎术芷，仙人防首蔓，十件各停匀，苦味香减半，龙麝即少许，朱砂作衣缠，麻黄煎膏丸，大小如指弹，修合在深房，勿使阴人见。夜卧服一粒，遍身汗津满，万病自消除，神仙为侣伴。

槐角（取子）　桑白皮　仙术　川芎　香白芷　威灵仙　人参（去芦）　防风（去芦）　何首乌　蔓荆子各四两　苦参　五味子　木香各二两　朱砂（研）　龙脑（研）　麝香（研）各少许　麻黄（煎成膏）

上件俱为细末，用麻黄膏和匀，入臼内杵一万五千下，每两分作十丸。每服一丸，研碎，温酒半盏浸化，以物盖之，不可透

气，食后临睡一呷咽下，用被盖卧，汗出即差[1]。如不饮酒，白汤化下。

大圣一粒金丹　治中风昏仆，舌强涎潮，瘫痪偏枯，顽痒麻痹，癫痫倒地，闭目作声，项强反张，口噤直视。

大川乌（炮，去皮尖）　大附子（炮，去皮脐）　白附子（炮）各二两　五灵脂　僵蚕（炒，去丝嘴）　白蒺藜（炒，去刺）各一两　白矾（枯）　朱砂（研）　没药（另研）　麝香（另研）各半两

上件为末，用京墨半两，新汲水磨汁，搜和药匀，每两作六丸，用金箔二百片为衣，令自干。每服一丸，用生姜汁磨开，温酒半盏调服，被盖取微汗为效。

御风丹　治一切中风，半身不遂，神昏语蹇，口眼㖞斜；妇人头风、血风、暗风倒仆，呕哕涎痰，手足麻痹。

川芎　白芍药　桔梗　细辛（去叶）　僵蚕（炒）　羌活　南星（姜制）各半两　麻黄　防风（去芦）　白芷各一两半　干生姜　甘草各三钱　朱砂二钱半为衣

上为细末，炼蜜为丸如弹子大，每服一丸，温酒化下，食前，日三服。

追风如圣散　治男子、妇人、大小诸般风证，左瘫右痪，半身不遂，口眼歪斜，腰腿疼痛，手足顽麻，语言蹇涩，行步艰难，遍身疮癣，上攻头目，耳内蝉鸣，痰涎不利，皮肤瘙痒，偏正头风，无问新旧，及破伤风，角弓反张，蛇犬咬伤，金刀所伤，出血不止，敷贴立效。

川乌　草乌　苍术各四两　川芎五钱　石斛一两　白芷　细辛　当归（酒洗）　防风　麻黄　荆芥　何首乌　全蝎　天麻　藁本各三钱　甘草三两　人参三钱　两头尖二钱

上为细末，每服半钱，临卧清茶调下，温酒亦可，不许多饮

---

〔1〕差（chài）　通“瘥”，下同。

酒，服药后忌一切热物饮食一时，恐动药力。

铁弹丸　治中风，瘫痪偏枯，筋挛骨痛，麻木不仁，皮肤瘙痒，及打扑伤损，肢节疼痛，并皆治之。此药能通经络，活血脉。

地龙（去土）　防风　白胶香　没药　草乌（水湿泡）　木鳖子（去壳）　白芷　五灵脂　当归各一两　京墨三钱　麝香（另研）二钱　乳香五钱

上为末，糯米糊为丸如弹子大，每服一丸，擂碎用生姜、酒化下，不拘时。

搜风顺气丸　治三十六种风、七十二般气。去上热下冷，腰脚疼痛，四肢无力，多睡少食，渐渐羸瘦，颜色不定，黄赤恶疮下疰，口苦无味，憎[1]寒毛耸，积年癥癖气块，丈夫阳事断绝，女子久无子息，久患寒疟[2]，泻痢吐逆，变成痨疾，百节痠疼。初生小儿及百岁老人皆可服，补精驻颜，疏风顺气。

车前子二两半　白槟榔　火麻子（微炒，去壳）　牛膝（酒浸二宿）　郁李仁（汤泡去皮，另研）　菟丝子（酒蒸，捣，焙干）　山药各二两　枳壳（麸炒）　防风（去芦）　独活各一两　大黄（半生半熟）五钱

上为末，炼蜜为丸如梧桐子大，每服二十丸，渐加至四五十丸，酒、茶、米饮任下，百无所忌，空心、临睡各一服。久服去肠中宿滞，精神强健，耳目聪明，腰脚轻健，百病皆除，老者返少。孕妇勿服，如服药觉脏腑微动，以羊肚、肺羹补之。又治肠风下血，中风瘫痪。百病不生，无病不治。

三圣散　治中风舌强不语。

没药（研）　琥珀（研）各二钱半　干蝎（全者，炒）七枚

---

〔1〕 憎　原书为“增”，据明·天启乙丑本改。

〔2〕 疟　原书作“雺”，据明·天启乙丑本改。

上为细末，每服三钱匕，用鹅梨汁半盏，皂角末一钱匕，浓煎汤一合，与梨汁相合调下，须臾吐出涎毒，便能语。

酒浸药仙方　凡患风疾，四肢不举，服之三日，举手梳头，七日渐舒，十日行步，半月遍身依旧，觉得轻健，眼目更明，大有神效。

甘菊花　防风（去芦）　羌活　杜仲　牡蛎　栝楼根　牡丹皮　紫菀　菖蒲　人参　白蒺藜　牛蒡子　枸杞子各半两　白花蛇　桔梗　白术　山茱萸（去核）　白茯苓　晚蚕沙　官桂　远志（去心）　牛膝各二钱半　虎胫骨　牛蒡根　干姜　熟地黄　柏子仁　狗脊（去毛，焙）　天雄（炮，去皮）　萆薢　蛇床子　附子　肉苁蓉　菟丝子　续断　芍药（去皮）　石斛各三钱

上并要川广好者，依方拣择，为粗末，用新绢袋盛药，用新小瓮儿一个，放药在内，以无灰酒二斗将药浸之，密封其口，春夏浸二七日，秋冬浸三七日开瓮。早晨、临午、晚三时，令病人自取冷酒三盏，依时服之，每服不过一盏，不多服，亦不可添减，乱开酒瓮。久病服者不过一月。近者十日，轻者五日见效。不问男子、妇人、小儿骨节疼痛，四肢浮肿，眼目昏暗，半身不遂，语言蹇涩，口眼㖞斜，中风失语并治之。

追风散　治一切急风，角弓反张，四肢抽掣，牙关紧急，骨节疼痛，及破伤风。

川乌（去皮脐）　附子（去皮脐）　白附子　白花蛇（酒浸去皮骨）　丹砂（研）各一两　蝎梢七钱半与麝同　麝香（研）　腻粉（研）　二钱半　南星（去脐）一两

上并生用，捣罗六味为细末，入别研药，和匀，磁盒收。每服半钱至一钱，豆淋酒或煎葱白酒下。口噤者，用少药揩牙，即开为妙。

天麻丸　治中风，四肢筋脉拘挛，骨节疼痛少力。

天麻半两　蝎梢（微炒）　没药（研）　丹砂（研）各一钱半

麝香（研）二钱半[1] 麻黄（去根节） 地龙（去土，炒） 防风（去皮） 乳香（研）各半两 川乌（生用，去皮脐） 自然铜（煅，醋淬）各半两 安息香（酒化入蜜熬成膏）一两

上除安息香外，捣研为末，却入别研药，以安息香膏和剂为丸如梧桐子大。每服二十丸，不拘时，以薄荷酒下，忌羊血。有人患手臂不随，又有患腿膝无力，行步辄倒，服之并效。素有热人，减川乌一半。

治风何首乌丸 王丰甫传云，其父禹玉平生服此有效。

何首乌（西京者尤佳，米泔浸一宿，用竹刀刮去皮，切片焙干用）一斤 熟地黄（焙）四两 怀州牛膝（酒浸一宿，焙干）四两

上不得犯铜铁器，捣罗为末，炼蜜为剂，再入木臼内杵一千下，丸如梧桐子大。每日空心温酒下四五十丸。忌羊血、生葱、萝卜、藕。不饮酒以饭饮下，大有神效。

虎睛丸 治痫疾发作，涎潮抽搦，精神恍惚，时作谵语，大有神效。

犀角一两 虎睛（微炒）一对 大黄一两 远志（去心） 栀子仁各一两半

上为末，炼蜜为丸如绿豆大，每服二十丸，食后温酒送下。

碧霞丹 治痰涎壅塞，牙关紧急，目睛上视，时作搐搦，并五种风痫。

石绿[2]（九度飞）一两 蝎梢七个 附子尖七个 乌头尖七个

上为末，入石绿令匀，面糊为丸如鸡头大。每服薄荷汁化下一丸，更以酒半合温服之。须臾，吐出痰涎，然后随证治之。如牙关紧急，揩开灌之。

---

〔1〕 原书为“各二钱半”，据明·天启乙丑本删去“各”字。

〔2〕 绿 原书作“碌”，据《本草纲目》改。

胜金丸 治风热惊骇，不时旋运[1]，潮搐，吐痰沫，忽然倒地，不省人事，名曰痫。

南星 僵蚕 细辛 乌蛇（生用） 川乌（生用） 皂角（炙黄） 白矾（飞） 桔梗 威灵仙 何首乌 草乌各一两 荆芥穗 川芎各二两

上为末，酒糊为丸如梧桐子大，每服十丸，食后温酒下。

五生丸 治痫有神，治阴脉弦细缓者。

南星 半夏 川乌 白附子各一两 大豆（去皮）一两

上为细末，滴水为丸，每服三丸至五丸，不过七丸，姜汤送下。

琥珀寿星丸 治心胆被惊，神不守舍，或痰迷心窍，恍惚健忘，及风痫等证。

天南星一斤（掘坑深二尺，用炭火五斤于坑内烧熟红，取出炭，扫坑净，用好酒一升烧之，将南星趁热下坑内[2]，用盆急盖讫，泥壅合，经一宿，开取出，再焙干为末），入琥珀四两（研末）朱砂一两（以一半为衣）。

上三味和匀，用猪心血三个，生姜汁打面糊，将心血和入药末为丸如梧桐子大。每服五十丸，煎人参汤空心送下，日三服。《局方》用南星一斤，朱砂二两，琥珀一两，无猪心血。

玉真散 治破伤风发搐，神效。

南星（炮） 防风（去芦、叉）各等分

上为末，每服二钱，生姜、酒调服，仍以药贴伤处。若牙关紧急，角弓反张，用童便、酒调灌下。

金枣儿 治一切诸风，破伤风等证。

白术一两半 苍术（米泔浸）六两 麻黄二两 两头尖 全蝎

---

〔1〕旋运 义与“眩晕”同。

〔2〕坑 原书作“炕”，据明·天启乙丑本改。

（去毒） 川乌（炮）各四两 川芎 细辛 白芷 防风 天麻各二两半 雄黄五钱 辰砂二钱

上为细末，糯米糊为丸如小枣儿大，金箔为衣。每服一枚或半枚，量病轻重用酒或茶、姜汤随引服之。专治一切无名肿毒、恶疮、风癣、红丝、鱼眼、对口，及妇人吹乳，疯狗咬伤，诸风。皆用新汲水磨汁，一半涂疮肿处，一半服之。牙疼先用浆水漱口净，次用豌豆大一块咬于疼牙上，立止。

羌活防风汤 治破伤风，邪初传在表。

羌活 防风 川芎 藁本 当归 芍药 甘草各一两 地榆 华细辛各二两

上吹咀，每服五钱，水一盏半，同煎至七分，去滓，热服不拘时候。量紧慢加减用之，热则加黄芩二两，大便秘则加大黄一两，缓缓令过。

白术汤 治破伤风，大汗不止，筋挛搐搦。

白术 葛根各一两 升麻 黄芩各半两 芍药二两 甘草二钱半

上吹咀，每服一两，水一盏半，煎至一盏，去滓，温服，不拘时候。

江鳔丸 治破伤风，惊而发搐，脏腑秘涩，知病在里，可用此药下之。

江鳔（锉炒）半两 野鸽粪（炒）半两 雄黄一钱 白僵蚕半两 蜈蚣一对 天麻一两

上件为细末，又将药末作三份，用二份烧饭为丸如桐子大，朱砂为衣；后将一份入巴豆霜一钱同和，亦以烧饭为丸如桐子大，不用朱砂衣。每服朱砂为衣丸二十丸，入巴豆霜一丸，第二服二丸，加至利为度；再服朱砂为衣药，病愈止。

胡麻散 治风气挟热，瘾疹瘙痒。

胡麻子十二两 苦参 荆芥穗 何首乌各八两 威灵仙 防

风 石菖蒲 牛蒡子（炒） 菊花 蔓荆子 蒺藜（炒，去刺） 甘草（炙）各六两

上为细末，每服二钱，食后薄荷汤调服，或好茶亦可。

大风丸 治疥癞。

大风子一斤 全蝎一两半 蝉蜕二钱半 当归须五钱 白僵蚕二钱半 苦参 防风 羌活各二两 独活一两 大黄半两 荆芥二两 乌蛇肉二两 川芎两半

上如法修制为细末，用白米饭捣和为丸如桐子大，每服五十丸，茶清送下。

通天再造散 治大风恶疾。

郁金一两半 大黄（煨）一两 白牵牛（炒）六钱 皂角刺（炮，经年者佳）一两

上为末，每服五钱，日未出，面向东，以无灰酒调服，尽量为度。至晚必利黑头小虫，或如鱼肠臭恶物。忌食毒物半年，但食稠粥软饭，渐渐皮肤毛发如常，甚者不过三两次服，须将息、戒房室、劳力及终身不可食牛、马、驴、犬等肉。

醉仙散 治大风疾，遍身瘾疹，瘙痒麻木。

胡麻子 牛蒡子 枸杞子 蔓荆子（同炒）各一两 白蒺藜 苦参 栝楼根 防风各半两

上为末，每十五钱末入轻粉一钱，拌匀。每服一钱，茶清调下，晨、午、夕各一服。后五七日先于牙缝内出臭黄涎，浑身疼痛，昏闷如醉，次后利下脓〔1〕血，恶臭气，病根乃去。

按：丹溪方轻粉二钱，药八味各半两，前四味为粗末，炒紫色为度。云：须量人大小虚实与之，证候重而急者须先以再造散下之，候补养得还，复与此药。服此药须断盐、酱、醋，诸般鱼

〔1〕脓 原书作“浓”，据明·天启乙丑本改。

肉、椒料、果实、煨、烧、炙煿等，止[1]可淡粥，及煮熟时菜亦须淡食，茄亦不可食，惟诸般蛇以淡酒蒸熟食之，可以助药。

桦皮散　治肺脏风毒，遍身疮疥，及瘾疹瘙痒之成疮，又治面上风刺及粉刺。

桦皮（烧灰）四两　荆芥穗二两　甘草（炙）半两　杏仁（去皮尖，用水于银铫内熬，取出放令干）二两　枳壳（去穰，用炭火烧存性，取出湿纸上令冷）四两

上除杏仁另研极细外，都捣罗为末，入杏仁研匀，每服二钱，食后温酒调下。

升麻汤　治诸风热癞，肌肉极热，体上如鼠走，口反纵，皮色变，皆治。

升麻三两　茯神（去皮）　人参　防风　犀角（镑）　羚羊角（镑）　羌活各一两　官桂半两

上为粗末，每服五钱，水二盅，姜三片，入竹沥少许，煎至八分去滓，温服，不拘时。

白花蛇膏　治风疾癞病，遍身生疮。

白花蛇（酒浸）四两　天麻七钱半　荆芥　薄荷各二钱半

上为细末，好酒二斤，蜜四两，银、石器内熬成膏。每服一酒盏，温服，日三次，煎饼压下，急于暖处汗出效。

诸寒门

夫寒者，乃天地严凝杀厉之气也。人以肾为根本，惟肾则受寒，惟寒则伤肾，肾气一虚，寒邪交作。急痛拘挛，战掉强直，昏迷厥冷，口噤失音，此中寒也；无汗恶寒，头疼面惨，发热拘急，手足微冷，此感寒也；霍乱转筋，洞泄下利，干呕吐逆，积

〔1〕止　义同“只”。

饮停痰，此寒邪入于肠胃也；或为疝瘕，或为脚气痿痹，或为腰膝冷痛，或为虚劳阴痿，或小腹急痛，皆寒邪所为也。惟肾气不充，疏于谨护，非特霜凝水泫之谓寒，或者炎天暑月，当风取凉，卧地受冷，寒邪之气自皮肤而入经络，自经络而入脏腑，然后诸病作焉。

治法：中寒者，宜温中御寒，如四逆、理中汤、丸，或加桂、附、丁香、茱萸之类；甚者手足厥冷，腹中绞痛，唇青气冷，可急于脐下三寸丹田穴上灸之，俟其手足温暖为度，或三五十壮或百壮，视其轻重施之，或用熨法亦可。其感寒者，当以五积、正气、十神之类发散之。若其他所感，变证甚多，又当从各证门类而治之。

附子理中汤　治五脏中寒，口噤强直，失音不语，手足厥冷。

附子（炮，去皮脐）　人参　干姜（炮）　甘草（炙）　白术各二钱

上吹咀，分二帖，每帖水二盅，煎至八分，温服。如口噤，揞开口灌之。

沉附汤　治虚寒无阳，胃弱干呕。

附子（炮）　干姜（炮）各半两　沉香　白术各二钱半　甘草（炙）一钱半

上吹咀，分二服，每服用水二盅，生姜五片，煎至八分，食前服。

生料五积散　治感冒，寒邪头疼，身痛项强，拘急恶寒，吐逆腹痛。又治伤寒发热，头疼恶风。无问内伤生冷、外感风寒，及寒湿客于经络，腰脚酸疼，及妇人经血不调，或难产并治之。

白芷七分　陈皮一钱　厚朴（姜制）八分　桔梗九分　枳壳（去穰，麸炒）八分　川芎七分　甘草（炙）六分　茯苓八分　苍术（米泔浸）二钱　当归八分　麻黄一钱　肉桂六分　芍药八分　干姜

（炮）八分　半夏（汤洗七次）七分

上作一服，水二盅，生姜三片、葱白三茎，煎一盅，不拘时服。

理中汤　治五脏中寒，口噤失音，四肢强直，兼治胃脘停痰，冷气刺痛。

人参　干姜（炮）　甘草（炙）　白术各二钱

上作一服，水二盅，煎至一盅，不拘时服。

本方中加陈皮、青皮各等分，名治中汤，治法同。若为末糊丸如梧桐子大，每服八十丸，米饮送下，名理中丸，治中寒腹痛。

正气散　治伤寒阴证，憎寒恶风。正气逐冷。

半夏（汤泡）　厚朴各三两（同为末，以生姜四两研烂，同为饼子，微炒）　藿香叶　白术　陈皮各一两　甘草（炒）七钱

上为末，每服四钱，水一盅半，生姜三片、枣一枚，煎七分，食前服。常服除瘟疫。

理气治中汤　治寒气攻心，呕逆，心腹绞痛，或泄泻，四肢厥冷，或疝气攻筑，小腹疼痛，并宜服之。

青皮（去穰）　陈皮（去白）　人参　白术（炒）　干姜（炮）　甘草（炙）各一钱　木香七分

上㕮咀，作一服，用水二盅，生姜三片，煎至八分，食前温服。

肉桂散　治伤寒，服冷药过多，心腹胀满，四肢逆冷，昏沉不识人，变为阴毒恶证。

肉桂三分　白芍药　陈皮　前胡　当归　附子（炮）　人参各一两　白术　木香　厚朴（制）　良姜各三钱　吴茱萸半两

上为粗末，每服五钱，水二盅，生姜三片、红枣三枚，煎至八分，温服不拘时。

温中汤　治病人脉沉迟或紧，皆是胃中寒也，及胸膈满闷，

身体拘急，手足逆冷，急宜温之。

丁皮[1]　厚朴各一两　干姜（炮）　白术　陈皮　丁香各二钱

上为细末，每服二钱，葱白煎汤调下，不拘时。

术附理中丸　治中寒急，心腹痛。

人参　附子（炮，去皮脐）　干姜（炮）　白术　甘草（炙）木香　丁香各等分

上为细末，炼蜜为丸如梧桐子大，每服六七十丸，用白汤食前送下。

沉香桂附丸　治中寒，心腹冷痛，霍乱转筋等证。

沉香　附子（炮，去皮脐）　干姜（炮）　良姜（炒）　官桂（去粗皮）　茴香（炒）　川乌头（炮，去皮脐，锉小块如豆大）　吴茱萸（汤浸洗，炒）

上各等分为细末，醋煮面糊为丸如梧桐子大。每服五七十丸，米饮下，空腹、食前，日进二服。忌生冷、硬物。

熨法　治三阴中寒，一切虚冷，厥逆呕哕，阴盛阳虚，及阴毒伤寒，四肢厥冷，脐腹痛，咽喉疼，呕吐下利，身背强，自汗，脉沉细，唇青面黑，诸虚冷证，皆宜用之。

肥葱（细切锉）　麦麸各三升　沧盐二两

上三件入水一大盏，同和拌匀湿，分作二次。于铛锅内同炒极热，用重绢缝作二包，将一包热熨脐上，冷，更易一包。葱包既冷，再用盐水拌湿，炒焦热[2]依前用之，至霉[3]烂不用。别取葱麸，日夜不住相续，至身体温热、脉壮，阳气复来而止，守

---

〔1〕丁皮　即海桐皮。

〔2〕热　原书无此字，据《普济方》加。

〔3〕霉　原书作“煤”，据《普济方》改。

气养之和之[1]。

中暑门

夫暑者，热也，夏令炎火之气也。按洁古云：静而得之为中暑，动而得之为中热。东垣谓：避暑于深堂大厦得之，曰中暑，宜以大顺散主之。日中劳役得之，曰中热，白虎汤主之。此其大法也。有冒暑、有中暑、有伤暑，三者轻重之分。腹痛水泻者，胃与大肠受之；恶心呕吐者，胃中有痰饮，此二者冒暑也，以黄连香薷饮、五苓散主之。盖黄连退热，香薷消暑，五苓利水也。或身热头痛，躁乱不宁，身如针刺者，此为伤暑，即热伤分肉也，以黄连解毒汤、白虎汤加柴胡，气虚加人参主之。或咳嗽，发寒热，汗出不止，脉数者，热在肺经，火乘金也；或脉虚身寒，即暑伤元气也，此谓中暑，宜以清肺汤。有热加柴胡或天水散之类，有寒宜冷香饮子，及加桂附主之。若其人元气素虚，因于暑热，四肢困倦，不思饮食，此热伤脾胃也，以清暑益气、补中益气汤之类主之；若脾胃不和，呕吐不食，宜以六和汤、缩脾饮之类调之；若卒中，昏冒倒仆，角弓反张，不省人事，手足或发搐搦，此为暑风，不可作风治之，当以黄连香薷饮加羌活服之，自然愈矣。方见于后。

香薷饮　治一切暑热，腹痛，霍乱吐利，烦心等证。

香薷一斤　厚朴（姜制）　白扁豆各半斤

上㕮咀，每服三四钱，水二盅，煎八分，不拘时服。加黄连四两，名黄连香薷饮，最解秋暑。

黄连香薷饮　一两加羌活二钱　治暑风，不省人事，手足

---

〔1〕阳气复来而止，守气养之和之　原书为“阳气复来而守正气养之和之”，据《普济方》改。

搐搦。

五物香薷汤　驱暑气，和脾胃。

香薷三两　白扁豆　厚朴（姜制）　茯苓各一两半　甘草（炙）一两

上㕮咀，每服七钱，水二盅，煎至七分，去柤，不拘时服。

十味香薷饮　治伏暑，身体倦怠，神昏，头重，吐利。

香薷一两　人参　陈皮　白术　茯苓　黄芪　木瓜　厚朴（姜制）　白扁豆（炒）　甘草（炙）各半两

上㕮咀，每服一两，水二盅，煎八分，不拘时服。

清暑益气汤　治长夏湿热蒸人，人感之四肢困倦，精神短少，懒于动作，胸满气促，肢节疼痛，或气高而喘，身热而烦，心下膨闷，小便赤而数，大便溏而频，或痢或渴，不思饮食，自汗身重。

黄芪　升麻　苍术各一钱　人参（去芦）　白术　神曲（炒）　陈皮各半钱　甘草（炙）　黄柏　麦门冬　当归各三分　葛根二分　五味子九个　泽泻五分　青皮二分

上㕮咀，作一服，用水二盅，煎至八分，食远服。

冷香饮子　治老人、虚人，伏暑烦躁，引饮无度，恶心疲倦，服凉药不得者。

草果仁五钱　附子（炮，去皮脐）　橘红　甘草（炙）各一钱

上㕮咀，作一服，水二盅，生姜七片，煎至一盅，去柤，井水沉冷，旋旋服，不拘时。

缩脾饮　解伏热，除烦渴，消暑毒，止霍乱吐泻，和脾养胃。

砂仁　草果　乌梅肉各二钱　甘草（炙）一钱　白扁豆（炒）　干葛各一钱五分

上㕮咀，作一服，水二盅，生姜五片、煎至一盅，不拘时服。

消暑十全散　治伏暑，胃气不和，心腹满痛。

香薷　白扁豆（炒）　厚朴（姜制）　甘草（炙）　紫苏　白术　茯苓　藿香　木瓜　檀香各一钱

上㕮咀，作一服，用水二盅，生姜三片，煎至八分，食远服。

竹叶石膏汤　治伏暑，内外热炽，烦躁大渴。

石膏半两　麦门冬（去心）　人参（去芦）各二钱　甘草（炙）半钱　半夏（汤洗七次）一钱半

上㕮咀，作一服，水二盅，生姜五片、青竹叶十四片、粳米一撮，煎至一盅，不拘时服。

人参益气汤　治暑热伤气，四肢困倦，嗜卧，两手指麻木。

黄芪二钱半　甘草（半生半炙）二钱　人参一钱半　升麻七分　白芍药一钱　五味子二十个　柴胡八分

上㕮咀，作一服，用水二盅，煎至八分，不拘时服。

清暑六和汤　治心脾不调，气不升降，霍乱转筋，呕吐泄泻，寒热交作，痰喘咳嗽，胃脘痞满，头目昏痛，肢体浮肿，嗜卧倦怠，小便赤涩，并伤寒阴阳不分，冒暑伏热烦闷，或成痢疾，中酒烦渴，畏食，并皆治之。

缩砂　半夏（汤泡七次）　杏仁（去皮尖）　人参（去芦）　赤茯苓（去皮）　藿香（去土）　白扁豆（炒）　香薷　厚朴（姜制）　木瓜各一钱　甘草（炙）五分

上㕮咀，作一服，水二盅，生姜五片、枣一枚，煎至八分，不拘时服。

大顺散　治冒暑伏热，引饮过多，脾胃受湿，水谷不分，清浊相干，阴阳气逆，霍乱呕吐，脏腑不调。

甘草七斤八两　干姜　杏仁（去皮尖）　肉桂（去粗皮）各一斤

上先将甘草用白蜜炒，次入干姜，却下杏仁，同炒过，用筛筛净，合桂，为细末。每服二三钱，不拘时白汤调下。

香朴饮子　治大人小儿伏暑吐泻，虚烦闷乱。

人参（去芦）　茯苓（去皮）　甘草（炙）　紫苏　泽泻　香薷　半夏曲　白扁豆　乌梅肉　木瓜　厚朴（姜制）各一钱

上㕮咀，作一服，用水二盅，生姜三片、枣一枚，煎至八分，食前服。

五苓散　治中暑烦渴，身热头痛，霍乱吐泻，小便赤色，心神恍惚。

泽泻二两半　肉桂一两　赤茯苓　白术　猪苓各一两半

上㕮咀，每服五钱，水二盅，煎至八分，食前服；或为末，每服二钱，白汤调下。一方加辰砂，名辰砂五苓散。

五圣汤　治暑病呕恶，每遇夏月，不进饮食，疲倦少力，见日色则头昏痛，恶心多睡。

贯众　黄连（去须）　甘草（炙）　吴茱萸（汤泡七次）　茯苓（去皮）各半两

以上五味㕮咀，分二服，每服用二碗水，煎取一碗，去柤放冷。候日午时，先取香熟甜瓜一枚，切去皮作十二片，先嚼瓜一片，呷药一二呷，送下了再如前嚼瓜一片，呷药一二呷，看吃得几片，以药汁尽为度。不损脾胃，不动脏腑，须是觉大烦时服之。

春泽汤　治伏暑发热，烦渴引饮，小便不利，兼治伤寒阴阳不分，疑似之间，最宜服此。

泽泻三钱　猪苓二钱　茯苓二钱　白术二钱　桂心一钱　人参一钱半　柴胡一钱　麦门冬一钱半

渴甚，去桂加五味子、黄连各二钱。

上㕮咀，每服七钱，水一盅半，灯心二十茎，煎一盅，食远服。

香薷丸　治大人小儿伤暑伏热，燥渴瞀闷，头目昏眩，胸膈烦满，呕哕恶心，口苦舌干，肢体困倦，不思饮食；或发霍乱，吐利转筋，并宜服之。

香薷（去根）一两　紫苏（去粗梗）　干木瓜　藿香（洗净沙土）　茯神（去木）各五钱　甘草（炙）　檀香（锉）　丁香各二钱半

上为细末，炼蜜和丸如鸡头子大，每服一丸至二丸，细嚼温汤下，或新汲水化下亦得，小儿每服半丸，不拘时候。

辰砂益原散　治伏暑，烦渴引饮，小便不利，心神恍惚。

辰砂三钱　滑石六两　甘草一两

上为细末，每服三钱，不拘时白沸汤调下。

二气丹　治伏暑伤冷，二气交错，中脘痞闷，或头痛、恶心，并皆治之。

硝石　硫黄各等分

上为末，银器内文武火炒令鹅黄色，再碾细，用糯米煮糊为丸如梧桐子大，每服四十丸，新汲水送下。

来复丹　治伏暑伤脾，水泻腹痛，阴阳不分，此药大有神效。

方见痼冷门。

中湿门

夫湿者，火土相蒸之气也。在天为湿，在地为土，在人为脾。体虚之人，或为风雨所袭，或卧卑湿之地，或涉大水深泽，或汗出沾衣，侵淫脾肾，皆能成湿。夫湿能伤脾，脾土一亏，诸证生焉。滞而为喘嗽，渍而为呕吐，渗而为泄泻，溢而为浮肿。湿郁脾中则发黄。湿流肾内则重着，身重腰痛。湿入关节则一身尽痛。挟风则头目昏眩，呕哕心烦；兼寒则拳挛掣痛，无汗恶寒；带热则烦渴引饮，心腹疼痛，多汗。中湿之证，其脉多沉缓而微，其证四肢重痛不举，法当利其小便，或轻汗以散之，或温燥以除之。《经》云：治湿不利小便，非其治也。具方于后，随证治之。

防己黄芪汤　治风湿相搏，客于皮肤，四肢少力，关节烦疼。

防己三钱　黄芪四钱　白术三钱　甘草一钱

作一服，水二盅，生姜三片、红枣一个，煎至一盅，不拘时服。

羌活胜湿汤　如脊痛项强，腰似折，项似拔，上冲头痛，及足太阳经不行。

羌活　独活各二钱　藁本　防风　蔓荆子　川芎各一钱　甘草（炙）半钱

作一服，水二盅，煎至一盅，食后温服。如身重腰沉沉然，乃经中有湿热也，加黄柏一钱、附子半钱、苍术二钱。

渗湿汤　治坐卧湿地，或为雨露所袭，身重脚弱，关节疼痛，发热恶寒，或多汗恶风，或小便不利，大便[1]溏泄。

白术三钱　干姜（炮）　白芍药　附子（炮，去皮脐）　白茯苓（去皮）　人参各一钱　桂枝（不见火）　甘草（炙）各半钱

作一服，水二盅，生姜五片、红枣一枚，煎至一盅，不拘时服。

清燥汤　六、七月之间，湿令大行，子能令母实而热旺，湿热相合而刑庚大肠，故寒凉以救之；燥金受湿热之邪，寒水生化之源源绝则肾亏，痿厥之病大作，腰以下痿软瘫痪不能动[2]，行走不正，两足欹侧，以此药主之。

苍术（米泔浸，一钱半）　五味子十四个　绵黄芪　黄连　白术　橘皮　白茯苓（去皮）　当归各一钱　人参　生地黄各七分

---

〔1〕便　原书作“腑”，据《普济方》改。

〔2〕动　原书无“动”字，据《兰室秘藏》补。

麦门冬（去心） 神曲（炒） 猪苓 黄柏（酒炒） 甘草 泽泻各半钱 柴胡 升麻各三分

作一服，水二盅，煎至一盅，食前服。

生附汤 治受湿腰疼痛。

附子（生用） 牛膝（酒浸，焙） 厚朴（姜制） 干姜（生用） 白术 茯苓 甘草（炙）各二钱半 苍术（炒） 杜仲（姜炒）各半两

上㕮咀，每服五钱，水一盏半，生姜三片、枣一枚，煎至八分，去粗，食前服。

除湿汤 治寒湿所伤，身体重着，腰脚痠疼，大便溏泄，小便赤涩。

半夏曲（炒）一钱半 厚朴（姜制）一钱半 苍术（米泔浸）二钱 藿香二钱 陈皮（去白）一钱半 白茯苓（去皮）二钱 白术二钱 甘草一钱

作一服，水二盅，生姜七片、红枣一枚，煎至一盅，食前服。

肾着汤 治肾虚伤湿，身重，腰冷如坐水中，不渴，小便自利。

干姜（炮） 茯苓（去皮）各二钱 甘草（炙） 白术各一钱

作一服，用水二盅，煎至八分，食前温服。

乳香没药丸 治远年近日，风湿脚气攻注，节膝或肿或疼，筋挛不能屈伸，脚不能踏地，及一切疼痛不已。

乳香（另研） 没药（另研） 骨碎补（去毛） 五灵脂（去土） 砂仁 白附子 甜瓜子 牛膝（酒浸一宿） 当归（酒洗） 木瓜 地龙（去土） 木鳖子各一两 白牵牛（炒）三两

上为细末，酒糊丸如梧桐子大，每服二十丸，温木瓜汤下或温酒亦得，食前服。

木瓜虎骨丸 治寒湿合而成痹，脚痛不仁，疼痛少力，足下

隐痛，不能踏地，腰腿筋挛，不能屈伸，及项背拘急，手臂无力，耳内蝉鸣，头眩目旋，及脚气行步艰难。

木瓜　血竭（另研）　没药（另研）　虎胫骨（酒炙）　木香　自然铜（醋淬七次）　枫香　骨碎补（去毛）　当归（酒洗）　甜瓜仁　败龟板（酥炙）　肉桂各一两　安息者（酒炒）一两　乳香（另研）五钱　地龙（去土）二两

上为末，酒糊丸如梧桐子大，每服五六十丸，食前温酒送下。

除湿丹　治诸湿客搏，腰膝重痛，足胫浮肿，筋脉拘急，津液凝涩，便溺不利，目赤，瘾疹，疥癣，走注，脚气，尽皆治之。

槟榔　甘遂　威灵仙　泽泻　赤芍药　葶苈　乳香　没药各一两　牵牛五钱　大戟（炒）三两　陈皮（去白）四两

上为末，面糊为丸如梧桐子大，每服五六十丸，渐加八九十丸，食前温白汤送下。服药后，忌酒湿面二三日。一方有泽泻、陈皮各一两，无葶苈。

瓜蒂搐鼻法　治伤湿，鼻塞头痛。

上用甜瓜蒂为末，令病人口含水，搐一字，在鼻中流出黄水效。

卷之二

伤 寒 门

《经》云：冬时严寒，万类深藏，君子固密，则不伤于寒。触冒之者，乃为伤寒耳。又云：冬不藏精者，春必病温。夫中而即病者，名曰伤寒；不即病者，寒毒藏于肌肤，至春变为温病，至夏变为暑病。暑病者，热极，重于温也。世医均谓之伤寒也。是以辛苦之徒，房劳之人，春夏多温热病，皆由冬时触寒不谨密所致也。夫伤寒脉尺寸俱浮者，太阳受病也，当一二日发，以其脉上连风府，故头项痛，腰脊强；尺寸俱长者，阳明受病也，当二三日发，以其脉挟鼻络于目，故身热目疼鼻干不得卧；尺寸俱弦者，少阳受病也，当三四日发，以其脉循胁络于耳，故胸胁痛而耳聋。此三经皆受病，未入于腑，可汗而已。尺寸俱沉细者，太阴受病也，当四五日发，以其脉布胃中，络于嗌，故腹满而嗌干；尺寸俱沉者，少阴受病也，当五六日发，以其脉贯肾，络于肺，系舌本，故口燥舌干而渴；尺寸俱微缓者，厥阴受病也，当六七日发，以其脉循阴器，络于肝，故烦满而囊缩。此三经皆受病，已入于腑，可下而已。若两感于寒者，一日太阳受之，即与少阴俱病，则头痛口干，烦满而渴；二日阳明受之，即与太阴俱病，则腹满身热，不欲食，谵语；三日少阳受之，即与厥阴俱病，则耳聋囊缩而厥。水浆不入，不知人者，六日死。其不两感于寒，更不传经，至七八日，六经之邪渐退，至十二日，病人精神爽慧而愈也。夫时行者，春时应暖而复大寒，夏时应大热而反大凉，秋时应凉而反大热，冬时应寒而反大温，此非其时而有其气。是以一岁之中，长幼之病多相似者，此则时行之气也。其证初感略与伤寒相似，但治法各不同耳。

凡伤寒初感，头疼项强，无汗恶寒，乃寒伤荣也，宜麻黄汤汗之；若自汗出，谓之风伤卫也，宜桂枝汤解之；若在半表半里，往来寒热，胸胁痛而耳聋，此属少阳也，宜以小柴胡汤和解之；若日晡潮热，不恶寒反恶热，大便实者，此属阳明胃也，宜用大柴胡汤或承气之类随病轻重下之。至如传入三阴经，或热深入里至变为狂、斑、发黄、谵语、口燥烦渴诸热等证，又当以黄连解毒、白虎、承气、茵陈、栀子等苦寒之药随证治之。若传入阴经，身无大热，自利不渴，或手足厥冷，自汗亡阳，宜用理中、四逆辈，或加桂附温之。至若时行之病，初得之亦头疼发热，恶寒身痛，或呕吐，或胸满，皆其候也，宜用十神、芎苏、五积、正气、败毒之类发散之，最为稳当。然伤寒之病，传变证候甚多，又当于仲景《伤寒论》、《活人指掌》等书中参考之，兹不尽述。

桂枝汤　治伤寒中风，病头痛发热，汗出恶风者。

桂枝　芍药各二钱半　甘草（炙）三钱

上作一服，水二盅，生姜三片、枣二枚，煎至八分，不拘时服。

麻黄汤　治伤寒，病头痛发热，身疼恶风，无汗而喘者。

麻黄三钱　桂枝二钱　杏仁（去皮尖）　甘草（炙）各一钱

上作一服，水二盅，生姜三片，煎至一盅，不拘时服。

麻黄桂枝各半汤　治伤寒七八日，发热恶寒如疟状，但不呕，小便清利，六脉虽微而恶寒，此乃阴阳俱虚，不可更发汗及吐下，此药主之。

麻黄（去节）　桂枝　芍药各二钱半　甘草（炙）二钱　杏仁（去皮尖）十个

上㕮咀，作一服，水二盅，生姜五片、枣二枚，煎至一盅，不拘时服。

柴胡桂枝汤 治伤寒六七日，微有恶寒发热，表证未解者。

柴胡三钱 芍药二钱半 桂枝 甘草（炙） 黄芩各一钱半 半夏一钱三分 人参一钱

上㕮咀，作一服，水二盅，生姜五片、枣二枚，煎至一盅，食远服。

十神汤 治伤寒，时令不正，瘟疫妄行，感冒发热，或欲出疹，不问阴阳两感风寒，并皆治之。

川芎 麻黄 干葛 紫苏 赤芍药 升麻 白芷 甘草（炙） 陈皮 香附各等分

上㕮咀，每服一两，水二盅，生姜五片，煎至八分，不拘时服。若发热头疼，加连须葱白二根；中满气实，加枳壳煎。

藿香正气散 治伤寒头疼，憎寒壮热，或感湿气，霍乱吐泻，常服除山岚瘴气。

藿香二钱 紫苏一钱半 厚朴（姜汁制） 茯苓（去皮） 陈皮 白芷 半夏（汤泡） 桔梗（去芦） 大腹皮 白术各一钱 甘草（炙）一钱二分

上㕮咀，作一服，用水二盅，生姜五片、枣二枚，煎至八分，不拘时服。

人参败毒散 治伤寒头痛，壮热恶寒，及风痰咳嗽，鼻塞声重。如心中蕴热，口舌干燥者，加黄芩。

柴胡 甘草（炙） 桔梗（去芦） 人参（去芦） 羌活（去苗） 川芎 茯苓（去皮） 枳壳（麸炒） 前胡 独活各等分

上㕮咀，每服一两，水二盅，生姜三片，煎至八分，不拘时服。

香苏散 治四时伤寒，头痛，发热，恶寒。

紫苏 香附各二两 陈皮一两 甘草（炙）半两

上㕮咀，每服八钱，水二盅，生姜三片、葱白二根，煎至七分，食前热服。如头痛，加川芎、白芷各一两，名芎芷香苏散。

升麻葛根汤　治大人、小儿时气、瘟疫，头痛发热，及疮疹已发、未发，皆可服之。

升麻　芍药　甘草（炙）各二钱半　干葛三钱

上㕮咀，作一服，水二盅，生姜三片，煎至八分，不拘时服。

小柴胡汤　治伤寒，寒热如疟，胸膈满痛，小便不利，大便涩，胁下痛。

柴胡三钱　人参　黄芩各二钱　半夏一钱半　甘草一钱

上㕮咀，作一服，用水二盅，生姜三片、枣二枚，煎至八分，食远服。

大柴胡汤　治伤寒十余日不解，邪热结在里，身热，烦躁，谵语，大便不通，绕脐刺痛。

柴胡三钱半　大黄三钱　枳实一钱　芍药　黄芩　半夏各二钱

上㕮咀，作一服，用水二盅，生姜五片、枣一枚，煎至八分，食前服。

小青龙汤　治伤寒表证不解，心下有水气，干呕发热，咳嗽微喘，又治肺经受寒，咳嗽喘急。

半夏　干姜（炮）　细辛　麻黄（去节）

肉桂（去皮）　芍药各一钱半　甘草（炙）一钱　五味子五分

上作一服，用水二盅，煎至八分，食远服。

大青龙汤　治伤寒头痛，发热恶寒，无汗烦躁，六脉浮紧。

麻黄　石膏各三钱　杏仁（去皮尖）　甘草（炙）　桂枝各一钱　大枣五个　生姜一钱半

上㕮咀，作一服，用水二盅，煎至一盅，不拘时服。

小承气汤　治伤寒，潮热谵语，大便六七日不通，有燥粪结滞，此药主之。

大黄五钱　厚朴三钱　枳实二钱

上㕮咀，作一服，用水二盅，煎至一盅，食前通口服。

大承气汤　治阳明里热，大便五六日不通，日晡潮热，谵语，烦躁，发渴。

大黄　厚朴各三钱　枳实　芒硝各二钱

上㕮咀，作一服，水二盅，生姜三片，煎至一盅，食前服。

调胃承气汤　治伤寒不恶寒但热，十余日，过经谵语，当和胃气。

大黄五钱　甘草三钱　芒硝一钱半

上㕮咀，作一服，用水二盅，煎至一盅，食前服。

白虎汤　治伤寒脉浮滑者，表里有热，若汗、下、吐后，七八日不解，热结在里，大渴，舌上干燥，欲饮水者，宜服之。

知母三钱　石膏五钱　甘草一钱　粳米半合

上㕮咀，作一服，用水二盅，煎至一盅，食远服。加人参二钱，名白虎加人参汤，又名化斑汤，治伤寒发斑，口燥烦渴。

黄连解毒汤　治伤寒、杂病，热毒烦闷，干呕口燥，呻吟喘满，阳厥极深，蓄热于内，传为阴毒，并皆治之。

黄连　黄柏　黄芩　山栀各二钱半

上㕮咀，作一服，用水二盅，煎至一盅。如腹满呕吐，或欲作利者，加半夏三枚、厚朴二钱、茯苓二钱、生姜三片，煎热服，名曰半夏黄连泻心汤。

参苏饮　治感冒风邪，发热头痛，咳嗽声重，涕唾稠黏。此药大解肌热，快膈。

人参（去芦）　紫苏　茯苓（去皮）　半夏（汤泡七次）　前胡（去苗）　干葛各一钱半　枳壳（麸炒）　甘草（炙）　陈皮各一钱　桔梗　木香各七分

上㕮咀，作一服，用水二盅，生姜三片，煎至八分，不拘时服。

十味和解散　治感冒风寒，头疼发热，发散风邪。

白术一钱半　桔梗（去芦）　人参（去芦）　甘草（炙）　陈皮（去白）　枳壳（去穰，麸炒）　赤芍药　厚朴（姜制）　当归各一钱　防风（去芦）七分

上㕮咀，作一服，用水二盅，生姜三片、葱白三根，煎至一盅，不拘时服。

十味芎苏散　治四时伤寒，发热头痛。

川芎二钱　紫苏　桔梗　柴胡　茯苓　半夏　枳壳　陈皮各一钱　干葛一钱半　甘草（炙）半钱

上作一服，用水二盅，生姜三片、枣一枚，煎至八分，食远服。

真武汤　治伤寒数日以后，发热腹痛，头目昏沉，大便自利，小便或利或涩，或呕，或咳，或已经汗，不解，仍复发热，心下忪悸，头目眩晕，皆由渴后饮水，停留中脘所致，宜服之。

芍药二钱半　茯苓二钱半（小便自利者去之）　附子（炮，去皮脐）二钱半　生姜三钱半　白术二钱半

上作一服，水二盅，煎至一盅，不拘时服。若咳者，加五味子一钱半、干姜二钱、细辛一钱二分；若下利者，去芍药，加干姜二钱半；若呕者，去附子，加生姜二钱半。

四逆汤　治伤寒大下、汗后，自利清谷，身疼，身体强急，不渴，四肢拘急，手足厥冷，干呕腹满，脉沉者。

甘草（炙）三钱　干姜（炮）三钱　附子（生用）半个

上作一服，水二盅，煎至八分，食远服。

温胆汤　治伤寒、一切病后虚烦不得睡卧，兼治心胆虚怯。

半夏（汤泡）　茯苓（去皮）　陈皮（去白）　枳实（炒）各二钱　甘草半钱　竹茹一钱

上作一服，水二盅，生姜三片，煎至一盅，不拘时服。

大羌活汤　解利两感伤寒神方。天之邪气，感则害人五脏，

以是知内外两感，腑脏俱病。欲表之则有里，欲下之则有表，表里既不能一治，故云两感者不治。然所禀有虚实，所感有浅深。虚而感之深者必死，实而感之浅者，犹或可治。治之而不救者有矣，未有不治而获生者也。予尝用此，间有生者，十得二三。故立此方，以待好生君子用之。

羌活 独活 防己 防风 黄芩 黄连 苍术（米泔浸） 白术 甘草（炙） 川芎 细辛各三钱 生地黄 知母各一两

上㕮咀，每服五钱，水二盅，煎至一盅，热服。不解再服，三四解之亦可，病愈则止。若有余证，并依仲景随经法。

竹叶石膏汤 治伤寒已经汗下，表里俱虚，津液枯竭，心烦发热，气逆欲吐，及诸虚烦热，并宜服之。

方见中暑门

半夏泻心汤 治心下痞满而不痛，干呕者。

半夏（汤洗七次）二钱 人参（去芦） 甘草（炙） 干姜（炮） 黄芩各二钱半 黄连一钱

上作一服，水二盅，生姜五片、红枣二个，煎至一盅，不拘时服。

桃仁承气汤 治伤寒蓄血，热结膀胱，其人如狂，但小腹结血，下之愈。

桃仁（去皮尖） 甘草各一钱 芒硝二钱 大黄四钱 桂枝二钱[1]

上作一服，水二盅，煎至一盅，食前服。

柴胡饮子 治伤寒过经不解，发热烦躁，大便不通。

柴胡（去芦） 人参（去芦） 黄芩 当归 芍药 甘草各一钱半 大黄二钱

上作一服，水二盅，生姜三片，煎至一盅，不拘时服。

---

〔1〕 原书无此药，今据《伤寒论》补。

犀角地黄汤　治伤寒蓄血，大便黑，及衄血，脉微，发狂，身黄。当汗不汗，内有瘀血。

犀角（如无，升麻代之）　生地黄　牡丹皮　芍药各一钱半

上作一服，水二盅，煎至一盅，不拘时服。

小陷胸汤　治小结胸，病心下痞满而软，按之则痛，脉浮滑者。

半夏（汤洗）五钱　黄连二钱　瓜蒌实三钱

上作一服，水二盅，先煮瓜蒌至一盅半，后入诸药，煎至一盅，不拘时服。

大陷胸汤　治伤寒太阳表证未解，医反下之，结胸热实，心下痛，按之石硬，脉沉而紧者。

大黄（为末）七钱　甘遂（为末）一钱　芒硝三钱

上作一服，水二盅，先煎大黄至一盅，去柤，下硝，再煎一沸，下甘遂末，不拘时服，快利为度。

小建中汤　治伤寒阳脉涩，阴脉弦，腹中急痛，二三日，心中悸而烦，自汗者。

芍药三钱　桂枝　甘草（炙）各二钱　胶饴一鸡子黄大

上作一服，水二盅，生姜五片、枣一枚，煎至一盅，去柤，下胶饴，再煎化，不拘时服。

玄参升麻汤　治伤寒失下，热毒在胃，发斑，甚则烦躁、谵语、咽痛。

玄参　升麻　甘草（炙）各三钱

上作一服，水二盅，煎至一盅，不拘时服。

茵陈汤　治阳明里热极甚，烦渴热郁，留饮不散，以致湿热相搏，而身发黄疸，但头汗出，身无汗，小便不利，渴饮水浆，身必发黄，宜茵陈汤主之。

茵陈（去梗）半两　大黄二钱半　大栀子五个

上作一服，水二盅，煎至一盅，不拘时服，以利为度。若合

五苓散，名茵陈五苓散，治法同。

抵当汤　治伤寒太阳病六七日，表证仍在，脉微而沉，反不结胸，其人发狂，热在下焦，小腹硬满，小便自利而狂，大便黑色，为有血也。当下瘀血，宜服之。

大黄（酒洗）一两　水蛭（炒，去子，杵碎，用石灰炒紫黄色，去灰不用，只宜多炒为妙）十枚　虻虫（去翅足，炒）十个　桃仁（去皮尖）七个

上作二服，每服水二盅，煎至七分，不拘时服。若利下血，再不可服。

夺命独参汤　治伤寒汗、下后，终日昏闷，不省人事，发热发渴，似有狂言。一切危急之证，宜服此药。服后额上鼻尖有微汗，是其应也。

拣人参一两

上㕮咀，作一服，用水一盅半，煎至七分，去滓，温冷不拘时服。滓再煎服，神效。

神效沃雪汤　治伤寒阴阳二证未辨，时行疫疠，恶气相传，服之如汤沃雪。此药功力，不可具述。

苍术（坚者，泡刮去皮）　干姜（炮）　甘草（炙）各六两　厚朴（去皮，姜制）　防风（嫩者）　白芍药（去皮）　葛根各四两

上㕮咀，每服四钱，水二盅，煎至八分，去滓，热服之，不拘时服。少顷，取生姜、葱作羹或粥投之，避风坐卧，身体微润即愈。如疫气正相传染，清晨进一服为佳。

桔梗枳壳汤　治结胸，心下痞欲死者。

桔梗（炒）　枳壳（麸炒）　甘草（炙）各二钱

上㕮咀，作一服，水一盏半，生姜三片，煎至七分，去滓，不拘时服。或不用生姜亦可，痰多加半夏、生姜，有热加黄芩。

百合知母汤　治百合伤寒已经汗后，病人欲食，复不能食，常默默欲卧，复不能卧，欲行复不能行，有寒如无寒，有热如无

热，饮食或美不美，如强健人而卧，不能行，口苦，小便赤，药入口即吐利。此因虚劳大病之后不平复，变成此疾，名百合病，宜服。

百合七枚　知母一两

上先将百合擘碎，用新汲水二盏，浸一宿，当有白沫出，去却沫水了，却用新汲水二盏，煮百合取汁一盏，去柤，盛于净器中；又将知母亦用新汲水二盏，煮取一盏，去柤后，将百合、知母汁相合，同煎取一盏，不拘时分作二服服之。

百合散　治伤寒百合病，一月不解，变如渴疾。

百合　栝楼根各一两　牡蛎（煅为粉）　麦门冬（去心，焙）　山栀子各七钱半　甘草（炙）半两

上㕮咀，每服五钱，水一盏，入生姜三片、竹叶十四片，煎至六分，去柤，不拘时服。

栀子豆豉汤　治发汗、吐、下后，虚烦不得眠，反发颠倒，心中懊侬，此药主之。

肥栀子四个　香豉半两

上作一服，水二盅，先将栀子煎至八分，入豉同煎至七分，不拘时服。

疟疾门

疟之为病，其名不一，有瘅疟、寒疟、湿疟、牝疟、牡疟也。夫瘅疟者，但热不寒，呕而肌肉消瘦也；寒疟者，无汗恶寒，挛痛面惨，先寒后热也；湿疟者，身重，肢节烦疼，呕逆腹胀也；牝疟者，寒多不热，气虚而泄，惨悽振振也；牡疟者，饮食不节，饥饱劳伤，表里俱虚也。名虽不同，其感受未有不由风寒暑湿六淫、七情、饥饱、劳役而成也。《经》云：夏伤于暑，秋必痎疟。体虚之人，易于感受。脾胃不和，痰留中脘，因与风

寒，发为斯疾。其初发也，欠伸恶寒，战慄头痛，或先寒后热，或先热后寒，或单寒，或单热，或寒多热少，或寒少热多，或一日一发，或二日、三日一发。一日一发者，受病浅则易治；二日三日一发者，受病深则难愈。

大抵疟脉皆弦。若弦而数者多热，弦而迟者多寒，弦而紧者宜下，弦而迟者宜温，弦而浮大者宜吐。治疟之法，宜先发散寒邪，及消化宿积、痰饮。寒多宜四兽饮、养胃汤之类。热多宜小柴胡汤、清脾汤之类。久不愈，方可用截法，或吐法。若截之太早，则邪气停蓄，变生他证，慎之，慎之！须待发之势缓，然后可截也。亦有久疟不愈致损元气，变成劳瘵者，宜补养之，或截之，吐之；尚不能愈，则当调理脾胃，补养气血，佐以化痰消积之剂调之，久则自然得汗而愈矣。《经》云：养正积自除。此之谓也。

七宝饮 治一切疟，或先寒后热，或先热后寒，不问鬼疟[1]、食疟，并皆治之。

常山（去苗） 厚朴（姜制） 青皮（去穰） 陈皮 甘草（炙） 槟榔 草果各一钱

上㕮咀，作一服，于未发隔夜用水一盅、酒一盅，煎至一盅，去柤，露一宿；再将柤如前煎，另放，亦露一宿。来日当发之早烫温，面东先服头服，少歇，再服药柤，大有神功。

四兽饮 治五脏气虚，喜怒不节，致阴阳相胜，结聚涎饮，与卫气相搏，发为疟疾。

人参 白术 茯苓（去皮） 橘红 半夏（汤泡七次） 草果各一钱半 乌梅一钱 甘草半钱

上作一服，水二盅，生姜七片、红枣三枚，煎一盅，不拘

〔1〕 鬼疟 《圣济总录》云：鬼疟者，外邪之所乘也，人真气内虚，神守不固，则鬼邪投间而入，故恍惚喜怒，寒热更作。

时服。

清脾汤　治因食伤脾，停滞痰饮，发为寒热疟。

厚朴四两　乌梅　半夏（汤泡七次）　青皮（去穰）　良姜各二两　草果一两　甘草（炙）半两

上㕮咀，每服七钱，水二盅，姜三片、枣二枚，煎至八分，未发时服。

人参养胃汤　治疟疾寒多热少者，必须先服此药。

人参（去芦）　厚朴（姜制）　陈皮各一钱半　苍术（米泔水浸，炒二钱）　茯苓（去皮）　半夏（汤洗七次）　草果　藿香　甘草（炙）各一钱

上作一服，水二盅，生姜三片、红枣一枚，煎一盅，不拘时服。

小柴胡汤　治疟疾热多寒少，或单热头痛，胸满咽干。

方见伤寒门。

济生清脾汤　治瘅疟，脉来弦数，但热不寒，或热多寒少，口苦咽干，小便赤涩。

青皮（去穰）　厚朴（姜制）　白术　半夏（汤泡）　黄芩　草果　柴胡　茯苓各一钱　甘草（炙）半钱

上作一服，用水二盅，生姜五片，煎至八分，食远服。

鳖甲饮子　治疟疾久不愈，胁下痞满，腹中结块，名曰疟母。

鳖甲（醋炙）　白术　草果　槟榔　川芎　芍药　厚朴（制）　橘红　甘草（炙）各一钱　黄芪一钱半

上作一服，用水二盅，生姜七片、枣二枚，煎至八分，食远服。

驱疟饮　治诸疟，久疟不愈者。

草果　青皮（去穰）　陈皮　人参（去芦）　茯苓（去皮）　半夏（制）　厚朴（制）　苍术（炒）　槟榔　白术　甘草各一两

良姜五钱

上㕮咀，每服七钱，水二盅，生姜五片、枣二枚、乌梅一个，煎至八分，食远服。

常山饮　治疟疾发散不愈，渐成痨瘵。

常山　知母　草果　甘草（炙）各一两　良姜　乌梅肉各五钱

上㕮咀，每服七钱，水二盅、生姜五片、枣二枚，煎至八分，稍冷服。

草果饮　治诸疟通用。

草果　白芷　良姜　青皮（去穰）　川芎　紫苏　甘草（炙）各一钱

上作一服，用水二盅，煎至八分，食远服。

白术散　治风寒入留经络，与卫气相并，日发疟疾，寒热交作。

麻黄　白术　茯苓　桂心各一钱　陈皮　青皮（去穰）　桔梗　白芷　甘草（炙）　半夏　紫苏　乌梅肉各八分　干姜五分

上作一服，用水二盅，生姜三片、枣二枚，煎至八分，食远服。

老疟饮　治久疟结成癥瘕，癖在胸胁，诸药不愈者。

苍术（米泔浸）　草果（去皮）　桔梗（去芦）　青皮（去穰）　陈皮　良姜各一钱　白芷　茯苓（去皮）　半夏（汤泡）　枳壳（麸炒）　甘草（炙）　桂心　干姜（炮）　紫苏　川芎各五分

上作一服，用水二盅，入盐少许，煎至八分，食前服。

桂枝黄芩汤　治疟疾服药，寒热转大者，知太阳、阳明、少阳三阳合病也，当以此药治之。

桂枝一钱　黄芩　半夏（泡）　人参各二钱　柴胡六钱　石膏四钱　知母一钱半　甘草（炙）一钱

上㕮咀，分作二服，每服用水二盅，生姜三片，煎至一盅，食远服。

万安散　治一切疟疾，得病之初，以其气壮，进此药以取效。气虚胃弱及妊妇不宜服之。

苍术（米泔浸）　厚朴（姜制，炒）　陈皮　槟榔　常山（酒浸）　甘草（炙）各一钱半

上㕮咀，水二盅，煎至一盅，去柤，露一宿，临发早温服，忌热物片时。

胜金丸　治一切寒热疟疾，胸膈停痰，发散不愈者。

槟榔四两　常山（酒浸，蒸，焙）一斤

上为细末，用面糊为丸如梧桐子大，每服三十丸。当发前一日临卧时，用凉酒吞下便睡，至四更，再吞一服。忌食热物、生冷。

克效饼子　治一切疟疾，发作有时，先觉伸欠，乃作寒慄，鼓振颐颔，中外皆寒，腰脊俱痛，寒战既已，内外皆热，头痛如破，渴欲饮冷，或痰聚胸中，烦满欲呕，或先热后寒，或先寒后热，或寒多热少，或热多寒少，或寒热相半，或但热不寒，或但寒不热，或一日一发，或一发后六七日再发，皆治之。

甘草（炙）　绿豆末　荷叶（爁）各五钱　定粉（研）　龙脑（研）　麝香（研）各半两　金箔（为衣）二十五片　信砒（醋煮）两半　朱砂（研飞）一两

上为细末，炼蜜搜和，每两作二十丸，捏扁以金箔为衣，每服一饼，以新水磨化。日发者，未发前服之；间日者，不发夜服；隔数日发者，前一日夜服；连日者，侵晨服。

辰砂丹　治疟疾久不愈者。

朱砂（用米为衣）一两　信砒（醋煮）　雄黄各五钱

上三味研极细，入白面六钱，滴水和丸如绿豆大，朱砂为衣，每服一丸，至夜星宿全时，无根水吞下。

驱疟丹　治久疟不愈。

常山末　草果末　菖蒲末　绿豆粉各两　信砒（醋煮）二钱半

上用稀面糊搜和，分作一百二十饼，每用一饼，用茶清浸露一宿，临发日五更冷服。痰饮在上即吐痰饮，在下即泻。小儿用一角，依前法服。忌鸡、鱼、湿面、猪、羊肉。

诸 痢 门

痢之为病，古方所谓滞下是也。其病多由感受风寒暑湿之气，及饮食不节，有伤脾胃，宿积郁结而成也。其为证也，大便窘迫，里急后重，数至圊而不能便，腹中疼痛，所下或白或赤，或赤白相杂，或下鲜血，或如豆汁，或如鱼脑脓血相杂，或如屋漏水，此为感之有轻重，积之有浅深也。古方谓赤者属热，白者属寒，赤白者寒热相杂。刘河间以为赤白痢皆属热而无寒，《内经》亦以为热多而寒少，丹溪以为有挟虚挟寒者，不可执一而论也。大抵此疾外感天地六气，内伤饮食积滞，岂无寒热哉？要在察脉以验之。若脉数大者为有热，若脉沉细者为有寒，若脉大而浮洪，及身热者多难治，若脉微小身凉和者则易治，若下纯血及如屋漏水者，亦难治也。治之，当先疏导其积滞，如槟榔、木香、青皮、黄连、茱萸等散积导气，当归、芍药、白术、苍术之类和血去湿，此其大法也。若其人素实，大便窘重不通，亦可微下之，以泄其滞也；亦有痢而不食，名噤口痢，最为难治，可用败毒散加陈米煎服，多有得生者。凡痢疾初起，切不可骤用罂粟、诃子止涩之剂，恐邪毒停留不泄，多致危殆。至于日久不愈，脏腑虚脱，滑而不禁者，亦可用养脏汤、木香丸之类收涩之，要在临病审察焉。

胃风汤 治大人、小儿风冷乘虚客于肠胃，水谷不化，泄泻注下，腹胁虚满，肠鸣腹痛，及肠胃湿毒，下如豆汁，或下瘀血。

白术 白芍药 川芎 人参 茯苓（去皮） 当归各二钱

肉桂（去皮）半钱

上作一服，水二盅，粟米一撮，煎至一盅，不拘时服。

木香化滞汤　治赤白痢，腹中疼痛，里急后重，大便窘迫。

木香七分　槟榔　人参　陈皮　泽泻　黄连各一钱　白术　枳壳（麸炒）　厚朴（姜汁炒）　芍药　茯苓各一钱二分　甘草七分

上㕮咀，用水二盅，煎至八分，食前服。

导气汤　治下痢脓血，里急后重，日夜无度。

芍药三钱　当归一钱半　大黄一钱　黄连六分　黄芩八分　木香　槟榔各七分

上作一服，用水二盅，煎至八分，食前服。

木香黄连汤　治下痢赤白，里急后重，腹痛，小便涩。神效。

木香一钱　木通　黄连　黄柏　枳壳　陈皮各一钱半

上作一服，用水二盅，煎至一盅，食前服。

白术安胃散　治一切泻痢，脓血相杂，里急后重，腹中作痛，日夜无度。

茯苓　白术　车前子各二钱　五味子　乌梅各一钱　罂粟壳三钱

上㕮咀，作一服，用水二盅，煎至一盅，去柤，食前服。

芍药汤　下血调气，溲而便脓血，知气行而血止，行血则便可愈，调气则后重自除。

芍药二钱　当归　黄连　黄芩各一钱　肉桂五分　槟榔一钱　甘草（炙）　木香各六分　大黄八分

上作一服，用水二盅，煎至一盅，去柤，温服。如痢不减，渐加大黄。

仓廪汤　治噤口痢有热，乃毒气冲心，食即吐逆。

人参　茯苓　甘草（炙）　前胡　川芎　羌活　独活　桔梗　柴胡　枳壳（麸炒）　陈仓米各等分

上㕮咀，每服五钱，水一盏半，生姜三片，煎至七分，去柤，不拘时热服。

石莲散　治噤口痢甚妙。

上用石莲肉，不以多少，剥去壳皮，将肉并心微炒，碾为细末，每服二钱，陈米饮调下，便觉思食。此疾盖是毒气上冲华盖，心气不通，所以不食。服此药后，心气通利，当顿下而愈。一方用干山药，剉如小豆大，一半银铫内炒，一半生用，同为细末，每服二、三钱，不拘时米饮调下，治噤口痢神效。

真人养脏汤　治大人、小儿冷热不调，下痢赤白，或如脓血鱼脑，里急后重，脐腹疠痛，或脱肛坠下，酒毒便血，并皆治之。

肉桂半钱　人参（去芦）　当归　诃子（去核）　木香　甘草（炙）　肉豆蔻（面裹煨）各一钱　芍药　白术各一钱半　粟壳（蜜炙）二钱

上㕮咀，作一服，用水二盅，煎至一盅，食前服。脏寒者，加附子一钱。

木香散　治脾胃虚弱，内挟风冷，泄泻注下，水谷不化，腹中疠痛，久痢，肠[1]滑不禁。

木香　赤石脂　诃子　附子（醋煮，去皮脐）　甘草各一钱　藿香　肉豆蔻（面煨）各一钱半　当归二钱　丁香五分

上作一服，用水二盅，生姜三片、枣二枚，煎至八分，食前服。

地榆散　治大人、小儿脾胃气虚，冷热不调，下痢脓血，赤多白少，或纯下鲜血，里急后重，小便不利。

地榆（炒）　干葛各四钱　干姜（炮）一钱　当归（去芦）　茯苓（去皮）　赤芍药各三钱　甘草（炙）二钱　罂粟壳（蜜炙）

〔1〕肠　原书作“脾”，据《和剂局方》改。

六钱

上为细末，每服二钱，用温熟水调下，不拘时服。

升阳除湿防风汤 治大便闭，或里急后重，数至圊而不能便，或少白脓，或少有血，慎勿利之，举其阳则阴火自降矣。

防风 芍药各一钱半 白术 茯苓各二钱 苍术三钱 甘草半钱

上㕮咀，作一服，用水二盅，煎至八分，食前温服。

六神散 治泻痢赤白，腹痛不可忍，痢久不止者。

粟壳（炙）一两 青皮（去穰） 陈皮（去白） 乌梅肉 干姜（炮）各五钱 甘草（炙）三钱

上㕮咀，每服四钱，水一盅半，乳香二分，同煎至六分，去柤，食前温服。

十宝汤 治冷痢如鱼脑者，三服见效，甚疾。

黄芪四两 熟地黄（酒浸） 茯苓 人参 当归 白术 半夏 芍药 五味子 官桂各一两 甘草半两

上㕮咀，每服五钱，用水二盅，生姜三片、乌梅一个，煎至八分，食前服。

秘传斗门散 治八种毒痢，脏腑撮痛，脓血赤白，或下瘀血，或成片子，或有五色相杂，日夜频并，兼治噤[1]口恶痢，里急后重，久渴不止，全不进食，他药不能治者，立见神效。

黑豆（炒，去皮）十二两 干姜（炮）四两 罂粟壳（蜜炒）半斤 地榆（炒） 甘草（炙）各六两 白芍药三两

上㕮咀，每服二钱，水一盏，煎至七分，温服。

水煮木香丸 治一切下痢赤白，脓血相杂，里急后重。

木香（不见火） 诃子（炮，去核） 当归（洗，去芦）各六两 青皮（去穰） 甘草各二两四钱 罂粟壳（去穰、蒂）二两八钱

---

〔1〕噤 原书作“禁”，据明·天启乙丑本改。

上为细末，炼蜜为丸如弹子大，每服一丸，用水一盅，煎至六分，空心服。

变通丸　治赤白痢，脐腹痛，日夜无度，脓血相杂，里急后重，及治肠风下血。

吴茱萸（去梗）　黄连（肥者，去须，锉如豆大）

上二味各等分，用好酒拌湿，过一宿，同炒熟，各自拣出，碾为末，各自用粟米饭为丸如梧桐子大，每服三十丸。如赤白痢相杂，各十五丸，用甘草干姜汤送下；红痢，甘草汤下黄连丸三十丸；白痢，干姜汤下茱萸丸三十丸。一方为末，米饮调下，加当归。此方浙西河山纯老以传。苏韬光云：数十年救人无数，人多求方，不敢轻授，恐以其药品之微而忽之，韬光每以救人甚效。《洪氏方》亦有修制，汤使少异。

万方丸　治新旧痢疾，里急后重，肚腹痛甚。

丁香　胡椒各七十二粒　巴豆（去油）十四个　乳香　没药各一钱

上为细末，用糯米糊为丸如麻子大，每服三五丸，空心服。赤痢，甘草汤下。白痢，干姜汤下。赤白痢，甘草干姜汤下。忌生冷、鱼腥之物。

芍药柏皮丸　治一切湿热痢，频并窘痛，无问脓血，并宜服之。

芍药　黄柏（去皮）各一两　当归　黄连各半两

上为末，滴水为丸如梧桐子大，每服三十丸，熟水下，食前服。

驻车丸　治冷热不调，下痢赤白，日夜无度，腹痛不可忍者。

黄连六两　阿胶（蛤粉炒）　当归（酒洗）　干姜（炮）各三两

上为细末，醋煮米糊为丸如梧桐子大，每服五十丸，加至七十丸，空心用米饮送下。

香连丸　治冷热不调，下痢赤白，脓血相杂，里急后重。

黄连（用吴茱萸五两，酒拌同炒赤色，去茱萸不用）十两　木香（不见火）二两四钱

上为细末，醋糊为丸如梧桐子大，每服五七十丸，食前米汤送下。

木香豆蔻丸　治脏腑极冷伤胃[1]，口疮下泄，米谷不化，饮食无味，肌肉消瘦，心多嗔怒；妇人产后虚冷下泄，及一切水泄、冷痢、脾泄。此方于《东坡家藏方》内言：用此药与人莫不神应。备录病愈人名姓，兹不备述。予用此方十余年，无不取效。脾泄者即愈，而泻痢者只一服见效，惟热痢、热泻不治，盖药性热也，随证用之。

木香　破故纸各一两　良姜　砂仁　厚朴（制）各七钱半　赤芍药　陈皮　官桂　白术各半两　吴茱萸（汤泡）　胡椒各二钱半　肉豆蔻（面裹煨）四个　槟榔一两

上为细末，用浆水煮猪肝和药搜匀，仍用些面[2]糊为丸如梧桐子大，每服五七十丸，空心米饮送下。

白术调中丸　治脾胃不和，心下坚痞，两胁胀满，脐腹疼痛，噫宿腐气，霍乱吐泻，米谷不消，久痢赤白，脓血相杂，多日羸瘦，不思饮食。

白术半两　神曲（炒）四两　人参（去芦）　茯苓（去皮）　猪苓（去皮）　泽泻各三钱　木香二钱　官桂一钱半　甘草（炙，去皮）　干姜（炮）各一两

上为末，面糊为丸如梧桐子大，每服五七十丸，空心淡姜汤送下。

黄连乌梅丸　治诸热痢不瘥者。

---

〔1〕胃　原书作“畲”，据《普济方》改。
〔2〕面　原书无此字，据《普济方》补。

乌梅肉（焙干） 黄连各四两

上为末，炼蜜为丸如梧桐子大，每服五十丸，食前米汤送下。

戊己丸 治脾经受湿，泻痢不止，米谷不化，脐腹刺痛。

黄连（去须） 吴茱萸（去梗，炒） 白芍药各五两

上为末，面糊为丸如梧桐子大，每服五七十丸，空心用米饮汤下，日三服。

泄 泻 门

泄泻之证，其名不同，有胃泄、有脾泄、有大肠泄、有小肠泄、有大瘕泄。胃泄者，饮食不化，色黄。脾泄者，腹胀满，泄注，食即呕逆。大肠泄者，食已窘迫，大便色白，肠鸣切痛。小肠泄者，溲而便脓血，小腹痛。大瘕泄者，里急后重，数至圊而不能便，茎中痛是也。又有飧泄、洞泄、肾泄、濡泄、鹜溏之类，名虽不同，未有不由脾胃虚弱，饮食不节，及为风寒暑湿之气所伤也。如伤于风，其脉必浮，下必带血，以胃风汤主之。伤于寒，脉必沉细，腹中切痛，下必青黑，以附子理中汤辈主之。伤于暑，则脉必沉微，烦渴引饮，下必如水，以五苓散、来复丹等主之；或挟食积而泻者，当以胃苓汤下感应丸。伤于湿，其脉沉缓，腰脚冷痹，小便自利，不渴，下必黄黑色，当以渗湿汤、正气散及参术桂附之剂主之。又有肾泄，腰膝重痛，面黑脏滑，宜以金锁正元丹、二神丸等主之。若脾虚久泄者，以四柱散、蔻附丸之类调之。若有积腹痛胀满，先用消积之药推之，然后补养胃气；如无积滞，惟当以参、术、木香、芍药、茯苓之类，健理脾胃，分利水谷，此其治要也。

实肠散 治泄泻不止。

苍术（炒）二钱　诃子（炮，去核）　缩砂　肉豆蔻（面裹煨[1]）　陈皮　茯苓各一钱半　木香　甘草（炙）各半钱　厚朴（姜制）一钱

上作一服，水二盅，生姜五片、红枣三个，煎至一盅，食前服。手足冷及腹痛加干姜一钱。

升阳除湿汤　治脾胃湿胜，泄泻不止，自下而上者，引而竭之。

升麻　柴胡　防风　神曲　泽泻　猪苓各一钱　苍术二钱　陈皮　麦芽各六分　甘草（炙）四分

一方加益智、羌活、半夏各半钱。

上作一服，用水二盅，生姜三片、枣二枚，煎至八分，食前服。

大藿香散　治一切脾胃虚弱而寒，泄泻不已，及霍乱呕吐，心腹撮痛。

藿香一两　陈皮　厚朴（姜制）　青皮（麸炒）　木香　人参　肉豆蔻（面裹煨）　良姜（炒）　麦柏（炒）　神曲（炒）　诃子（煨，去核）　白豆蔻（去皮）　甘草（炙）各半两　白干姜（炮）三钱。

上㕮咀，每服五钱，生姜三片、炒盐三分，水二盅，煎至八分，食前服；或为细末，每服二钱，空心用生姜汤调服。如水泻、滑泄、肠风、脏毒，米饮汤调下；赤白痢，甘草黑豆汤调下；脾胃虚冷，宿滞酒食，痰气作晕，入盐少许，生姜红枣汤调服；胃气吃噫，生姜自然汁一呷，入盐少许调服。此药大能消食顺气，利膈开胃。

附子理中汤　治脾胃虚寒，腹痛泄泻，四肢逆冷。

方见中寒门

---

[1] 煨　原书作“喂”，据明·天启乙丑本改。

肉豆蔻散　治脾胃虚弱，腹胁胀满，水谷不消，脏腑滑泄。

肉豆蔻（煨）　干姜（炮）　甘草（炙）　厚朴（姜制）　陈皮各一钱二分　茴香（炒）　官桂　川乌（炮，去皮脐）　诃子（煨）各七分　苍术二钱

上㕮咀，用水二盅，生姜三片、枣二枚，煎至八分，食前服。

胃苓汤　治脾胃不和，腹痛泄泻，水谷不化，阴阳不分。

陈皮　厚朴（制）各一钱　苍术二钱　甘草（炙）七分　泽泻一钱半　猪苓　白术（炒）　茯苓各一钱二分　官桂五分

上㕮咀，作一服，用水二盅，生姜三片、枣二枚，煎至八分，食前服。

四柱散　治元脏气虚，真阳耗散，脐腹冷痛，泄泻不止。

茯苓（去皮）　附子（炮，去皮脐）　人参（去芦）　木香各一钱五分

一方加肉豆蔻、诃子各一钱半，名六柱散。

上㕮咀，作一服，用水二盅，生姜五片、炒盐三分，煎至八分，食前服。

良姜汤　治肠胃受风，久为飧泄，下利呕逆，腹内㽲痛。

良姜（炒）二钱　木香　槟榔各八分　赤茯苓（去皮）　人参各一钱半　肉豆蔻（煨）　吴茱萸（汤洗，焙）　陈皮（去白）　砂仁各一钱　干姜（炮）五分

上㕮咀，作一服，用水二盅，煎至八分，食前温服。

加味五苓散　治伏暑发热，及胃湿[1]泄泻，或烦渴，小便不利。

赤茯苓（去皮）　木猪苓（去皮）　泽泻　白术各二钱　车前子　肉桂各一钱

---

〔1〕湿　原书作"实"，据《普济方》改。

上作一服，水二盅，生姜五片、红枣二个，煎至一盅，不拘时服。

平胃散　治伤湿泄泻。

苍术（炒）三钱　厚朴（姜制）　橘红各二钱　甘草（炙）一钱

上作一服，水二盅，生姜三片、红枣二个，煎至一盅，不拘时服。

升阳汤　治一日大便三四次，溏而不多，有时泄泻，腹中鸣，小便黄。

黄芪三钱　甘草二钱　陈皮一钱　升麻七分　柴胡　当归　益智各五分　红花少许

上㕮咀，作一服，用水二盅，煎至八分，食前温服。

人参豆蔻散　治脾胃虚弱，脏腑滑泄。

人参　肉豆蔻（面煨）　茯苓　甘草（炙）　木香　干姜（炮）　诃子（煨）　藿香（洗净）　白术各一钱五分

上㕮咀，作一服，用水二盅，煎至八分，食前温服。

九宝饮子　分利水谷，止泄泻。

粟壳（蜜炙）　青皮　陈皮　木通各一钱半　赤茯苓　黄芪　厚朴（制）　甘草（炙）　车前子（炒）各一钱

上㕮咀，用水二盅，煎至八分，食前服。

调中汤　治肠虚泄泻，止呕进食。

藿香　缩砂　蓬茂（炮）　干姜（炮）　肉桂　茴香（炒）　草果各一钱　麦芽（炒）　益智仁　橘红　苍术　神曲（炒）　桔梗　甘草（炙）各半钱

上作一服，水二盅，生姜三片、红枣二个、盐三分，煎至一盅，不拘时服。

四神丸　治脾泄、肾泄。

肉豆蔻（面煨）二两　破故纸（炒）四两　木香（不见火）　茴香（炒）各一两

上为细末，生姜煮枣肉为丸，如梧桐子大，每服七十丸，空心盐汤送下。一方去木香、茴香，用神曲、麦蘖各炒一两为丸。

缩砂丸 治大便滑泄，米谷不化，腹中疼痛，不思饮食。

缩砂 黄连（去须，微炒） 附子（炮，去皮脐） 吴茱萸（汤洗，焙） 诃子皮 肉豆蔻各二两 干姜（炮） 木香各半两

上为细末，水煮面糊为丸如梧桐子大，每服五七十丸，食前用米饮送下。

实肠丸 治肠胃虚弱，腹胀泄泻，时时刺痛。

黄连（净）一两 肉豆蔻（面裹煨） 干姜（炮） 白茯苓（去皮） 当归（洗，焙） 诃子（煨，去核） 丁香各半两 木香二钱半

上为细末，用猪胆汁煮，面糊和丸如梧桐子大，每服五十丸，空心用米饮下。

火轮丸 治肠胃虚寒，心腹冷痛，泄泻不止。神效。

干姜（炮） 附子（炮，去皮脐） 肉豆蔻（面煨）各等分

上为末，米糊为丸如梧桐子大，每服五十丸，空心米汤送下。

补脾丸 治滑泄不禁。

肉豆蔻（面煨） 川厚朴（姜制） 川白姜（炮） 赤石脂 白术各一两 神曲（炒） 麦蘖（炒） 附子（炮，去皮脐） 荜茇各五钱

上为细末，醋煮糊为丸如梧桐子大，每服五十丸，空心用米饮送下。

豆附丸 治肠胃虚弱，内受风寒，水谷不化，泄泻注下。

肉豆蔻（面煨） 附子（炮，去皮脐） 白茯苓（去皮）各四两 木香（不见火） 干姜（炮） 肉桂各二两 丁香（不见火）一两

上为细末，生姜汁煮，面糊为丸如梧桐子大，每服五七十丸，或至一百丸，用生姜汤送下，粥饮亦可。

霍乱门

夫霍乱者，挥霍变乱也。其证心腹卒痛，呕吐下利，发热憎寒，头痛眩晕，或泻而不吐，或吐而不泻，先心痛则先吐，先腹痛则先泻，心腹俱痛则吐泻俱作。甚则转筋额顿，手足厥逆，死生特反掌间耳。盖足阳明属胃以养宗筋，暴吐暴下，津液骤亡，宗筋失其所养，故挛急，甚则舌卷囊缩，危于风烛矣。然何以致此哉？曰冒伤暑毒，露卧卑湿，当风取凉，风冷邪气入于肠胃，加以嗜好肥腥，饮啖生冷，居处不节，激而发焉。于是邪正相干，阴阳隔绝，中脘闭塞，气不得通，吐利暴作，所谓脾受贼邪，木来胜土者此也。

治法：宜以藿香正气散加生姜为上，不惟可以温散风邪，抑亦可以调理吐泻。其若伤暑所致，未可遽用香薷沉冷之剂，自合先治中脘，如橘皮、半夏、生姜之类开散滞结，次则以香薷、五苓温服，散暑解烦。或挟寒气，手足厥逆，腹中绞痛，宜以四逆、理中之类温之，亦不可遽用峻补兜涩之剂，恐补住寒邪，邪气得之，愈盛愈作，而变证百出矣。

抑又论之湿霍乱者，有吐有泻，死者少；干霍乱者，不得吐泻，死者多。盖所伤之物，因吐泻而出泄，泄尽则止，犹或可治。若上不得吐，下不得利，所伤之物，壅闭正气，关隔阴阳，躁扰喘胀，其能生乎？治之急须以盐汤灌之，令其大吐，庶有可生者。霍乱之后，不可早与饮食，恐胃中邪物吐泻不尽。若新谷入胃不能传化，则必危矣。慎之，慎之！病安之后，宜以粥饮渐渐养之，候其胃气平复则愈矣。其脉浮洪者，易治；若脉微迟，加以气少不语，昏沉者，此为难治也。

通脉四逆汤　治霍乱多寒，身冷脉绝。

吴茱萸（炒）三钱　附子（炮）二钱　桂心（不见火）　当归　甘草（炙）各一钱　白芍药　木通　细辛各半钱

上作一服，用水二盅，酒半盅，生姜七片、红枣一枚，煎至一盅，不拘时分。

藿苓汤　治外感风寒，内伤饮食，霍乱转筋、呕吐。

藿香　厚朴　白术　茯苓各一钱二分　甘草（炙）五分　紫苏　大腹皮　白芷　桔梗　半夏　陈皮各一钱　肉桂六分　猪苓　泽泻各一钱半

上㕮咀，作一服，用水二盅，生姜五片，煎至八分，食远服。

七气汤　治七情郁结，五脏之间互相刑克，挥霍变乱，吐利交作。

半夏（汤泡）　厚朴（姜制）　芍药　茯苓各二钱　肉桂　紫苏　橘红　人参各一钱

上作一服，用水二盅，姜七片、枣一枚，煎至一盅，不拘时服。

不换金正气散　治霍乱转筋，呕吐泄泻，头疼不止。

苍术（炒）　橘皮　半夏（姜制）　厚朴（姜制）　藿香各二钱　甘草（炙）一钱

上作一服，水二盅，生姜五片、红枣二个，煎至一盅，食前服。

二香散　治暑湿相搏，霍乱转筋，烦渴闷乱。

藿香　白术　厚朴（姜制）　陈皮　茯苓（去皮）　半夏（姜制）　紫苏　桂枝　白芷　香薷　黄连　白扁豆　大腹皮　甘草

（炙）各半钱

上作一服，用水二盅，生姜五片、葱白三根，煎至一盅，不拘时服。

加减理中汤　治霍乱呕吐。

人参　干姜（炮）　白术各三钱　甘草（炙）一钱

上作一服，水二盅，煎至一盅，不拘时服。

若为寒气湿所中者，加附子一钱，名附子理中汤。若霍乱吐泻者，加橘红、青皮各一钱半，名治中汤。若干霍乱，心腹作痛，先以盐汤少许频服，候吐出令透，即进此药。若呕吐者，于治中汤内加丁皮、半夏各一钱，生姜十片煎服。若泄泻者，加橘红、茯苓各一钱，名补中汤。若溏泄不已者，于补中汤内加附子一钱；不喜饮食，水谷不化者，再加砂仁一钱。若霍乱呕吐，心腹作痛，手足逆冷，于本方加熟附子二钱，名四顺汤。若伤寒结胸，先以桔梗、枳壳等分煎服，不拘时；吐利后，胸痞欲绝，心膈高起、急痛，手不可按者，加枳实、白茯苓各一钱，名枳实理中汤。若渴者，再于枳实理中汤内加栝楼根一钱；若霍乱后转筋者，理中汤内加火煅石膏一钱。若脐上筑者，肾气动也，去术加官桂一钱半。肾恶燥，去术，恐作奔豚，故加官桂。若悸多者，加茯苓一钱；若渴欲饮水者，加术半钱；若寒者，加干姜半钱；若腹满者，去白术加附子一钱；若饮酒过多，及啖炙煿热食，发为鼻衄，加川芎一钱；若伤胃吐血，以此药能理中脘，分利阴阳，安定血脉，只用本方。

冷香汤　治夏秋伤暑引饮，过食生冷，脾胃不和，遂成霍乱之证。

良姜　附子（炮，去皮脐）　甘草（炙）　檀香各二钱　干姜（炮）一钱　丁香三分　草果一钱半

上㕮咀，分二服，每服用水二盅，煎至八分，去柤，贮瓶中

沉井内，待冷服之。

加味四君子汤 治霍乱吐泻转筋，腹中痛，体重，脉浮而细者。

人参 白术 茯苓各二钱 甘草（炙） 芍药 良姜各一钱

上㕮咀，作一服，用水二盅，生姜三片、枣二枚，煎至八分，食远服。

回生散 治霍乱吐泻，但有一点胃气存者，服之回生。

陈皮（去白） 藿香（去土）各半两

上作一服，水二盅，煎至八分，不拘时服。

正胃汤 治霍乱吐泻不止者。

枇杷叶（拭去毛，炙） 厚朴（去粗皮，姜制） 陈皮（去白，焙） 桂心各一钱半

上作一服，用水二盅，生姜三片，煎至八分，不拘时服。

诃黎勒散 治霍乱呕吐，脾胃虚冷，气隔不思饮食。

诃黎勒（即诃子）七钱半 肉桂（去粗皮） 泽泻 赤芍药 干姜（炮） 人参各半两 白术 陈皮（去白） 厚朴（姜制）各一两 甘草（炙）二钱半

上㕮咀，每服四钱，用水一盅，生姜三片，煎至八分，不拘时服。

麦门冬汤 治霍乱已愈，烦热多渴，小便不利。

麦门冬（去心） 茯苓（去皮） 半夏（汤泡） 陈皮（去白） 白术各一钱半 人参 小麦 甘草（炙）各一钱

上作一服，用水二盅，生姜五片、乌梅半个，煎至八分，不拘时服。

止渴汤 治霍乱烦渴。

人参（去芦） 麦门冬（去心） 茯苓（去皮） 桔梗 栝楼根 葛根 泽泻 甘草（炙）各五钱

上为细末，每服二钱，不拘时用蜜汤调下。

白术散　治伤寒、杂病，一切吐泻，烦渴，霍乱，虚损气弱，保养衰老，及治酒积呕哕。

白术　茯苓（去皮）　人参　藿香各半两　葛根一两　木香二钱半　甘草（炙）一两半

上为细末，每服二钱，用白汤调下。如烦渴加滑石二两，甚者加姜汁，续续饮之，不拘时服。

木瓜丸　治霍乱，腹中冷气下利。

木瓜（干者）一两　当归（切，焙）　熟艾（微炒）　官桂（去粗皮）　人参各半两　陈橘皮（汤浸去白）　高良姜（炒）　诃黎勒皮　厚朴（去粗皮，姜汁炒）　白术以上各二分　木香半两　赤石脂二两

上为细末，炼蜜和丸如梧桐子大，每服三十丸，空心用米饮送下。

人参散　治霍乱，身体疼痛，四肢逆冷，服理中、四逆不效者。

人参（去芦）　白芍药　当归（锉碎，炒）　高良姜各一两　附子（炮，去皮脐）　陈皮（汤浸去白）　桂心　白术各二两

上捣筛，每服四钱，用水一中盏，红枣二枚，煎至六分，去租，不拘时服。

活命散　治男子、妇人、小儿上吐下泻，霍乱不止，面色俱青黑，命欲临死者，宜服此药。

防风　羌活　独活　干姜　细辛各一分　官桂（去粗皮）半分　草豆蔻　肉豆蔻　川芎各半两　吴茱萸　干木瓜各一两

上为细末，每服三钱，浓煎木瓜汤，空心调连租服。

绞肠沙[1]方　有一证心腹绞痛，冷汗出，胀闷欲绝，俗谓

〔1〕沙　义同“痧”。

之绞肠沙。今考此证，乃名干霍乱。此亦由山岚瘴气，或因饥饱失时，阴阳暴乱而致，急用吐法。此法救人不一。

上用盐半盏，以热汤数碗，泡盐令患人尽服，而后以鸡羽扫咽喉间，即时吐所饮盐汤，出尽，其证即愈。

治霍乱转筋方

附子（炮，去皮脐） 白矾各三两 桃枝（切细）三握 葱根须三握 垂柳三握 川椒三分 生姜（裹包）一两

上以水三斗，煎三四十沸，取[1]来看冷，缓[2]淋多时为妙。如急，即加醋五升，同煎用之。

---

〔1〕取 原书作“已”，据《圣惠方》改。
〔2〕缓 原书作“暖”，据《圣惠方》改。

卷之三

呕 吐 门

夫呕吐者，饮食入胃而复逆出也。盖人以胃气为主，受纳五谷，荣养百骸者也。若胃虚之人，不能摄养，或为寒气所中，或为暑气所干，或为饮食所伤，或气结而痰聚，皆能令人呕吐。又有瘀血停积胃口，呕吐之间杂以涎血；亦有胃热，火邪冲上而作呕吐者。《经》云：诸呕吐逆冲上，皆属于火者是也。

治法：当以脉证辨之。中寒则脉沉紧，四肢厥冷，饮食不下，当以温暖之药调之。挟暑则脉弦数，烦躁而渴，法当清凉之。停食痰积者，则当顺气和胃而消导之。积血者，化其血。火逆者，泻其火。此其治要也。又有妇人怀妊呕吐者，名曰恶阻。或脚气攻心，中毒因酒，亦皆呕吐。此证多端，所感不一，须当从其类以求治之，斯得之矣。

藿香安胃散　治呕吐不止。

藿香　半夏（制）　厚朴（制）　苍术（米泔浸，炒）　陈皮各一钱　甘草（炙）五分

上作一服，用水二盅，生姜五片、枣二枚，煎至八分，食远服。

木香白术散　治呕而吐食，谓持实击强，是无积也。胃强而干呕有声无物，脾强而吐食，持实击强，是以腹中痛，当以

此[1]和之。一名丁香半夏汤。

丁香（不见火） 木香（不见火）各一钱 半夏曲一两 槟榔二钱 白术 茯苓各半两 甘草（炙）四钱

上㕮咀，每服五钱，水二盅，生姜三片，煎八分，食远服；或为细末，每服二钱，生姜芍药汤调下。

丁香煮散 治脾胃虚冷，呕吐不食。

丁香（不见火） 干姜（炮） 川乌（炮，去皮脐） 甘草（炙）各半钱 红豆（去皮） 良姜 青皮（去穰） 胡椒各一钱 陈皮二钱 益智（去皮）三钱

上作一服，用水二盅，生姜三片、炒盐二分，煎至八分，食远服。

大藿香散 治七情伤感，气郁于中，变成呕吐，作寒热，眩晕痰满，不进饮食。

藿香 木香（不见火） 白术各一钱半 半夏曲二钱 茯苓 人参 桔梗各一钱 枇杷叶 官桂 甘草（炙）各七分

上作一服，用水二盅，生姜五片、枣二枚，煎至八分，食远服。

藿香半夏汤 治胃虚中寒，停痰留饮，呕吐哕逆。

藿香二钱 半夏（姜汁炒）三钱半 丁皮一钱半

上作一服，用水二盅，生姜七片，煎至八分，食远温服。

丁附治中汤 治胃寒停痰，呕吐不已。

丁香（不见火） 青皮（炒） 陈皮（炒） 白术（煨） 人参各二钱 附子（炮） 甘草（炙）各一钱 干姜（炮）五分

上作一服，用水二盅，生姜五片，煎至八分，食前服。

大养胃汤 治饮食伤脾，宿食不化，朝食暮吐，暮食朝吐，

[1] 此 原书无此字，据《济生拔萃》补。

上气复热，四肢逆冷[1]，三焦不调，及脾[2]虚寒气在上，忧气在下，二气并争，但出不入，呕不得食。

厚朴（去皮） 生姜各二两 肥枣（同上二味炒）三两 白术 山药 人参 川芎 橘皮 当归 五味子 藿香 黄芪 枇杷叶（刷去毛，姜汁炙） 甘草（炙）各一两

上㕮咀，每服四钱，水一盏半，生姜三片、枣一枚，煎七分，去柤，空心服；或为细末，米汤调下亦可。

加味二陈汤 治胃热呕吐不已。

半夏（汤泡七次） 陈皮各半两 茯苓二钱 甘草（炙）一钱半 竹茹四钱

上㕮咀，分二服，每服用水二盅，生姜七片，煎至八分，食远服。

旋覆花汤 治中脘伏痰，吐逆眩晕。

旋覆花（去梗）一钱 半夏（汤泡七次） 橘红 干姜（炮）各一钱半 槟榔 人参 白术 甘草各一钱

上作一服，水二盅，生姜七片，煎至一盅，不拘时服。

竹茹汤 治胃受邪热，心烦喜冷，呕吐不食。

葛根三两 半夏（汤泡七次）二两 甘草（炙）一两

上㕮咀，每服五钱，水二盏，入竹茹如枣许，生姜五片，煎至七分，去滓取清汁，微冷细细服，不拘时。有[3]热者，手足心热。政和中，一人病伤寒，得汗身凉，数日忽呕吐，药与饮食俱不下。医者皆进丁香、藿香、滑石等药，下咽即吐。予曰：此正汗后，余热留胃，孙兆竹茹汤正相当尔。亟治药与之，即时愈。《良方》槐花散亦相类。一方加枣一枚同煎。

---

〔1〕逆冷 原书为“冷痹”，据《三因极一病证方论》改。

〔2〕脾 原书为“胃”，据《三因极一病证方论》改。

〔3〕有 原书作“身”，据《济生方》改。

丁香丸　治因食冷物，凝滞胃[1]间，胃寒不消，呕吐不止。

丁香（不见火）半两　木香（不见火）　胡椒　藿香　甘草（炙）各三钱　干姜（炮）　肉桂各二钱

上为细末，蒸饼打糊为丸，如绿豆大，焙干，时时干嚼，不必饮汤水，水入即愈吐。如觉瘘弱，更加附子，随意。

助胃膏　治呕吐不食。

人参　白术　茯苓　橘皮　砂仁各二钱半　丁香（不见火）木香（不见火）　肉豆蔻（面煨）　草果（去皮）各一钱半　白豆蔻一钱

上为细末，炼蜜和丸如弹子大，每服一丸，生姜煎汤化下。

小丁沉丸　治干呕，和调胃气。

丁香（不见火）　茴香子（炒）各半两　木香（不见火）半两　缩砂仁　白芷（炒）　益智（去皮）　陈皮（汤浸去白，焙）　沉香　甘草（炙）　生姜（一斤细切，入青盐四两拌匀，淹一宿，焙干）以上各一两　阿魏（用醋半升熬为膏）一分

上为细末，入阿魏膏拌匀，用醋煮，面糊和丸如鸡头实大，研丹砂、麝香细末各少许同为衣，每服一丸，细嚼，用姜盐汤送下，空心服。

开胃丸　治干呕，气逆不止。

半夏曲（微炒）三两　人参一两半　白豆蔻（去皮）　陈皮（去白，焙）　白术各二两

上为细末，用生姜汁同枣肉和丸，如梧桐子大，每服二十丸，加至三十丸，不拘时用粥饮送下。

参香枳术丸　开胃进食，止呕吐。

人参　木香（不见火）各三钱　枳实（麸炒）一两　白术一两半　陈皮四钱　干生姜二钱半

---

〔1〕胃　原书无此字，据《传信适用方》补。

上为细末，用荷叶包米煨饭和丸，如梧桐子大，每服五七十丸，不拘时用米汤送下。

思食丸　助脾胃消导饮食，止吐逆。

乌梅肉五钱　神曲（炒）　麦蘖（炒）各六钱　人参　干姜（炮）　甘草（炙）各二钱

上为细末，炼蜜和丸如梧桐子大，每服三五十丸，食前用米饮汤送下。

秘结门

秘结之证，其有五：有风秘、气秘、湿秘、寒秘、热秘。风秘者，风痰结于大肠，秘而不通也。气秘者，气滞后重，烦闷胀满，大便结燥而不通也。寒秘者，年高肠冷，及痃癖冷气，结滞大便而不利也。热秘者，内腑积热，消耗津液，大便结燥而不通也。湿秘者，湿热郁结，津液不行，大便秘结也。此证皆由体虚之人，摄养乖方，三焦气涩，运掉不行，而壅滞于肠胃之间，遂成秘结之患。又有老年之人，新产之妇，气血虚少，肠胃枯涩而秘结者，不可妄用通利之药，恐伤元气，惟当滋血润燥而已。大抵秘结治法，燥则润之，涩则滑之，秘则通之，寒则温之，热则凉之，风则散之，气则顺之，要在随证审察焉。

三和散　治七情之气结于五脏，不能流通，以致脾胃不和，心腹痞闷，大便秘结。

羌活　紫苏　木瓜　沉香各一两　木香（不见火）　白术　槟榔各七钱半　川芎三两　甘草　陈皮各七钱半　大腹[1]皮一两

上㕮咀，每服四钱，水一盅半，煎至七分，食前服。

---

〔1〕腹　原书作“復”，据明·天启乙丑本改。

当归润肠[1]汤　治大便秘结不通。

生地黄　升麻各一钱半　当归尾（酒洗）　麻仁（去壳）　熟地黄　大黄（煨）　桃仁（另研）　甘草（炙）各一钱　红花半钱

上作一服，水二盅，煎至一盅，食前服。

大黄饮子　治身热烦躁，大便不通。

大黄（煨）二钱　杏仁（炒，去皮尖）　枳壳（麸炒）　栀子各一钱半　升麻一钱　生地黄一钱半　人参　黄芩各七分　甘草（炙）五分

上作一服，用水二盅，生姜五片、豆豉二十一粒、乌梅一个，煎至一盅，食前服。

导滞通幽汤　治大便难，幽门不通，上冲，吸门不开，噎塞，不便燥秘，气不得下，治在幽门，以辛润之。

当归　桃仁各一钱半　生地黄　熟地黄各二钱　升麻一钱　红花　甘草各半钱

上作一服，用水二盅，煎至一盅，去柤，调槟榔细末二钱，稍温服。

六磨汤　治气滞腹急，大便秘涩。

沉香　木香（不见火）　槟榔　乌药　枳壳　大黄各等分

上各件用热汤磨细服之。

疏风散　治风毒秘结。

枳壳（麸炒）半两　防风　羌活　独活　槟榔　白芷　威灵仙　蒺藜（炒，去刺）　麻仁（去壳）　杏仁（去皮尖）　甘草（炙）各一两

上为粗末，每服二钱半，生姜五片、蜜一匙，慢火煎，不拘时服。

脾约麻仁丸　治肠胃热燥，大便秘结。

---

〔1〕肠　原书作“燥”，据《兰室秘藏》改。

麻仁（另研）五两　大黄（蒸焙）一斤　厚朴（姜汁拌，炒）　枳实（麸炒）　芍药以上各八两　杏仁（去皮尖，炒）五两半

上为细末，炼蜜为丸如梧桐子大，每服三四十丸，临睡温汤送下。

滋肠五仁丸　治津液枯竭，大肠秘涩，传道艰难。

桃仁（去皮尖）　杏仁（去皮尖）各一两　柏子仁半两　松子仁一钱二分　郁李仁（炒）一钱　陈皮（另为末）四钱

上将五仁另研为泥，入陈皮末研匀，炼蜜为丸如梧桐子大，每服三、五十丸，空心用米饮送下。

槟榔丸　治大肠积热，气壅不通，心腹胀满，大便秘结。

大黄（蒸）　黄芩　枳实（麸炒）　麻子仁（炒，去壳，另研）　牵牛（炒）　槟榔　羌活　杏仁（去皮尖，炒）　白芷以上各一两　人参半两

上为细末，炼蜜和丸如梧桐子大，每服五七十丸，空心白汤送下。

咳嗽门

夫咳者，伤于肺也，谓有声而无痰也。嗽者，动于脾也，谓无声而有痰也。咳嗽者，谓有声有痰者也。盖因伤于肺气，动于脾湿而为咳嗽也。肺为五脏之华盖，声音之所从出，合于皮毛而司于外，故风寒先能伤之也。若腠理不密，外为风寒暑湿之气所干，故能令人咳嗽。伤于风则脉浮，憎寒，身热，自汗，烦躁，鼻流清涕，语未竟而咳嗽。伤于寒则脉紧，无汗，恶寒，烦躁，不渴而咳嗽。伤于热则脉数，烦渴引饮，咽膈干燥，咳唾稠黏。伤于湿则脉细，咳则四肢重，骨节烦疼。又有七情之气干于五脏六腑，传于肺经，亦能令人咳嗽。《内经》云：五脏六腑皆能令人咳，非独肺也。喜伤心者，咳而喉中介介如肿状，不已，则小

肠受之，咳状与气俱失。怒伤肝者，咳而两胁下痛，不已，则胆受之，呕吐苦汁。思伤脾者，咳而右胁下痛引至肩背，不已，则胃受之，呕吐痰沫。忧伤肺者，咳而喘息不止，甚则唾血，不已，则大肠受之，咳而遗大便也。恐伤肾者，咳而腰背相引而痛，不已，则膀胱受之，咳而遗溺也。咳而不已，则三焦受之，咳而腹满不欲食。

治疗之法，当详审其脉证。若外感风寒而得，则当发散之；内因七情而得，又当随其各经之证而治之。其脉浮紧者为虚寒，沉数者为实热，弦涩者为少血，洪滑者则多痰。大抵咳嗽脉浮大者易治，沉微者难愈，必当顺气化痰为要。寒者温之，热者清之，肺虚者当补之，肺实者宜泻之。又有停饮而咳嗽者，则当消而逐之。凡咳嗽初得，便不可骤用粟壳、诃子之剂止涩之，恐邪气不得发散而成后患也。如或不谨，因而咳嗽日久变成痨瘵，则难治矣。

华盖散　治肺受风寒，咳嗽痰壅。

麻黄（去节）　紫苏子（炒）　杏仁（炒，去皮尖）　桑白皮（炒）　赤茯苓（去皮）　橘红各一钱半　甘草一钱

上作一服，用水二盅，生姜五片、枣一枚，煎至八分，食后服。

温肺汤　治肺虚感冷咳嗽，呕吐痰沫。

干姜（炮）　官桂　半夏（姜制）　五味子　杏仁（去皮尖，炒）　陈皮　甘草以上各一钱五分　细辛　阿胶（炒）各五分

上作一服，用水二盅，生姜三片、枣一枚，煎至八分，食后服。

金沸草散　治肺感寒邪，鼻塞声重，咳嗽不已，憎寒发热，无汗恶寒，烦躁，或风热壅在膈间，唾浊痰，甚者咯血。

荆芥二钱　麻黄　前胡各一钱五分　甘草（炙）　赤芍药　半夏各七分　旋覆花一钱二分

上作一服，用水二盅，生姜三片、枣一枚，煎至八分，食远服。

杏子汤　治一切咳嗽，不问外感风寒、内伤生冷，及痰饮停积，悉皆治之。

杏仁（去皮尖，炒）　人参　茯苓　细辛　半夏（汤泡）　官桂　干姜　芍药　五味子　甘草（炙）各一钱

上作一服，用水两盅，生姜五片，煎至一盅，食后服。

橘苏散　治伤风咳嗽，身热有汗，恶风，脉浮。病人挟热服杏子汤不得者，此药稳当。

橘红　紫苏　杏仁（去皮尖）　五味子　半夏（汤泡）　桑皮（炒）　贝母（去心）　白术以上各一钱半　甘草（炙）七分半

上作一服，用水二盅，生姜三片，煎至八分，食后服。

平肺汤　治肺气上壅，喘嗽痰实，寒热往来，咽干口燥。

陈皮一钱半　半夏　桔梗（炒）　薄荷　紫苏　乌梅　紫菀　知母　杏仁　桑白皮（蜜炒）　五味子　罂粟壳（去蒂、膈）　甘草（炙）各一钱

上作一服，用水两盅，生姜五片，煎至八分，食后服。

苏沈[1]九宝汤　治老人小儿素有喘疾[2]，遇寒暄不常，发则连绵不已，咳嗽哮吼，夜不得睡。

桑白皮　甘草　大腹皮　官桂　麻黄　薄荷　陈皮　紫苏　杏仁（去皮尖）各一钱

上作一服，用水二盅，生姜三片、乌梅一个，煎至八分，食后服。

人参紫菀汤　治肺气不调，咳嗽喘急，久不愈者。

人参　紫菀　桂枝　五味子　杏仁（去皮尖）　甘草以上各一

---

〔1〕沈　原书为“沉”，据乌丝手抄本改。

〔2〕疾　原书作“急”，据《澹寮方》改。

钱　砂仁二钱　粟壳（去穰，姜炒）二钱

上作一服，用水二盅，生姜五片、乌梅一个，煎至八分，食后服。

桔梗汤　治肺痈咳嗽脓血，咽干多渴，大便难，小便赤涩。

桔梗　贝母　薏苡仁（炒）　桑白皮（蜜水炒）　当归　枳壳（麸炒）　瓜蒌仁　防己各一钱　黄芪一钱半　甘草节（生用）　杏仁（炒，去皮尖）　百合（蒸）各五分

上作一服，用水二盅，生姜五片，煎至八分，食远服。大便秘加大黄一钱，小便少加木通一钱。

紫菀茸汤　治饮食过度，或食煎煿，邪热伤肺，咳嗽咽痒，痰多唾血，喘急胁痛，不得安卧。

紫菀　桑叶（经霜者）　款花　百合（蒸、焙）　杏仁（去皮尖）　阿胶（蛤粉炒）　贝母（去心）　半夏（汤泡七次）　蒲黄（炒）各一钱　犀角（镑）　人参（去芦）　甘草（炙）各七分半

上㕮咀，作一服，用水二盅，生姜五片，煎至八分，食后服。

人参平肺散　治心火克肺，传为肺痿，咳嗽喘呕，痰涎壅盛，胸膈痞满，咽嗌不利。

人参　青皮　茯苓　天门冬　陈皮（去白）　地骨皮　甘草（炙）各一钱　五味子二十个　知母一钱半　桑白皮（炒）二钱

上作一服，用水二盅，生姜五片，煎至八分，食远服。

宁肺汤　治荣卫俱虚，发热自汗，肺气喘急，咳嗽痰涎。

人参　当归　白术　熟地黄　川芎　白芍药　五味子　麦门冬（去心）　桑白皮　白茯苓（去皮）　甘草（炙）各一钱　阿胶（蛤粉炒）一钱半

上㕮咀，作一服，用水二盅，生姜三片、紫苏五叶，煎至八分，食后服。

知母茯苓汤　治肺痿咳嗽，气喘不已，往来寒热，自汗。

知母 白术各八分 茯苓（去皮） 五味子 人参 半夏 柴胡 甘草（炙）各一钱 薄荷 川芎 阿胶各五分 款冬花 桔梗 麦门冬 黄芩以上各七分

上作一服，用水二盅，生姜五片，煎至八分，食远服。

加减泻白散 治阴气在下，阳气在上，咳嗽呕吐，痰喘。

桑白皮 地骨皮各二钱 陈皮（去白） 人参 甘草各一钱 白茯苓 青皮各一钱半 五味子十粒

上作一服，用水二盅，加粳米百粒，煎至八分，食后服。

清金汤 治丈夫妇人远年近日咳嗽，上气喘息，喉中涎声，胸满气逆，坐卧不宁，饮食不下。

陈皮（去白） 薏苡仁 五味子 阿胶（炒成珠） 茯苓（去皮） 紫苏 桑白皮 杏仁（去皮尖，炒） 贝母（去心） 款冬花 半夏曲 百合以上各一钱 罂粟壳（蜜炙） 人参 甘草（炙）各五分

上作一服，用水二盅，生姜三片、枣二枚、乌梅一个，煎至一盅，食后服。

人参养肺汤 治肺痿咳嗽有痰，午后热，并声嘶者。

人参 阿胶（蛤粉炒） 贝母 杏仁（去皮尖，炒） 桔梗 茯苓 桑白皮 枳实 甘草各一钱 柴胡二钱 五味子二十个

上作一服，用水二盅，生姜三片、枣二枚，煎至八分，食后服。

三拗汤 治寒燠不常，暴嗽喘急，鼻塞痰壅。

麻黄（不去节） 杏仁（不去皮尖） 甘草（不炙）各二钱半

上作一服，用水二盅，生姜五片，煎至一盅，不拘时服。

一服散 治暴嗽。

阿胶（炒成珠）二片 生姜十片 乌梅二个 甘草一钱 紫苏十叶 杏仁（去皮尖，炒）七个 大半夏（泡）三个 罂粟壳（炙）三个

上㕮咀，用水二盅，煎至八分，去柤，临睡服。

人参清肺汤　治肺胃虚寒，咳嗽喘急，坐卧不安，年久劳嗽，唾痰腥臭。

人参　阿胶（蛤粉炒）　杏仁（炒，去皮尖）　罂粟壳（蜜炒）　知母　桑白皮（炒）　乌梅（去核）　地骨皮　甘草（炙）各一钱

上作一服，用水二盅，红枣一个，煎至一盅，食远服。

紫苏半夏汤　治喘嗽痰涎。

紫苏　半夏（汤泡七次）　紫菀茸　陈皮（去白）　五味子各一钱　杏仁（去皮尖，麸炒）　桑白皮各二钱

上作一服，用水二盅，生姜三片，煎至八分，日进三服。

人参润肺散　治咳嗽气急，痰壅鼻塞。

人参二钱　麻黄（去根节）　杏仁（去皮尖，炒）　贝母（去心）各一钱半　阿胶（蛤粉炒）　桔梗（去芦）　甘草（炙）各一钱　橘红五分

上作一服，用水二盅，紫苏三五叶，煎至一盅，食后服。

款花散　治寒热交壅，肺气不利，咳嗽喘满，痰实涎盛，喉中呀呷，宜服之。

款冬花　桑白皮　半夏（汤泡）　知母各七钱半　贝母（去心，炒）　阿胶（蛤粉炒）　麻黄各三钱　杏仁（炒，去皮尖）　甘草（炙）各二钱

上作二服，每服用水二盅，生姜三片，煎至八分，不拘时服。

安眠散　治上喘咳嗽，久而不愈者。

款冬花　麦门冬（去心）　乌梅肉　佛耳草各二钱半　陈皮（去白）半两　粟壳（蜜炙）七钱半　甘草（炙）三钱半

上为细末，每服三钱，水一盏，入黄蜡如枣核许，同煎至八分，去柤，临睡温服。

人参润肺丸　治肺气不足，咳嗽喘急，久年不愈，渐成虚劳

及疗风壅痰实，头目眩晕，口舌干燥，涕唾稠黏。

人参　款冬花　细辛　杏仁（炒，去皮尖）　甘草（炙）各四两　官桂（去皮）　桔梗各五两　知母六两

上为细末，炼蜜和丸如鸡头实大，每服一二丸，临睡细嚼，淡姜汤送下。

杏仁煎　治老人久患喘嗽不已，睡卧不得者，服之立效。

杏仁（去皮尖，炒）　胡桃肉（去皮）各等分

上二味共碾为膏，入炼蜜少许，搜和得所，丸如弹子大，每服一丸，食后细嚼，姜汤送下。

天门冬丸　治肺寒，外内合邪，咳嗽语声不出，口中如含霜雪，停饮寒痰，咽喉妨闷，状如梅核，噎塞不通，膈气、噎气皆可服之。大效。

天门冬（去心，焙）　紫菀（去土）　百合　杏仁（去皮尖，双仁炒）　麦门冬（去心，焙）　贝母　人参　半夏（汤煮，焙）　桔梗（炒）　桂心　阿胶（炒）　生地黄　陈皮（去白）　甘草（炙）各三两

上为细末，煮糯米粉并黄蜡一两成粥，更入蜜再熬匀，和前药末丸如樱桃大，每服一丸，同生姜细嚼下，临睡时服。咳嗽脓血者极效。

玉芝丸　治风壅痰实，头目昏眩，咳嗽声重，咽膈不利。

人参　茯苓　白矾（火枯）　南星（米泔浸，焙）　薄荷以上各三两　半夏曲六两

上为细末，生姜汁煮面糊为丸，如梧桐子大，每服五十丸，食后姜汤送下。如痰盛躁热，薄荷汤送下。

人参款花膏　治肺胃[1]虚寒，久嗽不已，咽膈[2]满闷，咳嗽[3]痰涎，呕逆恶心，腹胁胀满，腰背倦痛，或虚劳冷嗽，及远年近日一切嗽病，服诸药不效者皆治。

款冬花（去梗）　麦门冬（去心）　人参（去芦）　五味子（去梗，炒）　紫菀（洗）　桑白皮各一两

上为细末，炼蜜为丸如鸡头实大，每服一丸，细嚼姜汤送下，食后服。

玉液丸　治风壅，化痰涎，利咽膈，清头目，止咳嗽，除烦热。

寒水石（煅，令赤出火毒，水飞过）二十两　半夏（汤洗，为细末）　白矾（枯，碾细）各一两

上研和匀，用面糊和丸如梧桐子大，每服三十丸，食后生姜汤送下。

痨瘵门

痨瘵之证，最为难疗，得病之由，非止一端。有因气体虚弱，劳伤心肾而得者；有因外感风寒，伤肺咳嗽而得者；有因大病后及疟疾后不能将理而得者；有因伤力吐血而得者；有因色欲过多而得者；有因久嗽不已而得者；有因传染而得者。所得之因虽不同，而其为痨则一也。其为证也，肌体羸瘦，皮毛干枯，寒热盗汗，遗精白浊，或腹中有块，或项上结核，或咳嗽痰涎，咯唾脓血，传变而为骨蒸、尸疰。其名状甚多，然所伤不过五脏。故传于肝者，面白目枯，口苦自汗，心烦惊怖。传于心者，面黑

〔1〕胃　原书为"受"，据《济生拔萃》改。
〔2〕膈　原书作"隔"，据《济生拔萃》改。
〔3〕咳嗽　原书无此二字，据《济生拔萃》补。

鼻干，口疮，喜忘，大便或秘或泄。传于脾者，面青唇黄，舌强喉哽，吐涎体瘦，饮食无味。传于肺者，面赤鼻白，痰吐咯血，喘咳，毛枯。传于肾者，面黄耳枯，胸满胻痛，遗精白浊。此五脏所传之证形也。又有二十四种骨蒸，可因证验之，蒸尽则死矣。若传尸者，名曰复连，更相传染，至于灭门者有之，素无治法。其证有虫，其形状不同，啮人五脏骨髓，人死其虫出而复着人也。

治痨之法，当补养其气血，降心火滋肾水，清其骨热，保肺化痰，追虫凉血，此其大法也。更能灸[1]膏肓及崔氏四花穴，则多有可救者。具方于后，随证用之。

乐令建中汤　治脏腑虚损，身体消瘦，潮热自汗，将成痨瘵。此药大能退热补虚，生血气。

前胡（去芦）　细辛　当归　白芍药　人参　陈皮（去白）　桂心　麦门冬（去心）　黄芪（蜜炙）　茯苓　甘草（炙）各一钱　半夏八分

上作一服，用水二盅，生姜五片、枣一枚，煎至八分，食远服。

黄芪鳖甲散　治虚劳客热，肌肉消瘦，四肢烦热，心悸盗汗，减食多渴，咳嗽有血。

黄芪（去芦）　鳖甲（醋炙）　桑白皮　半夏（汤泡）　秦艽（去芦）　地骨皮　茯苓　天门冬（去心）　人参　赤芍药　生地黄　桔梗（去芦）　紫菀　知母各一钱　肉桂半钱　柴胡（去芦）　甘草（炙）各八分

上作一服，用水二盅，生姜三片，煎至八分，食后服。

秦艽扶羸汤　治肺痿骨蒸已成痨嗽，或寒或热，声嗄不出，体虚自汗，四肢倦怠。

---

〔1〕灸　原书作“炙”，据乌丝手抄本改。

秦艽 鳖甲（米醋炙） 人参（去芦） 当归（洗，焙） 紫菀 半夏（汤泡） 甘草（炙）各一钱 地骨皮一钱半 柴胡（去苗）二钱

上作一服，用水二盅，生姜五片，乌梅、红枣各一枚，煎至八分，食后服。

劫痨散 治心肾俱虚，痨嗽时复三四声，潮热，热过即有盗汗，四肢倦怠，体瘦，恍惚异梦，嗽[1]中有血，名曰肺痿。

白芍药二钱半 黄芪（蜜炙） 人参 白茯苓 熟地黄 当归 半夏曲 五味子 阿胶（蛤粉炒） 甘草（炙）各一钱

上作一服，用水二盅，生姜三片、枣二枚，煎至八分，食远服。

团参饮子 治忧思喜怒饥饱失宜，以致脏气不安，咳唾脓血，憎寒[2]壮热，肌肤消瘦，将成痨瘵。

人参 紫菀 阿胶（炒成珠） 细辛 杏仁 款冬花 天门冬 桑叶（经霜者） 半夏（汤泡七次） 五味子 百合（蒸）各一钱 甘草（炙）半钱

上作一服，用水二盅，生姜三片，煎至八分，食后服。因气而成咳者加木香五分；吐血有丝者加生地黄一钱半；咳而唾血有痰者加钟乳粉五分；因疲极而咳嗽者加黄芪一钱；因损嗽而唾血者加没药五分；藕节二个；咳而呕逆，腹满不食者加白术一钱二分，仍倍加生姜；咳而小便多者加益智仁八分；咳而大便溏者去杏仁，加白术一钱；咳而气逆者加沉香七分、橘皮一钱。

黄芪益损汤 治男子妇人，童男室女，诸虚不足，荣卫虚弱，五劳七伤，骨蒸潮热，腰背拘急，百节酸疼，夜多盗汗，心常惊惕，咽燥唇焦，嗜卧少力，肌肤瘦悴，咳嗽多痰，咯唾血

[1] 嗽 原书作“喉”，据《世医得效方》改。
[2] 憎寒 原书为“增”，无“寒”字，据《济生方》改补。

丝，寒热往来，颊赤神昏，全不思食，服热药[1]者则烦躁[2]，冲满上焦，进凉药[3]者则膈满而腹痛，及治大病后荣卫不调，及妇人产后血气未复，宜服此药。

黄芪　人参　石斛（去根）　木香（不见火）　白术　当归（酒洗）　肉桂　茯苓（去皮）　芍药　半夏（制）　川芎　熟地黄（酒炒）　山药　牡丹皮　麦门冬（去心）　五味子　甘草（炙）各七分

上㕮咀，作一服，用水二盅，生姜五片、枣二枚，煎至八分，食远服。

柴胡梅连散　治骨蒸痨久而不痊，三服除根，其效如神。又治五劳[4]七伤，虚弱羸瘦发热者，宜服之。

柴胡　前胡　乌梅　胡黄连各二钱

上㕮咀，作一服，用童子小便二盏，猪胆一个，猪脊髓一条，韭白半钱，同煎至一盏[5]，不拘时服。

蛤蚧散　治虚劳咳嗽咯血，潮热盗汗，不思饮食。

蛤蚧（洗净，酥炙）一对　人参　百部　款冬花　紫菀各三钱　贝母　阿胶（蛤粉炒）　鳖甲（酥炙）　柴胡　肉桂　黄芪（蜜炒）　甘草（炙）　杏仁（去皮尖，炒）　半夏（制）各一两

上㕮咀，每服五钱，水二盅，生姜三片，煎至八分，食远服。热甚去肉桂，加细辛。

和肺饮子　治咯血后肺虚，咳嗽多痰。

阿胶　人参　麦门冬（去心）　山药　贝母　茯苓　百合　杏仁（去皮尖，炒）　甘草（炙）各一钱

---

[1] 热药　原书为“药热”，据《世医得效方》改。
[2] 躁　原书为“燥”，据《世医得效方》改。
[3] 凉药　原书为“药凉”，据《世医得效方》改。
[4] 劳　原书作“痨”，据《瑞竹堂经验方》改。
[5] 盏　原书作“盅”，据《瑞竹堂经验方》改。

上㕮咀，作一服，用水二盅，入黄蜡如皂角子大一块，煎至八分，食后服。

保和汤　治痨证久嗽，肺燥成痿者，服之决效。

知母　贝母　天门冬　麦门冬（并去心）　款冬花各三钱　薏苡仁二钱　杏仁（去皮尖，炒）　五味子　甘草　马兜铃　紫菀　百合　桔梗　阿胶　当归　生地黄各一钱半　紫苏　薄荷各一钱

上㕮咀，每服八钱，水二盅，生姜三片，煎至八分，食后服。

保真汤　治痨证，骨蒸体虚，服之决效。

当归（酒浸）　人参　生地黄　熟地黄　黄芪（蜜炙）　白术各三钱　赤茯苓　白茯苓　甘草　陈皮　厚朴　赤芍药各一钱半　白芍药　天门冬（去心）　麦门冬（去心）　黄柏（炒）　五味子　柴胡　地骨皮　知母各一钱

上㕮咀，每服八钱，水二盅，生姜三片、枣二枚，煎至八分，食后服。

太平丸　治痨证久嗽，肺痿、肺痈并宜噙服，决定除根。

天门冬　麦门冬（并去心）　知母　贝母　款冬花　杏仁（去皮尖，炒）各二两　当归　生地黄　黄连　熟地黄　阿胶（蛤粉炒）各一两半　蒲黄　京墨　桔梗　薄荷各一两　麝香（另研）少许

上为细末，炼蜜为丸如弹子大，每服一丸，临睡细嚼，薄荷汤送下。

天门冬丸　治吐血、咯血，大宁肺气，止咳。

天门冬（去心）一两　杏仁（炒，去皮尖）　贝母　茯苓　阿胶（蛤粉炒）各五钱

上为末，炼蜜为丸如弹子大，每服一丸，食后、临睡皆可，一日进二三丸。

润华膏　治一切痨嗽，肺痿喘急，悉能治之。

人参　麦门冬（去心）　阿胶（蛤粉炒）　款冬花　五味子　紫

苏　贝母　杏仁（去皮尖）各二两　白矾　百药煎　粟壳（蜜炙）乌梅（去核）　诃子（去核）各四两　桔梗二两半

上为末，炼蜜为丸如弹子大，每服一丸，临睡噙化，或用白汤化下亦可。

麦煎散　治少男室女骨蒸，妇人血气攻疰四肢。

赤茯苓（去皮）　当归（酒浸）　干漆（醋炒）　鳖甲（醋炙）　常山　大黄（煨）　柴胡（去芦）　白术　生地黄　石膏各一钱半　甘草（炙）七钱半

上㕮咀，分二服，每服入小麦百粒，水二盏，煎八分，去柤，食后临卧服。有虚汗加麻黄根一钱半。

人参黄芪散　治虚痨客热，肌肉消瘦，四肢倦怠，五心烦热，口燥咽干，颊赤心忪；日晚潮热，夜多盗汗，胸膈不利，咳唾脓血稠黏。

人参六分　秦艽　芍药　茯苓　黄芩各一钱二分　知母一钱八分　桑白皮九分　桔梗六分　紫菀九分　柴胡一钱八分　黄芪（蜜炙）二钱一分　生地黄一钱二分　半夏（洗）九分　鳖甲（酥炙）一钱八分　天门冬（去心）一钱八分

上㕮咀，分二服，每服二盏水，姜三片，煎八分，去柤，不拘时服。

犀角紫河车丸　治传尸痨，服三月必平复，其余痨证，只数服愈。

紫河车（即头生儿胞衣也，米泔浸一宿，洗净焙干，用男孩儿妙）一具　鳖甲（酥炙）　桔梗　胡黄连　芍药　大黄　败鼓皮心（酥炙）　贝母　龙胆草　黄药子　知母以上各二钱半　广茂　犀角（镑）　芒硝各一钱半　朱砂（另研）二钱

上为末，炼蜜和丸如梧桐子大，朱砂为衣，每服二十丸，空心温酒下。

百痨散　治骨蒸痨热等证。

天仙藤 芍药 川芎 茯苓 半夏（汤洗） 黄芪（蜜炒） 知母 当归（酒浸） 贝母 五味子 黄芩 地骨皮 柴胡 甘草 白芷 桔梗 人参各等分

上㕮咀，每服一两，水二盅，姜三片，煎至八分，食后服。

杀虫神效散 此方传之于河源郡王府，济世极多，功不可量。

川椒（择去子及合口者，炒出汗）二斤

上为细末，每服二钱，空心米饮调下，必麻痹晕闷少倾。不能禁者，即以酒糊为丸如梧桐子大，每服三五十丸亦可。

诸虚门

夫虚者，虚损也。《难经》所谓五损脉者，亦因虚而致损也。一损损于皮毛，皮聚而毛落；二损损于血脉，血脉虚少，不能荣于五脏六腑；三损损于肌肉，肌肉消瘦，饮食不为肌肤；四损损于筋，筋缓不能自收持；五损损于骨。骨痿不能起于床。反此者，至脉之病也。从上下者，骨痿不能起于床者死；从下上者，皮聚而毛落者死。

治损之法奈何？然损其肺者，益其气；损其心者，调其荣卫；损其脾者，调其饮食，适其寒温；损其肝者，缓其中；损其肾者，益其精。此治损之法也。

夫诸虚与劳极，未始不由气体虚弱，心肾有亏，水火不自升降而致也。或为寒暑劳役所伤，或因色欲过度，俱能戕贼真气，以致肌体羸弱，腰膝无力，小便频数，大便滑泄，目眩耳聋，遗精自汗，甚则虚火上攻，面赤发喘，此皆诸虚之证也。劳极者，七情伤乎五脏也。尽力谋虑，劳伤乎肝，应乎筋极。曲运神机，劳伤乎心，应乎脉极。意外过思，劳伤乎脾，应乎肉极。预事而忧，劳伤乎肺，应乎气极。矜持志节，劳伤乎肾，应乎骨极。此五劳应乎五极者也，劳极精气变生诸证。

治疗之法，当随其五脏六腑寒热调之。《内经》曰：形不足者，温之以气；精不足者，补之以味。然滋补之药贵乎平和，不可骤用峻补，丹石燥热之剂恐肾水枯竭，虚火愈炽，惟当斟酌轻重而用之，斯得之矣。

四君子汤　治肺气虚损，皮聚毛落，补益元气。

人参　白茯苓　白术　甘草（蜜炙）各二钱

上㕮咀，作一服，用水二盅，生姜三片，煎至八分，食远服。

十全大补汤　治男子妇人，诸虚不足，五劳七伤。此药性温补，常服生血，壮脾胃。

人参（去芦）　肉桂（去粗皮）　熟地黄（酒焙）　白芍药　川芎　茯苓（去皮）　当归　黄芪　白术　甘草（炙）各一钱二分

上㕮咀，作一服，用水二盅，生姜三片、枣二枚，煎至八分，食远服。

黄芪建中汤　治男子妇人，诸虚不足，羸乏少力。此药大生气血，补益荣卫。

黄芪三钱　白芍药四钱　肉桂一钱半　甘草（炙）二钱

上㕮咀，作一服，用水二盅，生姜三片、枣二枚，煎至八分，食远服。

人参养荣汤　治积劳虚损，四肢倦怠，肌肉消瘦而少颜色，汲汲短气，饮食无味。

人参　当归　陈皮　黄芪（蜜炙）　桂心　白术　甘草（炙）各一钱　白芍药二钱　熟地黄（酒浸）　茯苓（去皮）　五味子各七分半　远志（去心，炒）五分

上㕮咀，作一服，用水二盅，生姜三片、枣二枚，煎至一盅，食远服。

鹿茸大补汤　治男子诸虚不足，妇人亡血，一切虚损。

鹿茸（酒炙） 黄芪（蜜炙） 肉苁蓉（酒浸） 杜仲（炒，去丝） 白茯苓（去皮） 当归（酒浸）各一钱 白芍药 附子（炮） 肉桂 石斛（酒蒸，焙） 五味子 白术（煨） 半夏（制） 人参各七分半 甘草（炙）五分 熟地黄（酒浸焙）一钱半

上㕮咀，作一服，用水二盅，生姜三片、枣二枚，煎至一盅，食前服。

黄芪十补汤 补虚劳，养血气。

黄芪（蜜炙） 当归（酒浸） 熟地黄 茯神（去皮木）各一钱 沉香 木香各五分 麦门冬（去心） 乌药 肉桂 五味子 半夏（姜制） 酸枣仁 白术 人参 白芍药 陈皮 甘草（炙）各八分

上㕮咀，用水二盅，生姜三片、枣二枚，煎八分，食远服。

大建中汤 治诸虚不足，小腹急痛，胁肋䐜胀，骨肉酸疼，短气，喘咳痰嗽，潮热多汗，心下惊悸，腰背强直，多卧少起。

黄芪（蜜炙） 附子（炮，去皮脐） 地骨皮 鹿茸（去毛，酥炙） 石斛（去根） 人参 当归（酒浸） 白芍药 续断 川芎 小草各一钱 甘草（炙）三分

上㕮咀，作一服，用水二盅，生姜五片，煎至八分，食远服。咳嗽者加款冬花八分；唾血者加阿胶（蛤粉炒）一钱；便精遗泄者加龙骨；怔忡者加茯神。

黄芪益损汤 治诸虚劳倦。

黄芪（蜜炙） 白芍药 白术（煨） 石斛（酒炒） 当归 川芎各一钱半 肉桂（去粗皮） 熟地黄 半夏（姜制） 甘草（炙）各一钱 木香（不见火）四分 北五味子五分

上作一服，用水二盅，生姜五片、红枣二枚，煎至一盅，食前服。有热加柴胡一钱。

固真饮子 治中年以上之人，阴阳两虚，血气不足，头每痛，日晡微热，食少力倦，精气时脱，腰痛胻酸。服之者，每得良验，因录于下。

人参　干山药　当归身　黄芪各一钱　熟地黄一钱半　黄柏（炒）一钱　白术　泽泻　山茱萸（肉）　补骨脂各半钱　五味子十粒　陈皮　白茯苓各八分　杜仲（炒）　甘草（炙）各七分

上㕮咀，作一服，用水二盅，于沙铫或银器内煎至八分，食前温服。按《仙经》云：服饵不备五味，久则脏腑偏倾，而有[1]生疾病矣。如服金石之剂，久则阳燥，或致消渴、疮痈病变，不可胜记。服固本丸、琼玉膏，皆天麦门冬、生熟地黄之类，虽本于滋阴，胃弱者必滞膈而反食少，或经滞而生痈肿。服养气丹、安肾丸，皆茴香、巴戟、附子、川楝[2]之类，虽本于助阳，久则积温成热，必耗损真阴。肺痿气虚，痰热火动，不可易治，唯以上方，庶几近理。大补元气不足。阴阳两虚，饮食少，五心热，自汗，日晡潮热，精气滑脱，行步无力，腰胯疼痛，泄泻，脉沉弱，嗽少痰多，或干咳者；或气血精神不足，肢体倦怠，头目昏眩，食少，脉虚而数，时发潮热，将成痨证者；或伤力气虚脉弱，腰背疼痛，动辄鼻衄者；或便血过多，面黄瘦悴，食少气促者；或妇人阴虚瘦悴，食少虚热，自汗腹痛，面浮腰痛，赤白带下者，并宜服之。此方药备五味，合气冲和，无寒热偏并太过不及之失，养气血，理脾胃，充益腠理，补五脏之真精，益三焦之原气，生津液而荣卫充实，利机关而饮食自倍矣。

八味丸　治下元冷惫，心火炎上，渴欲饮水；或肾水不能摄养，多吐痰唾，及男子消渴，小便反多，妇人转胞，小便不通。

附子（炮，去皮脐）　桂心各三两　牡丹皮　泽泻各二两　山茱萸（去核）　山药各四两　熟地黄八两　茯苓（去皮）三两

上为细末，炼蜜为丸如梧桐子大，每服五十丸，空心淡盐汤送下。

---

〔1〕有　原书作“友”，据明·天启乙丑本改。
〔2〕楝　原书作“练”，据明·天启乙丑本改。

还少丸　大补真气虚损，肌体瘦瘁，目暗耳鸣，气血凝滞，脾胃怯弱，饮食无味，并皆治之。

牛膝（酒浸一宿，焙干）　山药各一两半　白茯苓（去皮）　山茱萸（去核）　肉苁蓉（酒洗，焙）　远志（去心）　茴香（盐炒）　杜仲（姜汁和酒炙）　楮实子　五味子各一两　石菖蒲（去毛）　枸杞子　熟地黄（酒洗，焙）各五钱

上为细末，炼蜜同蒸熟枣肉和捣三二百杵，丸如梧桐子大，每服五十丸，空心温酒、盐汤任下。

无比山药丸　治诸虚百损，五劳七伤，肌体消瘦，目暗耳鸣，四肢倦怠。常服壮筋骨，益肾水。

赤石脂（煨）　茯神（去皮、木）　山茱萸（去核）　熟地黄（酒浸，焙）　巴戟（去心）　牛膝（去苗，酒浸）　泽泻各一两　杜仲（去皮，姜汁炒）　菟丝子（酒煮捣，焙）　山药各三两　五味子六两　肉苁蓉（酒浸）四两

上为细末，炼蜜为丸如梧桐子大，每服五十丸，空心温酒送下。

加味虎潜丸　治诸虚不足，腰腿疼痛，行步无力。此药久服，壮元阳，滋肾水。

熟地黄八两　黄柏（酒炒）　人参（去芦）　黄芪（蜜炙）　当归（酒浸）　破故纸（炒）各二两半　锁阳（酒浸）　败龟板（酥炙）　茯苓（去皮）　杜仲（酥炙）　牛膝（酒浸）各二两　知母（酒浸，炒）　虎胫骨（酥炙）各一两　山药（炒）　枸杞子（炒）　芍药各三两　菟丝子（酒浸蒸捣成饼，焙干）二两，一方加沉香一两

上为细末，炼蜜和猪脊髓一条为丸，如梧桐子大，每服五六十丸，空心温酒送下。如不饮酒，用淡盐汤送下。

沉香大补丸　专治下焦虚弱，补益元气，久服身轻体健，五脏调和，百脉通泰，功效甚妙。

黄柏（酒炒褐色）四两　知母（酒炒）一两半　熟地黄（酒浸，

焙干） 人参（去芦） 败龟板（酥炙）各二两 沉香 芍药 陈皮（去白） 牛膝（酒浸） 锁阳（酒浸） 虎胫骨（酥炙） 当归（酒浸） 山茱萸（去核） 山药 茯苓（去皮） 牡丹皮 杜仲（酥炙，去丝） 泽泻 大茴香（炒）以上各一两

上件为细末，炼蜜为丸如梧桐子大，每服五六十丸，空心温酒、盐汤任下。

固真丹 治诸虚百损，五劳七伤，水火不能升降，下元虚冷，脐腹疼痛。

山药一两半 人参（去芦） 黄芪（蜜炙） 黄柏（酒炒） 白术 杜仲（酥炙） 补骨脂（炒） 白茯苓（去皮） 牡丹皮 山茱萸（去核）各一两 五味子（炒） 泽泻各半两 熟地黄（汤蒸烂，石臼内捣成膏）四两

上为细末，和地黄膏搜匀，入炼蜜为丸如梧桐子大，每服七八十丸，空心淡盐汤送下。腰腿无力加牛膝（酒炒）一两，败龟板（酥炙）一两五钱。

滋阴益肾丸 补元气，益肾水，降心火，生精补血，壮筋骨，悦颜色，益寿延年，久服大有功效。

黄柏（酒浸，炒褐色） 菟丝子（酒蒸，焙）各四两 熟地黄（酒浸，焙干）六两 牛膝（酒浸，焙） 败龟板（酥炙黄熟） 虎骨（酥炙黄） 知母（酒浸，炒） 白芍药 白术 山药 当归（酒浸） 枸杞子各三两 人参（去芦） 黄芪（蜜炙） 锁阳（酒浸晒干） 破故纸（酒浸，焙） 杜仲（姜汁拌，炒断丝） 陈皮各二两

上为末，酒糊为丸，或炼蜜为丸如梧桐子大，每服七八十丸，空心淡盐汤送下。

抽胎换骨丹 补元气固精，治遗滑。

川椒皮（拣去合口者，新瓦上焙干出汗）二斤 淮庆牛膝（酒浸，焙干）一钱半 生地黄 熟地黄各二斤

上为末，不犯铁器，炼蜜为丸如梧桐子大，每服四五十丸，

空心温酒送下。须从三十丸渐加至五十丸，不可太多。

歌曰：其椒备五行，其神通六义。欲知先有功，夜间且不起。服之半年余，脚心汗如雨。四体去烦劳，五脏无风气。明目腰不疼，身轻心健记。别更有异能，三年精自秘。颜貌若婴童，精爽又少睡。但服此神妙，一生无疟痢。若能志心服，三尸自然弃。更有九般虫，各各自回避。倘逢此色人，第一须传意。虽未遇神仙，初缘已得地。

加味白沙丹　治男子诸虚不足，头目眩晕，腰膝无力，小便频数，颜色不完，下元积冷，小腹急痛，四肢痠疼，盗汗遗精。

人参（去芦）　茯苓（去皮）　熟地黄（酒浸）　大茴香（炒）　甘草（炙）　川乌（炮，去皮脐）　当归（酒浸）　山药（去皮）各二两　川椒（去目，炒）一两半　苍术（米泔浸一宿，炒）四两

上为细末，炼蜜为丸如梧桐子大，每服四十丸，空心温白汤送下，或温酒送下。

草还丹　益精髓，补肾经，固元阳，轻腰脚，安五脏，通九窍，令人耳目聪明，延年益寿，乃仙家之良剂。

苍术（酒浸一两，米泔浸一两，醋浸一两，盐水浸一两，并炒）四两　胡芦巴（酒浸）　破故纸（酒浸一宿）一两　覆盆子二钱　茴香（盐炒）一两　川乌（盐炒）一两　川楝子一两　木香（不见火）五钱　山药　穿山甲（酥炙）　地龙（去土净）　茯苓（去皮）　枸杞子　牛膝（酒浸）各三钱

上为细末，酒糊丸如梧桐子大，每服五十丸，空心温酒或盐汤下，干物压之。

神仙滋补丸　治三焦不和，元气虚弱。常服壮筋骨，补肾水，健脾胃，进饮食。

杜仲（酥炙，去丝）　牛膝（酒浸，焙）各三两　菟丝子（酒蒸捣，焙）　肉苁蓉（酒洗）各四两　巴戟（去心）　干山药各一两　人参（去芦）　白茯苓（去皮）　生地黄（酒浸，焙）　熟地黄（酒浸，

焙） 五味子 山茱萸（去核） 天门冬（去心） 赤石脂（炒） 覆盆子 车前子（炒） 远志（去心） 真施椒（炒，去目） 石菖蒲（去根须） 泽泻（炒） 柏子仁（去壳，炒） 地骨皮（洗净）以上各一两

上二十二味为细末，炼蜜为丸如梧桐子大，每服三五十丸，空心温酒或盐汤送下。

五福延龄丹 治一切元气虚弱，五劳七伤，身体羸瘦，腰膝痠疼。此药服之百病消除，功效不可尽述，常服延年耐老。

五味子二两 肉苁蓉（酒浸）四两 远志（去心，酒浸）一两 枸杞子三两 熟地黄二两 杜仲（酥炙，去丝）三两 覆盆子一两 大茴香二两 山药三两 生地黄二两 白茯苓二两 牛膝（酒浸）七钱半 山茱萸（去核）一两 菟丝子（酒蒸）三两 黄柏（酒炒）八钱 石菖蒲二两 缩砂仁一两五钱 知母（酒炒）一两 川椒（去目，炒）七钱半 木瓜一两 人参二两

上件为细末，炼蜜为丸如梧桐子大，每服四五十丸，空心好酒或盐汤送下。

滋补地黄丸 专治诸虚百损，肾经不足，腰膝无力。久服能乌髭发，补元气，生精养血，延年益寿。

熟地黄（酒浸）一斤 茯苓（去皮） 干山药 黄柏（酒浸，炒） 知母（酒浸，炒） 枸杞子以上各八两 牛膝（酒洗，焙） 牡丹皮 当归（酒洗） 山茱萸（去核）各六两 泽泻五两 败龟板（酥炙）四两

上件为细末，炼蜜为丸如梧桐子大，每服五十丸，空心用好酒或淡盐汤送下。

四圣朝元丹 治诸虚不足，下元亏损，腿脚无力，脾胃虚弱，头目昏眩，四肢倦怠。常服益精神，补元阳，清耳目，去下焦湿，神效。

人参一两 茯苓二两 沉香五钱 熟地黄（酒浸）一两 木香

（不见火）五钱　川椒（去目，炒）四两　何首乌（黑豆蒸）二两　核桃肉（另研）二两　牛膝（酒浸）二两　小茴香（炒）四两　干山药二两　杜仲（酥炙）二两　枸杞子二两　当归（酒洗）二两　肉桂一两　苍术（酒浸四两，醋浸四两，盐汤浸四两，米泔浸四两；春五日，夏三日，秋七日，冬十日，焙干）一斤

上件各制为细末，用好酒糊为丸如梧桐子大，每服五十丸，空心用温酒送下。如不饮酒，用淡盐汤送下。

苁蓉大补丸　治阴阳偏胜，上盛下虚。久服宁心养肾，滋补气血，调和阴阳。

当归（酒洗）　熟地黄（酒洗）各二两　人参（去芦）　菟丝子（酒煮）各两半　巴戟（去心）　鹿茸（酥炙）　石莲肉（去心）　黄芪（蜜炙）　龙齿　茯苓（去皮）　五味子　远志（去苗心）　山药　酸枣仁以上各一两　肉苁蓉一两五钱

上为细末，炼蜜为丸如梧桐子大，每服五十丸，空心温酒或淡盐汤下。

三仁五子丸　治血气耗损，五脏不足，睡中惊悸，盗汗。常服养心益肾，生血补气。

菟丝子（酒煮捣，焙）　五味子　沉香　覆盆子　枸杞子　当归（酒洗）　车前子　酸枣仁　鹿茸（酥炙）　柏子仁　薏苡仁　茯苓（去皮）　肉苁蓉（酒洗，焙）　熟地黄　巴戟（去心）　乳香（别研）以上各二两

上件为细末，炼蜜为丸如梧桐子大，每服六十丸，空心淡盐汤送下。

十精丸　此药升降阴阳，既济水火，调和气血，平补心肾。

远志（去心）　白茯苓（去皮）　青盐（炒别研）以上各二两　当归（酒浸洗）　牛膝（酒洗）以上各一两　破故纸（炒）一两　益智仁一两　菟丝子（酒蒸）二两　石菖蒲五钱　山茱萸（去核）五钱

上为细末，用獖猪腰子一双，去膜和酒研烂，煮面糊为丸如

梧桐子大，每服五十丸，空心用淡盐汤或好酒送下。

家传补肾养脾丸　治肾经虚损，腰脚无力，脾土虚弱，饮食少进。常服补肾养脾，益气血，长精神。此药不寒不热，大有功效。

人参（去芦）　黄芪（蜜炙）　白术以上各二两　熟地黄四两　当归（酒洗）二两　知母（酒炒）一两　肉苁蓉（酒洗）三两　黄柏（酒炒）一两　肉桂（去皮）七钱半　白茯苓二两　杜仲（酥炙去丝）一两半　干山药二两　破故纸（炒）一两半　芍药一两　川牛膝（酒洗）一两半　五味子一两半　沉香七钱半　甘草（炙）五钱

上件为细末，炼蜜为丸如梧桐子大，每服六十丸，空心温酒或盐汤送下。

神仙赵三公草灵丹　此药延年益寿，添精补髓，乌髭发，坚牙齿，壮筋骨，助气血，返老还童。久服耳目聪明，身体强健，冬不畏寒，夏不畏热，其效神异。

白茯苓（去皮）二两　川椒（去目）四两　川芎一两　甘草（炙）二两　小茴香（盐炒）二两　苍术（米泔浸）二两　枸杞子（酒蒸）二两　山药二两　熟地黄二两

上为细末，炼蜜为丸如梧桐子大，每服五六十丸，温酒或淡盐汤送下。

神仙延寿丹　此药常服祛除百病，延年益寿。

天门冬（去心、皮）　远志（去心）　干山药　巴戟（去心）各二两　赤石脂（煅）车前子　石菖蒲　柏子仁　泽泻　川椒（去目，炒）　生地黄　熟地黄（酒浸）　枸杞子（酒洗）　茯苓（去皮）　覆盆子以上各一两五钱　川牛膝（去苗，酒洗）　杜仲（酥炙，去丝）各三两　菟丝子（酒煮，焙）　肉苁蓉（酒洗）各四两　当归（酒洗）地骨皮（洗净）　五味子　人参（去芦）　山茱萸（去核）各二两

上为细末，炼蜜为丸如梧桐子大，每服五六十丸，空心温酒或淡盐汤送下。

菟丝子丸　此药能填骨髓，续绝伤，补五脏，去百病，明视听，益颜色，轻身延年，生精补肾。

石莲肉（去心）四两　山药四两　菟丝子（酒煮）十两　白茯苓二两

上为细末，用蒸饼打糊为丸如梧桐子大，每服五十丸，用淡盐汤空心送下。

十味滋补丹（一名十精丸）　此药能补五脏真气，益精神，养气血，延年耐老。

枸杞子（酒蒸）　茯苓（去皮）　熟地黄（酒洗）　甘菊花（去梗叶）　肉桂（去粗皮）　天门冬（去心、皮）　菟丝子（酒煮，焙）　川椒（去目及闭口者）　肉苁蓉（酒洗，焙干）　山茱萸（去核）以上各一两

上为细末，酒糊为丸如梧桐子大，每服四五十丸、空心盐汤送下。

秘传延寿丹　治腰膝无力，肾气虚惫，及寒湿脚气。久服壮筋骨，益气血，能食少睡。

松香（用水煮七次，净取末）一斤　熟地黄（酒洗，焙干取末）八两　乌梅（蒸烂去核，取末）八两　破故纸（酒炒焙干，取末）四两　杜仲（酥炙去丝，取末）四两　平胃散（细末）四两

上件和匀，用好酒打糊为丸如梧桐子大，每服五十丸，空心温酒、盐汤任下。

神仙巨胜子丸　安魂定魄，改易容颜，通神仙，延寿命，添髓驻精，补虚益气，壮筋骨，润肌肤，发白再黑，齿落更生，目视有光，心力无倦，行步如飞，寒暑不侵，能除百病。

巨胜子（焙）一两　生地黄　熟地黄　何首乌各四两　枸杞子　菟丝子　五味子　酸枣仁　破故纸（炒）　柏子仁　覆盆子　鸡头实　广木香　莲花蕊　巴戟天（去心）　肉苁蓉（酒浸三日）　牛膝（酒浸）　天门冬（酒浸）　官桂　人参　茯苓（去皮）　楮实子

韭子　天雄（炮，去皮脐）　莲肉　川续断　山药以上各一两

上为细末，春夏炼蜜为丸，秋冬蒸枣肉、入胡桃[1]肉一十个捣如泥，同药末和更捣千余杵，丸如梧桐子大，每服三十丸，空心用温酒送下，盐汤亦可，日二服。如久服，去天雄用鹿茸亦得。此药服后，耳聋复聪，眼昏再明。服一月，元脏强胜；六十日，发白变黑；一百日，容颜改变，目明可黑处穿针，冬月单衣不寒。若将白鸡用药拌饭喂六十日，则变为黑鸡矣。

何首乌丸　治男子元脏虚损，发白再黑，填精补髓。

何首乌半斤　肉苁蓉六两　牛膝四两

上将何首乌半斤，用枣拌[2]首乌，甑内蒸枣软，用竹刀切，焙，同为末，用枣肉和丸如梧桐子大。每服五七丸，嚼马蔺子服酒下，食前一服加一丸，日三服，至四十九丸即止，却减应数服。其效如神，修合不可犯铁器。

秋石丸　益精生血，补心肾。

秋石一两　白茯苓　人参　当归（酒浸）　龙骨（煅）　山药以上各半两　鹿茸（酥炙）二两　附子（炮，去皮脐）一两　沉香一钱半　辰砂（别研，留一半为衣，一半入药）二钱半

上为细末，鹿角胶[3]煮酒为丸如梧桐子大，每服三四十丸，空心用温酒或盐汤送下。

---

〔1〕桃　原书作“核”，据《普济方》改。
〔2〕半斤，用枣拌　原书为“用枣一层何”，据《普济方》改。
〔3〕胶　原书无此字，据《普济方》补。

卷之四

脾 胃 门

夫脾胃者，属乎中州土也。消化水谷，荣养五脏六腑、四肢百骸，此土能生万物之义也。《经》云：饮食入胃，游溢精气，上输于脾，脾气散精，上归于肺，通调水道，下输膀胱，水精四布，五经并行，合于四时五脏阴阳，揆度以为常也。凡人之生，皆以胃气为本。又《经》曰：谷入于胃，脉道乃行；水入于经，其血乃成。又曰：安谷则昌，绝谷则亡。盖脾胃岂可不保养乎？保养之法在乎调其饮食，适其寒温，时其饥饱；不以生冷伤之，不使寒暑侵之，不为七情六欲所动，则五脏自然平和，百病何由而生矣？其或摄生不谨，将理失宜，或为生冷、寒暑、七情六欲所伤，则变病百出而脾胃虚矣。脾胃既虚，而五脏六腑、四肢百骸又将何所荣养耶？《经》云：饮食劳倦则伤脾，脾伤则内闭九窍，外壅肌肉，卫气解散。此谓自伤，气之削也。盖饮食伤胃，劳倦伤脾。

治疗之法，当审其脾胃之虚实，别其所伤之缘由。若伤于饮者，饮乃无形之物，或微汗散之于表，或淡渗利之于下；伤于食者，或损谷以和之，或强脾以磨之，果因食物停滞甚盛而作闷乱者，吐下以夺之；伤于寒者，则温之；伤于热者，则清之；寒热共伤者，各从其性以和之；伤于鱼肉、果菜之类，求其气之相克而相制者用之，如硇砂、阿魏消肉积，胡黄连、麝香消果积，至于酒积、食积、痰积非神曲、麦蘖、礞石、巴豆之药又何以消之？是皆有形之物填塞胃腑不能消化，必待驱逐，然后得安。不可一例过用香燥之药，恐郁滞久而火邪盛则反剧矣。

若夫饮食劳倦伤其脾胃，使元气下陷而为中气不足之证。又当从东垣治内伤法，必用升补气血之剂以调之、和之、温之、养之，使生生之气增益，则脾胃壮而完复矣。

参术调中汤　治脾胃虚弱，不进饮食，发热咳嗽，气喘短气。

黄芪（去芦）　桑白皮　人参各一钱二分　甘草（炙）六分　白茯苓一钱　五味子二十个　白术一钱半　地骨皮　麦门冬（去心）　陈皮　青皮各八分

上㕮咀，作一服，用水二盅，生姜三片、枣二枚，煎至八分，食远服。

参苓白术散　治脾胃虚弱，饮食不进，或致呕吐泄泻，及大病后调助脾胃，此药最好。

白术　人参　甘草（炙）　干山药　白茯苓　白扁豆（炒）各一钱半　莲肉（去皮、心）　薏苡仁　砂仁　桔梗（炒）各一钱

上㕮咀，作一服，用水二盅，生姜三片、枣二枚，煎至八分，食远服；或为细末，每服二钱，食远姜枣汤调下。

补中益气汤　治中气不足，饮食劳倦，清气下陷，以致脾胃虚弱，发热头痛，四肢倦怠，心烦肌瘦，日渐羸弱。此药能升元气，退虚热，补脾胃，生气血。

黄芪（去芦）二钱　人参　甘草（炙）各钱半　陈皮　白术　当归各一钱一分　升麻　柴胡各八分

上㕮咀，作一服，用水二盅，生姜三片、枣二枚，煎至八分，食远服。

养胃汤　治脾胃虚寒，呕逆恶心，腹胁胀痛，肠鸣泄泻，或有外感寒热如疟，骨节烦疼，宜服之。

藿香（洗去土） 厚朴（姜制） 半夏（汤泡七次） 茯苓各一钱半 草果（去皮） 陈皮（去白） 人参 附子（炮） 甘草（炙）各一钱 白术七分半

上㕮咀，作一服，用水二盅，生姜五片、枣二枚，煎至八分，食远服。

四君子汤 治脾胃不和，不思饮食。

人参（去芦） 茯苓（去皮） 白术 甘草（炙）各二钱

上㕮咀，作一服，用水二盅，生姜三片、枣二枚，煎至八分，食远服。加陈皮、半夏名六君子汤，腹满者减甘草一半。

平胃散 治脾胃不和，呕吐恶心，不思饮食。

苍术（米泔水浸）三钱 厚朴（去皮，姜制炒） 陈皮（去白） 甘草（炙）各二钱

上作一服，水二盅，生姜三片、红枣二枚，煎至一盅，食远服。一方加草果，名草果平胃散。或为细末，每服二钱，用盐汤调服亦可。

调中益气汤 治脾胃虚弱，四肢满闷[1]，肢节烦疼，难以屈伸，身体沉重，心烦，口中无味，不思饮食，大小便不调或飧泄，米谷不化，胸满短气，咽膈不通，嗜卧无力，并宜服之。

升麻三分 黄芪一钱半 甘草五分 苍术一钱 木香三分 人参一钱 柴胡 橘皮各八分

上㕮咀，作一服，用水二盅，煎至八分，食远服。

人参益胃汤 治头闷，劳动则微痛，不喜饮食，四肢怠惰，躁热气短，口不知味，肠鸣，大便微溏黄色，身体昏闷，口干不喜食冷。

苍术一钱半 当归 升麻 陈皮各五分 人参 白术各一钱 柴胡 益智 黄芩各四分 半夏 黄芪 甘草各八分 红花三分

---

〔1〕闷 原书作“闭”，据《兰室秘藏》改。

上㕮咀，作一服，用水二盅，生姜三片，煎至一盅，食前服。

升阳益胃汤　治脾胃病，怠惰嗜卧，四肢不收，体重节疼，口舌干燥，大小便不调，兼肺病洒淅恶寒，惨惨不乐，面色恶而不和，乃阳气不伸故也。当升阳益胃，时值秋燥令行，尤宜此服之。

羌活　独活　防风（以上并去芦）　白芍药各七分　柴胡（去苗）　白术　泽泻　茯苓各四分　人参（去芦）　甘草（炙）　半夏（姜制）各一钱二分　黄芪一钱五分　黄连三分　陈皮六分

上㕮咀，作一服，用水二盅，生姜三片、枣二枚，煎至八分，食远服。

人参开胃汤　治脾胃不和，不思饮食。此药能助胃进食。

人参　橘红　丁香　木香　藿香　神曲（炒）　麦蘖（炒）　白术　茯苓　砂仁　莲肉　厚朴（姜制）　半夏（姜制）　甘草（炙）以上各七分

上[1]作一服，用水二盅，生姜三片，煎至八分，食远服。

嘉禾散　治脾胃不和，胸膈痞闷，气逆生痰，不进饮食，如五噎、五膈并皆治之。

方见翻胃膈噎门。

加味进食散　治脾胃虚冷，及久病人胃弱全不食者。

半夏（姜制）　草果　良姜（炒）　麦蘖（炒）　附子（炮，去皮脐）　肉豆蔻（面裹煨）　丁香（不见火）　厚朴（姜制）　陈皮各八分　人参一钱　青皮（炒）七分　甘草（炙）五分

上作一服，用水二盅，生姜三片、枣二枚，煎至八分，食远服。

人参启脾汤　治脾胃虚弱，不进饮食。此药最效。

---

〔1〕上　原书无此字，据明·天启乙丑本补。

人参（去芦）三钱　白术二钱　茯苓（去皮）　半夏（姜制）　藿香（洗净）　砂仁以上各一钱　橘红一钱五分　神曲（炒）　麦蘖（炒）　黄连（微炒）　甘草（炙）以上各七分　木香五分

口渴加干葛一钱，头痛加川芎一钱，腹胀加苍术（米泔浸炒）一钱，恶心呕吐加白豆蔻一钱。

上㕮咀，作一服，用水二盅，生姜三片、枣二枚，煎至一盅，食远服。

木香启中汤　补脾胃，进饮食，宽膈顺气。

木香　人参　白术　茯苓　陈皮　半夏（姜制）　枳壳（麸炒）　香附子（炒）　缩砂　白豆蔻　甘草（炙）各八分

上㕮咀，作一服，用水二盅，生姜五片、枣一枚，煎至八分，去柤，食远温服。

葛花醒酒汤　治饮酒太过，呕吐痰逆，心神烦乱，胸膈痞塞，手足战摇，饮食减少，小便不利。

白豆蔻　砂仁　葛花各五钱　木香（不见火）一钱半　陈皮（去白）一钱半　白术二钱　青皮（去穰）一钱　白茯苓一钱半　猪苓（去皮）一钱半　泽泻二钱　神曲（炒）二钱　人参一钱半

上㕮咀，每服七钱，水二盅，生姜三片，煎至八分，去柤，食远服，得微汗酒病去矣。或为末服亦可。

感应丸　治男子、妇人、小儿，停积宿食冷物，不能克化，有伤脾胃，或泄泻臭如抱坏鸡子，或下痢脓血，并皆治之。

杏仁（汤泡，去皮尖，肥者）二百四十枚　百草霜（用乡村人家锅底上者佳，另研细）二两　巴豆（去皮、心膜油，研细如粉）七十粒　干姜（炮）一两　肉豆蔻（煨）二十个　木香（不见火）二两半　丁香（不见火）一两半

上除巴豆、百草霜、杏仁三味外，余四味杵为细末，同研匀。用蜡匮先将蜡六两熔化作汁，以重绵滤滓，更以好酒一升，于银石器内煮蜡熔滚数沸，倾出候酒冷，其蜡自浮于上，取蜡称

用。凡春夏修合，清油一两，秋冬用清油一两半，于冷铫内熬令香熟，次下酒，煮蜡四两同化作汁，就锅内乘热拌和前项药末，成剂分作小锭子，以油单纸裹衣旋丸，服饵每服三十丸，空心生姜汤送下。

二十四味养脾丸　治风冷寒湿邪气，腹胀痞满刺痛，肠鸣泄泻，吐逆吞酸，羸弱困倦无力，不思饮食，一切脾胃之疾，宜服之。

丁香（不见火）　沉香（不见火）　木香（不见火）各一钱半　附子（炮，去皮脐）六钱　陈皮（去白）　大腹皮　神曲（炒）各半两　麦蘖（炒）　肉桂（不见火）　白术各一两半　厚朴（去皮，姜制）三两　诃子（煨）一两三钱　人参　茯苓各四钱　砂仁八钱　荜澄茄　白附子（炮）　良姜（油炒）　红豆（去皮）　胡椒（炒）　荜茇　川姜（炮）　甘草（炙）各二钱　生姜（切，焙干）十四两

上为细末，炼蜜和丸如弹子大，每服一丸，细嚼用白汤送下，食前服。

紫沉消积丸　治久积伏滞，胸膈膨胀，心腹痛，饮食不化，及治妇人血气疼痛。

沉香（不见火）　阿魏（醋化研）　巴豆（取霜）各一两　硇砂（研细）四两

上四味同研，用蜜一升，酒二盏，共熬成膏，以磁盒贮之，和下项药：

丹砂（研）二两　硫黄（研）　青皮（去穰）　良姜　槟榔　官桂（去皮）　人参　木香（不见火）　胡椒以上各四两　丁香（不见火）　干姜（炮）各二两

上十一味同为细末，将前四味蜜酒熬成膏，和匀捣千百杵，丸如绿豆大，每服五七丸，不拘时温橘皮汤送下。如心痛温酒下，妇人血气当归汤下。一方有没药一两。

参苓壮脾丸　治脾胃虚弱，胸膈痞闷，胁肋胀满，心腹刺

痛，翻胃吐食，口苦吞酸，胸满短气，肢体怠惰，面色痿黄，及中焦痞闷，不任攻击，脏腑虚寒，不受峻补，或因病后气衰，食不复常，或元禀受怯弱，不能饮食，及久患泻痢，肠胃虚滑者，并宜服之。

人参 茯苓（去皮） 白术 肉桂（不见火） 干姜（炮） 砂仁 胡椒 麦蘖（炒） 神曲（炒） 山药 白扁豆（炒）各二两

上为细末，炼蜜为丸如弹子大，每服一丸，空心细嚼，用白汤或温酒送下。常服育神养气，和脾补胃，进美饮食。

养脾丸 治脾胃虚寒，心腹胀满，呕逆恶心，脏寒泄泻。

人参（去芦） 茯苓（去皮） 麦蘖（炒）以上各四两 白术二两 缩砂（去皮） 干姜（炮）各八两 甘草（炙）五两

上为细末，炼蜜为丸，每两作八丸，每服一丸，不拘时细嚼生姜汤送下。

千金大养脾丸 治脾胃虚弱，停寒留饮，膈塞气噎，翻胃吐食。常服养脾壮气，多进饮食。

枳壳（麸炒） 神曲（炒） 陈皮（去白） 麦蘖（炒） 三棱（煨） 茴香（炒） 白姜（炮） 肉豆蔻 缩砂（去皮） 蓬莪（煨） 茯苓（去皮） 良姜 益智（去壳） 胡椒 木香（不见火） 藿香（去梗、土） 薏苡仁 红豆 白术 丁香（不见火） 人参 白扁豆（炒） 苦梗 山药 甘草（炙）各等分

上为细末，炼蜜和丸如弹子大，每服一丸，食远细嚼用白汤或温酒送下。

枳术丸 治胸膈痞满，宿食不消，能强胃。

枳实（麸炒）四两 白术八两

上为末，荷叶煨饭为丸如梧桐子大，每服五六十丸，食远白汤送下。

香砂枳术丸 治脾胃虚弱，饮食减少，胸膈痞闷。

枳实（麸炒）一两 白术二两 砂仁 香附子各五钱

上为细末，荷叶煨饭为丸如梧桐子大，每服五十丸，食远白汤送下。

半夏枳术丸 治食冷伤脾胃，胃中有痰。

白术四两 枳实（麸炒） 半夏（姜制）各二两

上为细末，荷叶煨饭为丸如梧桐子大，每服五十丸，食远白汤送下。

曲糵枳术丸 治饮食过多，不能克化，以致心腹胀闷不快。

神曲（炒） 麦糵（炒） 枳实（麸炒）各二两 白术四两

上为细末，荷叶煨饭为丸如梧桐子大，每服五十丸，食远白汤送下。

木香枳术丸 破痰顺气，消化宿滞，开胃进食。

枳实（炒）二两 白术四两 木香（不见火）一两

上为细末，荷叶煨饭为丸如梧桐子大，每服五十丸，食远白汤送下。

橘皮枳术丸 治老幼元气虚弱，饮食不消，或脏腑不调，心下痞闷。

橘皮 枳实（麸炒）各二两 白术四两

上为细末，荷叶煨饭为丸如梧桐子大，每服五十丸，食远白汤送下。

加味枳术丸 治痞消食，化痰止嗽，宽中利膈，助胃和脾。

白术二两 枳实（麸炒） 半夏（姜制） 神曲（炒） 麦糵（炒）山楂各一两 姜黄 陈皮各五钱 木香（不见火）二钱半

上为末，蒸饼打糊和丸，如梧桐子大，每服七八十丸，食远姜汤送下。

沉香温胃丸 治中焦气弱，脾胃受寒，饮食不美，气不调和，脏腑积冷，心腹疼痛，大便滑泄，腹中雷鸣，霍乱吐泻，手足厥逆，大便利无度；又治下焦阳虚，脐腹冷痛，及疗伤寒阴湿，形气沉困，自汗。

沉香 甘草（炙） 当归 良姜 吴茱萸（洗） 人参（去芦） 木香（不见火） 茯苓（去皮） 白术 白芍药各一两 附子（炮） 巴戟（酒浸，去心） 干姜（炮） 茴香各二两 官桂一两半 丁香六钱

上为细末，用好醋打面糊和丸，如梧桐子大，每服五七十丸，空心米饮送下，日二服，忌生冷之物。

启脾丸 治脾胃不和，气不升降，中满痞塞，心腹膨胀，肠鸣泄泻，不思饮食，服此最佳。

人参 白术 青皮 陈皮 神曲（炒） 麦蘖（炒） 砂仁 干姜（炮） 厚朴（姜制，炒）各一两 甘草（炙）一两半

上为细末，炼蜜为丸如弹子大，每服一丸，食前细嚼米饮送下。

木香和中丸 治病久虚弱，恹恹不能食，而脏腑或秘或溏，此胃气虚弱也。常服则和中理气，消痰去湿，厚肠胃，进饮食。

厚朴（制）一两 白术一两二钱 半夏（制） 陈皮（去白）各一两 槟榔四钱半 木香（不见火）二钱半 甘草（炙）三钱半 枳实（麸炒）二钱半

上为末，姜汁浸蒸饼和丸，如梧桐子大，每服五七十丸，食前白汤送下。

参术健脾丸 滋养脾胃，补益元气，进美饮食，温中下气，脐腹冷痛亦能治之。此药温补，可宜常服。

苍术（二两盐水浸，二两米泔浸，二两醋浸，二两葱白炒）八两 人参 白术 白茯苓 干山药 破故纸（酒浸，焙） 枸杞子 菟丝子（酒浸，焙） 莲肉（去心）各二两 川楝子（取肉） 五味子 牛膝各一两半 川椒（去目与闭口者） 小茴香（盐炒） 陈皮 木香（不见火） 远志（取肉）各五钱

上为末，酒糊为丸如梧桐子大，每服八十丸至一百丸，空心盐汤送下，以干物压之。

养胃进食丸　治脾胃虚弱，心腹胀满，面色痿黄，肌肉消瘦，怠惰嗜卧，全不思食。常服滋养脾胃，进美饮食，消痰逐饮，避[1]风寒湿冷邪气。

苍术（米泔浸，去皮）五两　神曲（炒）二两半　白茯苓（去皮）二两　厚朴（姜制）二两　大麦蘖（炒）　陈皮（去白）各一两半　白术二两　人参（炙）　甘草（炙）各一两

上九味为末，水面糊为丸如梧桐子大，每服三十丸至五十丸，食前温姜汤送下，粥饮亦得。

香砂理中丸　治脾胃虚弱，感寒停饮，心腹卒痛，手足厥冷，呕吐清水，饮食不进。

人参　干姜（炮）　甘草（炙）　白术以上各二两　木香（不见火）　砂仁以上各五钱

上为细末，炼蜜为丸如梧桐子大，每服七八十丸，空心白汤送下。

和中益气丸　治脾胃不和，气不升降，呕吐减食，口苦吞酸，胸满短气，肢体怠惰，面色痿黄，中焦虚痞，不任攻击，脏气久寒，不受峻补；又疗心胸愊愊如满，五饮停滞不散。常服和中益气，进美饮食，或大便不通，尤宜服之。

木香（不见火）　丁香各半两　肉豆蔻　茴香（微炒）　京三棱（炮，锉）　白豆蔻　人参（去芦）　官桂（去粗皮）各一两　缩砂仁二两　青皮（去穰）　陈皮（去白）各四两

上为细末，用白面糊为丸如梧桐子大，每服六十丸至七十丸，食远用温生姜汤送下。

---

〔1〕避　原书作“辟”，据乌丝抄本改。

诸 气 门

夫气者，周流一身以为生者也。阳往则阴来，阴往则阳来，一升一降，无有穷也。人禀天地阴阳之气以生，藉血肉以成其形，一气周流于其中，以成其神，形神俱备，乃为全体。苟内不动于七情，外不感于六淫，其为气也，何病之有？至若调摄非宜，致生多证，故《举痛论》云：百病皆生于气是也。夫怒则气上，喜则气缓，忧则气散，悲则气消，恐则气下，寒则气收，炅则气泄，惊则气乱，思则气结。此九气之不同也。体虚之人而为七情六淫所干，以致发而为诸气证，或为胀满，或为喘促，或为水肿，或为疼痛，以致为膈、为噎、为疝、为瘕、为呕吐、为积聚、为泄、为厥、为痰、为风。其证不可悉数，惟当随其诸证而治之。故妇人宜耗其气而调其经，男子宜养其气以全其神，惟气得暖则行，贵乎流通者也。其脉弦紧牢强者，可治；若虚细而弱者，为难治。临证之际，宜详察焉。

七气汤　治七情之气郁结于中，心腹绞痛不可忍者。

人参（去芦）　甘草（炙）　肉桂各一钱半　半夏（汤泡七次）三钱

上㕮咀，作一服，用水二盅，生姜五片，煎至八分，食远服。

木香调气散　治气滞，胸膈虚痞，恶心，宿冷不消，心腹刺痛。

白豆蔻　丁香　檀香　木香（不见火）各二两　藿香　甘草（炙）各八两　缩砂四两

上㕮咀，每服五钱，用水一盅半，生姜三片、盐一捻，煎至七分，食远服；或为细末，用淡盐汤调二钱服亦可。

分心气饮　治一切气留滞于胸膈之间，不能流畅，以致痞闷，噎塞不通，大便虚秘。

木香（不见火） 丁皮 人参（去芦） 麦门冬（去心） 大腹皮 大腹子（炮） 桑白皮 草果（去皮） 桔梗（去芦） 厚朴（姜制） 白术各七分半 香附子（炒，去皮毛） 藿香（洗净） 紫苏叶 陈皮（去白）各一钱二分 甘草（炙）五分

上作一服，用水二盅，生姜三片、红枣二枚、灯心十茎，煎至一盅，食远服。

木香流气饮 治诸风痞塞不通，胸膈膨胀，面目虚浮，四肢肿满，口苦咽干，大小便秘。

陈皮（去白）一钱半 半夏（汤洗七次） 厚朴（去皮，姜制） 青皮（去穰） 紫苏叶 香附子（去毛） 肉桂（去皮，不见火） 蓬莪茂（煨） 丁皮（不见火） 大腹皮 槟榔 藿香叶 木香（不见火） 草果 甘草（炙）各七分 木通（去节） 麦门冬（去心） 香白芷 赤茯苓（去皮） 白术 干木瓜 人参（去芦） 石菖蒲各四分

上作一服，用水二盅，生姜二片、红枣二枚，煎至一盅，不拘时热服。

蟠葱散 治男子妇人脾胃虚冷，气滞不行，攻刺心腹痛，膀胱、小肠、肾气疼痛，及妇人血气刺痛，并皆治之。

延胡索 肉桂（去粗皮） 干姜（炮）各四分 苍术（米泔水浸一宿，焙） 甘草（炙）各二钱 缩砂（去皮） 槟榔 丁皮各一钱 三棱（煨） 蓬茂（煨） 茯苓（去皮） 青皮（去穰）各七分

上作一服，用水二盅，连根葱白一茎，煎至一盅，空心热服。

聚香饮子 治七情所伤，遂成七疝，心胁引痛，不可俯仰。

檀香 木香 乳香 沉香 丁香（并不见火） 藿香各一钱 延胡索（炒） 片姜黄（洗） 川乌（炮，去皮） 桔梗（去芦，炒） 桂心（不见火） 甘草（炙）各半钱

上作一服，用水二盅，生姜五片、枣子一枚，煎至一盅，食远服。

流气饮子　治男子妇人，五脏不和，三焦气壅，心胸痞闷，咽塞不通，腹胁膨胀，呕吐不食，上气喘急，咳嗽痰盛，面目虚[1]浮，四肢肿痛[2]，大便秘涩，小便不通；忧思太过，郁结不散，腹胀胁肋，气滞肩背[3]，走注疼痛，及[4]脚气肿痛，并皆治之。

紫苏叶　青皮（去穰）　当归（洗）　芍药　乌药　茯苓（去皮）　桔梗　半夏（汤洗）　川芎　黄芪　枳实（麸炒）　防风（去芦）　陈皮（去白）　甘草（炙）各七分　木香（不见火）　大腹皮　槟榔　枳壳（麸炒）各四分

上作一服，用水二盅，生姜三片、红枣一枚，煎至一盅，去滓，不拘时服。

指迷七气汤　治七情相干，阴阳不得升降，气道壅滞，攻冲作疼，宜服。

香附子二钱　青皮（去穰）　陈皮（去白）　桔梗　蓬莪　官桂　藿香　益智仁　半夏（汤洗七次）　甘草（炙）各一钱

上作一服，用水二盅，生姜三片、红枣二枚，煎至一盅，食远服。

紫沉通气汤　治三焦气滞，不能宣通，腹胁胀满，大便秘涩。

紫苏叶　枳壳（麸炒）　陈皮（去白）　赤茯苓（去皮）　槟榔　甘草（炙）各一钱　沉香　麦门冬（去心）　木香（不见火）　五味

---

〔1〕虚　原书无此字，据《济生拔萃》补。

〔2〕痛　原书无此字，据《济生拔萃》补。

〔3〕气滞肩背　原书无此文，据《济生拔萃》补。

〔4〕及　原书无此字，据《济生拔萃》补。

子 桑白皮 黄芪 干生姜 薄荷叶 荆芥穗 枳实（麸炒）各半钱

上作一服，用水二盅，煎至一盅，空心温服。

三香正气散 治阴多阳少，手足厥冷，气刺壅滞，胸膈噎塞，心下坚痞，呕哕酸水。

木香（不见火） 丁香各五分 陈皮（去白） 厚朴（去粗皮，姜制） 益智仁 缩砂仁 香附子（炒，去毛） 甘草各一钱半 干姜（炮） 丁香皮 蓬莪茂（炮） 乌药各一钱

上作一服，用水二盅，生姜三片、红枣一枚，煎至一盅，去滓，不拘时服。

分心气饮 治男妇一切气不和，或因忧愁思虑，或酒色过伤，或临食忧烦，或事不遂意，留滞胸膈，胁肋痞闷，呕吐，头眩，倦怠，面目痿黄，口舌干燥，饮食减少，渐觉羸瘦。常服和阴阳，顺三焦。

紫苏叶二钱 羌活 半夏（汤泡七次） 官桂 青皮（去穰） 陈皮（去白） 大腹皮 桑白皮（炒） 木通 芍药 甘草（炙） 赤茯苓各八分

上作一服，用水二盅，生姜三片、枣二枚、灯心十茎，煎至八分，食远服。

四七汤 治喜怒忧思悲恐惊之气结成痰涎，状如破絮或如梅核在咽喉之间，咯不出，咽不下，此七情所为也。中脘痞满，气不舒快，或痰饮呕逆、恶心，并治之。

半夏（汤泡七次） 茯苓（去皮）各三钱 紫苏 厚朴（姜制）各二钱

上作一服，用水二盅，生姜七片、枣二枚，煎至八分，食远服。

苏子降气汤 治虚阳上攻，气不升降，上盛下虚，痰涎壅盛，喘促短气，烦闷，胸膈噎塞，中脘不快，心腹胀满，咳嗽痰

涎，留饮停积不消，并宜服之。

紫苏子（炒） 半夏（汤泡）各二钱半 前胡（去芦） 甘草（炙） 厚朴（姜制，去粗皮） 陈皮（去白）各一钱 当归一钱半 肉桂（去粗皮）七分

上作一服，用水二盅，生姜三片，煎至八分，食远服。

鸡舌香散 治心脾引痛，中脘气滞，停积痰饮，胸膈胀满；阴阳不和，脏腑虚弱，并宜服之。

香附子（炒，去毛） 肉桂（去皮） 赤芍药 乌药 良姜（炒）各二钱 甘草（炙）半钱

上作一服，用水二盅，入盐少许，煎至八分，食远服。

三和散 治五脏不调，三焦不和，心腹痞满，胁肋膜胀，风气壅滞，肢节烦痛，头面虚浮，手足微肿，肠胃燥涩，大便秘难；年高气弱，并可服之。

方见秘结门

分气紫苏饮 治男子妇人脾胃不和，胸膈噎塞，胁痛，气促喘急，心下胀满，饮食不思，呕逆不止。

紫苏二钱 五味子（去梗）七分 桑白皮（炙） 陈皮（去白） 桔梗（去芦） 草果仁 大腹皮 茯苓各一钱二分 甘草（炙）八分

上作一服，用水二盅，生姜三片，煎至一盅，入盐少许，食远服。

顺气木香散 治气不升降，胸膈痞闷，时或引痛，及酒食过度，噫气吞酸，心脾刺痛；女人一切血气刺痛，并皆治之。

木香（不见火） 苍术（米泔水浸） 桔梗（去芦） 茴香（炒） 干姜（炮） 陈皮（去白） 缩砂仁 厚朴（去皮，姜制炒） 丁皮 良姜（炒） 肉桂（去粗皮） 甘草（炙）各八分

上作一服，用水二盅，生姜三片、红枣二枚，煎至一盅，不拘时热服，入盐少许亦可。

匀气散 治气滞不匀，胸膈胀满、虚痞，宿冷不消，心腹刺

痛，噎塞，呕吐恶心，并皆治之。

丁香 檀香 木香（不见火） 白豆蔻各二两 藿香叶 甘草（炙）各八两 缩砂四两

上为细末，每服二钱，入盐一字，沸汤调服，不拘时。

苏合香丸 专能顺气化痰。传尸骨蒸，诸虚痨瘵，卒暴心痛，鬼魅瘴疟，赤白下痢，小儿惊搐等证并皆治之。

沉香 麝香 诃黎勒（煨，去核） 丁香 青皮（去穰） 安息香（别研为末，用无灰酒一升熬膏） 香附子（炒，去皮） 荜茇 白术 白檀香 犀角（镑） 朱砂（研，水飞）各二两 薰陆香（别研） 苏合油（入安息膏内） 龙脑（研）各一两

上件研为极细末，和匀，用安息香膏并炼蜜和剂，每一两作五丸，不拘时用温汤化下一丸，或温酒化服，或生姜汤磨化服亦可。

乌沉汤 治一切气，除一切冷，调中补五脏，益精壮阳道，暖腰膝，去邪气；治吐泻转筋，癥瘕疼痛，风水毒肿[1]，冷风麻痹；又主中恶，心腹痛，膀胱肾间冷气攻冲，背膂俯仰不利；妇人血气攻击，心腹撮痛，并宜服之。

天台乌药一百两 沉香五十两 人参三两 甘草（炙）四两半

上为细末，每服二钱，用姜汤入盐少许，食前点服。

撞气阿魏丸 治五种噎疾，九般心痛，痃癖气块，冷气攻刺，腹痛肠鸣，呕吐酸水；丈夫小肠气，妇人血气刺痛，并皆治之。

茴香（炒） 青皮（去穰） 陈皮（去白） 蓬茂（炮） 川芎 甘草（炙）各一两 生姜（切片，盐半两淹一宿，炒令黑色）四两 肉桂（去皮） 缩砂仁 丁香皮 白芷各半两 胡椒 阿魏（醋浸一宿，同面为糊）各二钱半

---

〔1〕肿 原书无此字，据《和剂局方》补。

上为细末，用阿魏和面糊丸如梧桐子大，用朱砂为衣，每服二三十丸。丈夫气痛，炒姜盐汤下；妇人血气刺痛，淡醋汤下。

复原通气散　治气不宣流，或成疮疖，并闪挫腰胁，气滞疼痛，并皆治之。

舶上茴香（炒）　穿山甲（用蛤粉炒，去粉）各二两　延胡索（炒）　白牵牛（炒）　陈皮（去白）　甘草（炙）各一两　南木香一两半

上为细末，每服二钱，用热酒调服，病在上食后服，病在下食前服。不饮酒者，煎南木香汤调下。

沉香化气丸　治一切气疾。

茯苓　人参（去芦）　木香（不见火）　青皮（去穰）　丁香　沉香（不见火）　白术　山药　砂仁　三棱　蓬莪　菖蒲　槟榔　橘皮　白豆蔻各六钱　官桂一两　萝卜子（炒）二两　香附子十两　黑牵牛头末二十八两

上为细末，醋煮面糊和丸如梧桐子大，每服五七十丸，不拘时姜汤送下。

导气枳壳丸　治气结不散，心胸痞，痛气逆上攻。常服[1]分气逐水。

枳壳（麸炒）　木通　青皮（去穰）　陈皮（去白）　桑白皮（炒）　萝卜子（炒）　白牵牛（炒）　蓬莪（煨）　茴香（炒）　三棱（煨）各等分

上为细末，姜汁煮面糊为丸如梧桐子大，每服三五十丸，不拘时橘皮汤送下。

木香槟榔丸　治一切气滞，心腹满闷，胁肋膨胀，大小便结滞不快利，呕逆酸臭，宿食不消。

---

〔1〕常服　原书无此文，据《普济方》补。

木香（不见火） 槟榔 青皮（去穰） 枳壳（炒） 陈皮 蓬莪（煨） 黄连各一两 黄柏 香附子 大黄各三两 黑牵牛头末四两

上为细末，滴水为丸如梧桐子大，每服三十丸或五十丸，加至微利为度，食远姜汤送下。常服快气消食，通润大肠。一方无牵牛，有当归、黄芩各一两。

沉香降气汤 治阴阳壅滞，气不升降，胸膈痞塞，喘促短气；又治脾胃留饮，噫醋吞酸，胁下妨闷。

沉香（不见火）四两五钱 缩砂仁十二两 甘草（炙）三十两 香附子（炒，去毛）一百两

上为细末，每服二钱，入盐二分，沸汤调服，不拘时。

木香分气丸 治一切气逆，心胸痞闷，腹肋虚胀。

木香（不见火） 甘草 砂仁 香附子（去毛，炒） 蓬莪（煨） 丁皮各四两 藿香（洗去土） 姜黄 甘松 檀香各一两

上晒干，不见火捣为末，稀面糊为丸如梧桐子大，每服三十丸，生姜橘皮汤下，不拘时服，宽中进食。

集香丸 治一切气，胸膈痛闷，胁肋胀满，心腹疼痛，噫气吞酸，呕逆恶心，不思饮食，或因饮酒过伤，脾胃不和，并皆治之。

白豆蔻仁 缩砂 木香（不见火） 姜黄各四两 丁香（不见火）六两 麝香（别研）八钱 甘草一两 香附子（炒）四两八钱

上为极细末，入麝香末和匀，用甘草膏和为丸如梧桐子大，每服一二丸，不拘时细嚼津咽下。常服宽中顺气，消宿酒，进饮食，磨积滞，去癥块。

沉香降气丸 治胸膈痞满。升降水火，调顺阴阳，和中益气，推陈致新，美进饮食。

沉香 木香（不见火） 荜澄茄 枳壳（去穰，麸炒） 砂仁 白豆蔻仁 青皮（去穰） 陈皮（去白） 广茂 枳实（麸炒） 黄连 半夏（姜制） 萝卜子（研）各半两 白茯苓（去皮）一两 香附子

（炒，去毛）二两

上为细末，姜汁浸，蒸饼糊为丸如梧桐子大，每服七十丸，临睡煎橘皮汤送下，姜汤亦可，忌生冷。

积聚门

夫积者，阴气也，五脏所生。聚者，阳气也，六腑所成。故阴沉而伏，阳浮而动。气之所积名曰积，气之所聚名曰聚。积之始发也，有常处，其痛不离其部，上下有所始终，左右有所穷处。聚之始发也，无根本，上下无所留止，其痛无常处。是积聚脏腑阴阳之别也。肝之积名曰肥气，在左胁下，如覆杯，久不已，令人发咳逆、痎疟，连岁不已。心之积名曰伏梁，起脐上，大如臂，上至心下，久不已，令人病烦心、心痛。脾之积名曰痞气，在胃脘，大如盘，久不已，令人四肢不收，发黄疸，饮食不为肌肤。肺之积名曰息贲，在右胁下，如覆杯，久不已，令人洒淅寒热，喘咳，发肺痈。肾之积名曰奔豚，发于小腹[1]，上至心下，若豚状，或上或下无时，久不已，令人喘逆，骨痿，少气。此五积之状各随五脏发病，故不同也。有言积聚者，有言癥瘕者，有言痃癖者，名虽异而病则同也。原其所得之由，本因六淫七情所干，积久而成也。

治疗之法，当察其所痛，以知其应，有余不足，可补则补，可泻则泻，无逆天时。详脏腑之高下，辨积聚之虚实，如寒者温之，结者散之，客者除之，留者行之，坚者削之。又当节饮食，慎起居，和其中，外使可毕已。若骤以大毒之剂攻之，积不能除反伤其气，终难治矣。故洁古云：养正积自除。此之谓也。今集古今经验之方于下，治积者宜留意选而用之。

---

〔1〕腹　原书作“复”，据明·天启乙丑本改。

散聚汤　治久气积聚，状如癥瘕，随气上下，发作有时，心腹绞痛，攻刺腰胁，小腹膜胀，大小便不利。

半夏（汤泡七次）　槟榔　当归　杏仁（汤泡，去皮尖，麸炒）附子（炮，去皮脐）　陈皮　茯苓（去皮）　枳壳（去穰，麸炒）　厚朴（姜制）　桂心　川芎　吴茱萸（汤泡）　甘草（炙）各一钱

上作一服，用水二盅，生姜三片，煎至一盅，食远服。大便不利加大黄。

枳壳散　治五种积气，三焦痞塞，胸膈满闷，呕吐痰逆，口苦吞酸。常服顺气宽中，除痃癖，消积聚。

枳壳（麸炒）　益智　陈皮　京三棱　莪茂　槟榔　肉桂以上各一钱　肉豆蔻　厚朴　青皮（去穰）　木香（不见火）　干姜以上各五分　甘草（炙）五分

上作一服，用水二盅，生姜三片、红枣二枚，煎至一盅，不拘时服。

大七气汤　治五积六聚，状如癥瘕，随气上下，发作有时，心腹疼痛，上气壅塞，小腹胀满，大小便不利。

益智　陈皮（去白）　蓬茂　京三棱　青皮（去穰）　桔梗（去芦）　香附（炒，去毛）　藿香叶　肉桂以上各一钱半　甘草（炙）一钱

上作一服，用水二盅，生姜三片，煎至一盅，食前服。

半夏汤　治右胁下有块，令人洒淅寒热，咳嗽，名之曰肺积息贲，此药主之。

半夏（汤泡七次）　细辛　桑白皮（炙）　前胡以上各一钱　桔梗　贝母　柴胡　诃子（煨，去核）　人参（去芦）　白术　甘草（炙）以上各七分

上作一服，用水二盅，生姜三片、枣二枚，煎至一盅，食后热服。

枳实散　治肺积息贲，腹胁胀硬，咳嗽见血，痰黏不利。

枳实（麸炒） 木香（不见火） 槟榔 葶苈（隔纸炒紫色） 赤茯苓（去皮） 五味子 诃黎勒（去核） 甘草（炙）以上各半两 杏仁（去皮尖，炒）一两

上㕮咀，每服七钱，用水二盅，生姜三片，煎至八分，食后服。

匀气汤　治脾之积，名曰痞气，胃脘不安，肌瘦减食。

神曲（炒） 麦蘖（炒） 桂心（去粗皮） 郁李仁（半生半炒） 厚朴（姜制） 白术各一两 大腹子二枚 牵牛（半生半炒）一两 良姜（炮）半两 甘草（炙）二两

上㕮咀，每服五钱，水一盅半，生姜三片、枣一枚，煎至七分，食远服。

蓬莪茂散　治久积癥瘕，气不消散，胁下如覆盆，多吐酸水，面色痿黄，或腹中疞痛，并宜服之。

蓬茂 肉桂 枳壳（麸炒） 三棱（煨） 大黄（炒） 当归 槟榔 木香（不见火）以上各一钱 柴胡一钱半 干姜（炮） 赤芍药各半钱 鳖甲（醋炙）二钱

上作一服，用水二盅，生姜三片，煎至八分，食远服。

奔豚汤　治肾积发于小腹上至心，如豚奔走之状，上下无时，久不愈，病喘逆，骨痿，少气，其脉沉而滑。

甘李根皮（焙） 干葛 川芎 当归 白芍药 黄芩 甘草（炙）各一钱半 半夏（汤泡七次）二钱

上作一服，用水二盅，生姜三片，煎至一盅，食远服。

息贲汤　治肺积在右胁下，大如覆杯，久不愈，病洒洒寒热，气逆喘咳，发为肺痈，其脉浮而毛。

半夏（汤泡） 桂心 人参（去芦） 吴茱萸（汤泡） 桑白皮（炙） 葶苈 甘草（炙）各钱半

上作一服，用水二盅，生姜五片、枣二枚，煎至一盅，食前服。

木香化滞汤　治因忧气食湿面结于中脘，腹皮微痛，心下痞满，不思饮食，食之后不散，常常痞气。

木香（不见火）　柴胡　橘皮　草豆蔻以上各一钱半　当归　枳实（麸炒）各一钱　半夏（汤泡）二钱　红花　甘草（炙）各半钱

上作一服，用水二盅，生姜三片，煎至一盅，食远服。

广茂溃坚汤　治中满腹胀，内有积块，坚硬如石，令人坐卧不能，大小便涩滞，上气喘促，面色痿黄，通身虚肿。

方见水肿胀满门

胜红丸　治脾积气滞，胸膈饱闷，腹肚疼痛，气促不安，呕吐清水；丈夫酒积，妇人血积，小儿食积，并皆治之。

青皮（去穰）　陈皮　三棱（醋煮）　蓬茂（醋煮）　干姜（炮）　良姜以上各一两　香附子（炒，去毛）二两

上为细末，醋糊为丸如梧桐子大，每服五十丸，食前姜汤送下。

香棱丸　治五积，破痰癖，消癥块，散积聚。

木香　丁香（并不见火）　青皮（去穰）　川楝子（炒）　茴香（炒）以上各一两　三棱（酒浸）　枳壳（麸炒）各二两　蓬茂（去壳巴豆三十粒同炒，豆黄色去豆不用）一两

上为细末，醋糊为丸如梧桐子大，以朱砂为衣，每服五十丸，用姜汤或盐汤、温酒不拘时任下。

剪红丸　追虫取积，利五脏，不损六腑，远年近日，诸般虫积，及血块、宿食不消，妇人赤白痢疾，并皆治之。

槟榔六钱　巴豆（去油）一两　土朱三钱　芜荑六两　白牵牛（头末）十二两　雷丸五两

上为细末，滴水为丸如梧桐子大，每服一丸，蜜汤送下。取下病积为验，以白粥补之。或以朱砂为衣亦妙。

荆蓬煎丸　治癥瘕痃癖，冷热积聚，宿食不消，呕吐辛酸。久服消积聚，进饮食，止呕吐。

荆三棱（酒浸三日）　蓬莪（醋浸切碎，用去皮巴豆二十粒于石器内炒黄色，去豆不用）　木香（不见火）　枳壳（麸炒）　茴香（炒）　青皮（去穰）　槟榔以上各一两

上为细末，姜糊为丸如梧桐子大，每服五十丸，食远用白汤送下，或用生姜汤下亦可。

肥气丸　治肝之积，在左胁下如覆杯，有头足如龟鳖状，久不愈，发咳逆、痎疟[1]，其脉弦而细。

当归（头）　苍术各一两半　青皮（去穰，炒）一两　蛇含石（醋煅，碎）七钱半　三棱　蓬莪　铁华粉（与三棱、蓬莪同入醋煮一伏时久）各三两

上为细末，醋煮米糊为丸，如绿豆大，每服四十丸，用当归浸酒下，食远服。

伏梁丸　治心积起脐[2]上至心，大如臂，久不已，病烦心，体髀股皆肿，环脐而痛，其脉沉而芤。

茯苓（去皮）　厚朴（去皮，姜制炒）　人参（去芦）　枳壳（去穰，麸炒）　三棱（煨）　半夏（汤泡七次）　白术各等分

上为细末，面糊和丸如梧桐子大，每服五十丸，食远用米饮汤送下。

三棱煎丸　消癥瘕积聚，化痰饮，宽中顺气，治心腹坚胀，胁下紧硬，喘满短气，不进饮食，大便或泄或闭。

荆三棱（生锉另为末，以酒三升石器内熬膏）　神曲（炒）　萝卜子（微炒）　麦蘖（炒）　硇砂（飞煎如盐，研）　青皮（去穰）　干漆（炒）以上各二两　杏仁（去皮尖，炒）一两

上为细末，以三棱膏和丸，如梧桐子大，每服十五丸至二十丸，食前米饮下。加阿魏半两名阿魏丸。

---

〔1〕痎疟　原书作“呕”，据《普济方》改。

〔2〕脐　原书作“剂”，据明·天启乙丑本改。

白豆蔻散　治积聚心腹胀满，宿食不消，气刺疠痛，泄泻，善噫吞酸，食即呕吐，手足厥冷。

白豆蔻（去皮）三分　肉豆蔻（去壳）一分　高良姜　木香以上各一分　桂心（去粗皮）　附子（炮，去皮脐）　枳壳（炒）　陈橘皮（去白，炒）　人参　丁香　甘草（炙）以上各半两

上为细末，每服二钱，食前用木瓜、生姜煎汤调服。

磨积三棱丸　治远年近日[1]诸般积聚癖痃、气块或气积、酒积诸般所伤，无问男子妇人老幼，并宜服之。常服进饮食。

木香（不见火）　麦蘖　京三棱（炮）　广茂（炮）　枳壳（麸炒）　石三棱（去皮）　杏仁（麸炒）各半两　干漆（炒尽烟）三钱　鸡爪三棱半两　葛根三钱　官桂二钱半　黑牵牛（半生半熟）半两　丁香　香附子　青皮（去穗）各二钱　缩砂三钱　白牵牛（半生半熟）半两　陈皮（去白）三钱

上为末，醋糊丸如梧桐子大，每服二十丸，生姜汤下，食后，日二服。病大者，四十日消，温水送下亦得。

千金不换内消丸　专治积聚气虫，胸膈膨胀，肚腹饱满，心紧束等证。

苍术（米泔水浸一日夜，去皮）半斤　枳壳（温水浸一宿，晒干麸炒）一两五钱　青皮（水浸，去穰）　三棱（醋煮，去毛）　蓬茂（醋煮）　香附子（炒，去毛）　大茴香（炒）　干漆（醋炒烟尽）　藿香（洗去土）　陈皮以上各一两　厚朴（姜制）　杏仁（炒，去皮尖）　砂仁　破故纸各一两二钱　猪牙皂角（去皮弦子）　黑牵牛各二两　草果（去皮）一两　百草霜一两

上十八味为细末，面糊为丸如梧桐子大，每服七十丸，量人禀气、饮食厚薄加减，临卧好酒或茶清，或盐汤、白汤送下，不拘时。照依前丸数，汤引服之，暂待一二时间便食饭、饮酒，自

〔1〕近日　原书作“日近”，据明·天启乙丑本改。

觉肚腹内宽快，不分多寡服，并无肚腹响泄，有健体[1]扶阳之益。及治小儿五六岁以上，饮食停滞饱濾，便用十数丸以上增添，丸子咬碎用茶清、米汤送下，服之即愈。此丸男女皆可服，惟孕妇不可服。

丁香脾积丸　治食积，心腹膨胀，不得克化。

丁香　木香（不见火）　巴豆（去壳）　高良姜（米醋煮）各半两　蓬莪茂三两　荆三棱二两　青皮（去穰）一两　皂角（烧存性）三大挺

上入百草霜三匙，同碾为末，面糊为丸如麻子大，每服十丸至二十丸。止脾积气，陈皮汤下；口吐酸水，淡姜汤下；呕吐，藿香甘草汤下；小肠气，炒茴香酒下；妇人血气刺痛，淡醋汤送下。

水肿胀满门

夫水肿者，盖因脾土虚弱，不能防制肾水，以致水溢妄行，浸渍脾土，凝而不流，遂成肿满。其为证也，发见之初，目窠微肿，有若卧蚕才起之状，微而至大，以手按之，则随手而起，如裹水在内。上则喘急、咳嗽，下则足膝胕肿，面目虚浮，外肾或肿，小便不利，此其候也。

治之当辨其阴阳脉证。若阴水为病者，脉来沉迟，色多青白，不烦不渴，小便涩少而清，大便多泄；阳水为病者，脉来沉数，色多黄赤，或烦或渴，小便赤涩，大便多秘。腰以上肿者，宜发汗；腰以下肿者，宜利小便。然后实其脾土，土盛自能摄伏肾水，其肿自消。虚弱者，又当温补下元，健养脾胃。此其大法也。若肿而肌肉崩溃，足胫流水，唇黑，缺盆平，脐凸背平，足

[1] 健体　原书为“体健”，据明·天启乙丑本改。

心满，此为五脏损败，不可治也。

若夫胀满之疾，亦由脾胃虚弱，或病后失调，外为四气所侵，内为七情所动，及饮食不节，生冷过多，有伤脾胃，以致五脏传克，阴阳之气不得升降，痰饮结聚中焦，遂成胀满之疾。其为病也，或肠鸣气走，漉漉有声，或两胁腰背痛连上下，或头疼呕逆，胸满不食，或腹胀喘咳，二便不通。

治疗之法，当视其久近虚实寒热，以健理脾胃为先，分利化积次之，不可过用行下之药，恐脾胃愈虚而难治也。大抵水肿胀满之疾，脉浮大者易治，虚小细沉者难治，临证审焉。

葶苈木香散　治暑湿伤脾，水肿腹胀，小便赤，大便滑。

葶苈　木香（不见火）　茯苓　肉桂　猪苓　泽泻　木通以上各一钱　滑石五钱　白术二钱　甘草五分

上作一服，水二盅，煎至一盅，食前服。

白术木香散　治喘嗽肿满变成水病者，不能食，不能卧，小便秘者，宜服之。

白术　猪苓（去皮）　槟榔　赤茯苓　泽泻以上各一钱五分　滑石三钱　官桂七分　木香（不见火）　甘草以上各一钱　陈皮二钱

上作一服，用水二盅，生姜三片，煎至八分，食前服。

疏凿饮子　治水气，通身浮肿，喘呼气急，烦躁多渴，大小便不利，服热药不得者。

泽泻　赤小豆（炒）　商陆　羌活　大腹皮　椒目　木通　秦艽　槟榔　茯苓皮以上各一钱

上作一服，用水二盅，生姜三片，煎至一盅，食前服。

分气补心汤　治心气郁结，发为四肢浮肿，上气喘急。

木通　川芎　前胡　大腹皮（炒）　青皮（去穰）　白术　枳壳（麸炒）　甘草（炙）各一钱　香附（炒，去毛）　茯苓　桔梗以上各一钱五分　细辛　木香（不见火）各五分

上作一服，用水二盅，生姜三片、枣二枚，煎至八分，食

前服。

当归散 水肿之疾，多由肾水不能摄养心火，心火不能滋养脾土，故土不能制水，水气盈溢，气脉闭塞，渗透经络，发为浮肿之证。心腹坚胀，喘满不安。

当归（酒洗） 木香（不见火） 赤茯苓 芍药 牡丹皮 桂心 槟榔 陈皮 木通（炒） 白术 木瓜 紫苏以上各一钱

上作一服，用水二盅，生姜三片，煎至一盅，食前服。

萝卜子饮 治水病浮肿。

萝卜子 半夏（制） 川芎 青木香 商陆 青皮（去穰）各一钱 葶苈（炒） 赤茯苓 陈皮 牵牛末（炒） 槟榔 甘草（炙）各一钱半 官桂七分

上作一服，用水二盅，生姜五片，煎至一盅，食远服。

神助散 治十种水气[1]，面目四肢浮肿，以手按之随手而起，咳嗽喘急，不得安卧，小便赤涩，大便不利。

黑牵牛（炒，取头末） 泽泻各二钱 猪苓 椒目各二钱五分 葶苈五钱

上作一服，用水二盅、葱白三根，煎至一盅，入酒半盏，绝早向东立服；如人行十里，又以浆水葱白煮稀粥，候葱烂入酒五合，量人所饮多少，须啜一升许。自早至午当利小便三四升，或大便微利，喘定肿减，隔日再服。忌盐、面、房事。

五皮散 治风湿客邪于脾经，气血凝滞，以致面目虚浮，四肢肿满，心腹膨胀，上气喘促。

五加皮 地骨皮 大腹皮 茯苓皮 生姜皮以上各二钱五分

上作一服，用水二盅，煎至一盅，食远服，切忌生冷、油腻、坚硬之物。《澹寮方》去五加皮、地骨皮，加陈皮、桑白皮，

---

〔1〕 十种水气 古病名，亦称“十水”，即白水、青水、黄水、黑水、赤水、气水、悬水、石水、风水、里水。

亦同名。

木香分气汤　治气留滞四肢，腹急中满，胸膈胁肋膨胀，虚气上冲，小便臭浊。

木香（不见火）　猪苓　泽泻　赤茯苓　半夏　枳壳　槟榔　灯心草　紫苏子各一钱

上㕮咀，作一服，用水二盅，入麝少许，煎至一盅，食前服。

中满分消汤　治中满、寒胀、寒疝，大小便不通，四肢厥冷，食入反出，下虚中满，腹中寒，心下痞；下焦[1]躁，寒厥，奔豚不收，并治之。

益智　半夏（泡）　木香（不见火）　茯苓　升麻各一钱　人参　青皮（去穰）　川乌（炮，去皮脐）　当归　柴胡　干姜　荜澄茄　黄连各六分　黄芪　黄柏　吴茱萸　草豆蔻　厚朴　麻黄　泽泻各五分

上作一服，用水二盅，生姜三片，煎至八分，食前服。大忌房劳、酒、湿面、大寒、生冷之物。

广茂溃坚汤　治中满腹胀，内有积块，坚硬如石，令人坐卧不安，大小便塞滞，上喘气促，面色痿黄，通身虚肿。

广茂（煨）　黄连　柴胡　甘草（生用）　神曲（炒）　泽泻以上各一钱五分　陈皮　吴茱萸（泡）　青皮（去穰）　升麻以上各一钱　黄芩　草豆蔻（煨）　当归梢　益智以上各五分　红花一分　半夏（泡）七分　干葛二分

上作一服，用水二盅，先浸药少时，煎至一盅，食远服，忌酒、湿面。中满服后渐减，积块未溃再服后半夏厚朴汤。

半夏厚朴汤　治证与前同，能消胀化积。

半夏一钱　厚朴八分　神曲（炒）六分　桃仁（去皮尖）十五个

---

〔1〕下焦　原书无此文，据《兰室秘藏》补。

黄芩 泽泻 红花 茯苓 橘红 苏木 青皮（去穰） 吴茱萸 苍术 草豆蔻 黄连以上各五分 当归梢 猪苓 三棱 升麻以上各四分 干生姜 肉桂 甘草（生） 柴胡 木香（不见火） 昆布 干葛以上各三分

上作一服，用水二盅，生姜三片，煎至一盅，食远服。

参香散 治一切气，脾虚作胀，痞气。

人参 肉桂 甘草（炙）各七分 桑白皮 桔梗（去芦） 陈皮 枳实（麸炒） 麦门冬 青皮（去穰） 大腹皮 半夏以上各一钱 紫苏子 茯苓 香附子 木香（不见火）以上各一钱二分

上作一服，用水二盅，生姜三片、枣二枚，煎至一盅，食前服。

大半夏汤 治肝气大盛，胜克于脾，脾不运化，结聚涎沫，闭塞脏气，胃冷中虚，遂成胀满之病，其脉多弦迟。

半夏（炮）二钱 附子（炮，去皮脐） 枳实（麸炒） 厚朴（姜炒） 桂心以上各一钱半 当归 茯苓 川椒（炒出汗） 甘草（炙）以上各一钱 人参五分

上作一服，用水二盅，生姜五片，煎至一盅，食远服。

大异香散 治失饥伤饱，痞闷停酸，旦食不能暮食，病名谷胀。

三棱 蓬莪 青皮（去穰） 半夏曲 陈皮 藿香 桔梗 枳壳（炒） 香附（炒） 益智以上各一钱 甘草（炙）五分

上作一服，用水二盅，生姜三片、枣二枚，煎至一盅，食远服。

平肝饮子 治喜怒不节，肝气不平，邪乘脾胃，心腹胀满，头眩呕逆，脉来浮弦。

防风（去芦） 枳壳（麸炒） 桔梗（去芦） 赤芍药 桂枝以上各一钱半 木香（不见火） 人参 槟榔 川芎 当归 陈皮 甘草（炙）各八分

上作一服，水二盅，生姜五片，煎至一盅，不拘时服。

大橘皮汤 治湿热内攻，心腹胀满，并水肿，小便不利，大便滑泄，并宜服之。

橘皮（去白）二钱 木香（不见火）五分 滑石四钱 槟榔六分 白术 茯苓 猪苓 泽泻各一钱 肉桂七分 甘草（炙）四分

上作一服，用水二盅，生姜五片，煎至八分，食前服。

大沉香尊重丸 治蛊胀腹满，水肿遍身，肿满气逆，呕哕喘乏，小便赤涩，大便不调，一切中满下虚危困之病。其效如神。

沉香 丁香 人参 车前子 葶苈（炒） 槟榔以上各一钱 胡椒 海金沙 蝎梢（去毒） 木香（不见火） 肉豆蔻（面裹煨） 茯苓以上各二钱半 青皮（去穰） 白牵牛 枳实（炒） 木通以上各四钱 白丁香一钱半 萝卜子（炒）六钱 滑石三钱 郁李仁（去皮）一两二钱半

上为细末，用生姜汁打面糊和丸，如梧桐子大，每服二三十丸，不拘时姜汤送下，日进三服。忌盐、鱼、果、肉、面食，只可服米粥。

十枣丸 治水气，四肢浮肿，上气喘急，大小便不通。

甘遂 大戟 芫花各等分

上为细末，用红枣煮烂去皮核，捣成膏和药为丸如梧桐子大，每服四十丸，空心白汤送下，以利去黄水为度，否则次早再服。

茯苓琥珀丸 治水气乘肺，遍身浮肿，中焦痞隔，气不升降，咳嗽喘促，小便不利，并宜服之。

赤茯苓（去皮） 防己各一两半 苦葶苈（隔纸炒）三两半 紫苏子（净）一两 琥珀（另研）一两 郁李仁（去皮）一两七钱 杏仁（去皮尖）一两二钱半 陈皮一两三钱

上为细末，炼蜜为丸如梧桐子大，每服六七十丸，用人参汤食前送下。

海金沙散　治脾湿太过，通身肿满，喘不得卧，腹胀如鼓。

海金沙二钱　甘遂五钱　黑牵牛（取头末，半生半炒）一两

上为细末，每服二钱，用倒流水煎汤，空心调下。

三花神祐丸　治中满腹胀，喘嗽淋闭，一切水湿肿满，湿热肠垢沉积变生疾病，久病不已，黄瘦困倦，气血壅滞不得宣通；或风热燥郁，肢体麻痹，走注疼痛，风痰涎嗽，头眩晕；疟疾不已，癥瘕积聚，坚满痞闷，酒积食积，一切痰饮呕逆；及妇人经病不快，带下淋沥，无问赤白；并男子、妇人伤寒湿热，腹满实痛[1]；兼治久新腰痛，并一切下痢，及小儿惊疳积热，乳癖肿满，并宜服之。

甘遂　大戟　芫花（醋炒）各五钱　牵牛二两　大黄一两　轻粉一钱

上为末，水丸如小豆大，每服十丸，量虚实加减，忌热物、甘草等。

木香分气丸　治脾胃不和，心腹两胁膨胀，胸膈注满，痰嗽喘息，恶心干呕，咽喉不利，饮食不化，并皆治之。有效。

木香（不见火）　槟榔　青皮（去穰）　陈皮（去白）　蓬莪（炮）　干生姜　当归　姜黄　延胡索　白术　枳壳（麸炒）　三棱（湿纸裹煨）　赤茯苓　白豆蔻（面煨）各等分秋冬加丁香。

上为细末，糊丸如梧桐子大，每服五七十丸，食远姜汤送下。

沉香琥珀丸　治水肿，一切急难证，小便不通者。

琥珀　杏仁（去皮尖）　紫苏　赤茯苓　泽泻以上各半两　葶苈（炒）　郁李仁（去皮）　沉香以上各一两半　陈皮（去白）　防己以上各七钱半

---

〔1〕此句后有“久新瘦弱，俗不能别辨，或泛常只为转动之药”文。其与前后文意不合，据《卫生宝鉴》删。

上为细末，炼蜜为丸如梧桐子大，以麝香为衣，每服二十五丸，加至五十丸，空心用人参煎汤送下，量虚实加减。

三白散　治膀胱蕴热，风热相乘，阴囊肿胀，大小便不利。

白牵牛二两　桑白皮（微炒）　白术　木通　陈皮各半两

上为细末，每服二钱，空心姜汤调服，小儿服半钱。

卷之五

心腹痛门

心腹痛者，皆由外感邪气，内伤生冷，及七情之气结聚，痰饮寒热之气停滞于心包肠胃之间，发而为痛也。然心痛有九种，谓虫痛、疰痛、风痛、悸痛、食痛、饮痛、寒痛、热痛、来去痛是也。又有所谓寒厥痛、热厥痛、大实心痛及真心痛。其痛虽不同，但[1]有可治之法。惟真心痛者，旦发夕死，夕发旦死，其状痛甚，手足青是也。若如腹痛者，有寒气客于中焦，干于脾胃而痛者；有宿积停于肠胃，结滞不散而痛者；有痛而呕者；有痛而泄者；有痛而大便不通者。其证各不同也。

治之皆当辨其寒热虚实，随其所得之证施之。若外邪者，散之于外；内结者，逐之于内。寒则温之，热则清之，虚则补之，实则泻之，泄则调之，秘则通之，血则消之；气则散之，虫则追之，积则削之，加以健理脾胃，调养气血，斯得治之要也。

加味七气汤　治喜怒忧思悲恐惊七气为病，发则心腹刺痛不可忍者，或外感风寒湿气作痛，亦宜服之。

半夏（汤泡）二钱　桂心（去粗皮）　延胡索（炒）各二钱半　人参（去芦）　乳香　甘草（炙）各一钱

上作一服，用水二盅，生姜五片、枣二枚，煎至八分，食

[1] 但　原书作“俱”，据明刻本改。

远服。

加味四七汤　治风冷寒邪客搏，心腹作痛。

桂枝　白芍药　半夏（制）　人参（去芦）　紫苏各一钱半　茯苓　厚朴（制）　枳壳（炒）　甘草（炙）各二钱

上作一服，用水二盅，生姜五片、枣二枚，煎至八分，食远服。

诃子散　治心脾冷痛不忍，一服效。又治九种心痛，霍乱吐泻。

诃子（煨，去核）　甘草（炙）　厚朴（制）　干姜（炮）　草果　陈皮　良姜（炒）　茯苓　神曲（炒）　麦蘖各一钱

上㕮咀，作一服，用水二盅，入盐少许，煎至八分，食远服。

顺气木香散　治气不升降，呕逆恶心，胸膈痞闷，胁肋胀满，及妇人血气刺痛。常服宽中顺气，和胃进食。

丁皮　砂仁　官桂　良姜（炒）　干姜（炮）　陈皮　甘草（炙）　厚朴（制）　苍术（米泔浸，炒）　桔梗　茴香（炒）各八分　木香（不见火）八分

上作一服，用水二盅，生姜三片、枣一枚，煎至八分，食远服。

却痛散　治心气冷痛不可忍者。

五灵脂（去砂）[1]　蒲黄（炒）各一钱　肉桂　石菖蒲　当归　木香　胡椒以上各一钱半　川乌（炮）二钱

上作一服，用水二盅，煎至一盅，入盐少许，米醋少许，食前服。

延胡散　治冷气心痛，及疝气心腹疞痛。

延胡索（炒）　胡椒各等分

〔1〕砂　原书作"炒"，据明刻本改。

上为细末，每服二钱，食前用温酒调服。

铁刷汤 治心脾积痛，妇人血气刺痛，中酒恶心，肠滑泄泻。

良姜（炒）二两 茴香（炒）七钱 苍术（制） 甘草（炙）各二两八钱

上为细末，每服二钱，空心姜盐汤送下。

神保丸 治心膈气筑痛甚者，及气滞腹痛；又治诸气刺痛，流入背膂及胁下者。

木香 胡椒各一钱 全蝎七枚 巴豆（去皮、心，研）十个

上为细末，汤浸蒸饼丸如麻子大，朱砂为衣，每服五丸，柿蒂灯心汤下。腹痛，柿蒂生姜汤下；若血刺痛，炒姜醋汤下。

胜金散 治卒心痛。

桂枝 延胡索（炒） 五灵脂 当归各一钱

上作一服，用水二盅，煎至一盅，去滓，入盐少许，食前服。

愈痛散 治急心痛、胃痛。

五灵脂（去砂） 延胡索（炒，去皮） 蓬莪茂（煨，锉） 良姜（锉，炒） 当归（去芦）

上各等分为细末，每服二钱，不拘时，用热醋汤调服。

参术散 治虚弱人脾疼。

人参 白术（炒） 干姜（炮） 白豆蔻 砂仁 丁香（不见火） 陈皮 甘草（炙）

上件㕮咀，各等分，每服三四钱，用水一盅半，生姜三片，煎至七分，去租，调炒过真蛤粉一钱并服。

手拈散 主心脾疼。

草果仁 延胡索 五灵脂 没药

上件各等分，为细末，每服二三钱，温酒调下，米饮亦可。

九痛丸 治九种心痛：虫痛、疰痛、风痛、悸痛、食痛、饮

痛、冷痛、热痛、往来痛；兼治卒中恶，腹胀痛，口不能言；又治连年积冷，留[1]在心胸，并冷肿痛，上气，落马坠车等疾。

附子（炮，去皮脐）一两 狼毒（炙香） 巴豆（去皮心膜，炒） 人参 干姜（炮） 吴茱萸（洗，炒）各一两

上为末，炼蜜为丸如梧桐子大，每服三丸，空腹温酒送下。卒中恶，心痛不能言，服三丸。

二姜丸 治心腹冷痛，暖胃消痰。

干姜（炮） 良姜（去皮）各等分

上为细末，面糊和丸如梧桐子大，每服三五十丸，食后橘皮汤下。

乌梅丸 治胃气虚冷，蛔虫上攻，心腹作痛，呕吐，四肢逆冷。

乌梅三百个 黄柏（炙） 细辛 肉桂（去皮） 附子（炮） 人参各六两 川椒（炒，去目及闭口者） 当归各四两 干姜（炮）十两四钱 黄连十六两

上为细末，取乌梅肉和蜜丸如梧桐子大，每服五十丸，空心盐汤送下，或川椒汤下亦可。

大沉香丸 治冷气攻冲，心腹刺痛，亦治卒暴心痛。

沉香（不见火） 干姜（炮） 姜黄 辣桂 檀香（不见火）以上各四钱 甘松（洗，焙） 白芷 天台乌药 甘草以上各八两 香附一斤 白豆蔻仁二两

上为细末，炼蜜和丸如弹子大，每服一丸，食前细嚼用生姜汤送下。

烧脾散 治食啖生冷果菜，寒留中焦，心脾冷痛不可忍，及老人霍乱吐泻。

干姜（炮） 厚朴（姜制） 麦蘖（炒） 草果仁 神曲（炒）

---

〔1〕留 原书作“流”，据明·天启乙丑本改。

良姜（锉，炒） 橘红 缩砂仁 甘草（炙）各等分

上为细末，每服三钱，不拘时，用热盐汤调服。

苏合香丸 治卒心痛。用生姜橘皮汤化下。

方见气门。

仓卒散 治气自腰腹间拘急不可屈伸，腹中冷如石，痛不忍，自汗如洗，手足冰冷，久不差。垂死方。

山栀（连皮烧，半过存性）四十九枚 附子（炮，去皮脐）一枚

上㕮咀，每服三钱，酒一小盏，入盐少许，煎服。又治胸痹[1]切痛。

草豆蔻丸 治客寒犯胃痛者，宜此丸。热亦可服，只可一二服。

草豆蔻（面裹煨热去皮）四钱 益智 橘皮 僵蚕（炒） 人参 黄芪 吴茱萸（汤洗）各八分 半夏一钱 生甘草 炙甘草 归身 青皮各六分 神曲（炒） 姜黄各四分 泽泻（小便数者减半）一钱 桃仁（去皮尖，另研）七分 麦蘖（炒）一钱半 柴胡四分

上除桃仁，余为末，浸蒸饼糊和丸，如梧桐子大，每服二十丸，白汤下。

蟠葱散 治脾胃虚冷，攻筑心腹，胁肋刺痛，胸痹[2]，背膊拘急，呕逆，不思饮食，膀胱气刺小肠，及外肾肿痛，及女人血气攻刺，癥瘕攻作，一切疼痛并治。

方见气门。

撞气阿魏丸 治心腹急痛、气刺痛，并积气腹痛、疝气上攻疼痛。

方见气门。

---

〔1〕 痹 原书作“痞”，据明·天启乙丑刻本改。

〔2〕 痹 原书作“痞”，据明·天启乙丑刻本改。

翻胃膈噎门

夫翻胃者，谓朝食而暮吐，暮食而朝吐，或食已即吐是也。膈噎者，谓五膈、五噎也。五膈，谓忧、恚、寒、热、气；五噎，谓忧、思、劳、食、气是也。膈者，谓膈在心脾之间，上下不通，若拒格之状也，或结于咽喉，时觉有所碍，吐之不出，咽之不下。由气郁痰搏而然，久则渐妨饮食而为膈也。噎者，饮食之际，气卒阻滞，饮食不下而为噎也。翻胃也，膈也，噎也，三者名虽不同，而其所受之病、所治之法，相去不远矣。大抵翻胃未有不由膈噎而起也。其病皆由忧愁愤怒，思虑郁结，痰饮滞于胸臆之间，使气道嗌塞，大便自结，结则气上不下，食不得入，入则反出，俾肠涸胃空，上吐下结，遂成此疾也。

治之当以透膈疏气，化痰和胃为主。气虚者，补其气；血弱者，养其血。调顺阴阳，气顺痰下，阴阳和匀，其证自平。不可峻用香燥之剂治之，恐胃中停结痰火，津液衰涸，如抱薪救火，宁不误耶！其脉浮缓者生，沉涩者死。若大便如羊屎者，亦不可治也，临证审焉。

五膈宽中散 治七情四气伤于脾胃，以致阴阳不和，胸膈痞满，停痰气逆，遂成五膈之病。一切冷气，并皆治之。

青皮（去穰） 陈皮（去白） 丁香（不见火）各四两 厚朴（去皮，姜制）一两 白豆蔻（去皮）二两 缩砂仁 香附子（炒去毛） 木香（不见火）各三两 甘草（炙）五两

上㕮咀，每服七钱，水二盅，生姜五片、盐一捻，煎八分，食远服；或为细末，每服二钱，用姜盐汤调服亦妙。

安脾散 治胃气先逆，饮食过伤，忧思蓄怒，宿食、痼癖、

积聚、冷痰动扰，脾胃不能磨谷食，致成斯[1]疾。女人得之，皆由血气虚损。男子得之，多因下元虚惫。有食罢即吐，有朝食暮吐，暮食朝吐，所吐酸臭可畏，或吐黄水。凡有斯疾，乃是脾败，惟当速疗，迟则发烦渴，大便秘，水饮不得入口，而不旋踵毙矣。

高良姜（用百年壁上土三合，敲碎，用水二碗煮干，去土切焙）一两　南木香（不见火）各半两　草果（面煨）　陈皮（去白）　人参（去芦）　茯苓　白术　胡椒　丁香（不见火）　甘草（炙）各一两半

上㕮咀，每服五钱，水一盅半，入盐少许，煎至七分，食远温服；或为细末，每服二钱，用盐米饮调下。

丁沉透膈汤　治脾胃不和，痰逆恶心；或时呕吐，饮食不进；十膈五噎，痞塞不通，并皆治之。

丁香（不见火）　白豆蔻（去皮）　肉豆蔻（面裹煨）　青皮（去穰）　麦蘖（炒）　半夏（汤炮）　神曲（炒）　草果以上各三分　沉香　厚朴（姜制，炒）　藿香（洗）　陈皮以上各五分　香附子（炒）　缩砂仁　人参（去芦）各七分　木香（不见火）四分　白术一钱半　甘草（炙）一钱

上作一服，水二盅，生姜三片、红枣一枚，煎至一盅，食远服。

五噎散　治五噎，食不下，呕哕[2]痰多，咽喉噎塞，胸膈满痛。

人参　半夏（汤洗七次）　桔梗（去苗）　白豆蔻　木香（不见火）　杵头糠　沉香（不见火）　荜澄茄　枇杷叶　干生姜　白术各一钱　甘草（炙）五分

---

〔1〕斯　原书作“期”，据明·天启乙丑本改。
〔2〕哕　原书作“畹”，据《普济方》改。

上作一服，水二盅，生姜七片，煎至一盅，食后服。

五膈散　治胸膈痞闷，诸气结聚，胁肋胀满，痰逆恶心，不进饮食，并皆治之。

枳壳（去穰，麸炒）　青皮（去穰）　大腹子　半夏曲（炒）　丁香（不见火）　天南星（汤泡）　干姜（炮）　麦蘖（炒）　草果仁　白术各一钱二分　甘草（炙）五分

上作一服，水二盅，生姜五片，煎至一盅，不拘时服。

嘉禾散　治脾胃不和，胸膈痞闷，气逆生痰，不进饮食。如五噎五膈，并皆治之。

白茯苓（去皮）　缩砂（去皮）　薏苡仁（炒）　枇杷叶（去毛，姜汁炙黄）　桑白皮（炒）　沉香（不见火）　五味子（炒）各五分　木香（不见火）七分半　青皮（去穰）　谷蘖（炒）　藿香　杜仲（去皮，姜汁涂炙）　随风子　石斛（酒浸，炒）　大腹子（炒）　陈皮（去白）　半夏曲（炒黄）　神曲（炒）　槟榔各三分　白豆蔻　丁香（不见火）　人参　白术　甘草（炙）各一钱

上作一服，水二盅，生姜三片、红枣二枚，煎至一盅，食远服。五噎入柿干一个，膈气吐逆入薤白三寸、枣五个同煎。

人参丁香散　治脾胃不和，停痰留饮，不能运化，腹胁胀满，短气噎闷，或吐痰水，噫醋吞酸，不思饮食，渐至羸瘦。

人参（去芦）　丁香（不见火）　白芍药　当归（去芦）　肉桂去皮　蓬莪（煨）　丁皮各一钱　干姜（炮）　茯苓（去皮）　香附子（炒）　白术　甘草（炙）　山药各一钱半

上作一服，水二盅，生姜三片，煎至一盅，空心服。

附子黄芪草果饮　治翻胃，不进饮食。

附子（炮）　黄芪（去芦，炙）　草果（炮）　厚朴（去皮，姜制炒）　白术　官桂　白芍药　良姜　白茯苓各一钱　白豆蔻　檀香　甘草（炙）各五分　半夏（汤泡七次）八分

上作一服，水二盅，生姜五片、红枣一枚，煎至一盅，不拘

时服。

丁香煮散　治翻胃呕吐。

丁香（不见火）　石莲肉各四十枚　生姜七片　北枣（切碎）七枚　黄黍米（淘净）半合

上四味，用水一碗半煎，去滓，入黄黍米煮稀粥食之。

透膈汤　治脾胃不和，中脘气滞，胸膈满闷，噎塞不通，噫气吞酸，胁肋刺胀，呕逆痰涎，食饮不下，并皆治之。

木香（不见火）　白豆蔻　缩砂仁　槟榔　枳壳（麸炒）　厚朴（姜制，炒）　半夏（汤泡）　青皮（去穰）　陈皮（去白）　大黄　朴硝　甘草（炙）各一钱

上作一服，水二盅，生姜三片、红枣一枚，煎至一盅，食远服。

旋覆花散　治胸中痰结，痞塞不通，不能饮食。

旋覆花　大腹皮　附子（炮，去皮脐）　木香（不见火）各半两　赤茯苓　白术　前胡（去芦）　半夏（泡七次）　桂心　芎䓖　人参各一两　青皮（去穰）七钱半

上㕮咀，每服五钱，水二盅，生姜三片，煎至八分，食远服。

荜澄茄散　治膈气壅滞，脾胃虚弱，宿食不消，四肢乏力。

荜澄茄　诃黎勒（去核）　细辛各一两　人参（去芦）　草豆蔻　三棱（煨）　木香（不见火）　半夏（汤泡七次）　五味子　高良姜　青皮（去穰）　甘草（炙）各半两　白术　大腹皮各七钱半

上㕮咀，每服五钱，水一盅半，生姜三片、枣二枚，煎至八分，食远服。

沉香开膈散　治五膈、五噎，痞满呕吐，心腹刺痛，胁肋胀满。

沉香（不见火）　京三棱　蓬莪　白豆蔻　荜澄茄　缩砂

草果（去皮） 益智 川白姜 丁香（不见火） 人参各七钱 丁皮半两 木香（不见火） 茯苓 香附子（炒） 藿香 半夏曲 青皮（去穰） 陈皮各一两 甘草（炙）一两二钱半

上为粗末，每服五钱，用水一盅半，生姜三片、枣二枚，煎至八分，食远服。

紫苏子饮 治咳逆上气，膈噎因怒气，叫喊未定，便夹气饮食；或饮食甫毕，便用性恚怒，以致食与气相逆，气不得下；或咳嗽不透，气逆恶心。

真苏子（炒） 诃子（煨，去核） 萝卜子（微炒） 杏仁（去皮尖，麸炒） 木香（不见火） 人参各一钱半 青皮 甘草（炙）各三钱

上㕮咀，分二服，每服用水二盅，生姜三片，煎至八分[1]，食远服。

沉香散 治五膈、五噎，胸中久寒，诸气结聚，呕逆噎塞，饮食不化，结气不消。常服顺气通噎，宽中进食。

白术 茯苓各二钱 木通 大腹皮 陈皮 当归 青皮 槟榔 芍药各一钱 甘草（炙）五分 白芷 紫苏 枳壳（麸炒）各一钱一分 沉香（不见火） 木香（不见火）各七分

上作一服，用水二盅，生姜三片、枣二枚，煎至八分，食远服。

夺命回生散 治五膈、五噎，翻胃呕吐，不进饮食。此药多有神效，不可轻视。

丁香（拣净，不见火） 川芎（去土） 白姜（洗净，炮） 南木香（不见火） 肉桂（去皮，不见火） 新罗人参 神曲（炒）各半两 诃子（取肉）七枚 缩砂二十一粒 莪茂（炮） 粉草（炙）各七钱半 大草果（炮取仁）二个 巴豆（去壳心膜，不去油，冷水浸

〔1〕分 原书作“服”，据明·天启乙丑本改。

一宿，别研为膏，留乳钵中）一十四枚

上日干为末，入乳钵内和匀巴豆膏，再筛过，入瓦盒内，以油纸盖盒口，却用黄蜡和松脂熔，如法封固盒缝。每以十二月上辰日或初八，黄道生气，天月二德日，至诚修合于高地爽处，埋土中三尺深，至次年六月中伏节，择晴明吉日取，向当风处摊，去湿气，以不漏瓦瓶收贮密封。壮实人每服半钱，临睡百沸汤调半盏顿服，仰卧片时，徐以温白粥压下；若羸弱，只服一字，二三服即能进食，止呕吐，续以宽中散、丁沉透膈汤、橘皮煎丸、厚朴煎丸等兼进，佐助胃气。忌生冷、鱼腥、黏腻、硬物，一两月则全愈矣。孕妇不可服。

太仓丸　治脾胃虚弱，不思饮食，翻胃不实，亦宜服之。

白豆蔻仁　缩砂仁各二两　陈仓米（用黄土炒熟，去土不用）一升

上为细末，用生姜自然汁和丸，如梧桐子大，每服一百丸，食后用淡生姜汤送下。

人参利膈丸　治胸中不利，痰嗽喘满，利脾胃壅滞，推陈致新，治膈[1]气圣药。

人参（去芦）　当归（洗）　藿香（洗净）　枳实（麸炒）甘草（炙）各一两　木香（不见火）　槟榔各七钱半　厚朴（姜制）大黄（酒浸）各二两

上为细末，汤浸蒸饼为丸如梧桐子大，每服五十丸，食前用米饮送下。

十膈气散　专治十般膈气：冷膈、风膈、气膈、热膈、痰膈、忧膈、悲膈、水膈、食膈、喜膈。

人参（去芦）　茯苓（去皮）　官桂（去粗皮）　枳壳（麸炒）神曲（炒）　麦蘖（炒）　干生姜（炮）　诃黎勒（煨，去核）

---

〔1〕膈　原书作“隔”，据明·天启乙丑本改。

三棱（煨） 蓬莪（煨） 陈皮（去皮） 甘草（炙） 白术各一两 厚朴（姜制） 槟榔（煨） 木香（不见火）各半两

上为细末，每服二钱，入盐少许，白汤调服。如脾胃不和，腹胁胀满，用水一盅，生姜七片、枣一枚，盐少许，煎七分服。

丁香饼子 治脾胃虚寒，痰逆呕吐，饮食减少；十膈、五噎、翻胃恶心，并宜服之。

丁香 木香各半两 白豆蔻 半夏曲 神曲各半两 白术 白姜 陈皮各一两半 人参 荜澄茄各三钱 肉豆蔻半两 甘草（炙）二钱

上为细末，用生姜汁煮面糊和丸，捏作饼如棋子大，每服一饼，食远细嚼姜汤送下。

玉浮丸 治男子妇人脾胃虚弱，一切呕吐，及久新翻胃皆可服之。真良方也。

人参 白僵蚕（炒去丝） 白术 干姜（炮） 丁香 肉豆蔻（面裹煨） 橘红 麦蘖（炒） 槟榔 白豆蔻 南星（泡） 木香（不见火） 附子（炮，去皮脐） 半夏（汤泡七次） 甘草（炙）各等分

上为细末。用白面一份与生姜自然汁搜和，作棋子大饼，入百沸汤煮，令浮，极漉出，捣烂和前药末为丸如梧桐子大，每服五十丸，用淡生姜汤送下，不拘时服。病甚者，不过三服；如恶热药者，去附子；大便秘者，除肉豆蔻。

宽中散 治因忧恚郁结，或作寒热，遂成膈气，不进饮食。

白豆蔻（去皮）一两 青皮（去穰） 缩砂（去皮） 丁香各二两 木香（不见火）一两半 甘草（炙）三两半 陈皮（去白）四两 香附子（炒去毛） 厚朴（去粗皮，姜制炒）各八两 沉香（不见火）一两 槟榔二两

上为细末，每服二钱，不拘时用生姜盐汤调服。

沉香散 治膈气效秘方。

沉香（不见火） 木香（不见火） 枳壳（炒）各二钱五分 乌药四钱

上为细末，每服三钱，淡盐汤调下。

咳逆门

咳逆者，气逆上冲而作声也，俗谓之“吃忒”是也。其发也，或三、五声而止，或八、九声而止，或连续不绝，收气不回者。然所得之由不同，有因久病胃虚而得者，有因伤寒失下而得者，有因痰热内郁，火气冲上而得者，有因过服寒剂，胃寒而得者，有因水气停痰，心下痞悸而得者。大抵咳逆者，不顺之义，谓气不得下降，而上冲逆也。《经》云：诸逆冲上，皆属于火。则其咳逆亦火炎上之义也。

治法当以降气化痰和胃为主。若胃虚者，补其胃；伤寒失下者，宜下之；火逆上冲者，宜降之；过服寒剂者，宜温之；水气停痰者，宜逐之；斯其治法也。其或病久，脾胃衰败而发咳逆，额上汗出，连声不绝者，又为恶候，不可治也；若伤寒咳逆上气，其脉散者，死，谓其形损故也。

橘皮竹茹汤 治吐利后，胃虚膈热而咳逆者。

橘皮三钱 竹茹二钱 人参二钱 甘草（炙）一钱

上作一服，水二盅，枣二枚、生姜五片，煎至八分，不拘时服。

半夏生姜汤 治哕欲死。

半夏（汤泡七次）六钱 生姜五钱

上作一服，用水二盅，煎至一盅，分二服，不拘时服。

丁香柿蒂散 治吐利及病后胃中虚寒，咳逆至七八声相连，收气不回者难治。

丁香 柿蒂 人参 茯苓 橘皮 良姜（炒） 半夏（汤泡

七次）以上各一两　生姜一两半　甘草（炙）七钱半

上为末，每服三钱，水一盅，煎至六分，乘热顿服。

橘皮干姜汤　专治胃虚寒哕。

人参一钱　通草　桂心　橘皮　干姜　甘草（炙）各二钱

上㕮咀，作一服，用水二盅，煎至八分，食远温服。

羌活附子散　治伤寒后胃虚寒，及吐利后胃咳逆。

附子（炮，去皮脐）　羌活（去芦）　茴香（炒）各半两　木香（不见火）　丁香　干姜（炮）各一两

上为末，每服二钱，水一盅，盐一捻，煎十数沸，不拘时热服。

柿蒂汤　治胃膈痞满，咳逆。

柿蒂五钱　丁香三钱

上作一服，水二盅，生姜五片，煎至八分，食远热服。

桂苓白术丸　治咳逆，止咳嗽，散痞满壅塞，开坚结痛闷，进饮食，调和五脏。

辣桂　干生姜各二钱半　半夏（汤泡七次）　茯苓（去皮）各一两　白术　陈皮（去白）　泽泻以上各五钱

上为细末，面糊和丸如小豆大，每服二三十丸，生姜汤下，日三服。病在上食后服，病在下食前服，病在中不拘时服。一方用黄柏、黄连各半两，水丸服，效。

荜澄茄散　治噫气咳逆，亦治伤寒咳逆，日夜不定。

荜澄茄　良姜各二两

上为末，每服二钱，水一盏，煎六分，沸投醋半盏，取出呷之。

灸咳逆法　其法于患人乳下一指许，正与乳相值骨间陷处。如妇人即屈乳头下，乳头齐处是穴。灸之：艾炷如豆大，灸三壮，男左女右，只灸一处，火到肌即瘥，如不瘥者难治。其穴当取乳下动脉处。

小柴胡汤　治伤寒热证，咳逆呕哕。

方见伤寒门，加柿蒂煎服。

治寒气攻胃咳噫

草豆蔻（去皮）　益智（去皮）各一两　干柿蒂二两

上㕮咀，每服三钱，用水一盅，生姜三片，煎至五分，去柤，不拘时热服。

硫黄嗅法　治咳逆服药无效者。

硫黄　乳香

上各一钱半为末，用酒一盏，煎至七分，急令患人嗅其热气即止。

头痛门

夫头者，诸阳之会，其圆象天，故居人身之上。若头痛不止，乃三阳受病也。《难经》云：手三阳之脉，受风寒，伏留而不去，名厥头痛。如痛引脑巅，陷至泥丸宫者，名真头痛。其真头痛者，旦发夕死，夕发旦死，不可治也。盖头居其上，当风寒之冲，一有间隙，则若头、若脑、若耳、若鼻，风邪乘虚皆得而入之矣。体虚之人，或为风寒之气所侵，邪正相搏，伏而不散，发为偏正头疼，其脉多浮紧。又有胸膈停痰，厥而头痛。盖厥者，逆也，逆壅而冲于头也。痰厥之脉，时伏时见。亦有肾虚而气厥，并新沐之后，当风露卧，皆能令人头痛。当究其所因，因风邪则驱散之，痰厥则温利之，肾虚则补暖之。

又有头风之证与头痛无异，但有新久去留之分耳。浅而近者，名头痛，其痛卒然而至，易于解散速安也。深而远者，名头风，其痛作止不常，愈后触感复发也。此头痛、头风深浅之不同也。其脉短涩者，难治；浮滑者，易治。若细分六经用药之法，以明湿热、寒湿之证，东垣论之详矣，兹不复论。

芎术汤　治湿头痛，眩晕，痛极。

川芎　附子（生，去皮脐）　白术以上各三钱　桂心（去皮）　甘草各一钱

上作一服，用水二盅，生姜七片、枣二枚，煎至八分[1]，食远服。

天香散　治年久头风不得愈者。

天南星　半夏（汤泡）　川乌（去皮）　白芷各一钱

上㕮咀，作一服，用水二盅，入生姜自然汁小半盏，煎至八分，食远服。

芎辛导痰汤　治痰厥头痛。

川芎　细辛　南星　陈皮（去白）　茯苓以上各一钱半　半夏（汤泡七次）二钱　枳实（麸炒）　甘草各一钱

上㕮咀，作一服，用水二盅，生姜七片，煎至八分，食后服。

小芎辛汤　治风寒在脑，头痛眩晕，呕吐不止。

川芎三钱　细辛（洗去土）　白术　甘草（炙）各二钱

上作一服，用水二盅，生姜五片、芽茶一撮，煎至一盅，去柤，食后服。

川芎散　治风盛烦[2]壅，鼻塞清涕，热气上攻，眼目多泪、生眵及偏正头痛。

川芎　柴胡各二钱　细辛　半夏曲　人参　前胡　防风　甘菊花　甘草（炙）以上各一钱　薄荷半钱

上作一服，用水二盅，生姜三片，煎至一盅，食后服。

菊花散　治风热上攻，头痛不止。

甘菊花（去梗）　旋覆花（去梗）　防风（去芦）　枳壳（麸

---

〔1〕分　原书作“服”，据明·天启乙丑本改。

〔2〕烦　原书作“膈”，据《普济方》改。

炒） 羌活（去芦） 蔓荆子 石膏 甘草（炙）以上各一钱半

上作一服，用水二盅，生姜五片，煎至一盅，不拘时服。

川芎羌活散 专治头风、头痛。

川芎 细辛 蔓荆子 藁本以上各二钱 羌活 防风各一钱半 白芷半钱

上㕮咀，作一服，水二盅，煎至八分，食后临卧热服。

落盏汤 治偏正头疼、头风。

麻黄二钱 人参一钱半 陈皮（去白）二钱 甘草（炙）二钱 御米壳（去膈穰顶蒂，蜜炒）一钱半

上㕮咀，用水二盅，生姜七片，煎至八分，食后温服。

川芎茶调散 治诸风上攻，头昏重，偏正头疼，鼻塞声重。

川芎 荆芥各四两 细辛（去叶，土） 白芷 甘草 羌活各一两 防风一两半 薄荷（不见火）八两

上为细末，每服二钱，食后茶清调服。

如圣饼子 治风寒伏留阳经，气厥痰饮，一切头痛。

防风（去芦） 半夏（生用） 天麻以上各半两 南星（汤泡） 川乌（炮，去皮脐） 干姜（炮）以上各一两 川芎 甘草（炙）各一两

上为细末，用姜糊和丸如鸡头实大，捻作饼子，每服三五饼，食后用荆芥汤，或茶、酒细嚼送下。一方加细辛。

都梁丸 治风，项背拘急〔1〕，头目昏眩，以及脑痛；妇人产前、产后伤风头痛，并皆治之。

香白芷（择白色大块者，用汤净洗四五次，晒干）

上为细末，炼蜜和丸如弹子大，每服一丸，食后荆芥汤点茶细嚼下。

定风饼子 治偏正头风，脑顶疼痛不可忍者。

---

〔1〕拘急 原书无此文，据《普济方》补。

草乌（炮）半两　白芷一两　川芎二两　防风（去芦）　天麻　甘草　薄荷各一两　川芎（炮，去皮脐）五钱　细辛五钱　石膏（水飞）一两　一方无川乌、石膏

上为细末，姜糊和丸如龙眼大，捻作饼子，食后细嚼，茶清送下。忌热物一时。

川芎散　治头风，偏正头痛。

羌活　细辛　川芎　香附（炒去毛）　槐花　甘草（炙）　石膏各五钱　荆芥穗　薄荷　菊花　茵陈　防风（去芦）各一两

上为细末，每服二钱，食后茶清调下。

抽刀一字散　治偏正头痛、头风。

乌头（生去皮，盐水浸一宿，取出切作片，再以生姜汁浸一宿，炒干。如用，只炮去皮尖）　细辛　蝉蜕　川芎（一处炒）各半钱

上为细末，每服一字，食后茶清调下。一方有雄黄半两。

芎辛丸　治头痛面赤，烦闷咽干，上膈风痰，头目昏晕，百节疼痛，项背拘急。

川芎　防风　僵蚕　独活以上各一两　桔梗三两　细辛　羌活　白附子　甘草以上各半两　天麻四两　薄荷　荆芥各一两半

上为细末，炼蜜和丸如弹子大，每服一丸，食后茶、酒化下。

川芎石膏汤　治风热上攻，头目昏眩、痛闷，风痰喘嗽，鼻塞，口疮，烦渴淋闭，眼生翳膜。此药清神利头目。

川芎　山栀子　芍药　荆芥　当归　黄芩　大黄　菊花　人参　白术各半钱　石膏　防风（去芦）　薄荷　连翘各二钱　桔梗　寒水石　甘草　滑石各一钱　砂仁二分半

上㕮咀，分二服，每服用水一盅半，煎至八分，食后温服。忌姜、蒜、热物。

调中益气汤　治气血俱虚头痛，其效如神。

方见脾胃门内，少加川芎、蔓荆子、细辛。

止痛太阳丹

天南星　川芎各等分

上为细末，用连须葱白同捣烂作饼，贴于太阳痛处。

治头痛方

上用水调草决明子末，贴两太阳穴，效。

眩晕门

眩晕者，痰火动于风也。《经》云：诸风掉眩，皆属于肝木。风火皆属乎阳，多为兼化，阳主乎动，两动相搏，则为旋转也。其为证也，发于卒然之间，眼目昏花，如屋旋转，起则眩倒也。体虚之人，外为六[1]气所因，内为七情所伤，郁结成痰，皆能令人一时眩晕目暗，口噤头痛项强。因于风，则脉浮，自汗，项强不仁。因于寒，则脉紧，无汗，筋挛掣痛。因于暑，则脉虚，烦闷。因于湿，则脉沉滞，吐逆。此为异耳。至于七情内伤者，使脏气不平，郁结中焦，而为痰饮，随气上攻，令人头眩，眉棱骨疼，目不可开。其证妇人得之最多，盖妇人性多偏怒。《经》云：天之气曰风，人之气曰怒。怒则致伤肝木，木动生风，令人头目旋运，皆由于此。亦有因醉饱房劳，致伤精血，肾气不能归元，而诸气逆上，则为头目眩晕矣。

治之当分内外因，及寒热虚实。气虚者，补气；血虚者，养血；外挟风邪者，发而祛之；内挟痰饮者，消而导之，要在活法施治焉。

半夏白术天麻汤　治头旋恶心，烦闷气喘短促，心神颠倒，兀兀欲吐，目不敢开，如在风云中；若头痛眩晕，身重如山，不得安卧，并皆治之。

---

〔1〕六　原书作“四”，据明刻本改。

半夏（姜制）一钱半　白术二钱　天麻　茯苓（去皮）　陈皮　苍术（米泔浸，焙）　人参（去芦）　神曲（炒）　麦蘖（炒）　黄芪（去芦）　泽泻以上各一钱　干姜（炮）　黄柏各半钱

上作一服，水二盅，生姜三片，煎至一盅，食远服。

仙术芎散　治风热壅塞，头目昏眩。消痰饮，明耳目，清神。

方见风门。

三五七散　治阳虚风寒入脑，头痛目眩，转运如在舟车之上，耳内蝉鸣，风寒湿痹，脚气缓弱等疾。

天雄（炮，去皮脐）　细辛（去土）各三两　山茱萸（去核）　干姜（炮）各五两　防风（去芦）　山药各七两

上为细末，每服二钱，食前用温酒调服。

人参前胡汤　治风痰头运目眩。

人参八分　前胡（去芦）　南星（汤泡）　半夏曲　木香　枳壳（炒）　橘红　赤茯苓　紫苏　甘草（炙）以上各一钱三分

上㕮咀，作一服，用水二盅，生姜五片，煎至一盅，食后服。

蔓荆子散　治风气头旋运闷，起则欲倒。

蔓荆子　甘菊花　半夏　羚羊角（镑）　枳壳（麸炒）　茯神（去木）　芎䓖　黄芩　防风以上各七钱半　麦门冬（去心）　石膏各一两　地骨皮　赤箭　细辛　甘草（炙）以上各半两

上㕮咀，每服六钱，水二盅，生姜三片，煎至八分，去柤，不拘时服。

川芎散　治眩晕，恶风自汗，或身体不仁，气上冲胸，战摇如在舟车之上。

川芎　白术各三钱　北细辛　白茯苓　粉草以上各一钱　桂枝半钱

上作一服，水二盅，生姜三片，煎至一盅，不拘时服。有

痰，兼青州白丸子服之。

人参汤　治风头眩，但觉地屋俱转，目闭不敢开。

人参　白术　麦门冬（去心）　当归（酒洗）　防风各一两　独活（去苗）　官桂（去皮）　黄芪　芍药以上各一两半

上㕮咀，每服五钱，水一盅半，煎至八分，去柤，食远服。

白术散　治风邪在胃，头旋不止，复加呕逆。

白术　厚朴（去皮，姜制）　甘菊花各半两　防风（去叉）　白芷　人参以上各一两

上㕮咀，每服五钱，用水一盅半，生姜五片，煎至八分，食远温服。

香橘饮　治气虚眩晕。

木香　橘皮（去白）　白术　半夏曲　白茯苓　缩砂以上各二钱　丁香　甘草（炙）各五分

上作一服，水二盅，生姜五片，煎至一盅，食远服。

芎菊散　治诸阳受风，头目旋运，目视昏暗，肝气不清。

芎䓖　甘菊花各一两　白僵蚕（炒）　细辛（去叶）　防风（去叉）　羌活以上各三分　旋覆花　草决明　蝉蜕（洗）以上各一钱　天麻　密蒙花　荆芥穗　甘草（炙）以上各半两

上为细末，每服二钱，水一盏，煎七分，食后温服，汤点亦可。

羌活汤　治风头眩，筋脉拘急，痰涎壅滞，肢节烦疼。

羌活　前胡（去苗）　石膏（研碎）　白茯苓　芎䓖　枳壳（麸炒）　黄芩（去黑心）　甘菊花　防风　细辛（去叶）甘草（炙，锉）　蔓荆子　麻黄（去根节煮，掠去沫，焙）以上各一两

上㕮咀，每服三钱，水一盏，生姜三片、鸡苏三叶，同煎至七分，去柤，不拘时服。

天麻羌活丸　治头目风眩，邪气鼓作，时或旋运。

天麻　羌活　白芷　藁本（去苗土）　芎䓖　芍药　细辛

麻黄以上各二两　牛黄（别研）　麝香（别研）各一分

上为细末，炼蜜和丸如皂角子大，每服一二丸，不拘时，研薄荷酒下。

芎犀丸　治偏正头疼，及风眩目运，一边鼻不闻香臭，常流清涕，或作臭气一阵，服芎、蝎等药不效者，服此不十服愈，及治喷嚏稠浓。

川芎　朱砂（研，内一两为衣）　石膏（研）　片脑以上各四两　人参　茯苓　甘草（炙）　细辛以上各二两　犀角（生用，镑）　栀子各一两　阿胶（蛤粉炒）一两半　麦门冬（去心）三两

上为细末，炼蜜和丸如弹子大，用朱砂为衣，每服一丸或二丸，食后细嚼，茶、酒任下。

人参丸　治风头旋目眩，痰逆恶心，胸膈痞滞，咳嗽痰涎，喘满呕逆，不欲饮食。

人参　白术　旋覆花（炒）　甘草（炙）以上各一两　麦门冬（去心，焙）　枳壳（麸炒）　前胡以上各二两　木香半两

上为细末，汤浸蒸饼和丸，如梧桐子大，每服五十丸，食后温生姜汤送下。

沉香磁石丸　治上盛下虚，头目眩运，耳鸣、耳聋。

沉香（别研）　蔓荆子　青盐（别研）　甘菊花以上各半两　巴戟（去心）　胡芦巴　山药（炒）　磁石（火煅醋淬，细研水飞）　川椒（去目，炒）　山茱萸（去核）　阳起石（火煅，研）　附子（炮，去皮脐）各一两

上为细末，用酒煮米糊和丸，如梧桐子大，每服五十丸，加至七十丸，空心用盐汤送下。

增损黑锡丹　治阴阳不升降，上热下冷，头目眩晕，病至危笃，或暖药[1]上僭愈甚者。

---

〔1〕药　原书无此字，据《世医得效方》补。

黑锡丹头二两 肉豆蔻 附子（炮，去皮脐） 破故纸（炒） 胡芦巴 官桂（去皮） 茴香以上各一两 青皮（去穰，炮） 川楝子 阳起石 木香 沉香以上各半两 乌药 磁石（火煅醋淬七次，细研水飞[1]）各一分

上为细末，酒煮糊和丸如梧桐子大，每服五七十丸，浓煎人参茯苓生姜枣汤送下，空心服。一方无磁石。

川芎散 治风眩头晕。

山茱萸一两 山药 甘菊花 人参（去芦） 茯苓（或用茯神亦可） 小川芎各半两

上为末，每服二钱，温酒调服，不拘时，日三服。

祛痰丸 治风头旋，痰逆恶心，胸膈不利。

南星（生） 半夏（生） 赤茯苓（去皮） 陈皮（去白） 干姜（炮）各等分

上为细末，面糊和丸如梧桐子大，每服五十丸，不拘时，用温米饮送下。

芎䓖散 治风，头旋，眼目昏痛，眩运倦怠，心忪。

芎䓖 前胡 白僵蚕（炒） 人参以上各一两 蔓荆子 天麻（酒浸，焙） 防风（去叉）以上各半两

上为细末，每服二钱，食后温酒调下。

腰胁痛门

夫腰者，肾之外候，一身所恃以转移阖阙者也。盖诸经皆贯于肾而络于腰脊，肾气一虚，腰必痛矣。腰痛有五，所感不同：一曰阳气不足，少阴肾衰，是以腰痛；二曰风痹，风寒湿着腰而痛；三曰肾虚，劳役伤肾而痛；四曰坠堕险地，伤腰而痛；五曰

〔1〕飞 原书作“淘”，据《世医得效方》改。

寝卧湿地而痛。又有三因而分之，盖太阳、少阴多中寒，少阳、厥阴多中风，阳明、太阴多中湿。此六经腰痛者为外因也。若失志伤肾，郁怒伤肝，忧思伤脾。若此腰痛为内因也。坠堕险地，伤腰而痛，为不内不外因也。当于五种、三因而推之，不过从其所由，汗、下、补、泻之法以疗之。其脉浮弦为风，弦紧为寒，沉细为湿，沉实为热，沉涩为气与血也。风则散之，寒则温之，湿则燥之，热则清之，气则顺之，血则和之，此治之法也。

至若胁痛者，厥阴肝经为病也。其痛自两胁下，痛引小腹，亦当视内外所感之邪而治之。若因暴怒伤触，悲哀气结，饮食过度，冷热失调，颠仆伤形，或痰积流注于胁，与血相搏，皆能为痛，此内因也。若伤寒少阳，耳聋胁痛，风寒所袭而为胁痛，此外因也。治之当以散结顺气，化痰和血为主，平其肝而导其滞，则无不愈矣。

独活寄生汤　治风伤肾经，腰痛如掣，久不治，流入脚膝为偏枯、冷痹、缓弱之患，及妇人新产腰脚挛急疼痛，除风活血。

独活　桑寄生（如无，以川续断代之）　白芍药　细辛　桂心　芎䓖　防风　人参　熟地黄　川当归　秦艽　牛膝　茯苓　杜仲（去皮切，炒去丝）　甘草（炙）各一钱

上作一服，水二盅，煎至一盅，空心服。

独活汤　治因劳役，腰痛如折，沉重如山。

独活　羌活　防风　肉桂　大黄（煨）　泽泻以上各二钱半　连翘　当归梢　防己（酒拌）　黄柏（酒拌）　甘草（炙）以上各一钱　桃仁二十五个

上作一服，水二盅，好酒半盏，煎至一盅，食前服。

麻黄苍术汤　治寒湿所客，身体沉重，腰痛，面色痿黄不泽。

麻黄　泽泻　炒曲　茯苓　陈皮各一钱　半夏（姜制）　桂枝　草豆蔻　猪苓各半钱　黄芪三钱　杏仁（去皮尖）十个　苍术

（米泔浸，焙） 甘草（炙）各二钱

上作一服，用水二盅，煎至一盅，食前服。

当归拈痛汤 治湿热为病，肢节烦疼，肩背沉重，胸膈不利，及遍身疼痛，下注于足胫，痛肿不可忍。

当归身 知母（酒洗） 茯苓（去皮） 泽泻 猪苓 白术以上各八分 苦参（酒浸） 人参（去芦） 葛根 升麻以上各七分 茵陈（酒浸） 黄芩（酒浸） 羌活 甘草（炙）各一钱半 防风（去芦） 苍术各八分

上作一服，水二盅，煎至一盅，不拘时服。

舒经汤 治臂痛不能举。有人常苦左臂痛，或以为饮，或以为风为湿，诸药悉投，继以针灸，俱不得效，用此方而愈。盖是气血凝滞，经络不行所致，非风非湿。腰以下食前服，腰以上食后服。

片姜黄（如无则以嫩莪茂代之）二钱 赤芍药 当归 海桐皮（去粗皮） 白术以上各一钱半 羌活 甘草（炙）各一钱

上作一服，用水二盅，生姜三片，煎至一盅，去滓，磨沉香汁少许，食前服。

术附汤 治湿伤肾经，腰重冷痛，小便自利。

白术四钱 附子（炮，去皮脐） 杜仲（去皮，炒去丝）各三钱

上作一服，水二盅，生姜七片，煎至一盅，空心服。

五积散 治寒湿伤于肾经，腰痛不可俯仰。

方见寒门

木香流气饮 治气滞腰痛。

方见气门

肾着汤 治居处卑湿，或雨露所袭，湿伤肾经，腰重冷痛，如带五千钱；冷如水洗，如将热物着痛处，方少宽，不渴，小便自利。

茯苓 干姜（炮）各五钱 白术二钱半 甘草（炙）一钱

上㕮咀，分二服，每服用水二盅，煎至八分，食远服。

独活散　治冷滞风气，攻刺腰胯疼痛。

独活　附子（炮）各一两　牛膝　赤芍药　桂心　芎䓖　当归（微炒）以上各三分　桃仁（汤浸，去皮尖，双仁，麸炒微黄）半两

上㕮咀，每服五钱，水一盅半，生姜三片，煎至八分，去滓，食前温服。

养肾散　治腰脚筋骨疼痛，不能步履，其效如神。

苍术（去皮，泔浸）一两　全蝎（去毒）半两　天麻三钱　附子（炮，去皮脐）　草乌（去尖）各二钱

上为细末，每服一钱，淋黑豆酒调下，药气所至，麻醉少时，须臾疾随药气顿愈。

青娥丸　治肾经虚，腰腿疼痛。常服壮筋补虚，止遗精白浊。

杜仲（炒去丝）一斤　破故纸（炒）一斤　生姜（炒）十两

上为细末，用胡桃一百二十个，汤浸去皮研成膏，入少熟蜜和丸，如梧桐子大，每服五十丸，空心盐、酒、姜汤任下。

立安丸　治五种腰痛。常服补暖肾经，壮健腰脚。

破故纸　干木瓜　杜仲（去皮，姜炒去丝）　牛膝（酒浸）续断以上各一两　萆薢二两

上为细末，炼蜜和丸如梧桐子大，每服五十丸，空心用温酒，或盐汤送下。

橘香丸　治腰痛，经久不瘥。

橘核（炒）　茴香　胡芦巴（炒）　菴蔄子（炒）　破故纸（炒）　附子（炮）各等分

上为细末，酒煮面糊和丸，如梧桐子大，每服三四十丸，空心淡盐汤送下。

沉香丸　治肾脏风虚，冷滞腰间，久痛连腿膝麻痹，或时疼痛，乏力羸瘦。

沉香　桂心　萆薢　熟干地黄　白茯苓　海桐皮　槟榔　杜仲（去粗皮，炙黄）　石斛（去根）　牛膝　羌活　漏芦以上各七钱半　芎䓖　木香　当归（锉，微炒）　白术　防风以上各半两　附子（炮，去皮脐）　补骨脂（微炒）以上各一两

上为细末，炼蜜和捣三五百杵，丸如梧桐子大。每服三十丸，空心用温酒送下，晚间食前再服。

如神汤　（一名舒筋汤）　治男子妇人腰痛，闪肭血滞，腹中疞痛，产后服之更妙。

延胡索（微炒）　当归　桂心各等分

上为细末，每服二钱，不拘时用温酒调服。一方加杜仲，或加桃仁、牛膝、续断亦可。

菴蕳丸　治坠堕闪肭，血气凝滞腰痛。

菴蕳子　当归（酒浸，焙）　威灵仙　破故纸（炒）　杜仲（炒）　桂心以上各五钱　乳香（别研）　没药（别研）各二钱半

上为细末，酒煮面糊和丸，如梧桐子大，每服七十丸，空心用盐汤或盐酒任下。

治腰痛如神方

杜仲（炒去丝）　木香各四两　官桂一两

上为细末，每服二钱，空心温酒调下。

芎葛汤　治胁下痛不可忍者。

川芎　干葛　桂枝　枳壳（麸炒）　细辛　芍药　麻黄　人参（去芦）　防风（去芦）以上各一钱　甘草（炙）半钱

上作一服，用水二盅，生姜三片，煎至八分，食远服。

分气紫苏饮　治腹胁疼痛，气促喘急。

紫苏　桑皮（炙）　五味子（去梗）　桔梗（去芦）　草果仁　大腹皮　白茯苓　陈皮　甘草（炙）各一钱半

上作一服，水二盅，生姜三片，入盐少许，煎至一盅，空心服。

枳壳煮散 治悲哀伤肝气，引两胁疼痛。

枳壳（麸炒） 细辛 川芎 干葛 防风 甘草 桔梗各一钱

上作一服，水二盅，生姜三片，煎至一盅，食前服。

香橘汤 治七情所伤，中脘不快，腹胁胀满。

香附子（炒） 橘红 半夏（姜制）各三钱 甘草（炙）一钱

上作一服，水二盅，生姜五片、红枣二枚，煎至一盅，食远服。

芎归芍药汤 治肝积气滞在左胁下，遇发作手足头面昏痛。

川芎 当归 芍药 桂枝 防风 枳实 羌活 甘草以上各一钱六分 干葛四分 麻黄三分 侧子（炮，去皮脐）二分

上㕮咀，分作二服。每服用水二盅，生姜三片，煎至七分，去柤，不拘时服。有汗避风。

加味小柴胡汤 治伤寒胁痛。

柴胡 黄芩各二钱 人参 半夏（各一钱半） 牡蛎粉 枳壳（麸炒） 甘草（炙）各一钱

上作一服，用水二盅，生姜三片、枣二枚，煎至一盅，食远服。

异香散 治腹胁膨胀，痞闷噎塞，一切气痞，腰胁刺痛。

蓬莪（煨） 益智 甘草 三棱（煨）各一钱半 青皮 陈皮各一钱 石莲肉七分 厚朴（姜炙）八分

上㕮咀，作一服，用水二盅，生姜三片、盐一捻，煎八分，食远服。

流气饮子 治五脏不和，三焦气壅，心胸痞闷，噎塞不通，腹胁胀痛，呕吐不食。

方见气门

聚气汤 治气或一边或左或右，不循上下，或肌肉之间，如锥刀所刺，其气不得见，令人腹中痛满。由惊忧恚怒，感受寒

热，留而不散，为郁伏之气。因气流行，随经上下，相搏而痛，久令人痞闷，其脉短涩，谓之聚气。状如癥瘕，攻刺腰胁，上下窒塞，小腹膜胀，大小便不利，或泄泻、淋沥无度，并宜服之。一名大七气汤。

三棱 蓬莪 青皮（去穰） 陈皮（去白） 桂心（不见火） 藿香 桔梗（去芦，炒） 益智 香附子（炒）各一钱 甘草（炙）五分

上作一服，用水二盅，煎至一盅，去柤，食前温服。

推气散 治右胁疼痛，胀满不食。

片姜黄 枳壳（麸炒） 桂心（不见火）各五钱 甘草（炙）二钱

上为细末，每服二钱，姜枣汤调下。

木通散 治男子妇人胁肋苦痛。

木通（去节） 青皮（去穰） 萝卜子（炒） 茴香（炒） 川楝子（取肉，用巴豆半两同炒黄色，去巴豆）以上各一两 滑石（另研） 莪茂 木香以上各半两

上为细末，每服三钱，不拘时用葱白汤调服即愈，甚者不过三服。

白术丸 治息积病胁下满逆妨闷，喘息不便，呼吸引痛。不可针灸，宜导引服药。

白术 枳实 官桂以上各一两半 人参二两 陈皮 桔梗（醋炒） 甘草（炙）以上各一两

上为细末，炼蜜和丸如梧桐子大，每服五十丸，不拘时温酒送下，日三服。

枳芎散 治左胁刺痛不可忍者。

枳实（麸炒） 川芎各半两 粉甘草（炙）二钱

上为细末，每服二钱，浓煎葱白汤调下，或姜枣汤调下，酒调亦可，食远服。

芍药散　治妇人胁痛。

白芍药　延胡索　肉桂以上各一两　香附子（醋一升，盐半两，同煮干）二两

上为细末，每服二钱，不拘时白汤调服。

当归龙荟丸　治肝火盛，湿热内郁，两胁疼痛。

草龙胆（酒洗）　当归　大栀子　黄连　黄芩各一两半　大黄　芦荟各半两　木香一钱半　黄柏一两　麝香少许

上为细末，面糊丸如梧桐子大，每服三五十丸，姜汤下。一方加川芎、柴胡各半两。

卷之六

痰饮门

痰饮为病，所感不同，有因气脉闭塞，津液不通，水饮停留，脾胃郁结而成痰者；有脾胃虚弱，不能运行水谷而成痰者；有因酒后，饮水停滞胃中而成痰者；有风、寒、湿、热之气，入脾相搏而成痰者；或喜怒哀乐之过情，饮食起居之不节，湿热内蕴，风寒外搏，皆为痰饮。所得之由不同，而所变之病甚多，或为寒，或为热，或为喘嗽、呕吐，或为翻胃、膈噎，以至为肿满，为眩晕，为风痫，为嗳气，为吞酸，为嘈杂，为痞膈，为疼痛，为怔忡，此皆痰之为病也。

又有五饮：一曰悬饮者，饮水流于胁下，咳嗽引痛；二曰溢饮者，饮水流于四肢，当汗不汗，身体疼重；三曰支饮者，咳逆倚息，短气，不得卧，其形如肿；四曰痰饮者，其人素虚，肠间沥沥有声；五曰留饮者，背恶寒，或短气而渴，四肢历节疼痛，胁下满引缺盆，咳嗽转甚。此五饮为病不同也。

东垣谓脾土上应于天，亦属湿化，所以水谷津液不行，即停聚而为痰饮也。故有五痰之分，言其湿热相乘也。如湿在心经为热痰，结而如胶，其色红；湿在肝经为风痰，其色青如沫；湿在脾经为湿痰，湿久而热，其色黄；湿在肺经为气痰，其色白，咯出如米粒；湿在肾经为寒痰，其色黑如唾。由此言之，岁气淫邪，乘于脾胃，津液不布，积为痰饮也，亦必从其所乘之气兼化而为五痰也。夫人之气，贵乎顺，气顺则津液流通，而无痰饮之患也。其脉偏弦为饮，浮而滑为痰。治法宜先顺气除湿，次消导之，或汗，或下，或温，或利，在乎临病消息焉。

导痰汤　治一切痰涎壅盛，或胸膈留饮，痞塞不通。

半夏（汤泡）二钱　天南星（炮）　枳实（去穰，麸炒）　赤茯苓（去皮）　橘红以上各三钱　甘草一钱

上作一服，用水二盅，生姜十片，煎至一盅，食后服。

海藏五饮汤　一、留饮心下；二、澼饮胁下；三、痰饮胃中；四、溢饮膈上；五、流饮肠间。凡此五饮，酒后饮冷过多，故有此疾。

旋覆花（去梗）　人参（去芦）　陈皮（去白）　枳实（麸炒）　茯苓（去皮）　白术　厚朴（姜制）　半夏（汤泡）　猪苓　泽泻　前胡　桂心　芍药　甘草（炙）以上各一钱

上作一服，用水二盅，生姜十片，煎至一盅，不拘时服。或因饮酒多，加干葛、砂仁。

二陈汤　治痰饮为患，或呕吐恶心，或头眩心悸，或胃脘不快，或因食生冷，或饮食过多，脾胃不和，并皆治之。

陈皮（去白）　茯苓（去皮）　半夏（汤泡）　甘草（炙）各三钱

上作一服，用水二盅，生姜五片，煎至一盅，食远服。

橘皮汤　治胸膈停痰。

橘皮　茯苓（去皮）　半夏（姜制）各一钱半　旋覆花　青皮（去穰）　桔梗　枳壳（姜制）　细辛　人参以上各一钱　甘草一钱

上作一服，用水二盅，生姜五片，煎至一盅，食远服。

俞山人降气汤　治上盛下虚，痰涎壅盛，或喘，或满，咽干不利，并治脚气上攻，烦渴引饮。

前胡（去芦）　黄芪　厚朴（姜制）　五加皮（姜制）　当归（去芦）　桔梗　羌活　半夏曲　人参（去芦）　陈皮以上各一钱

干姜（炮）　附子（炮，去皮脐）　官桂以上各半钱　紫苏子一钱

上作一服，用水二盅，生姜三片，煎至一盅，食远服。

茯苓半夏汤　治胃气虚弱，身重有痰，恶心欲吐。风邪羁绊于脾胃之间，当先实于脾胃。

茯苓　白术　半夏（姜制）　神曲（炒）各一钱　麦蘖（炒）一钱半　陈皮　天麻各二钱

上作一服，用水二盅，生姜五片，煎至一盅，食前服。

御爱紫宸汤　解宿酒，呕哕恶心，痰唾，不进饮食。

木香（不见火）半两　砂仁　葛花　檀香（不见火）　茯苓　官桂　藿香以上各一两　陈皮　干葛　良姜　丁香（不见火）　甘草（炙）以上各二两

上㕮咀，每服四钱，水一盏半，煎至八分，去柤，不拘时服。

柴胡半夏汤　治风证不敢见风，眼涩头痛有痰，眼黑恶心，兀兀欲吐，风来觉皮肉紧，手足重难举，居暖处有微汗便减，如见风即复作。一名补肝汤。

柴胡　苍术各一钱半　半夏二钱半　白茯苓二钱　神曲（炒）　藁本各一钱　升麻半钱

上作一服，用水二盅，生姜五片，煎至一盅，食远服。

半夏白术天麻汤　治头目眩晕，恶心烦闷，气促上喘，无力，心神颠倒，兀兀欲吐，目不敢开，如在风云中；痰厥，头痛如裂，身重如山；脾胃虚损停痰，并皆治之。

方见眩晕门

枇杷叶散　治痰逆。此药温胃，可思饮食。

青皮（去穰，焙）　草豆蔻各半两　前胡　枇杷叶（拭去毛，炙黄）　半夏（汤泡）　茯苓（去皮）　人参　大腹皮　白术　厚朴（去粗皮，姜汁炙）以上各一两

上㕮咀，每服四钱，水一盅，生姜三片，煎至六分，去柤，

不拘时热服。

驱痰饮子　治痰饮，如人头痛背疼，饮食呕恶，皆痰饮之证。

天南星（切作十片，汤浸七次）　半夏（汤浸七次）　青皮（去穰）　陈皮（去白）各一两　赤茯苓　草果仁　甘草（炙）各半两

上㕮咀，每服四钱，水一盏，生姜七片、红枣一枚，煎至七分，去柤，不拘时通口服。如遇饮酒，先进一服，后再一服，或次日夜醒又一服，永无痰饮。

丁香茯苓汤　治脾胃虚寒，宿饮留滞，以致呕吐痰沫，或有酸水，不思饮食。

丁香　茯苓（去皮）　木香各二两　干姜（炮）一两半　附子（炮，去皮脐）　半夏（汤泡）　肉桂（去粗皮）　陈皮（去白）各一两　缩砂半两

上㕮咀，每服四钱，水一盅半，生姜七片、枣一枚，煎至七分，食远服。

旋覆花散　治心胸痰热，头目旋痛，饮食不下。

旋覆花　甘草（炙）各半两　枳壳（麸炒）　石膏（细研）各二两　麦门冬（去心）　赤茯苓　柴胡　人参以上各一两　犀角屑　防风（去叉）　黄芩以上各七钱半

上㕮咀，每服五钱，水一盅半，生姜三片，煎至七分，食后服。

茯苓丸　本治臂痛。其[1]《指迷方》中云：有人臂痛不能举，手足或左右时复转移。由伏痰在内，中脘停滞，脾气不流行，上与气搏，四肢属脾，脾滞而气不下，故上行攻臂。其脉沉细者是也。后人谓臂痛乃痰证也，但治痰而臂痛自止。

半夏二两　茯苓一两　枳壳（去穰，麸炒）半两　朴硝（风化）

〔1〕其　原书作“具”，据《普济方》改。

二钱半

上为细末，生姜汁煮面糊丸如梧桐子大，每服三十丸，生姜汤送下。风化朴硝一时未易成，但以朴硝撒在竹盘中，少时成水置当风处，即干如芒硝，刮取用亦可。

昔[1]有人为痰所苦，夜间两臂常觉有如人抽牵，两手战掉，至于茶盏亦不能举，随服随愈。痰药方多立见功效者，未有如此神妙。

辰砂化痰丸　治风痰，安神定志，利咽膈，清头目。

辰砂（水飞，研为衣）　白矾（枯研）各半两　天南星（炮）一两　半夏曲三两

上为细末，姜汁煮面糊和丸如梧桐子大，用辰砂为衣，每服三十丸，食后生姜汤送下。

大人参半夏丸　坠化痰涎，止嗽定喘，治诸痰不可尽述。

人参（去芦）　茯苓（去皮）　天南星　薄荷以上各半两　白矾（生用）　干生姜　寒水石　半夏以上各一两　蛤粉二两　藿香二钱半

上为细末，面糊和丸如绿豆大，每服五十丸，食后用生姜汤送下，白汤亦可。一方加黄连半两、黄柏二两，取效愈妙。又治酒病，调和脏腑，尤宜服之。

清气化痰丸　治上焦痰火壅盛，或嗽或喘，烦热口干，胸膈痞闷。

天南星三两　半夏（汤泡）　黄连（去须）　黄芩各五两　瓜蒌仁（去壳）　茯苓（去皮）　杏仁（去皮尖）各四两　陈皮　枳实（麸炒）各六两　甘草二两

上为细末，姜汁煮面糊和丸如梧桐子大，每服七十丸，食后姜汤送下。

---

〔1〕昔　原书作“累”，据《普济方》改。

滚痰丸　专治一切宿滞之痰，及风热痰。

大黄（蒸）八两　黄芩八两　沉香半两　青礞石（一两半同焰硝一两半，用砂锅内煅如金色）净一两　一方加朱砂（研为衣）一两

上为细末，面糊为丸如绿豆大，每服五十丸，食后白汤，或茶、酒任下。

中和丸　治湿热痰气。

苍术　黄芩　半夏（姜制）　香附子各等分

上为细末，粥丸如梧桐子大，每服五七十丸，食远姜汤送下。

温胃化痰丸　治膈内有寒，脾胃伤饮，胸膈不快，痰涎不已。

半夏三两　陈皮　干姜（炮）　白术各二两

上为细末，用姜汁煮面糊为丸如梧桐子大，每服五十丸，食后姜汤或白汤送下。

神仙坠痰丸　治痰饮，胸膈痞塞。此药下痰。

皂角（无虫蛀者，刮去皮弦，酥炙黄色，去子）净一两六钱　白矾（生用）一两一钱　黑牵牛（一斤取头末）四两

上为细末，滴水和丸如梧桐子大，每服三十丸，渐加至百丸，空心用温酒送下。看病轻重，轻者五日、十日愈，重者半月、一月愈。久服，永无瘫痪之疾。

控涎丹　治痰饮停积胸膈，或结为块，喘满不安，痛连胸胁，走注不定，决不可误作风痛、瘫痪等证治之。

甘遂（去心）　紫大戟（去皮）　白芥子（真者）各等分

上为细末，水煮面糊和丸如梧桐子大，晒干，每服三十丸，临睡用淡生姜汤，或熟水送下，以下痰饮为愈。

丁香五套丸　治胃气虚弱，三焦痞塞，不能宣行水谷，故为痰饮，结聚胸膈之间，呕吐恶心，腹满不食。

丁香（不见火）　木香（不见火）　陈皮（去白）　青皮以上各

半两　白术　干姜（炮）　茯苓（去皮）　良姜以上各一两　半夏　天南星（同半夏浸三日）各二两

上为细末，用神曲一两、麦蘖二两同研，取面煮糊和丸如梧桐子大，每服二十丸，不拘时熟水送下。常服温脾顺气。

八珍丸　治膈痰结实，胸膈不利，喘嗽呕逆。

丹砂（研）半两　犀角（镑）　羚羊角（镑）　茯神（去木）　牛黄（研）　龙脑（研）以上各一分　牛胆南星　硼[1]砂（研）各一钱

上为细末，研匀炼蜜和丸如鸡头实大。每服一丸，食后嚼细，用人参荆芥汤送下。

快活丸　常服消食化痰，养生之家不可缺。

枳壳（炒）一两半　官桂一两　半夏（汤洗）　桔梗各二两

上为细末，用生姜汁煮面糊和丸如梧桐子大，每服二十丸，不拘时用生姜汤送下，日进一二服。

清气化痰丸　清利胸膈，顺气化痰，宽中健脾，消导饮食，治痰之圣药也。

半夏八两　南星六两　瓜蒌　黄连（去须）　紫苏子（炒）　陈皮（去白）　枳实（麸炒）　茯苓（去皮）　萝卜子（炒）　山楂以上各四两　干生姜二两　甘草（炙）　香附子（炒）　黄芩以上各二两

上将南星切作十字块，半夏每个切作二块，皂荚六两，白矾三两，多用水将南星、半夏、皂荚、白矾一处浸三宿，煮至南星心黑润为度，取出去皂荚不用，将南星、半夏晒干，同众药为末，水糊为丸如梧桐子大。每服七八十丸，加至百丸，食远或临睡茶清送下。

利膈化痰丸　治痰火大盛，胸膈迷闷，呕吐烦躁，头眩

---

〔1〕硼　原书作“鹏”，据明刻本改。

咳嗽。

南星（汤泡，煨） 蛤粉（研细） 半夏（姜制） 香附子（童便浸） 瓜蒌仁（去壳） 贝母（去心）各半两 治胸膈痰气最妙。

上为末，用猪牙皂角十四挺敲碎，水一碗半，煮杏仁（去皮尖）一两，煮水将干去皂角，擂杏仁如泥，入前药搜和，再入姜汁泡，蒸饼丸如绿豆大，青黛为衣。每服五十丸，姜汤下。

喘门

夫喘者，肺病也。肺主气，一呼一吸，上升下降，荣卫息数，往来流通，安有所谓喘耶？唯夫邪气伏藏，痰涎浮涌，呼不得呼，吸不得吸，于是上气促急，填塞肺脘，激乱争鸣，如鼎之沸，而喘之形状具矣。有肺虚挟寒而喘者，有肺实挟热而喘者，有水气乘肺而喘者，有惊忧气郁肺胀而喘者，有胃络不和而喘者，有肾气虚损而喘者。如是等类，皆当审证而主治之。若肺虚、肺寒，必有气乏表怯，冷痰如水之证，法当温补之。肺实、肺热，必有壅盛胸满，外閧上炎之状，法当清利之。水气者，漉漉有声，怔忪浮肿，法当逐水利小便。惊忧者，惕惕闷闷，引息鼻张，法当宽中下气。胃络不和者，宜分气化痰以和之。肾气虚损者，宜助阳接真以补之。至若伤寒发喘，表汗里下；脚气喘满，疏导收功。此则但疗本病，其喘自安。

虽然，喘有利下而愈者，亦有因泻而殂者；喘有数年沉痼而复瘳者，亦有忽因他疾大喘而不救者。若汗出发润喘不休者，为肺绝；身汗如油而喘者，为命绝；直视谵语喘满者，不治。及诸笃病，正气欲绝之时，邪气盛行，壅逆而为喘。然则喘之危恶，又安可以寻常忽之耶？

人参定喘汤 治肺气上喘，喉中有声，坐卧不安，胸膈紧痛，及治肺感寒邪，咳嗽声重。

人参（去芦） 麻黄（去节） 阿胶（蛤粉炒） 半夏曲 五味子 罂粟壳（去蒂，蜜炙） 甘草以上各一钱 桑白皮二钱

上作一服，用水二盅，生姜三片，煎至一盅，食后服。

定喘汤 治上气喘嗽。一名定肺汤。

紫菀 橘红 杏仁（去皮尖，炒） 五味子 枳壳（麸炒） 半夏（姜制） 桑皮（炒） 紫苏子（炒） 甘草（炙）以上各一钱半

上㕮咀，作一服，用水二盅，生姜三片、紫苏叶五叶，煎至一盅，食后服。

五味子汤 治喘促，脉伏而数〔1〕者。

五味子二钱 人参（去芦） 麦门冬（去心） 杏仁（去皮尖） 橘皮（去白）以上各二钱半

上作一服，用水二盅，生姜三片、红枣三枚，煎至一盅，去滓，不拘时服。

千缗汤 治痰喘。

半夏（泡七次，每个切作四片）七个 皂角（去皮弦子，炙）一寸 甘草节一寸

上作一服，用水二盏，生姜如指大一块，煎至半盏，去柤，顿服。数帖瘥。

杏苏饮 治上气喘嗽，浮肿。

杏仁（去皮尖，炒）一钱半 紫苏叶二钱 五味子 大腹皮 乌梅（去核） 紫菀 甘草（炙）以上各一钱 陈皮（去白） 麻黄（去节） 桑皮（炒） 阿胶（炒） 桔梗以上各七分半

上作一服，用水二盅，生姜五片，煎至一盅，食后服。

玉华散 治咳嗽上喘。调顺肺经，清利咽膈，安和神气。

---

〔1〕脉伏而数 《南阳活人书》为“脉浮而厥”。临证二者皆可见，故存。

甜葶苈（焙） 桑白皮（炒） 半夏（姜制） 贝母（炮） 天门冬（去心） 马兜铃[1] 杏仁（去皮尖） 紫菀（洗） 百合（蒸） 人参以上各一钱 百部 甘草（炙）各七分半

上作一服，用水二盅，生姜三片、红枣二枚，煎一盅，食后服。

紫苏子汤 治忧思过度，邪伤脾肺，心腹膨胀，喘促烦闷，肠鸣气走，漉漉有声，大小便不利，脉虚紧而涩。

紫苏子 半夏（汤泡） 木通 大腹皮 木香（不见火） 陈皮 人参 草果仁 枳实（麸炒） 白术 厚朴（姜制） 甘草（炙）以上各一钱

上作一服，用水二盅，生姜三片、红枣二枚，煎至一盅，去柤，不拘时服。

杏参散 治坠堕惊恐，或渡水跌仆，疲极喘息。

杏仁（炒，去皮尖） 人参（去芦） 橘红 大腹皮 槟榔 白术 诃子（面煨用肉） 半夏（汤泡） 桂心（不见火） 紫菀（洗） 桑白皮 甘草（炙）各一钱

上作一服，用水二盅，生姜三片、紫苏七叶，煎至一盅，去柤，不拘时分。

九宝汤 治经年喘嗽通用。

方见咳嗽门

神秘汤 治上气喘息不得卧者。

陈皮 桔梗 紫苏 五味子 人参各二钱

上作二服，每服用水二盅，煎至一盅，食远服。卧则喘者，水气逆，上乘于肺也。一方无桔梗、五味子，有桑白皮、木香、茯苓、生姜，煎服。

四磨汤 治七情郁结，上气喘急。

---

〔1〕铃 原书作“零”，据明刻本改。

沉香 槟榔 人参 天台乌药

上各浓磨，水共取七分盏，煎三五沸，不拘时服。一方无人参，有枳壳亦佳。

人参理肺汤 治喘不止。

人参 杏仁（麸炒） 粟壳（炒，去蒂）以上各二钱 麻黄（炒） 木香（不见火） 当归以上各一钱

上㕮咀，作一服，用水二盅，煎至一盅，食后服。

麻黄散 治伤风喘急，坐卧不安，痰涎壅盛，涕唾稠黏，手足冷痹。

麻黄（去节）四钱 款冬花三钱 肉桂二钱四分 杏仁（去皮尖，炒）钱半 诃子肉一钱 甘草炙一钱

上作二服，每服用水二盅，好茶一钱，煎至八分，食后服。

调降汤 治喘嗽。

枳壳一两 半夏（姜制） 桔梗 青皮 陈皮 槟榔 茯苓 紫苏子 葶苈（隔纸炒）以上各半两 缩砂 白豆蔻 紫苏叶以上各二钱半 甘草（炙）三钱

上锉作散，每服三钱，生姜五片，水一盅，煎至七分，不拘时服。

八仙丸 治喘嗽神效。

天南星（炮）一两 半夏（洗） 款冬花 小皂角（炙，去皮子） 白矾（枯） 甘草（炒）以上各半两 巴豆七个 杏仁（去皮尖，炒）十五个 大枣（裹巴豆，慢火烧烟尽）三个

上为细末，醋煮面糊和丸如梧桐子大，每服二三十丸，食后用温虀菜汁送下，或细嚼萝卜、栗子，生姜汤下。

沉香散 定喘止嗽。

沉香 阿胶（炒成珠） 人参 紫苏 陈皮各半两 桑皮（微炒，气虚人减半）一两 甘草（炙）二钱半

上为细末，每服二钱，食后枣汤调下。

五味子散　治肺虚寒，理喘下气，去痰饮。务观郎中姊，忽发喘嗽，服诸药不效，得此三服遂愈。

五味子　官桂（去粗皮）　茯苓以上各一两　陈皮（去白）三分　干姜（炮）　甘草（炙）各半两

上㕮咀，每服五钱，水一大盏，煎至六分，食远热服。陈皮三分，即七钱半。

百花膏　治喘嗽不已，痰中有血。

百合（蒸焙）　款冬花各等分。

上为细末，炼蜜为丸如龙眼大，每服一二丸，食后细嚼，姜汤送下，噙化尤佳。

定喘丹　治久患咳嗽，肺气喘促，倚臭不得睡卧；齁䶎[1]久嗽，亦宜服之；累年不瘥，渐致面目浮肿者，神效。

杏仁（去皮尖，炒，别研）　马兜铃　蝉蜕（洗去土并足翅，炒）以上各一两　砒（煅，别研）二钱

上为细末，蒸枣肉为丸如葵子大，每服六七丸，临睡用苦[2]茶清放冷送下，忌热物半日。一名定喘瑞应丹。

紫金丹　治呴喘。

信石（研）一钱半　淡豉（水润去皮，研成膏）一两

上共研和丸如绿豆大，每服七丸或十丸，临睡用冷茶清送下，只一服二服，后不可喫一应物汤水之类。今以信八分，豉一两，每服二十丸。一法二件成膏，搽椀内艾熏，入生真珠末为丸服亦效。有一亲戚妇人患喘嗽，十年遍求医者，皆不效。忽有一道人货此药，谩赠[3]一服，是夜减半，数服顿愈，遂多金丐得

[1] 齁䶎（hōu hē）　呼吸鼻息之声。

[2] 苦　原书作“葱”，据《普济方》改。

[3] 赠　原书作“赎”，据《普济本事方》改。

此方。予屡用以救人，恃[1]为神异。

人参紫菀汤　治喘嗽久不愈者。

方见咳嗽门。

消渴门

消渴之证，乃水火不能既济，阴虚阳盛之病也。夫天一生水，肾实主之。膀胱为津液之腑，所以宣行肾水，上润于肺。故识者以肺为津液之脏，自上而下，三焦脏腑皆囿乎天一真水之中，《素问》以水之本在肾，末在肺者，此也。真水不竭，安有所谓渴哉？人惟淫欲恣情，酒面无节，酷嗜炙煿糟藏咸酸酢醢肥甘腥羶之属，复以丹砂五石济其私，于是炎火上熏，脏腑生热，燥气炽盛，津液干焦，渴引水浆而不能自禁矣。渴之为病有三，曰消渴，曰消中，曰消肾，分上、中、下三焦而应焉。若热气上腾，心虚受之，心火散漫，不能收敛，胸中烦躁[2]，舌赤唇红，此渴引饮，常多小便数而少，病属上焦，谓之消渴。热蓄于中，脾虚受之，伏阳蒸胃，消谷善饥，饮食倍常，不生肌肉，此渴亦不甚烦，但欲饮冷，小便数而如泔，病属中焦，谓之消中。热伏于下，肾虚受之，腿膝枯细，骨节酸疼，精走髓虚，引水自救，此渴饮水不多，随即溺下，小便多而渴，病属下焦，谓之消肾。自消肾而析之，又有五石过度之人，真气尽虚，石气独留，而肾为之虚热，阳道兴强，不交精泄，谓之强中。消渴轻也，消中甚焉，消肾又甚焉，至于强中则不可治也。然真水不生，日渐枯涸，小便或油腻，或赤黄，或泔白，或渴而且利，或渴而不利，或不渴而利，但所食之物多从小便出焉。甚而水气浸渍，溢于肌

---

〔1〕恃　原书作“特”，据《普济本事方》改。

〔2〕躁　原书作“燥”，据明刻本改。

肤则胀为肿满。猛火自炎，留于分肉，则发为痈疽，此又病之深而证之变者也。其脉数大者生，虚小者死。治法其在滋阴水，抑阳火，使肾水上升，心火下降，阴阳停匀，水火既济，三焦和平，二火守位，斯疾愈矣。

降心汤　治心火上炎，肾水不济，烦渴引饮，气血日消。

天花粉二钱　人参（去芦）　当归　远志（去心，姜汁焙）茯苓（去皮）　黄芪（蜜炙）　川芎　五味子　熟地黄　甘草（微炙）各一钱

上作一服，水二盅，枣二枚，煎至一盅，食前服。

黄芪六一汤　治诸不足，胸中烦悸，时常消渴，或先渴而欲发疮，或病痈疽而后渴者，宜服之。

黄芪（去芦，蜜炙）九钱　甘草（炙）一钱半

上作一服，用水二盅，枣二枚，煎至一盅，不拘时服。

地黄饮子　治消渴，咽干面赤烦躁。

生地黄　熟地黄　天门冬（去心）　麦门冬（去心）　人参（去芦）　黄芪（蜜炙）　石斛（去根）　枇杷叶（炙，去毛）　枳壳（麸炒）　泽泻（去毛）　甘草（炙）各一钱

上㕮咀，作一服，用水二盅，煎至一盅，食后服。

麦门冬饮子　治膈消，胸满心烦，津液短少，多为消渴病。

麦门冬（去心）二钱　五味子　瓜蒌实　生地黄　人参（去芦）　茯神（去木）　干葛　知母　甘草（炙）以上各一钱二分

上作一服，用水二盅，竹叶十四片，煎至一盅，不拘时服。

六神汤　治三消渴疾。

枇杷叶（炙，去毛）　栝楼根　黄芪　干葛　莲房　甘草各二钱

上作一服，用水二盅，煎至一盅，食前服。小便不利加茯苓。

黄芪汤　治诸渴疾。

黄芪（蜜炙）　茯苓（去皮）　栝楼根　麦门冬（去心）　生地黄　五味子　甘草（炙）各钱半

上㕮咀，作一服，用水二盅，煎至一盅，不拘时服。

人参散　治消肾善饮，而食后数小便溺者。

人参　砂仁　白术　山栀子　桔梗　瓜蒌　连翘　泽泻以上各半钱　葛根　黄芩　大黄　白茯苓　甘草（生用）　薄荷各一钱　石膏　寒水石　滑石各一钱半

上作一服，用水二盅，入蜜少许，煎至一盅，不拘时服。

天花散　治消渴。

天花粉　生地黄　麦门冬（去心）　干葛以上各二钱　五味子　甘草以上各一钱

上作一服，用水二盅，粳米百粒，煎至一盅，食远服。

和血益气汤　治消渴消中诸方，只止燥渴，殊不知足阳明胃主血所生病，手阳明大肠主津所生病。此方治口舌干，小便数，舌上赤脉。生津液，除干燥，长肌肉。

生地黄（酒浸）　黄柏（酒浸，焙）　升麻以上各一钱　杏仁（去皮尖，炒）七个　防己（酒浸，焙）　知母（酒炒）　羌活以上各半钱　桃仁（去皮尖，炒）七枚　石膏八分　黄连（酒浸）一钱　当归（酒浸）五分　麻黄三分　红花二分　柴胡四分　甘草（生用）三分（炙用）三分

上㕮咀，作一服，用水二盅，煎至八分，不拘时服。

三和甘露饮　大治消渴。有此证者，每日须进一二服。

滑石三钱　石膏二钱　知母　人参　白术　茯苓　猪苓　泽泻以上各七分半　甘草半钱

上㕮咀，用水二盅，煎至一盅，食远温服。

参芪汤　治消渴。

人参（去芦）　桔梗（去芦）　天花粉　甘草以上各一两半　黄芪（盐汤浸，炙）　白芍药各二两　白茯苓　五味子各一两半

上锉碎，每服四钱，水一盅半，煎至八分，日进四服，留滓合煎。一方有干葛、木瓜、乌梅。

止渴润燥汤　治消中，大便秘涩燥硬，兼喜温饮，阴头退缩，舌白干燥，唇口干，眼涩，黑处见浮云。

升麻一钱半　黄柏（酒浸）　当归身　荆芥穗　桃仁泥　麻仁泥　知母　防风以上各一钱　柴胡　石膏各七分　杏仁泥六个　熟地黄三分　甘草梢　小椒各三分　细辛一分　红花少许

上㕮咀，作一服，水二盅，煎至一盅，食远温服，忌辛热物。

乌梅五味子汤　治消渴，生津液。

乌梅　五味子　百药煎　巴戟（去心，酒浸）　甘草（炙）各二钱

上作一服，水二盅，煎至一盅，空心服。

加味钱氏白术散　治消中，消谷善肌。

人参（去芦）　白茯苓（去皮）　白术以上各二钱　枳壳（麸炒）　柴胡　藿香　干葛　五味子　木香　甘草（炙）各一钱

上作一服，用水二盅，煎至一盅，食远服。

人参石膏汤　治膈消，上焦燥渴，不欲[1]多食。

人参（去芦）三钱　石膏四钱　知母二钱　甘草　黄芩　杏仁以上各一钱

上作一服，水二盅，粳米一撮，煎至一盅，不拘时服。

加减八味丸　治肾水枯竭，不能上润；心火上炎，不能既济。心烦燥渴，小便频数，白浊，阴痿弱，饮食不多，肌肤渐渐如削，或腿肿、脚先瘦小。宜降心火，生肾水，其烦渴[2]顿止。

白茯苓（去皮）　牡丹皮（去骨）　泽泻（酒浸焙）各八钱　五

〔1〕欲　原书作“饮”，据《济生拔萃》改。

〔2〕渴　原书无此字，据《世医得效方》补。

味子（炒）一两半　山茱萸（取肉焙）　肉桂（去粗皮，不见火）　熟地黄（蒸焙）　山药（微炒）各二两

上各研末秤，和匀炼蜜为丸，如梧桐子大，每服五六十丸。五更初温酒，或盐汤任下，午前、晚间空腹再服。此药不惟止渴，亦免生痈疽，久服永除渴疾，气血加壮。

栝楼散　治壮盛之时，不自谨惜，恣情纵欲，年长肾气虚弱，不能房事，多服丹石，真气既尽，石气孤立，唇口干焦，精液自泄，小便赤黄，大便干实，小便日夜百十行，须当除热补虚。

天花粉　宣黄连　白扁豆　白茯苓（去皮）　寒水石　甘草节　人参（去芦）　白术（去芦）　石膏　猪苓各等分

上为细末，每服二钱，不拘时用白汤调服。

天王补心丹　宁心保神，益血固精，壮力强志，令人不忘；清三焦，化痰涎，祛烦热，除惊悸，疗咽干口燥，育养心气。

人参（去芦）　丹参（洗）　白茯苓（去皮）　酸枣仁（洗）　远志（去心）　百部（洗）　石菖蒲（去毛）　柏子仁　桔梗（去芦）　玄参　天门冬（去心）　五味子　茯神（去木）　当归　熟地黄各等分

上为细末，炼蜜为丸，每两作十丸，以金箔为衣，灯心枣汤化下，食后临卧服。和丸如梧桐子，每服五六十丸亦可。

平补丸　治消肾不渴，肌肉瘦削，小便涩数而沥，如欲渗之状。

菟丝子（酒蒸，捣焙）　山茱萸（去核，酒浸）　益智仁　当归以上各半两　川楝子（去核）　牛膝（去芦，酒浸）　胡芦巴（炒）　杜仲（去粗皮，姜汁炒）　肉苁蓉（酒浸，焙干）　巴戟（去心）各三两半　乳香二两

上为细末，用糯米糊丸如梧桐子大，每服五十丸，食前枣汤或盐汤送下。

天花粉丸 治消渴饮水多，身体瘦弱。

天花粉 人参（去芦）各等分

上为细末，炼蜜为丸如梧桐子大，每服五十丸，食前用麦门冬煎汤送下。

朱砂黄连丸 治心虚蕴热，或因饮酒过多，发为消渴。

辰砂一两 宣黄连三两 生地黄二两

上为细末，炼蜜和丸如梧桐子大，每服五十丸，食前灯心枣汤送下。

梅苏丸 治消渴，膈热烦躁[1]，最能生津液。

白梅肉 紫苏叶 乌梅肉各半两 麦门冬（去心）七钱半 百药煎三两 诃黎勒（煨，去核） 人参各一钱半 甘草（炙）一两半

上为细末，炼黄蜡汁，拌和为丸如鸡头实大，每服一丸，不拘时噙化咽津。路行可解渴。

肉苁蓉丸 治消渴尿脂，小便如泔。

肉苁蓉（酒浸，焙） 地骨皮 泽泻 五味子 巴戟（去心） 当归（酒浸，焙） 韭子 熟地黄（焙） 牡丹皮 白龙骨 甘草（炙）各一两 磁石（火煅，醋淬七次） 赤石脂 人参以上各一两半 禹余粮（煅）七钱半 桑螵蛸（炙）十四枚

上为细末，炼蜜为丸如梧桐子大，每服二十丸，用牛乳或白汤送下，日进三服。

茯菟丹 治三消渴通用，亦治白浊。

白茯苓五两 菟丝子（酒浸三宿，蒸，研细作饼，焙干）一十两 五味子七两 石莲肉三两

上为细末，用山药末六两打糊，搜和捣三五百杵，丸如梧桐子大，每服五十丸，食前用米饮汤送下。

玉泉丸 治烦渴口干。

---

〔1〕躁 原书作“燥”，据明刻本改。

麦门冬（去心） 人参（去芦） 茯苓（去皮） 黄芪（半生半蜜炙） 乌梅肉（焙） 甘草以上各一两 天花粉 干葛以上各一两半

上为细末，炼蜜为丸如弹子大，每服一丸，不拘时，细嚼用白汤送下。

梅花聚香汤 治消渴饮水至石斗，病极者可服之即愈。

天花粉 乌梅肉 枇杷叶 麦门冬 五味子 瓜蒌实 人参 黄芪 干葛以上各一两 檀香半两

上为细末，每服三钱，熟水调下，随意不时服之。

黄连猪肚丸 治消渴强中。

黄连 粱[1]米 栝楼根 茯神各四两 麦门冬（去心） 知母各二两

上为细末，内猪肚中，缝定置甑中蒸极烂，取出药，捣猪肚为膏，和药再少入蜜，杵千余下，丸如梧桐子大，每服五十丸，人参汤送下，米饮亦得。一方加生地黄、干葛；一方去知母、粱米，用小麦。

神仙减水法 治三焦虚热，三消渴疾，日夜饮水无度。此药主之，不可轻易，其效如神。

人参（去芦） 天花粉 知母 宣黄连 苦参 麦门冬（去心） 浮萍（照水晒干） 白扁豆 黄芪各一两 黄丹二钱

上为细末，每服二钱，新汲水调下，妙不可言。

遗精白浊门

夫精者，五脏六腑皆有，而肾为都会关司之所，又听命于心焉。《经》云：阴平阳秘，精神乃治，阴阳离决，精气乃竭。若

---

〔1〕粱 原书作“梁”，据明刻本改。

肾水衰弱，心火妄动，然后遗精之病生焉。盖遗精之症有四：一曰梦中交而遗者，乃心虚神交也；二曰下元虚败，精不禁而遗者，乃肾虚精滑故也；三曰壮年气盛，久节房欲，经络壅滞而遗者，乃旷夫满而溢也；四曰情动于中，所愿不得而遗者，乃为情不遂欲而泄也。若夫壮年气盛及情动于中者，但舒其情自愈，虽不饵药可也。至若梦中交泄，则当治其心；肾虚精滑，则当固其真，斯治之要也。

至如赤白浊者，由肾水虚少，膀胱火盛，小便去涩，所以成浊也。盖因思虑过度，嗜欲无常，俾心肾不交，精元失守，以为赤白二浊之患焉。赤浊者为心虚有热，由思虑而得之；白浊者为肾虚有寒，因嗜欲而致也。刘河间又谓白浊亦属乎热，如清水作汤则有白脚，夏热则水浑浊，冬寒则水澄清，此理亦或然也。

虽然遗精、白浊皆由心肾不交，相火妄动而得，惟所出之路非为一途，其可一例言之。盖遗精则自精气道中而出，赤白浊则于小便尿孔中出，所以不同也。其浊澄定脚有浑浊，其状漩面，或如油，或如膏糊，或有五色光彩，多则渐渐令人虚损而成痨也。治法：浊而赤者，清其心；浊而白者，温其经，顺其气而调其荣。善养生者，存其神而安其心，节其欲而保[1]其精，使水火既济，心肾平宁，则斯患不作，而复保其长生矣。

加味清心饮　治心中客热烦躁[2]，赤浊肥脂。

白茯苓（去皮）　石莲肉各一钱半　益智仁　远志（去心，姜炒）　麦门冬（去心）　人参（去芦）　石菖蒲　车前子　白术　泽泻　甘草（炙）以上各一钱

上作一服，用水二盅，灯心二十茎，煎至一盅，食前服。有热加薄荷少许。

---

〔1〕保　原书作“宝”，据明·天启乙丑本改。
〔2〕躁　原书作“燥”，据明·天启乙丑本改。

龙齿补心汤　治诸虚不足，虚热潮来，心神惊惕，睡卧不宁，小便油浊。

龙齿（煅碾）　人参（去芦）　熟地黄（洗焙）　当归（酒浸，焙）　桔梗（去芦）　酸枣仁（炒）　白茯苓（去皮）　茯神（去木皮）　肉桂（去粗皮）　麦门冬（去心）　绵黄芪（蜜炙）　远志（去心，姜汁拌炒）　枳壳（麸炒）　半夏曲　白术以上各一钱　甘草（炙）半钱

上作一服，用水二盅，生姜三片、粳米一撮，煎至一盅，不拘时服。

分清饮　治思虑过度，清浊相干，小便白浊。

益智仁（泔浸一宿）　石菖蒲（去毛）　白茯苓　乌药　川萆薢各二钱　甘草（炙）八分

上㕮咀，作一服，用水二盅，入盐少许，煎至八分，食前服；或为末，每服二钱，用盐汤调服亦可。

益智汤　治肾经虚寒，遗精白浊，四肢烦倦，时发蒸热。

鹿茸（去毛，酥炙）　巴戟（去心）　肉苁蓉（酒洗）　益智仁　熟地黄（酒浸）　附子（炮，去皮脐）　桂心　山茱萸（去核）　白芍药　防风（去芦）　枸杞子　牛膝（酒浸）　甘草（炙）各一钱

上㕮咀，作一服，用水二盅，生姜三片、盐一捻，煎至一盅，空心服。

小温金散　治心虚，触冒暑热，旋下或赤或白，淋沥不行，时烦自汗。

人参（去芦）　石莲肉（去心）　巴戟天（去心）　益智仁　黄芪（蜜炙）　萆薢（酒浸炒）　麦门冬（去心）　赤茯苓（去皮）　甘草（炙）各一钱

上㕮咀，用水二盅，灯心十根、枣一枚，煎至八分，食前服。

清心莲子饮 治心中发热烦躁，思虑忧愁抑郁，小便白浊，或有沙膜，夜梦走泄，遗沥涩痛便赤；如或酒色过度，上盛下虚，心火炎上，肺金受克，故口干燥，渐成消渴，四肢倦怠；男子五淋，妇人带下赤白，五心烦热。此药温平清心，养神秘精，神效。

黄芩 麦门冬（去心） 地骨皮 车前子各钱半 甘草（炙）一钱 白茯苓（去皮） 黄芪（蜜炙） 石莲肉（去心） 人参各二钱半

上㕮咀，分二服，每服用水二盅，煎至八分，食前服。热多加柴胡、薄荷各一钱半。

芡实丸 治思虑伤心，疲劳伤肾，心肾不交，精元不固，面少颜色，惊悸健忘，梦寝不安，小便赤涩，遗精白浊，足胫痠疼，耳聋目昏，口干脚弱。

芡实（蒸，去壳） 莲花须各二两 茯神（去木） 山茱萸（取肉） 龙骨（生用） 五味子 韭子（炒） 肉苁蓉（酒浸） 熟地黄（酒蒸焙） 紫石英（煅七次） 牛膝（去苗，酒浸焙） 枸杞子各一两

上为细末，酒煮山药糊为丸，如梧桐子大，每服七十丸，空心用盐酒或盐汤送下。

金锁正元丹 治真气不足，元脏虚弱，饮食减少，恍惚多忘，气促喘乏，夜多异梦，心忪盗汗，小便滑数，遗精白浊；一切元脏虚冷之病，并宜治之。

五味子[1] 茯苓各八两 紫巴戟（去心）十六两 补骨脂（酒炒）十两 肉苁蓉（洗，焙干） 胡芦巴（炒）各一斤 龙骨 朱砂（另研）各三两

上为细末，酒糊为丸如梧桐子大，每服十五丸至二十丸，空

〔1〕 五味子 原书为“五倍子”，据《普济方》改。

心温酒、盐汤任下。

秘真丸 治思想无穷，所愿而不得，意淫于外，入房太甚，则发筋痿、白淫，随溲而下，余沥不止，精气不固，夜梦遗泄，立效。

龙骨（另研）一两 诃子（去核，大者）五个 砂仁五钱 辰砂（为衣）一钱半

上为细末，米糊为丸如绿豆大，每服十五丸，渐加至二三十丸，空心温酒送下，临睡用白汤送下。

瑞莲丸 治思虑伤心，便下赤浊。

白茯苓（去皮） 石莲肉（去心，炒） 龙骨（生用） 天门冬（去心） 麦门冬（去心） 柏子仁（炒，另研） 紫石英（火煅，研细） 远志（甘草水煮，去心） 当归（酒浸） 酸枣仁（炒） 龙齿以上各一两 乳香（另研）半两

上为细末，炼蜜为丸如梧桐子大，以朱砂为衣，每服七十丸，空心用温酒，或枣汤送下。

心肾丸 治水火不既济，心下怔忪，夜多盗汗，便赤梦遗。

牛膝（去苗，酒浸） 熟地黄 肉苁蓉（酒浸）二两 菟丝子（酒蒸）三两 鹿茸（去毛，酥炙） 附子（炮，去皮脐） 人参（去芦） 黄芪（去芦，蜜炙） 五味子 茯神（去木） 山药（炒） 当归（去芦，酒浸） 龙骨（煅） 远志（用甘草水煮，剥去心，姜汁炒）各一两

上为细末，酒煮糊为丸如梧桐子大，每服七十丸，空心用枣汤送下。

锁精丸 治精滑不禁。

川独活 川续断 谷精草 石莲肉（去壳） 干菱米 金樱子 白茯苓 川楝子（酥炒） 木猪苓 小茴香 干藕节 生鸡

头（去壳） 莲心[1] 紧龙骨（五色者）各等分

上为细末，用鸡子清为丸如梧桐子大，每服四五十丸，空心用盐汤送下，以干物压之。

香茸丸 滋补精血，益养真元。治下焦阳竭，脐腹疞痛，饮食减少，目视䀮䀮[2]，夜梦鬼交，遗泄失精，肌肉消瘦。

鹿茸 麋茸（二味俱用火烂去毛，酥炙）各二两 麝香（别研）半两 沉香 五味子 白茯苓（去皮） 白龙骨（火煅） 肉苁蓉（酒浸一宿，切焙干） 五味各一两

上为细末，和匀，用熟地黄三两焙干为细末，以酒二升熬成膏子，搜药入臼内捣千杵，如硬更入酒少许，丸如梧桐子大，每服五十丸，空心温酒、盐汤任下。

紫石英丸 治虚劳梦与鬼交，失精虚竭至甚。

紫石英（细研，水飞） 桑螵蛸（微炒） 人参（去芦） 柏子仁（去壳，别研） 龙骨以上各二两 朱砂（细研，水飞） 肉苁蓉（酒浸一宿，刮去皱皮，炙干）各一两 麝香（细研）半两

上为细末，入别研药令匀，炼蜜和捣二三[3]百杵，丸如梧桐子大，每服二十丸，食前用温酒送下。

威喜丸 治精气不固，梦泄白浊。

白茯苓（去皮切作块，以猪苓一分同放于磁器内，用水煮至二十余沸，取出焙干，研为细末）四两 黄蜡四两

上将黄蜡熔化，搜和茯苓末为丸如弹子大，空心细嚼，满口生津，徐徐咽津，服以小便清为度。仍忌食醋。

---

〔1〕心 原书作“蕊（rǔi）”，据《瑞竹堂经验方》改。
〔2〕䀮䀮 原书作“茫茫”，据《普济方》改。
〔3〕三 原书作“二”，据明·天启乙丑本改。

诸 淋 门

淋者，小便淋沥涩痛，因肾虚而膀胱生热也。夫水火不交，心肾气郁，遂使阴阳乖舛，清浊相干，蓄[1]在下焦，故膀胱受病焉。膀胱为州都之官，津液藏焉，气化则能出矣。若风寒湿热之邪客于胞中，则不能化而出，故有五淋之证焉。夫五淋者，谓气淋、石淋、血淋、膏淋、劳淋是也。气淋为病，小便涩而常有余沥也。石淋者，茎中痛，尿不得卒出，出则有沙石也。膏淋者，尿似脂膏而出也。劳淋者，劳伤即发，痛引气冲也。血淋者，遇热即发，小便涩痛而溺血也。

治法：并用流行滞气、疏利小便、清解邪热。其于调平心火，又三者之纲领焉。心清则小便自利，心平则血不妄行。最不可过用补剂。盖气得补而愈胀，血得补而愈涩，热得补而愈盛，水窦不行，加之谷道闭遏，未见其有能生者也。然而肾气虚弱，囊中受寒，亦有夹冷而小便淋涩者。其状先寒战而后溲便，盖冷气与正气交争，冷气胜则寒战而成淋，正气胜则寒战解而得便溺也。治之当逐散寒邪，扶养正气则自平矣。其余癃闭涩痛皆一类也，临病之际当详审焉。

八正散 治心经蕴热，脏腑秘结，小便赤涩，癃闭不通，及热淋、血淋并皆治之。

大黄 瞿麦 萹蓄 车前子 木通 山栀 甘草各一钱 滑石（研）二钱

上㕮咀，用水二盅，灯心二十茎，煎至一盅，食前服。一方加木香一钱尤佳。

立效散 治热结淋闷，作痛尿血。

---

〔1〕蓄 原书作“畜”，据《普济方》改。

甘草（炙） 山栀子各二钱 瞿麦四钱

上㕮咀，作一服，用水二盅，生姜三片、葱三根、灯心五茎，煎至一盅，食前服。

清心莲子饮 治上盛下虚，心火炎上，口苦咽干，烦渴微热，小便赤涩，淋闷不通。

方见遗精白浊门

石韦散 治肾气不足，膀胱有热，水道不通，淋沥不出。脐腹急痛，蓄作有时，劳倦即发，或尿如豆汁，或出沙石，并皆治之。

石韦 葵子 木通 瞿麦 芍药 白术 滑石以上各一钱半 当归（去芦） 甘草 王不留行以上各一钱

上作一服，用水二盅，煎至一盅，食前服；或为末，每服一钱，用小麦煎汤调服。

海金沙散 治小便淋沥，及下焦湿热，气不施化，或五种淋疾，癃闭不通。

海金沙（研） 木通 滑石 瞿麦穗 通草以上各一钱半 杏仁（去皮尖，麸炒）二钱

上作一服，用水二盅，灯心二十茎，煎至一盅，食前服。

五淋散 治膀胱有热，水道不通，淋沥不止，脐腹急痛，或尿如豆汁，或如沙石，膏淋、尿血并宜服之。

山茵陈 淡竹叶各一钱 木通 滑石 甘草（炙）各一钱半 山栀子（炒） 赤芍药 赤茯苓各二钱

上㕮咀，作一服，用水二盅，煎至一盅，食前服。

导赤散 治心虚蕴热，小便赤淋，或成淋痛。

生地黄四钱 木通三钱 甘草三钱

上作一服，用水二盅，竹叶十片，煎至一盅，不拘时服。

清肺饮子 治渴而小便不利，邪热在上焦气分也。

茯苓（去皮） 猪苓（去皮） 泽泻各二钱 车前子（炒）

琥珀 木通 瞿麦 萹蓄各一钱 通草 灯心各半钱

上作一服，用水二盅，煎至一盅，食远服。

木香汤 治冷气凝结，小便淋沥作痛，身体寒冷。

木香 木通 槟榔 当归 舶上茴香（炒） 青皮（去穰） 泽泻 赤芍药 辣桂 橘红 甘草（炙）各一钱

上作一服，用水二盅，生姜三片，煎至一盅，食前服。

参苓琥珀汤 治小便淋沥，茎中痛不可忍，相引胁下痛。

人参五分 茯苓（去皮）四钱 琥珀 当归梢 柴胡 泽泻以上各三分 延胡索七分 川楝子（去核炒） 甘草（生用）各一钱

上㕮咀，作一服，用长流水三盏，煎至一盏，去柤，食前服。数服大效。

榆皮散 治小便卒暴淋涩不通。

榆白皮（洗） 瞿麦穗 栀子仁 郁李仁（去皮尖、炒） 赤茯苓（去皮） 鸡苏叶 木通各一钱

上㕮咀，作一服，用水二盅，煎至八分，不拘时服。

沉香散 治膏淋，脐下妨闷，不得快利。

沉香 陈皮（去白） 黄芪各七钱半 瞿麦三两 榆皮 韭子（炒） 滑石各一两 黄芩 甘草（炙）各半两

上为细末，每服二钱，食前米饮调下。

瞿麦汤 治气淋涩滞。

瞿麦穗 黄连（去须） 大黄（蒸） 枳壳（去穰，麸炒） 当归（切，焙） 羌活（去芦） 木通 牵牛 延胡索 桔梗 大腹皮 射干 桂心（去粗皮）以上各一两半〔1〕

上㕮咀，每服四钱匕，水一盏半，生姜七片，煎至八分，去滓，不拘时温服。

益原散 治心经蕴热，及伤暑小便赤涩，痛闭作淋，烦渴口

---

〔1〕以上各一两半 本句原在“射干”后，今据《普济方》改。

干，并宜服之。

滑石（另研）六两 甘草一两

上为细末，每服三钱，用灯心煎汤，食前调下。

神效琥珀散 治石淋，水道涩痛，频下沙石。

琥珀 桂心 滑石 大黄（微炒） 葵子 腻粉 木通 木香（不见火） 磁石（煅红酒淬七次，细研水飞过）各半两

上为细末，每服二钱，食前用灯心葱白汤调下。

火府丹 治心经蕴热，赤涩淋痛。

木通 黄芩各一两 生地黄二两

上为细末，炼蜜为丸如梧桐子大，每服五十丸，木通煎汤送下。

石燕丸 治小便渗痛不可忍，出沙石而后方通。

石燕子（烧红水淬二次，研细） 滑石 石韦（去毛） 瞿麦穗各等分

上为末，面糊为丸如梧桐子大，每服五十丸，瞿麦、灯心煎汤送下，日三次。

五苓散 治伏暑积热，小便赤涩如淋。

方见中暑门。

王不留行散 治热淋疼痛不止。

王不留行 车前子 木通以上各一两 葵子 滑石各一两半 当归（微炒） 蒲黄 赤芍药 甘遂（煨） 桂心各半两

上为细末，每服一钱，食前用粥饮调服。

菟丝丸 治膏淋。

菟丝子（去尘土，水淘酒浸，控干蒸捣，焙） 桑螵蛸（炙）各半两 泽泻一分

上为细末，炼蜜为丸如梧桐子大，每服二十丸，空心用清米饮送下。

地黄丸 治肾虚劳，膀胱结淋涩。

生地黄（切，焙）　黄芪各一两半　防风（去叉）　远志（去心，甘草水煮）　茯神（去木）　鹿茸（酥炙去毛）　黄芩（去黑心）　瓜蒌以上各一两　人参一两一分　石韦（去毛）　当归（炮）各半两　赤芍药　戎盐（研）　蒲黄　甘草（炙）各三分　车前子　滑石各二两

上为细末，炼蜜和丸如梧桐子大，每服二十丸，食前温酒送下，或盐汤亦可。

通滑散　治热结小便赤涩不通，水道中痛，尿即号啼。

滑石一两　通草七钱半　冬葵子　赤茯苓　车前子　黄芩各半两

上为细末，每服半钱或一钱，食前温热水调下。

当归汤　治血淋及五淋等疾。

当归（去芦）　淡竹叶　灯心　竹萎蕤[1]　红枣　麦门冬　乌梅　木龙（一名野葡萄藤）　甘草

上各等分，锉碎煎汤作熟水。患此疾者多渴，随意饮之。

槟榔散　治冷淋，腹胁胀满，小肠急痛。

槟榔　木香（不见火）　当归（炒）以上各半两　母丁香　桂心各一分　龙脑（细研）一钱　猪苓（去黑皮）一两

上为细末，每服一钱，不拘时，生姜葱汤调服。

生附散　治冷淋，小便秘涩，数起不通，窍中疼痛，憎[2]寒凛凛。多因饮水过度，或为寒泣，心虚气耗，皆有此证。

附子（生用，去皮脐）　滑石各半两　瞿麦　半夏（汤泡七次）　木通各三分

上为末，每服二大钱，水二盏，生姜七片、灯心二十茎、蜜半匙，煎七分，空心服。

泽泻散　治冷淋，小便涩痛胀满。

泽泻　鸡苏　石韦（去毛，炙）　赤茯苓（去皮）　蒲黄　当

---

〔1〕萎蕤　原书作“园荽”，据《普济方》改。
〔2〕憎　原书作“增”，据明·天启乙丑本改。

归（切，焙） 琥珀（另研） 槟榔以上各一两 枳壳（去穰，麸炒） 桑螵蛸（炒）各半两 官桂（去粗皮）三分

上为细末，每服二钱匕，不拘时用冬葵子煎汤调服，或木通煎汤调亦可。

卷之七

五 疸 门

夫疸者，谓湿与热郁蒸于脾，面目肢体为之发黄是也。疸之名有五：一曰黄汗者，身体俱肿，汗出不渴，其汗能染衣，黄如柏汁。此由脾胃有热，汗出为风所闭，热结于中，其汗黄也。二曰黄疸，食已即饥，遍身俱黄，但欲卧，小便涩黄，憎寒壮热。此酒面炙煿蕴热瘀滞而得也。三曰谷疸，食毕即头眩，心中怫郁不安，遍身发黄。此脾胃有热，因大饥过食，有伤胃气所致也。四曰酒疸，身目俱黄，心中懊痛，足胫满，小便黄，面发赤斑。此由饥中饮酒，大醉当风入水所致也。五曰女劳疸，大劳淫欲，大热交接，衽席未几，遽就浴室，以致发热恶寒，小腹满急而身目俱黄也。五者之证虽不同，而其为黄则一也，原其所自，未有不由湿热而致者也。湿也，热也，又岂无轻重之别乎？湿气胜则如薰黄而晦，热气胜则如橘黄而明。盖脾主肌肉，土色本黄，湿热内蒸，或重或轻，自然见于外矣。自其湿热瘀而伤血，此又为血证发黄。何以明之？疸证之黄，小便不利；血证之黄，小便自利耳。夫脾受湿热郁而不行，亦多有腹胀之候。

治法大要，疏导湿热于大小便之中，如茵陈、五苓、黄连、三黄之剂皆要药也。然又单阳无阴，病势已极，疸而不渴，犹为可疗；疸而复渴，其或腹膨，则为难治矣。甚者，寸口无脉，鼻出冷气，与夫形如烟薰，摇头直视为心绝；环口黧黑，柔汗发黄为脾绝。虽遇卢扁，亦将不救，孰谓黑疸其可疗乎？

加减五苓散　治饮食、伏暑郁发为疸，烦渴引饮，小便不利。

茵陈　猪苓（去皮）　白术　赤茯苓（去皮）　泽泻各二钱

上㕮咀，作一服，用水二盅，煎至一盅，食前服。一方有桂心七分。

葛根汤　治酒疸。

干葛三钱　山栀仁　枳实（麸炒）　豆豉以上各二钱　甘草（炙）一钱

上作一服，用水二盅，煎至八分，不拘时服。

秦艽饮子　治五疸，口淡咽干，发热微寒。

秦艽　当归（酒浸）　芍药　白术　官桂　茯苓（去皮）　熟地黄（酒蒸）　陈皮　小草　川芎　半夏（汤泡）　甘草（炙）各一钱

上作一服，用水二盅，生姜五片，煎至八分，不拘时服。

山茵陈散　治疸证发热，大小便秘涩。

山茵陈　栀子各二钱　赤茯苓　枳实各一钱半　葶苈　甘草各一钱

上作一服，用水二盅，生姜三片，煎至一盅，食前服。

加味四君子汤　治色疸。

人参　白术　白茯苓　白芍药　黄芪（炙）　白扁豆（炒）各二钱　甘草（炙）一钱

上作一服，用水二盅，生姜五片、红枣二枚，煎至一盅，不拘时服。

茵陈汤　治时行瘀热在里，郁蒸不散，通身发黄。

茵陈一两　大黄三钱　栀子仁一钱半

上作一服，用水二盅，煎至一盅，不拘时服。

当归白术汤　治酒疸发黄，心胸坚满，不进饮食，小便黄赤，其脉弦涩。

当归　黄芩　茵陈　甘草（炙）以上各一钱　白术二钱　半夏（汤泡）　杏仁（去皮尖，麸炒）　枳实（麸炒）　前胡各一钱半　茯苓二钱

上作一服，用水二盅，生姜三片，煎至一盅，食远服。

白术汤　治酒疸因下后变为黑疸，目青面黑，心下如啖蒜虀状，大便黑，皮肤不仁，其脉微而数。

白术　桂心各二钱　豆豉　枳实（麸炒）　干葛　杏仁（去皮尖，炒）　甘草（炙）各一钱

上㕮咀，作一服，用水二盅，煎至一盅，食前服。

桂枝加黄芪汤　治黄汗身肿，汗出已，辄轻，久久必身瞤[1]，胸中痛，腰以下无汗，其腰弛痛，如有物在皮中，剧者不能饮食，烦躁，小便不利。

桂枝二钱　芍药三钱　甘草（炙）一钱　黄芪三钱

上作一服，水二盅，生姜五片、红枣三枚，煎至一盅，食远服，仍饮热粥，以助药力。

茵陈散　治黄疸食已即饥，身体、面目、爪甲、牙齿及小便悉黄，寒热，或身体多赤多青。皆由酒食过度，为风湿所搏，热气郁蒸而成。

茵陈　木通　大黄（炒）　栀子各一两　石膏二两　瓜蒌一个　甘草（炙）半两

上㕮咀，每服五钱，水一盏半，生姜五片、葱白一茎，同煎至八分，去柤，不拘时服。大小便秘加枳实、赤茯苓、葶苈。又有伤寒，瘀血不解，郁发于表，发为黄疸，其脉浮紧，当以汗解，独煎麻黄汤饮之。

黄芪汤　治黄汗身体肿，发热不渴，汗出染衣黄色。

黄芪（去芦，蜜炙）　赤芍药　茵陈蒿各二两　石膏四两　麦

---

〔1〕瞤　原书作“润”，据《金匮要略方论》改。

门冬（去心）　淡豉各一两　甘草（炙）半两

上㕮咀，每服五钱，用水一盏，生姜三片、竹叶十四片，煎至七分，去柤，食前服。

滑石散　治女劳疸。

滑石一两半　白矾（火枯）一两

上为细末，每服二钱，用大麦粥汤食前调服，以小便出黄水为度。

嚐药瓜蒂散　治黄疸，遍身如金色。累效。

瓜蒂二钱　母丁香一钱　黍米四十九粒　赤小豆半钱

上为细末，每夜用少许吹两鼻孔内，嚐入便睡，明日取下黄水，次服黄连散。

黄连散　治黄疸，大小便秘涩，脏腑壅热。

黄连　大黄（好醋拌炒）各二两　黄芩　甘草（炙）各一两

上为极细末，每服二钱，食后温白汤调下，日三服。

犀角散　治急黄，心膈烦躁，目赤痛。

犀角屑　黄芩　升麻　栀子仁以上各一两　茵陈　朴硝各二两

上㕮咀，每服五钱，水一盏，竹叶三七片，煎至六分，去柤，不拘时服。

紫金丸　治脾胃食积结块，令人四肢怠惰，身面俱黄，肚腹膨胀，俗名黄胖病。此药能理脾胃，消积聚，退黄去胀，进饮食。

针砂（银锅内醋炒赤色，研）　紫金皮（酒浸）　香附子（炒）　三棱（煨）　苍术（米泔浸，焙）　陈皮　青皮　厚朴（制）　砂仁各一两

上为细末，面糊为丸如梧桐子大，每服三十丸，食前白汤送下，或酒或川椒汤亦可，忌鲨鱼、牛肉等物。

大温中丸　治食积、黄肿病。

陈皮　苍术（米泔浸）　厚朴（制）　三棱（煨）　蓬莪（煨）

青皮各五两　香附子一斤　甘草二两　针砂（醋炒红）三两

上为细末，醋糊丸如梧桐子大，每服五十丸，空心姜汤下，午后盐汤下，临睡温酒下。

金黄丸　治酒积、食积，诸积面黄，疸积硬块。

荆三棱　牵牛各二钱半　巴豆（去油）四十九粒　黍米粉　香附子各半两　泽泻一钱半

上为细末，用栀子煎汤和丸如绿豆大，每服三丸至五丸，食远用白汤送下。

谷疸丸　专治谷疸。

苦参三两　龙胆草一两　牛胆（取汁）一个

上为细末，用牛胆汁入少炼蜜和丸如梧桐子大，每服五十丸，空心熟水，或生姜、甘草煎汤送下。

治黄疸效方　用生萝卜子焙为末，白汤调下，日三服，不拘时，每服二钱。

脚气痿痹门

脚气之疾，《内经》名为厥病，至汉名为缓风，宋、齐之后始谓之脚气。名虽不同，其实一也。所得之由，皆因脾肾两经虚弱，坐卧行动之间而为风寒暑湿之气所干，流注而成此疾。得病之始，多不令人便觉，会因他病乃始发动，或奄然大闷，经三两日方觉之。先从脚起，或缓弱疼痹，行起忽倒；或胫肿满；或足膝枯细；或心中忪悸，小腹不仁，大小便秘涩；或举体转筋，骨节痠疼；或恶闻食气，见食吐逆；或胸满气急，壮热憎[1]寒，传足六经，外证与伤寒类焉，但卒然脚痛为异耳。其为候也不一，治法当究其所自来。若寒中三阳，所患必冷；暑中三阴，所

〔1〕憎　原书作“增”，据明刻本改。

患必热。脉浮而弦者，起于风；濡而弱者，起于湿；洪而数者，起于热；迟而涩者，起于寒也。风者汗之，湿者燥之，热者清之，寒者温之，又当随四时表里虚实而治之。切不可用补剂及汤淋洗，此医家之大戒也。盖补则气实，多致不救；淋洗则邪毒入内，亦难治矣。治之不早，使毒气入腹，冲心攻筑作痛，喘满上气，呕吐异常。此则渐致倾危，其可忽耶？

若夫痿者，谓足痿弱不能行也。《经》云：肺热叶焦，传于五脏，因肺热脾虚相搏而为足痿躄也。《难经》云：骨痿，不能起于床者是也。治痿之法，当补肾水，泻心火则愈矣。何以言之？盖补肾水则心火自降，而肺金不虚；泻心火则肺金自清，而肝木不实；肝木不实则脾不受伤，心火不盛则肺不燥热。治痿之法无出于此矣。

至于痹者，亦有五种：谓筋痹、脉痹、肌痹、皮痹、骨痹是也。此病多由体虚之人，腠理空疏而为风寒湿三气所侵，不能随时驱散，流注经络，久而为痹。其为病也，寒多则掣痛，风多则引注，湿多则重着。其病在筋者，屈而不伸，应乎肝，其证夜卧多惊，饮食少，小便数。其病在脉者，则血凝而不流，应乎心，其证令人痿黄，心下鼓气，卒然逆喘不通，嗌干善噫。其病在骨者，则重而不能举，应乎肾，其证手足不遂而多痛，心腹胀满。其病在皮者多寒，遇寒则急，遇热则纵，应乎肺，其证皮肤无所知觉，气奔喘满。其病在肌者多不仁，应乎脾，其证四肢懈怠，发咳呕吐。诊[1]其脉大而涩，或来急而紧，俱为痹之候也。治法，当视其所感风寒湿三气注于何部分，其表里须从偏胜者主以药饵。又有停蓄支饮亦令人痹，当随证治之。至如白虎历节，遍身疼痛者，无非风寒湿三气乘之也。若饮酒当风，汗出入水，亦成斯疾。久而不愈，令人骨节蹉跌，恐为癫痫之病。

---

〔1〕诊 原书作“胗”，据明刻本改。

治疾者，诚心辨别脚气、痿、痹之证，则庶乎其不差矣。

槟苏散　治风湿脚气疼痛。疏通气道。

槟榔　木瓜各一钱半　香附子　紫苏各三钱　陈皮　甘草各一钱

上作一服，用水二盅，生姜五片、葱白二根，煎至一盅，食前服。

乌药平气汤　治脚气上攻，头目昏眩，脚膝酸疼，行步艰苦，气不和，喘满迫促，并皆治之。

乌药　茯神（去皮、木）　白芷　当归（去芦）　白术　五味子　川芎　紫苏子　人参　木瓜　甘草（炙）各一钱

上作一服，用水二盅，生姜三片、枣二枚，煎至一盅，食前服。

神秘左经汤　治风寒暑湿流注足三阳经，手足拘挛疼痛，行步艰难，憎[1]寒发热，自汗恶风，头眩腰重，关节掣痛，大小便秘涩，或腹痛、呕吐、下利，两脚顽麻，并皆治之。

麻黄（去节）　干葛　细辛　厚朴（去皮，姜制）　茯苓（去皮）　防己　羌活　枳壳（麸炒）　防风（去芦）　麦门冬（去心）　黄芩各一钱　肉桂（去粗皮）　柴胡（去芦）　半夏（汤泡）　小草　白姜（炮）　甘草（炙）各五分

上作一服，用水二盅，生姜三片、枣二枚，煎至一盅，空心服。自汗加牡蛎、白术，去麻黄；肿满加泽泻、木通；热甚无汗加干葛、橘皮、前胡；腹痛吐利，去黄芩加芍药及炮附子；大便秘加大黄、竹沥；喘满加杏仁、桑白皮、紫苏。凡有此病参详，逐一加减，无不愈者。

苍术散　治一切风寒湿热令足膝痛，或赤肿，骨间作热痛，及腰膝臀髀大骨疼痛，令人痿躄；一切脚气，百用百效。

---

〔1〕憎　原书作“增”，据明刻本改。

苍术（用米泔浸一日夜，盐炒） 黄柏（去粗皮，酒浸一日夜，炙焦）各五钱

上㕮咀，作一服，用水二盅，煎至一盅，食前服，日进二三服。

羌活导滞汤 治脚气初发，一身尽疼，或肢节肿痛，便溺阻隔。先用此药导之，后用当归拈痛汤。

羌活 独活 当归以上各一钱 防已一钱半 大黄四钱 枳实（炒）一钱

上作一服，水二盅，煎至一盅，食前服。

当归拈痛汤 治湿热为病，肢节烦疼，肩背沉重，胸膈不利，及遍身疼痛，下注足胫肿痛不可忍。

方见腰胁痛门

加味败毒散 治三阳经脚气流注，脚踝上焮热赤肿，寒热如疟，自汗恶风，或无汗恶寒。

羌活 独活 柴胡（去芦） 前胡（去芦） 枳壳（麸炒） 桔梗（去芦） 人参（去芦） 茯苓（去皮） 川芎 甘草（炙）以上各一钱 苍术（米泔水浸，炒） 大黄（蒸）各二钱

上作一服，水二盅，生姜五片，煎至一盅，食前服。皮肤瘙痒赤疹加蝉蜕煎服。

清燥汤 治湿热成痿，以燥金受湿热之邪，绝寒水生化之源。绝则肾亏，痿厥之病大作，腰以下痿软瘫痪，不能动履者宜服。

方见中湿门

温肾汤 治面色痿黄，脚痿弱无力，阴汗出。

麻黄 柴胡各六分 白术 黄柏（酒炒） 猪苓 白茯苓（去皮） 升麻以上各一钱 防风（去芦） 苍术各一钱半 泽泻二钱

上作一服，水二盅，煎至一盅，食前热服，候一时方可饮食。

独活汤　治脚痹。

独活二钱　干姜（炮）一钱半　大豆五十粒　附子（去皮脐，炮）　当归　防风（去芦）　茯苓（去皮）　芍药　黄芪　葛根　人参（去芦）　甘草各一钱

上作一服，用水二盅，酒半盅，煎至一盅，食前服。

导气饮　治寒湿脚气，肿赤疼痛，心腹膨胀，头面手足浮肿，身体腰背疼痛，并皆治之。

羌活　独活　木瓜　薏苡仁　青皮　陈皮　枳壳　桑白皮　紫苏　槟榔　木通　大腹皮　赤茯苓　大腹子　青木香　甘草各一钱

上作一服，用水二盅，煎至一盅，食前服。有热加大黄，湿[1]加苍术。

紫苏散　治风毒脚气，脚重虚肿。

紫苏　木通　桑皮　小茴香（炒）各八分　枳壳一钱七分　羌活　独活　荆芥　木瓜　青皮　甘草（炙）各五分　大腹子一钱二分

上作一服，用水二盅，生姜三片、葱白一茎，煎至八分，空心温服。

桑白皮散　治脚气盛发，两脚浮肿，小便赤涩，腹胁胀满，气急坐卧不得。

桑白皮　郁李仁各一钱　赤茯苓二钱　木香（不见火）　防风　大腹子各五分　紫苏子（炒）　木通　槟榔　青皮各七分半

上作一服，用水二盅，生姜三片，煎至八分，食远温服。

藿香养胃汤　治胃虚不食，四肢痿弱，行立不能，皆由阳明经虚，宗筋无所养，遂成痿躄。

藿香　白术　神曲　白茯苓　乌药　砂仁　半夏曲　薏苡仁

〔1〕湿　原书作“寒”，据《普济方》改。

人参以上各一钱半　甘草（炙）　荜澄茄各一钱

上作一服，用水二盅，生姜五片、枣二枚，煎至一盅，不拘时服。

补肝汤　治前阴如冰冷并阴汗，两脚痿软无力。

黄芪一钱半　人参（去芦）　干葛　白茯苓（去皮）　猪苓　升麻各一钱　柴胡（去苗）　当归身　羌活　连翘　黄柏（炒）　泽泻　苍术　神曲　知母　防风　陈皮　甘草（炙）各半钱

上㕮咀，作一服，用水二盅，煎至一盅，食前服。

蠲痹汤　治冷痹手足，腰痛沉重，及身体烦疼，背项拘急。

当归（酒浸）　赤芍药　黄芪　片姜黄　羌活以上各二钱　甘草（炙）一钱

上作一服，用水二盅，生姜五片、枣二枚，煎至一盅，食前服。一方加防风二钱。

五痹汤　治风寒湿之气客留肌体，手足缓弱，麻痹不仁。

片姜黄　羌活　白术　防己各二钱半　甘草（炙）一钱

上作一服，用水二盅，生姜七片，煎至一盅，病在上食后服，病在下食前服。

附子八物汤　治白虎历节风，身痛如锻不可忍。

附子（炮，去皮脐）　干姜（炮）　芍药以上各一钱半　白术二钱　茯苓（去皮）　桂心（去皮）　人参（去芦）　甘草（炙）各一钱

上作一服，用水二盅，煎至一盅，食前服。一方去桂加熟地黄二钱。

三痹汤　治血气涩滞，手足拘挛；风痹等疾，并宜服之。

杜仲（姜炒）　防风　桂心　川续断　人参　当归　秦艽　生地黄　茯苓　川芎　黄芪　细辛　芍药　独活　牛膝　甘草（炙）以上各八分

上作一服，用水二盅，生姜三片、枣一枚，煎至一盅，不拘

时服。

茯神汤　治心痹，神思昏塞，四肢不利，胸中烦闷，时复恐悸。

茯神（去木）　羌活（去芦）　麻黄（去根节）　麦门冬（去心）　龙齿以上各一两　远志（去心）　犀角屑　薏苡仁　人参（去芦）　蔓荆子　防风以上各七钱半　赤芍药　甘草（炙）各半两

上㕮咀，每服五钱，水一盅半，生姜五片，煎至八分，不拘时服。

巴戟天汤　治冷痹脚膝疼痛，行履艰难。

巴戟天（去心）三两　附子（炮，去皮脐）　甘草（炙）　五加皮各二两　牛膝（酒浸，焙）　石斛（去根）　萆薢　白茯苓（去皮）　防风（去芦叉）各一两半

上㕮咀，每服五钱，用水一盅半，生姜三片，煎至八分，食前温服。

鸡鸣散　治脚气第一品药，不问男女皆可服。如人感风湿，流注脚足，痛不可忍，用索悬吊，叫声不绝，筋脉肿大。

槟榔七枚　陈皮　木瓜各一两　吴茱萸二钱　生姜（连皮）　桔梗各半两　紫苏茎叶三钱

上为粗末，分作八服。每服隔宿，用水三大碗，慢火煎至碗半，去柤，再用水二碗煎柤，取一小碗，去柤。两次煎汁相和，安顿床头，次日五更分二、三服，只是冷服，冬月略温亦得，服了用饼饵压下。如服不尽，留次日渐渐喫亦可。服此药至天明大便当下一碗许黑粪水，即是原肾家感寒湿毒气下来也。至早饭〔1〕前后，痛住肿消，但只是放迟迟喫物，候药力过。此药不是宣药，并无所忌。

十全丹　治脚气上攻，心肾相系，足心隐痛，小腹不仁，烦

〔1〕饭　原书作“晚”，据《朱氏集验方》改。

渴，小便或秘或利，关节挛痹疼痛。神效，不可尽述。

肉苁蓉（酒浸）　狗脊（燎去毛）　萆薢　茯苓（去皮）　牛膝（酒浸）　远志（去心，炒）　地肤子　石斛以上各一两　熟地黄（酒浸，焙干）　杜仲（去皮炒）各三两

上为细末，炼蜜和丸如梧桐子大，每服五十丸，食前用温酒、盐汤任下。

五斤丸　治筋血不足，腰脚缓弱，行步艰难，一切寒湿脚气。

没药（另研）　川乌（炮，去皮脐）　虎胫骨（酥炙黄色）　山药以上各四两　天麻（盐焙）　牛膝（去根酒浸）　肉苁蓉（酒浸，焙）　木瓜以上各一斤

上除木瓜，余药并为细末，将木瓜蒸烂[1]研作糊，和药末，如不就，将原浸牛膝酒打糊，搜和杵一二千下，丸如梧桐子大，每服五十丸，食前用温酒或盐汤送下。若只用后四味，名四斤丸，治法亦同。

不老地仙丹　治肾脏风毒。此药常服能轻脚膝，壮筋骨，补肾驻颜。

牛膝（酒浸）焙　虎胫骨（酒炙）　当归（酒浸，焙）　肉苁蓉（酒浸，焙）　蒺藜（炒，去刺）　川椒（去目，炒出汗）　萆薢（盐水煮）　川芎以上各一两　赤小豆　木鳖子（去油）　地龙（去土）　茴香（炒）　乳香（另研）　防风（去芦叉）　血竭以上各半两　杜仲（姜汁炒去丝）　没药（另研）　羌活（去芦）　独活以上各七钱半　天南星（炮）　白附子（炮）　何首乌　黄芪（蜜炙）各七钱

上为细末，酒糊为丸如梧桐子大，每服四五十丸，空心用木瓜、陈皮煎汤送下。

擒虎丹　治风寒湿走注，脚痹，腰膝重痛。

---

〔1〕蒸烂　原书作“烂蒸”，据《普济方》改。

五灵脂 荆芥 川乌（炮，去皮脐） 当归（酒浸，焙） 白胶香 自然铜（火煅醋淬七次，研）各二两

上为细末，酒煮糊为丸如梧桐子大，每服二十丸，用温酒食后服，日进二服。

牛膝丸 治肾肝损，骨痿不能起于床，筋弱不能收持，宜益精缓其中。

牛膝（酒浸） 萆薢 杜仲（炒去丝） 白蒺藜 防风（去芦） 菟丝子（酒煮捣，焙干） 苁蓉（酒浸）以上各二两 肉桂（去皮）一两

上为细末，用酒煮猪腰子烂捣和为丸，如梧桐子大，每服五十丸，空心温酒送下。

续断丸 治风湿流注，四肢浮肿，肌肉麻痹。

续断 当归（炒） 萆薢 附子（炮，去皮脐） 防风（去芦） 天麻各一两 乳香（另研） 没药（另研）各半两 川芎（去梗）七钱半

上为细末，炼蜜和丸如梧桐子大，每服四十丸，空心温酒或米饮送下。

乳香宣经丸 治风寒湿痹，四肢拘挛，筋骨疼痛，行步艰难；脚气诸疾，并宜服之。

乳香（另研） 附子（炮，去皮脐） 木香（不见火）各八钱 五灵脂一两 黑豆（生用）三合 草乌（去皮尖，炒） 川楝子（取肉微炒） 茴香（炒）以上各二两 防风（去叉） 陈皮（去白） 黑牵牛（生用） 威灵仙（洗去土） 乌药 萆薢以上各四两

上为细末，酒煮面糊和丸如梧桐子大，每服三十丸，渐加至五七十丸，空心用温酒送下。

自汗盗汗门

《内经》云：卫气者，所以温分肉，充皮毛，肥腠理，司开阖者也。又曰：阳气者，卫外而为固者也。是以体虚之人，或为风暑湿邪所干，遂使分肉不温，皮毛不充，腠理不密，开阖不固，则阳气外泄，而汗为之出也。夫汗者，心之液也。心动则惕然而汗出也。有自汗，有盗汗。自汗者，不因发散而自然出也；盗汗者，睡而汗出，及觉则不出矣。自汗、盗汗，其一液也，其出异也。若阳蒸阳分而液出者为自汗，阳蒸阴分而液出者为盗汗。故阴虚阳必凑，发热而盗汗；阳虚阴必乘，发厥而自汗。此阴阳偏胜之所致也。又有惊怖、房室、劳极、历节、肠痈、痰饮、产褥，及伤寒、风温、湿温等病，皆能令人自汗。其盗汗乃心虚所致也，其脉多微而涩，濡而虚。

治法：风者固之，暑者清之，湿者燥之，惊怖者镇之，房劳虚极者温而补之。其汗多亡阳者，宜温其经而收敛之，其余各随其证而治之。大法收敛心气，补益肾水，俾阴阳调和，其汗自止矣。

术附汤　治汗多亡阳，手足厥逆，及中湿脉细，自汗体重。

白术四钱　附子（炮，去皮脐）二钱　甘草（炙）一钱二分

上㕮咀，作一服，用水二盅，生姜三片、红枣二枚，煎至八分，食前温服。

桂枝汤　治伤风脉浮，自汗恶风。

方见伤寒门。

当归六黄汤　治盗汗之圣药也。

当归　黄柏　生地黄　熟地黄　黄芩　黄连以上各一钱半　黄芪二钱

上作一服，水二盅，煎至一盅，临卧服。

黄芪汤　治喜怒惊恐，房室虚劳，以致阴阳偏虚，或发厥自汗，或盗汗不止，并宜服之。

黄芪（去芦，蜜炙）二钱　白茯苓（去皮）　熟地黄（酒蒸）　肉桂（不见火）　天门冬　麻黄根　龙骨以上各一钱　五味子　浮小麦（炒）　防风（去芦）各八分　当归（去芦，酒浸）　甘草（炙）各七分

上作一服，用水二盅，生姜五片，煎至一盅，食远服。发厥自汗加熟附子，发热自汗加石斛。

大建中汤　治虚热盗汗，百节酸疼，腰痛，肢体倦怠，日渐羸弱，口苦舌涩，心怔短气。

绵黄芪（炙）　远志（灯心煮，去心）　当归（酒洗）　泽泻以上各一钱　白芍药　龙骨（煅）　人参以上各一钱半　甘草（炙）一钱

上作一服，用水二盅，生姜五片，煎至一盅，食前服。气弱加炮附子二钱，腰痛筋急加官桂（去皮）一钱。

麦煎散　治荣卫不调，夜多盗汗，四肢烦疼，饮食少进，面黄肌瘦，并皆治之。

柴胡　秦艽　鳖甲（醋煮三五十沸，去裙栏，再用醋炙黄）二两　干漆（炒尽烟）　人参　茯苓　干葛　川乌（炮，去皮尖）　玄参以上各一两

上为细末，每服二钱，先用小麦三七粒煎汤一盏，去麦入药煎三五沸，食后服。

建中汤　治表虚自汗。

芍药五钱　官桂　甘草（炙）各二钱

上作一服，用水二盅，生姜五片、枣二枚，煎至一盅，食前服。加黄芪二钱，名黄芪建中汤，治虚劳自汗；加当归，名当归建中汤，治妇人血气自汗；其自汗漏不止者，加桂一钱，熟附子半个，名桂枝附子汤，煎，空心服。

牡蛎散　治诸虚，体常自汗，惊惕不宁。

左顾牡蛎（用米泔洗，煅过）　黄芪（蜜炙）　麻黄根各一两　白术半两　甘草（炙）二钱半　小麦百余粒

上㕮咀，每服三四钱，用水二盅，煎至一盅，食后服。

周卫汤　治自汗

麻黄根　黄芪各一钱　甘草梢（生用）　当归梢　黄芩各半钱　生地黄　麦门冬各二分　五味子五个　猪苓二分　羌活七分　苏木　红花各一分

上㕮咀，作一服[1]，用水二盅，煎至七分，食前服。

四白散　治男子妇人血虚发热，夜多盗汗，羸瘦，脚痛不能行。

白术　白扁豆　藿香　益智　厚朴（姜制）　黄芪　陈皮以上各一两　白茯苓　人参　半夏（姜制）　乌药　白豆蔻　甘草以上各半两　芍药一两半　檀香　沉香各二钱半

上㕮咀，每服五钱，用水二盅，生姜三片，枣一枚，煎至八分，食前温服。

牡蛎白术散　治漏风证，饮酒中风汗多，食则汗出如洗。久不治必为消渴。

牡蛎（煅）三两　白术一两二钱半　防风二两半

上㕮咀，每服五钱，水二盅，煎至七分，食远温服。恶风倍防风、白术；汗多面肿倍牡蛎。

抚芎汤　治自汗，头眩，痰逆恶心。

川芎　白术（炒）　陈皮以上各二钱　甘草（炙）一钱

上㕮咀，作一服，水二盅，生姜三片，煎至七分，不拘时服。

团参汤　治大人小儿腋汗。大人乃心血液盛，面常发赤者是

---

〔1〕服　原书作“分”，据明刻本改。

也；小儿因惊而得，宜服珍珠散。史丞相苦常盗汗不止，气弱体羸，治之不愈。一日，洪舍人相见一医人，云：心血液盛亦为汗，非虚也，宜用药收敛心经。遂传此方，服之而愈。

人参（新罗者） 川当归（去芦，焙）各半两

上㕮咀，用猪心一个切作三片，药三分服。每服用水一碗，猪心一片，煎至一盏，去柤，服食前三次服。一方加黄芪。

五倍子散 治虚汗、盗汗不止者。

用五倍子为细末，临睡以自己津唾调填脐中，神效。

白术散 治盗汗极验。

白术（不拘多少锉作小块，或稍大） 浮麦一升

上用水煮干，如白术尚硬，又加水一二升煮软取出，去麦不用，切作片焙干，研为细末，每服二三钱，不拘时另用浮麦煎汤调服。

止汗温粉

川芎 白芷 藁本各一两 米粉三两

上为细末，每用绵绢包裹，扑于身上。

又止汗粉

麻黄根 牡蛎粉 败扇灰，瓜蒌以上各三两 白术二两 米粉三升

上为末和米粉搅匀，以细绢袋盛，用扑身体上，日三两度。忌桃、李、雀肉。仍灸大椎五六百炷，日灸二七，五七炷，任意灸亦得，汗即渐止。

怔忡健忘动悸门

夫怔忡者，心血不足，心中躁动不宁也。盖心主血，血旺则心主自安矣。一或为喜怒忧恐所动，则真血虚耗，心主失辅而成怔忡矣。又或外感风寒暑湿之气闭塞诸经，及协饮停留中脘，皆

能令人怔忡。至于健忘者，谓陡然而忘其事也，主于心脾二经。盖心之官则思，脾亦主思，此由思虑过度，有伤心脾而得也。伤于心则真血耗散，神不守舍；伤于脾则胃气虚惫而虑愈深。二者皆能令人健忘也。或停饮而气郁生痰，使心脾之气不得舒，亦成斯疾。

若夫动悸者，谓心中惕然动悸而惊也，心下怯怯，如人将捕，由心胆虚怯之所致也。盖心者，君主之官，神明出焉；胆者，中正之官，决断出焉。或因事有所大惊，或见异相，登高涉险，惊忤心神，气与涎郁，则必惊悸，惊悸不已，变生诸证。或短气悸乏，或体倦自汗，四肢浮肿，饮食无味，心虚烦闷，坐卧不宁，此皆心胆虚怯之候也。

夫怔忡也，健忘也，动悸也，三者名虽不同，未有不由心血不足，脾气虚弱，积饮停痰而成也。治之唯在补养心血，调和脾气，宁其神，化其痰，使神气充满，心安气舒，则无三者之患也。

益荣汤　治思虑过多，耗伤心血，心血既伤，神无所守，是以怔忡恍惚，善悲忧，少颜色，夜多不寐，小便或浊。

当归（酒浸）　黄芪（去芦）　小草　酸枣仁（炒，去壳）　柏子仁（炒）　茯神（去木、皮）　木香（不见火）　麦门冬（去心）　白芍药　人参（去芦）　紫石英（煅研）　甘草（炙）各一钱

上作一服，用水二盅，生姜三片、枣二枚，煎至一盅，不拘时服。

茯苓饮子　治痰饮蓄于心胃，怔忡不已。

赤茯苓（去皮）　半夏（汤泡七次）　茯神（去木、皮）　麦门冬（去心）　橘红各一钱半　沉香（不见火）　槟榔　甘草（炙）各一钱

上作一服，用水二盅，生姜五片，煎至一盅，不拘时服。

归脾汤　治思虑过多，劳伤心脾，健忘怔忡。

人参（去芦） 木香各一钱 茯神（去皮、木） 龙眼肉 黄芪（去芦） 酸枣仁 白术以上各一钱半 甘草（炙）半钱

上作一服，用水二盅，生姜五片、枣一枚，煎至一盅，不拘时服。

十味温胆汤 治心胆虚怯，触事易惊，梦寝不祥，异象相感，遂致心惊，气郁生痰涎，涎与气搏，变生诸证，或短气悸之，或复自汗，四肢浮肿，饮食无味，心虚烦闷，坐卧不安。

半夏（汤泡） 枳实（麸炒） 橘红各二钱 白茯苓一钱半 酸枣仁 远志（去心，甘草水煮） 五味子 熟地黄（酒浸，焙） 人参（去芦）各一钱 甘草（炙）半钱

上作一服，用水二盅，生姜五片、枣一枚，煎至一盅，不拘时服。

养心汤 治虚损，心血不足，惊惕不宁。

黄芪（炙） 茯神（去木、皮） 白茯苓（去皮） 半夏曲 当归 川芎以上各一钱半 远志（去心、姜汁炒） 酸枣仁（微炒） 肉桂（去皮） 柏子仁 五味子 人参以上各一钱 甘草（炙）半钱

上作一服，用水二盅，生姜五片、枣二枚，煎至一盅，食前服。

叶氏镇心爽神汤 治心肾不交，上盛下虚，心神恍惚，睡多惊悸，小便频数，遗精白浊。常服镇心安神。

石菖蒲（去毛）半两 甘草（炙）四钱 人参（去芦） 赤茯苓各三钱 酸枣仁（炒）一钱半 当归（酒浸，焙）三钱 南星（炮）二钱半 陈皮（去白） 山药 细辛（去苗） 紫菀（去芦） 半夏（汤泡七次） 川芎 五味子各二钱 通草 麦门冬（去心） 覆盆子各一钱半 柏子仁（炒） 枸杞子各一钱

上㕮咀，每服四钱，用水一盅，蜜一匙，煎至五分，去柤，入麝香少许，再煎一二沸，不拘时温服。

叶氏定心汤　理心气不足，荣血衰少，精神恍惚，梦中失精。

人参（去芦）　白茯苓（去皮）　茯神（去皮、木）　黄芪（蜜炙）各三两　白术　赤石脂（研）　川芎　厚朴（姜制）各二两　官桂（去皮）一两　紫菀茸　防风各二两　麦门冬（去心）一两半　甘草（炙）一两

上㕮咀，每服三钱，用水一盅，赤小豆七十粒，煎至七分，食后服。

人参固本丸　夫人心生血，血生气，气生精，精盛须发不白，容貌不衰。今人滋补气血多用性热之药，殊非其治。此方盖用生地黄能生精血，用天门冬引入所生之地；熟地黄能补精血，用麦门冬引入所补之地；又以人参能通心气，使五味并用，实补益心血。又名二黄丸。

生地黄（洗）　熟地黄（洗蒸）　天门冬（去心）　麦门冬（去心）以上各一两　人参（去芦）半两

上为细末，炼蜜和丸如梧桐子大，每服五十丸，空心温酒或盐汤任下。

八物定志丸　补益心神，安定魂魄。治痰，去胸中邪热。

人参（去芦）一两半　石菖蒲　远志（去心）　茯苓（去皮）　茯神（去心）各一两　朱砂（为衣）一钱　白术　麦门冬（去心）各半两　牛黄（另研）二钱

上为细末，炼蜜和丸如梧桐子大，以朱砂为衣，每服五十丸，不拘时米饮送下。

宁志膏　治心神恍惚，一时健忘。

辰砂（研细水飞）　乳香（另研）各半两　酸枣仁（炒，去皮，研）　人参（去芦，研）各一两

上为末和匀，炼蜜为丸如弹子大，每服一丸，空心用温酒或枣汤送下。

平补镇心丹　治心血不足，时或怔忡，夜多异梦，如堕层崖。常服安心肾，益荣卫。

白茯苓半两　五味子　车前子　茯神（去皮、木）　麦门冬（去心）　肉桂（去皮）各一两二钱半　远志（去心，甘草水煮）　天门冬（去心）　山药（姜制）各一两半　酸枣仁二钱半　熟地黄（酒蒸）一两半　人参（去芦）五钱　龙齿一两半　朱砂（细研为衣）半两

上为细末，炼蜜和丸如梧桐子大，每服五十丸，空心米饮、温酒任下。

妙香散　治心气不足，志意不定，惊悸恐怖，悲忧惨戚，虚烦少睡，喜怒不常，夜多盗汗，饮食无味，头目昏眩。常服补益气血，安神镇心。

麝香（另研）一钱　山药（姜汁炙）一两　人参半两　木香二钱半　茯苓（去皮）　茯神（去皮、木）　黄芪各一两　桔梗半两　甘草（炙）半两　远志（去心，炒）一两　辰砂（另研）三钱

上为末，每服二钱，不拘时温酒调服。

定志丸　治心气不足，恍惚多忘。常服安神定志。

远志（去心）二两　人参（去芦）三两　菖蒲二两　白茯苓（去皮[1]）三两

上为末，炼蜜和丸如梧桐子大，以细研朱砂为衣，每服三五十丸，米饮食后服。

寿星丸　治心胆被惊，神不守舍，或痰迷心窍，恍惚健忘。

天南星（先用炭三十斤烧一地坑通红，去炭火，以酒五斤倾于地坑内，候渗泄尽，下南星在坑内以盆覆坑，周围用灰拥定，勿令走气，次日取出为末）一斤　朱砂（另研）二两　琥珀（另研）一两

上各为细末和匀，用生姜汁煮面糊和丸，如梧桐子大，每服三十丸，加至五十丸，食后煎人参石菖蒲汤送下。

---

〔1〕皮　原书作“芦”，据明刻本改。

二丹丸　治健忘。养神定志，和血安神，外华腠理。

天门冬（去心）　熟地黄　丹参以上各一两半　白茯苓（去皮）　麦门冬（去心）　甘草以上各一两　远志（去心）　人参（去芦）各半两

上为细末，炼蜜和丸，以朱砂半两研极细为衣，每服五十丸，加至百丸，空心煎愈风汤送下。愈风汤方见风门。

秘传酸枣仁汤　治心肾水火不交，精血虚耗，痰饮内蓄[1]，怔忡恍惚，夜卧不安。

酸枣仁（去皮尖）　远志（去心，制）　黄芪　白茯苓　莲肉（去心）　当归（酒浸）　人参　茯神以上各一两　陈皮　粉草（炙）各半两

上㕮咀，每服四钱，水一盏半，生姜三片、枣一枚，以瓦器煎七分，日二服，临卧一服。

安神丸　治心神烦乱，怔忡，兀兀欲吐，胸中气乱而热，有似懊侬之状，皆膈上血中伏水，蒸蒸然不安，宜用权衡法以镇阴火之浮行，以养上焦之元气。经云：热淫所胜，治以甘寒，以苦泻之。以黄连之苦寒去心烦、除湿热为君，以甘草、生地黄之甘寒泻火补气，滋生阴血为臣，以当归补血不足，以朱砂纳浮溜之火而安神明也。

黄连（酒浸）一钱五分　朱砂（水飞）一钱　酒生地黄　酒当归身　甘草（炙）以上各五分

上件除朱砂水飞外，捣四味为细末同和匀，汤浸蒸饼为丸如黍米大，每服十五丸，津唾咽下，食后服[2]。

十四发丸　治心血俱虚，怔忡惊惕。

柏子仁（研）　远志（去心，姜汁焙）　紫石英（煅）　酸枣

---

〔1〕蓄　原书作“畜”，据明刻本改。

〔2〕服　原书无此字。据明·天启乙丑刻本补。

仁（去皮，隔[1]纸炒）　熟地黄　当归（去芦）　白茯苓（去皮）　白茯神（去木）　人参（去芦）　黄芪（炙）　阿胶（炒）　辣桂（去皮）　龙齿（研）各一两　朱砂（研）半两

上为细末，炼蜜为丸如梧桐子大，每服五十丸，食后用枣汤送下。

参乳丸　治心气不足，怔忡自汗。

人参（去芦）一两　乳香（另研）三钱　当归二两

上为细末研匀，山药煮糊和丸如梧桐子大，每服三十丸，食后枣汤送下。

疝　气　门

夫疝者，睾丸连小腹急痛也。《素问》、《灵枢》、《脉经》所论疝证最多，难以尽举。姑以七疝论之：一曰厥疝，谓厥逆心痛，足寒，饮食吐逆不下。二曰瘕疝，腹中气乍满，心下尽痛，气积如臂。三曰寒疝，因寒饮食积，胁下腹中尽痛。四曰盘疝，腹中气痛，盘结脐傍。五曰气疝，腹中乍满乍减而痛。六曰附疝，腹中脐下有积聚。七曰狼疝，小腹与阴相引而痛，大便难。此七疝之形证也。又有所谓心疝、饥疝、疝癖、小肠气、膀胱气、奔豚气、横弦、竖弦、偏坠、木肾、肾余、阴肿，其名不同，要皆疝之类也。原其所得之由，未有不因七情四气之所干也。《内经》云：任脉之为病，男子内结七疝，女子带下瘕瘕。然则诸疝皆任脉之本源也。刘河间以为聚寒，朱丹溪以为湿热，陈无择以为有寒有热，而张子和以为专属厥阴肝经，四者之论各有至理存焉。观《内经》等所论，则五脏皆有疝，而太阳小肠、膀胱与厥阴肝经为疝之主，其气相通，运为外肾，系于睾丸，此

〔1〕隔　原书作“膈”，据明·天启乙丑刻本改。

三经乃相连相会者也。盖肝者，筋之合也，聚于阴器。凡疝之发皆其部分，故曰疝本肝经是也。治法当以疏导为主，或温之，或散之，要在随其各经之证施治之，则无不愈矣。

聚香饮子 治七情所伤，遂成七疝，心腹胀痛，引腰连胁，不可俯仰。

檀香 木香 乳香 沉香 丁香 藿香各一钱 川乌（炮） 延胡索（炒） 桔梗（炒） 桂心 甘草（炙） 片姜黄以上各五分

上作一服，用水二盅，生姜三片、枣一枚，煎至八分，食前温服。

蟠葱散 治男子脾胃虚寒，气滞不行，攻刺心腹，痛连胸胁及膀胱小肠疝气。又治妇人血气刺痛，并宜服。

方见诸气门。

补肾汤 治寒疝入腹，小腹疞痛，时复泄泻，胸膈痞塞。

沉香五分 人参 茯苓 附子（炮，去皮脐） 黄芪 白术 木瓜以上各一钱半 羌活 芎䓖 紫苏 甘草（炙）各一钱

上作一服，用水二盅，生姜三片、枣一枚，煎至一盅，食前服。呕吐加半夏一钱，生姜七片煎服。

益智仁汤 治疝气痛连小腹，挛搐不已，其脉沉紧，是肾经积冷所致。

益智 干姜 甘草（炙） 茴香（炒）各一钱半 乌头（炮，去皮尖） 生姜各一钱 青皮一钱

上作一服，用水二盅，入盐少许，煎至八分，食前服。

木香散 治心疝，小腹痛闷不已者。

木香 陈皮 良姜 干姜（炮） 诃子（去核） 枳实（麸炒）各一钱半 草豆蔻 黑牵牛 川芎以上各一钱

上作一服，用水二盅，煎至一盅，食前服；或为细末，每服二钱，空心白汤调下。

沉附汤　治肾虚无阳，小肠气痛，小腹外肾时冷，兼治湿证。

附子（生用）　香附各二钱　沉香　荜澄茄　辣桂　甘草（炙）各一钱

上作一服，水二盅，生姜七片，煎至一盅，空心服。

桂姜汤　治无阳脐冷、疝气，兼治湿证。

辣桂　川白姜　吴茱萸（用酒醋浸一宿，焙干）以上各一钱　良姜　茴香（炒）　荜澄茄　缩砂仁　木香　茯苓　益智仁　甘草（炙）各八分

上作一服，水二盅，煎至一盅，食前服。

秘传茱萸内消丸　治肾虚为邪所袭，伏留作痛，阴㿗偏大，或生疮出黄水。

吴茱萸（半酒半醋浸一宿，焙干）　山茱萸（蒸，去核）　马蔺花（醋浸、焙干）　黑牵牛（炒，取头末）　延胡索（炒）　川楝子（蒸，去皮核）　海藻（洗去盐、焙）　舶上茴香（盐炒）　橘皮　青皮（去穰）　官桂以上各一两　桃仁（去皮尖）　白蒺藜（炒，去刺）　木香各半两

上为细末，酒煮稀糊为丸如梧桐子大，每服四十丸，空心用温酒或盐汤送下。

橘核丸　治四种㿗病，卵核肿胀，偏有大小，或坚硬如石，或引脐腹绞痛，甚则囊肤[1]肿胀，或成疮毒，轻则时出黄水，甚则成痈溃烂。

橘核（炒）　海藻（洗）　昆布（洗）　桃仁　川楝肉（炒）　海带（洗）以上各一两　厚朴（姜炙）　延胡索（炒）　枳实（麸炒）　桂心（不见火）　木香（不见火）　木通以上各半两

上为细末，酒糊为丸如梧桐子大，每服四十丸，食前温酒或

〔1〕囊肤　原书作"肤囊"，据《普济方》改。

盐汤送下。

茴香散　治膀胱气痛。

茴香　蓬茂　金铃子肉　三棱各一两　甘草（炙）半两

上为细末，每服二钱，食前热酒调下。

沉香内消丸　治小肠疝气，阴囊肿大，或左右偏肾、结核痛难忍；下元虚冷久不愈者，并宜服之。

沉香　木香各半两　胡芦巴（酒浸）　小茴香（炒）各二两

上为细末，酒糊为丸如梧桐子大，每服五七十丸，空心盐汤或盐、酒任下。

金铃丸　治膀胱肿痛，小肠气，阴囊肿，水出不干。

金铃子（取肉）五两　茴香（炒）　海蛤　马蔺花（炒）　破故纸　海带　木香　菟丝子　丁香各二两

上为细末，面糊为丸如梧桐子大，每服五十丸，空心用温酒或盐汤送下。

三茱丸　治小肠气痛，外肾肿坠。

山茱萸（去核）　吴茱萸（去梗）　食茱萸（去梗）以上各一两　川楝子（用斑蝥四十个，去翅嘴，同炒赤色，去斑蝥不用）一两　破故纸（炒）一两七钱　青皮（去穰）　茴香（盐炒）　青盐以上各三两　黑牵牛（炒）一两

上为细末，醋糊为丸如梧桐子大，每服五十丸，用桃仁十五个（炒）煎，酒送下，或茴香酒亦可，空心服。

木香导气丸　治男子小肠气肚疼，一切气积，以及[1]下元虚冷，脾胃不和，并宜服之。有效。

木香　乳香　川楝子（去核）　八角茴香　丁香　香附子　破故纸　胡芦巴　荆三棱　甘草以上各一两　杜仲（炒去丝）半两

上为细末　酒糊为丸如梧桐子大，每服三十丸，加至五十

---

〔1〕及　原书作“补”，据《普济方》改。

丸，空心用温酒或盐汤送下，日进三服。

积热门

夫积热者，谓温热之毒久而蕴积于内也。盖心主热，属火，然人久蕴积热毒之气于三焦，必与心火相从。阳气太盛而作热，或素嗜辛辣芳馨肥甘之味，或饮醇酒，或服丹石之药，以致燥热积于脏腑之中。火热炎炽，上乘心肺，或口舌生疮，或咽喉肿痛，或目赤头眩，或痰涎稠浊，或大小便秘结，此皆积热之所致也。其有阴虚生内热，或为消渴，或为痈疽。诸热之病又当随其证而论之。若但蕴积热毒发于上焦者，宜清凉之；结于脏腑者，宜荡涤之；阴虚内热者，宜滋补肾水以摄伏之，斯得治之要矣。

凉膈散　治大人、小儿脏腑积热，口舌生疮，痰实不利，烦躁[1]多渴，肠胃秘涩，便溺不利；一切风热，并皆治之。

大黄二钱　连翘四钱　黄芩　薄荷　栀子　朴硝　甘草各一钱

上作一服，用水二盅，入蜜一匙，竹叶十片，煎至一盅，不拘时服；或为细末，每服二钱，白汤调下亦得。

洗心散　治风热痰滞，心经积热，口苦唇燥，眼涩多泪，大便秘结，小便赤涩。

白术一钱　麻黄　当归　荆芥穗　大黄（煨）　芍药　甘草各二钱

上作一服，用水二盅，生姜三片、薄荷少许，煎至一盅，不拘时服。

四顺清凉饮子　治血热蕴结壅滞。

大黄　当归　甘草（炙）　赤芍药各二钱

上作一服，用水二盅，煎至一盅，不拘时热服。

---

〔1〕躁　原书作“燥”，据明刻本改。

清气散　治风壅痰涎，膈上[1]烦热。

枳壳　川芎　柴胡　前胡　茯苓　羌活　独活　青皮　白术　人参　甘草以上各一钱

上作一服，用水二盅，荆芥穗半钱，煎至一盅，不拘时服。

消毒犀角饮　治大人、小儿内蕴邪热，痰涎壅滞，或腮项结核，遍生疮疖，已溃未溃，并宜服之。

防风（去苗）一钱　鼠粘子（炒）三钱　荆芥穗二钱　甘草（炙）一钱半

上作一服，用水二盅，煎至一盅，食后温服。

黄连解毒汤　治热毒烦闷，口燥呻吟，蓄[2]热内甚，诸药不能退其热势者。

方见火门

黄芩汤　治心劳实热，口疮心烦，腹满，小便不利。

黄芩　泽泻　栀子仁　生干地黄　木通　黄连（去须）　麦门冬（去心）　甘草（炙）各一钱二分

上作一服，用水二盅，生姜五片，煎至一盅，食前温服。

既济清神散　益肾水降心火，清上实下。

桔梗　黄芩　川芎　山栀子　当归　羌活　白术　茯苓[3]以上各一两　知母　甘草　薄荷各半两

上吹咀，每服五钱，水一盏半，煎至七分，去柤，入蜜调服。

三黄丸　治丈夫、妇人三焦积热，咽喉肿闭，心膈躁烦，小便赤涩，大便秘结。

黄连（去须）　黄芩（去芦）　大黄（煨）各十两

---

〔1〕膈上　原书为“上膈”，据明·天启乙丑刻本改。

〔2〕蓄　原书作“畜”，据明·天启乙丑刻本改。

〔3〕苓　原书作“芩”，据明刻本改。

上为细末，炼蜜为丸如梧桐子大，每服四十丸，白汤食后送下。

薄荷煎　治口舌生疮，痰涎壅塞，咽喉肿痛。

薄荷（一斤取头末）三两半　缩砂（半两取末）二钱　川芎（半两取末）二钱　片脑（另研）半钱　甘草（半两取末）二钱半

上为细末，炼蜜和丸如龙眼大，不拘时任意噙化。《和剂方》中无片脑有桔梗。

大金花丸　治三焦积热，心火炎上，口舌生疮，咽喉肿痛，大便秘结，小便赤涩。

黄连　黄柏　黄芩　大黄各等分

上为末，滴水为丸如梧桐子大，每服三十丸，熟水送下，不拘时。一方去大黄加栀子，名栀子金花丸。

神芎丸　治上焦头目一切风热证神效。

大黄（生用）　黄芩各二两　牵牛（生用）　滑石各四两　黄连　薄荷　川芎各半两

上为细末，滴水和丸如梧桐子大，每服五十丸，食后用温汤送下。

龙脑鸡苏丸　消烦渴，凉上膈，解酒毒，除邪热；并治咳嗽唾血、鼻衄、吐血、诸淋下血；胃热口臭，肺热喉腥，脾疸口甜，胆疸口苦，并宜服之。

柴胡（银州者，和木通以汤半升浸一二宿，取汁后入膏）二两　生地黄（另为末）六两　黄芪（去芦）一两　麦门冬（去心）四两　木通（同柴胡浸）　人参（去芦）　蒲黄（炒）　阿胶（炒）以上各二两　鸡苏净叶（即薄荷）一斤　甘草（炙）一两半

上除别碾药外，余药为细末，用好蜜二斤，先炼一二沸，然后下生地黄末，不住手搅令匀，取木通柴胡汁慢火熬成膏，勿令焦，然后入余药末同和为丸如豌豆大。每服二十丸，嚼破热水

下；虚劳[1]烦热、消渴、惊悸，人参汤下；咳嗽、吐血、鼻衄，麦门冬煎汤下；惟诸淋车前子煎汤下。

噙化三黄丸

大黄　黄芩　黄连各二两半　黄药子　白药子各一两半　黄柏　苦参　山豆根　硼砂各一两　京墨三钱　片脑一钱半　麝香少许

上为细末，用猪胆汁调匀摊在碗内，甑上蒸三次，露一宿后，入脑、麝、硼砂为丸如豆大，每服一丸，食后噙化。冬加知母。一方有甘草。

牛黄凉膈丸　治上焦壅热，口干咽痛，烦躁涎潮。

牛黄　片脑　麝香各二钱半　紫石英（研飞）半两　马牙硝　寒水石（煅）　硬石膏各二两　甘草（微炙）一两　牛胆南星七钱半

上为细末，炼蜜为丸，每两作四十丸，每服一丸，食后温薄荷人参汤下。

玄明粉　此药大治邪热所干，膈[2]上气滞，五脏秘涩。

上用朴硝煎过，澄滤五、七遍，至夜于星月下露至天明，自然结成青白块子；用磁罐子按实于炭火内，从慢至紧，自然成汁，煎沸直候不响，再加顶火一煅便取出，于净地上倒下，用盆子合盖了以去火毒；然后研为细末，每二斤入生、熟甘草末二两一处搅匀，临卧斟量用之，或一钱、二钱，以桃花煎汤，或葱白汤下。此药本性寒，烧过性温无毒，忌诸般鱼及毒物等。

酒蒸黄连丸　治膈热，解酒毒，厚肠胃。

黄连半斤（净，用酒二升浸，以瓦器置甑上，累蒸至烂，取出晒干）

上为细末，滴水为丸如梧桐子大，每服五十丸，食前用温酒送下。

---

〔1〕劳　原书作“寒”，据《和剂局方》改。

〔2〕膈　原书无此字，据《普济方》补。

卷之八

痼冷门

痼冷者，谓痼久而冷者也。痼者，固久也；冷者，寒之甚也。人之脏腑禀受不同，亦或将理失宜，遂致偏胜，故方中有痼冷、积热之说。痼冷者，中寒也。其病多由真阳虚弱，胃气不实，复啖生冷、冰雪、水酪诸寒之物，或坐卧阴寒久湿之处，日渐侵夺阳气，以致脏腑久痼而冷。其为病也，或手足厥逆；或腹中久痛，溏泄无度；或腰腿重痛，如坐水中；或阴痿不举，精寒自出；或久呕吐，不进饮食；或自汗战慄；或大腑洞泄；或小便频数。此皆痼冷之为病也。治之当宜温补肾元，健养脾胃，祛寒邪，固真气，使阳气得复。阴阳和平则无偏胜之患，而斯疾[1]愈矣。

三建汤　治真气不足，元阳久虚，寒邪攻冲，肢节烦疼，腰背痠困，自汗厥冷，大便滑泄，小便白浊，及中风痰潮，不省人事，伤寒阴证，厥逆脉微，皆可服之。

大乌头　附子　天雄（以上俱炮，去皮脐）各三钱

上作一服，用水二盅，生姜十片，煎至一盅，不拘时服。

沉附汤　治上盛下虚，气不升降，阴阳不和，胸膈痞满，饮食不进，肢节倦痛。

---

〔1〕斯疾　原书作“疾斯”，据明刻本改。

沉香（锉）二钱半　附子（炮，去皮脐）半两

上作一服，用水二盅，生姜十片，煎至一盅，食前服。

参附汤　治真阳不足，上气喘急，自汗盗汗，气短眩晕；但是阳虚气弱之证，并宜服之。

人参（去芦）五钱　附子（炮，去皮脐）三钱

上作一服，用水二盅，生姜十片，煎至八分，不拘时服。

沉香荜澄茄散　治内挟积冷，脐腹弦急，痛引腰背，面色痿黄，脏腑自利，小便滑数，小肠气痛，并皆治之。

沉香　荜澄茄　附子（炮，去皮脐）　胡芦巴（炒）　肉桂（去粗皮）　补骨脂（炒）　川楝[1]子（去核）　巴戟（去心）　茴香（炒）　木香以上各一钱　桃仁（去皮尖，双仁者）　川乌（炮，去皮脐）各半钱

上作一服，用水二盅，入盐少许，煎至八分，空心服。

附子茴香散　治气虚积冷，心腹绞痛。

附子（炮，去皮脐）三钱　茴香（炒）　肉豆蔻（煨）　干姜（炮）　人参（去芦）　白术　白茯苓（去皮）　木香以上各一钱　丁香　甘草（炙）各半钱

上作一服，用水二盅，入盐少许，煎至八分，空心服。

茸附汤　治精血俱虚，荣卫耗损，潮热自汗，怔忡惊悸，肢体倦乏；但是一切虚弱之证，并皆治之。

鹿茸（去毛，酒炙）　附子（炮，去皮脐）各四钱

上作一服，水二盅，生姜十片，煎至八分，食前服。

接真汤　治阴病，手足厥冷，脐腹疼痛，真气不足，虚惫欲绝。

沉香　丁香各二钱　麝香一钱　附子（炮，去皮脐）四钱

上㕮咀，用水二盅，生姜七片、枣二枚，煎至七分，空心

---

〔1〕楝　原书作“練”，据明刻本改。

服；或为末，每服二钱亦可。

附子理中丸　治脾胃冷弱，心腹疼痛，呕吐泄利，霍乱转筋，体冷微汗，手足厥寒，心下逆满，腹中雷鸣，呕哕不止，饮食不进；一切沉寒痼冷，并皆治之。

附子（炮，去皮脐）　人参（去芦）　干姜（炮）　白术　甘草（炙）以上各三两

上为细末，炼蜜为丸，每两作十丸，每服一丸，用水一盅化开，煎至七分，空心服。

来复丹　此药配类二气，均调阴阳，夺天地冲和之气，乃水火既济之方，可冷可热，可缓可急。善治荣卫不交，滋养心肾，气不升降，上实下虚，气闭痰厥，心腹冷痛，脏腑虚滑。不问男女老幼，危急之证，但有胃气，无不获安。补损扶虚，救阴助阳，为效殊胜。

舶上硫黄（用透明不夹沙石者）　硝石（同硫黄并为末，入定碟内以微火温炒，用柳篦子不住手搅，令阴阳气相入，不可用太过，恐伤药力，再碾令极细）各一两　青皮（去穰）　陈皮（去白）　五灵脂（须择五台山者，研细用水澄去沙石，晒干）以上各二两　太阴玄精石（另碾飞）一两

上将五灵脂、青皮、陈皮为细末，入玄精石末及硝石、硫黄末拌匀，以好酒、醋煮面糊和丸如豌豆大。每服三十粒，空心粥饮吞下。甚者五十粒，新生婴儿一粒。小儿慢惊风，或吐利不止变成虚风抽搦者，非风也，胃气欲绝故也。用五粒碾碎，米饮送下；老人伏暑迷闷，紫苏汤下；妇人产后，血逆〔1〕上抢闷绝，并恶露〔2〕不止，及赤白带下，并用醋汤下。常服和阴阳，益精神，散腰肾阴湿，止腹胁冷疼立效。诸疾不辨阴阳证者，并宜

〔1〕逆　原书作“迷”，据《普济方》改。
〔2〕露　原书作“寒”，据《普济方》改。

服之。

保元丹　治老弱诸沉寒痼冷，小便滑数，大便时泄，腰腿脐腹疼痛，困倦瘦虚食减。

附子（炮，去皮脐）　白术　山药　肉豆蔻　赤石脂　干姜各一两　肉桂半两

上为细末，面糊为丸如梧桐子大，每服一二十丸，空心用温酒送下。

黑锡丹　治元脏虚冷，真阳不固，三焦不和，上热下冷，耳内虚鸣，腰背疼痛，心气虚乏，饮食无味，膀胱久冷，夜多小便；妇人月事愆期，血海久冷，赤白带下，及阴毒伤寒，四肢厥冷，不省人事，急用枣汤吞一二百粒，即便回阳。此药大能调治荣卫，升降阴阳，补损益虚，回阳返阴[1]。

茴香（炒）　附子（制）　胡芦巴　破故纸（炒）　川楝子　巴戟以上各一两　肉豆蔻（制）　木香（不见火）　沉香（不见火）　桂心以上各半两　锡硫砂四两

上为末，同研匀，酒煮面糊和丸如梧桐子大，阴干以布袋擦令光莹，每服四十丸，空心姜盐汤送下。

诸血门

夫血气，形之所恃以生者，血阴而气阳也。盖人身之血犹水行地中，随气而行，通贯经络，无处不到。血为荣，气为卫，荣行脉中，卫行脉外，相随上下，荣养五脏六腑、四肢百骸者也。苟或荣卫失调，而为[2]七情四气所干，然后变病生焉。盖血者，

---

〔1〕补损益虚，回阳返阴　原书为“补虚损，益元阳返阴”，据《朱氏集验方》改。

〔2〕为　原书作“卫”，据明·天启乙丑本改。

主于心，藏于肝，而统于脾者也。夫血之妄行，固由积热所致，然其证多端，难以一概而论。有因饮食过饱，负重伤胃而吐者；有因思虑伤心，及积热而吐衄者；有劳伤心肺，而吐血、咳血者；有思虑过多，伤脾而吐血者；有因肺生痈疽而吐血者；有从高坠下，伤损内脏而吐血者；有伤寒不解，邪热在经，随气上涌而为吐衄血者。治疗之法，当究所因。伤胃者调胃安血，劳心者益其心志，积热则清之，气郁则顺之，伤脾则安之，肺痈则消之，坠伤则下之，伤寒邪不解，当分其经而解之。若因吐血后而咳嗽，及嗽中带红丝者，久则必成痨瘵之证，为难治也。

又有便血、尿血者。盖便血乃脏腑积滞，湿热之毒而成也。或因气郁，酒色过度，及多食炙煿热毒之物，或风邪入胃，或七情六淫所伤，使血气逆乱，荣卫失度，皆能令人下血。其尿血乃膀胱蕴热所致也。治法：风湿者则祛散之，寒则温之，热则凉之，停滞则疏涤之，气郁则调顺之，有毒宜解利之。尿血者当清利膀胱，滋其化源，使血得归源矣。大抵血得热则行，得寒则止。凡诸见血，其脉沉细者顺，洪大弦数者逆，临病详焉。

茯苓补心汤　治心气虚耗，不能藏血，以致面色黄瘁，五心烦热，咳嗽唾血，及妇人怀娠恶阻呕吐，并宜服之。

茯苓（去皮）　人参（去芦）　前胡（去芦）　半夏（汤泡）　陈皮　枳壳（麸炒）　紫苏　白芍药　桔梗（去芦）　干葛　当归（洗）　熟地黄　川芎　甘草各一钱

上作一服，用水二盅，生姜五片、枣二枚，煎至一盅，食远服。

犀角地黄汤　治主脉浮，客脉芤，浮芤相合，血积胸中，热之甚，血在上焦，此药主之。

犀角（镑）　大黄各一钱　黄芩　黄连各二钱　生地黄四钱

上作一服，用水二盅，煎至一盅，食后服。

是斋白术散　治积热吐血、咳血。若因饮酒过度，负重伤胃而吐血者，最宜服之。

白术三钱 茯苓（去皮） 黄芪（蜜炙） 人参（去芦）各一钱半 百合（去心） 柴胡 山药 前胡（去芦）各一钱 甘草（炙）七分半

上作一服，用水二盅，生姜三片、枣一枚，煎至八分，食远服。

人参救肺散 治咳血、吐血。

人参（去芦） 黄芪 当归（用尾） 熟地黄以上各二钱 苍术 升麻 柴胡 白芍药以上各一钱 苏木 陈皮 甘草以上各半钱

上㕮咀，作一服，用水二盅，煎至一盅，食远服。

升阳去热和血汤 治肠澼下血作流，其血唧出，有力而射四散，腹大作痛，乃阳明气冲，热毒作也，当去湿热〔1〕。

白芍药二钱 生地黄 牡丹皮 生甘草 橘皮各一钱 甘草（炙） 黄芪各一钱半 当归身 熟地黄 苍术（泔浸，焙） 秦艽（去芦） 肉桂（去皮） 升麻各半钱

上作一服，水二盅，煎至一盅，空心服。

犀角地黄汤 治伤寒汗下不解，郁于经络，随气涌泄，为衄血，或清道闭塞，流入胃脘吐血。如鼻衄、吐血不尽，余血停留致面色痿黄，大便黑者，更宜服之。

犀角屑 生地黄 白芍药 牡丹皮（去木）各二钱

上作一服，水二盅，煎至一盅，食远服。如潮热发狂，加黄芩、大黄。

必胜散 治男子、妇人血妄流溢，或吐或咳、衄血，并宜服之。

小蓟（连根用） 人参（去芦） 蒲黄（炒） 熟地黄 当归

〔1〕热 原书无此字，据《兰室秘藏》补。

（去芦） 乌梅（去核） 川芎各一钱半

上作一服，水二盅，煎至一盅，不拘时服。

大蓟散 治食啖辛物，伤于肺经，呕吐出血，名曰肺疽。

大蓟（连根用） 犀角（镑） 升麻 桑白皮（去皮，炙） 蒲黄（炒） 杏仁（去皮尖） 甘草（炙）各一钱 桔梗（炒）一钱半

上作一服，用水二盅，生姜三片，煎至一盅，不拘时服。

凉血地黄汤 治饮食不节，起居不时，阴受之则入五脏，䐜满闭塞，下为飧泄，久为肠澼[1]，水谷与血作一流唧出。

当归 槐花（炒） 青皮（去穰） 熟地黄各一钱 黄柏（炒） 知母各二钱

上作一服，用水二盅，煎至一盅，食远服。

石膏散 治心胸烦热，吐血不止，口舌干燥，头疼。

石膏 麦门冬各二钱 黄芩一钱 甘草（炙）半钱 生地黄 升麻 青竹茹 葛根 栝楼根各一钱

上作一服，水二盅，煎至八分，不拘时服。

门冬饮子 治脾胃虚弱，气促气弱，精神短少，衄血、吐血。

麦门冬（去心） 当归身 人参以上各五分 紫菀一钱半 芍药 甘草（炙） 黄芪以上各一钱 五味子五个

上作一服，用水二盅，煎至一盅，食后服。

生地黄饮子 治诸吐血、下血、溺血、衄血。

生地黄 熟地黄 枸杞子 地骨皮（去心） 天门冬（去心） 黄芪（去芦） 芍药 黄芩 甘草（炙）以上各一钱

上作一服，用水二盅，煎至八分，食远温服。如脉微身凉恶风，加桂半钱。

---

〔1〕澼 原书作“癖”，据《兰室秘藏》改。

天门冬汤　治思虑伤心，吐血、衄血。

天门冬（去心）　远志（去心，甘草煮）　黄芪（去芦）　白芍药　麦门冬（去心）　藕节　阿胶（蛤粉炒）　生地黄　当归（去芦）　人参　没药　甘草（炙）各一钱

上作一服，水二盅，生姜五片，煎至一盅，不拘时服。

麦门冬饮子　（一名清肺饮子）　治衄血、吐血久不愈。

麦门冬（去心）　五味子三十个　当归身　人参各一钱半　黄芪（去芦）三钱　生地黄二钱

上作一服，水二盅，煎至一盅，不拘时服。以三棱针于气冲出血立愈。

当归地黄汤　治嗽血、衄血、大小便血，或妇人经候不调，月水过多[1]，喘嗽。

当归　川芎　芍药　黄药子　白术　槐花各一钱　茯苓（去皮）　生地黄　黄芩　白龙骨　甘草各一钱半

上作一服，水二盅，煎至一盅，食后服。

当归汤　治三焦虚损，或上下发泄、吐、唾血，皆从三焦起，或因热损发，或因酒发，悉皆治之。

当归　干姜（炮）　黄柏　熟地黄　小蓟　羚羊角（镑）阿胶（蛤粉炒）各三钱三字　白术　芍药各半两　黄芩　甘草（炙）各一分

上㕮咀，每服三钱，水二盏，入竹茹如指大，煎至八分，去滓，入伏龙肝、头发灰、蒲黄各半钱，再煎至七分，不拘时温服。一方无白术。

鸡苏丸　治虚热昏冒倦怠，下虚上壅，嗽血、衄血。

鸡苏叶八两　黄芪　防风（去芦）　荆芥各一两　菊花三钱　片脑半钱　川芎　生地黄　桔梗　甘草各半两

〔1〕多　原书无此字，据《宣明论方》补。

上为细末，炼蜜和丸如弹子大，每服一丸，细嚼，麦门冬（去心）煎汤下，不拘时服。又治肺损吐血，日渐乏力，行步不得，喘嗽痰涎，饮食不美，或发寒热，小便赤涩，加车前子三钱，用桑枝（锉，炒香）煎汤嚼下。

肠澼痔漏脱肛门

肠澼者，大便下血也。《经》云：风客淫气，其精乃亡，邪伤肝也。因而饱食，筋脉横解，肠澼为痔。盖缘风气通于肝，肝生风，风生热。风客则淫气伤精，精亡则邪热伤肝。因饱行房，则筋脉横解，而肠澼、痔漏之证生焉。人之不避风毒，恣饮醇酒炙煿之物，纵欲喜怒无常，脏腑郁抑，饮食自倍，肠胃乃伤，阴阳不和，关格壅滞，热毒下注，血渗大肠，而成肠澼、痔漏之疾矣，俗谓之肠风、脏毒是也。其病身寒脉沉者生，身热脉浮者死。治法宜袪风消毒，解热凉脏，和血润燥则愈矣。

痔漏者，肛门边内外有疮是也。若成瘰不破者曰痔，破溃而出脓血，黄水浸淫，淋沥久不止者曰漏也。此疾皆由湿、热、风、燥四气相合而致也。痔有五种，谓牡痔、牝痔、脉痔、肠痔、血痔也。古方又有酒痔、气痔、虫痔、翻花、蝼蛄等。痔之名不一，究其所因，亦不过久嗜辛热炙煿新酒，及房劳、忧思，蕴积热毒愤郁之气所致也。或藏于肛门之内，或突于肛门之外；若蕴毒深者其状大，蕴毒浅者其状小，大者如莲花、鸡冠、核桃之状，小者如牛奶、鸡心、樱桃之类；或流脓水，或出鲜血，有妨行坐，久而不愈则成漏矣。治法：在外者宜点之，洗之；在内者宜袪其风而除其湿，消其热而解其毒。斯得治之法矣。

若夫脱肛者，乃虚寒下脱。其病或由肠风、痔漏久服寒剂，坐努而下脱；或因久痢里急，窘迫而脱也；其有产妇用力过多，及小儿叫号努气，久痢不止，风邪袭虚而脱也。治法：内宜温胃厚肠，收敛解毒之剂；外宜温汤频洗，令和软，然后摩挲而入，则自愈矣。

秦艽防风汤　治痔漏，每日大便时发疼痛，如无疼痛，非痔漏也。此药主之。

秦艽　防风　当归　白术各一钱半　黄柏　橘皮　柴胡　大黄（煨）　泽泻各一钱　红花　桃仁　升麻各三分　甘草（炙）六分

上作一服，用水二盅，煎至一盅，空心服。

红花桃仁汤　治痔疾经年，因饱食筋脉横解，肠澼为痔。当去其筋脉横解，破血络是也。治法当补北方泻中央。

红花　桃仁　麻黄各半钱　生地黄　黄柏各一钱半　猪苓　泽泻　防己　当归尾　苍术　防风各一钱

上作一服，水二盅，煎至一盅，空心服。

秦艽当归汤　治痔漏，大便结燥，疼痛。

秦艽　枳实各一钱半　当归　皂角仁（烧存性）　桃仁　泽泻　白术各一钱　大黄（煨）五钱　红花半钱

上作一服，水二盅，煎至一盅，空心服。

地榆散　治痔疮肿痛。

地榆　黄芪　枳壳　槟榔　川芎　黄芩　槐花　赤芍药　羌活各一钱　白蔹　蜂房（炒焦）　甘草（炙）各半钱

上作一服，水二盅，煎至一盅，食前服。

当归郁李仁汤　治痔漏大便结硬，大肠下坠多血，苦痛不能忍者。

当归尾　郁李仁　泽泻　生地黄　煨大黄　枳实　苍术　秦艽以上各一钱　麻子仁一钱半　皂角仁（另为细末，煎成调服）一钱

上作一服，水二盅，煎至一盅，空心服，忌风寒处大小便。

干葛汤　治酒痔。

干葛　枳壳（炒）　半夏　生地黄　茯苓　杏仁各一钱半

黄芩　甘草（炙）各半钱

上作一服，水二盅，黑豆一百粒、生姜五片、白梅一个，煎至一盅，食前服。

橘皮汤　治气痔。

橘皮　枳壳（炒）　槐花（炒）　川芎各一钱半　桃仁（去皮炒）　木香（不见火）　槟榔　紫苏　香附　甘草（炙）各一钱

上作二服，水二盅，生姜三片、枣二枚，煎至一盅，食前服。

逐瘀汤　通利大小肠，取下恶物。凡痔漏热证用之，有瘀血作痛，服之见效。

川芎　白芷　枳壳（炒）　赤芍药　阿胶（炒成珠）　茯苓（去皮）　蓬莪（煨）　生地黄　茯神（去木）　木通　甘草（生用）　五灵脂各一钱　桃仁（去皮尖，炒）　大黄各一钱半

上作一服，每服用水二盅，生姜三片、蜜三匙，煎至一盅，食前服，以利为度。

槐角散　治脾胃不调，胀满下血。

槐角二两　枳壳（炒）　当归　苍术　陈皮　厚朴（制）各一两　乌梅　甘草各半两

上吹咀，每服五钱，水一盅，煎至七分，食前服。

秦艽白术丸　治痔疾，并漏有脓血，大便燥硬，作疼痛不可忍。

秦艽（去芦）　桃仁（去皮尖，另研）　皂角仁（去皮，火煅存性）各一两　枳实（麸炒）　当归尾（酒制）　泽泻　白术以上各半两　地榆三钱

上为细末，与桃仁泥碾匀，汤煮面糊和丸如梧桐子大，令药光滑，焙干。每服一百丸，白汤送下，空心服，少时以美食压之。忌生冷、硬物、冷水、菜、湿面、酒及五辛辣热、大料物之类，犯之则药无验矣。数服而愈。

乳香丸　治脱肛肠出。

乳香（另研）　白丁香各二钱半　枳壳（麸炒）　芫青（去头足，糯米炒）　大黄（蒸，焙干）　鹤虱草（炒）　荜澄茄　牡蛎（煨）各一两

上为细末，粟米糊为丸如梧桐子大，每服三十丸，肠风腊茶清送下，诸痔煎薤白汤送下，诸漏铁屑煎汤下，空心服。

猬皮散　治肛门脱出不收。

猬皮（罐内烧令焦黄存性）一个　磁石（火煅，于醋内蘸淬七次）半两　辣桂三钱　鳖头（慢火炙令焦黄）一枚

上为细末，每服三钱，食前米饮调下，用鞋底炙热熨按肛上托入。

槐角丸　治五种肠风下血；痔漏、脱肛、下血，并宜服之。

槐角（去枝梗，炒）一两　地榆　黄芩　当归（酒浸，焙）　防风（去芦）　枳壳（麸炒）各半两

上为细末，酒糊丸如梧桐子大，每服三十、五十丸，空心米汤送下。

钓肠丸　治新久诸痔，肛边肿痛，或时疮痒，有脓血。

瓜蒌（烧存性）二个　猬皮（烧存性）三个　白矾（煅）　白附子（生用）　绿矾（煅）　天南星　鸡冠花（炒）　半夏各五两　胡桃仁（不油者）十五个　枳壳（炒）　附子（炮，去皮脐）　诃子（去核）各二两

上为细末，醋糊为丸如梧桐子大，每服三五十丸，临睡用温酒送下。远年不瘥者，服十日效，久服除根。

宽肠丸　治内外痔。

枳壳（麸炒）　黄连　百药煎各等分

上为细末，水糊为丸如梧桐子大，每服三十丸，食前米汤送下。

神效散　治洗痔。凡富贵之人，多因嗜欲酒色过度，喜怒不

常，致生痔漏，或如鼠乳连珠，或粪门肿，肠头肿，流脓漏血，其痛如割不可忍者。但是诸肿疮、痔漏及肠风漏血，此药治之。

苦参　川椒　苦葫芦　芫荽子　槐花　枳壳　荆芥　金银花　白芷　连翘　独活　小茴香　麻黄（制）　牡蛎（煅）　威灵仙　椿树皮各二两

上㕮咀，每用五钱，水六七碗，葱白二茎，煎五七沸，去滓，以盆盛药水，上坐，先蒸后洗，甚验。加黄老茄子二个尤妙。

猬皮丸　治诸痔出血，里急疼痛。

猬皮（炙焦）一两　槐花（微炒）　艾叶（炒黄）　白芍药　枳壳（炒）　地榆　川芎　当归　白矾（煅）　黄芪　贯众各半两　头发（烧存性）三钱　猪后悬蹄垂甲（炙焦）十枚　盈尺皂角（去弦核，醋炙黄）一挺

上为细末，炼蜜和丸如梧桐子大，每服五十丸，食前用米饮送下。

香壳丸　治湿热内甚，因而饱食，肠澼为痔，久而成漏，速治悉愈也。

木香（不见火）　黄柏各三钱　厚朴（制）　枳壳（麸炒）各五钱　黄连一两　猬皮（烧灰）一个　当归（酒洗）　荆芥穗各三钱

上为末，面糊丸如梧桐子大，每服三五十丸，食前白汤下，日三服。

熊胆膏　治痔极效。

熊胆　片脑

上各等分，研细，用井华水调，以鸡羽扫痔上。

猪脏丸　治大人、小儿大便下血日久，多食易饥，腹不痛，里不急。先用海螵蛸（炙黄，去皮白者）为末，以木贼草煎汤调下，服之三日后，效。

黄连（锉碎）二两　嫩猪脏（去肥）二尺

上以黄连塞满猪脏，系两头，煮十分烂，研细添糕糊丸如梧桐子大，每服三五十丸，食前米饮送下。

木贼散 治脱肛下热。

上用木贼烧存性为末，掺肛门上按之。

眼 目 门

眼为五脏之精华，一身之至要，盖属乎五脏而主乎肝者也。夫眼之大、小眦角属心，其满眼白精属肺，乌睛圆大者属肝，上、下肉胞属脾，乌睛中黑瞳一点如漆者属肾，此眼目之属乎五脏也。盖肝者，血之海也，开窍于目，故为之主也。五脏或蕴积风热，或因七情之气郁结不散，上攻眼目，各随五脏所属而见，或赤肿而痛，羞涩多泪，或生障膜，昏暗失明，其证七十有二，不可枚举。然所得之由，或因生食五辛，多啖炙煿，热餐面食，饮酒不已，房劳无节，极目远视，数看日月，频视星火，夜读细字，月下观书，抄写多年，雕镂细作，博奕不休，久处烟火，泣泪过多，刺头出血过多，若此者，俱丧明之本。因于风者，则为风眼。其证瞳青胞白，痒而清泪，不赤不疼。因于热者，则为热眼。其证乌轮突起，胞硬肿红，眵泪湿浆，里热刺痛。因于气者，则为气眼。其证眼浑而泪，胞肿而软，上壅朦胧，酸涩微赤是也。

治之当究其所因，风则驱散之，热则清凉之，气则调顺之，虚则补益之。又当辨其肝之有余不足而治之，有余则当泻心火，不足则当补肾水。何以言之？肝者，木也；心者，火也；肾者，水也。火为木之子，水为木之母，《经》云虚则补其母，实则泻其子故也。不可轻用针刀点割，偶得其愈，出乎侥幸，苟或失误，则为终身之害。然又不可过用寒凉之药及冷水淋洗，恐冰其血，凝而不流，则成痼疾。当量人之虚实老少，若久患昏暗无光，或生冷翳，则当滋补下元，以益肾水。北方之人患目最多，皆因日冒风沙，夜卧热炕，二气交蒸使然。治之可用凉药，盖北方禀受与南方不同故也。其余五轮八廓、偷针、雀目、内障、外障及七十二证，备见本科《龙目论》中，兹不多述。

明目流气饮　治肝经不足，内受风热，上攻眼目，视物不明，常见黑花，当风多泪，隐[1]涩难开，或生障翳；妇人血风，时行暴赤，一切眼疾，并皆治之。

大黄（炮）　牛蒡[2]子（炒）　川芎　菊花　白蒺藜（炒）　细辛（去苗）　防风（去苗）　玄参（去芦）　山栀子（去皮）　黄芩　甘草（炙）　蔓荆子　荆芥　木贼（去根节）以上各五分　草决明七分半　苍术（米泔浸，焙）一钱

上㕮咀，作一服，用水二盅，煎至一盅，食后热服；或为细末，每服二钱，临睡温酒调服亦可。

拨云散　治男子、妇人风毒上攻，眼目昏暗，翳膜遮睛，怕日羞明；一切风毒眼疼，并皆治之。

羌活　防风　柴胡　甘草各二钱

上㕮咀，作一服，用水二盅，煎至一盅，食后温服。或加薄荷、甘菊花皆可。

柴胡散　治肝风实热，头疼目眩，眼赤心烦。

柴胡（去苗）　地骨皮（去心）　玄参　羚羊角（镑）　甘菊花（去梗）　赤芍药　黄芩各一钱　甘草（炙）五分

上作一服，用水二盅，生姜三片，煎至八分，食后温服。

拈痛散　治两额角痛，目睛痛，时见黑花，及目赤肿痛，欲作内障，得之于饥饱劳役。

柴胡一钱　甘草（炙）五分　栝楼根一钱三分　当归二钱半

---

〔1〕隐　原书作“瘾”，据《普济方》改。
〔2〕蒡　原书作“旁”，据《普济方》改。

生地黄七分　黄芩（酒浸，炒）二钱半

上作一服，用水二盅，生姜三片、枣一枚，煎至八分，食后服。

圣效散　治眼目诸般风热痒毒及生翳膜、血筋；一切外障并皆治之。

黄芩　细辛　甘草　熟地黄　大黄　栀子　赤芍药　当归尾　牛蒡子　桑白皮各八分　甘菊花二钱

上㕮咀，作一服，用水二盅，煎至八分，食后温服，日三服。

桑白皮散　治肺气壅塞，热毒上攻眼目，白睛肿胀，日夜疼痛，心胸烦闷。

玄参　桑白皮　枳壳　升麻　杏仁（炒，去皮尖）　旋覆花　防风（去芦）　赤芍药　黄芩　甘草　甘菊花　甜葶苈各一钱

上作一服，用水二盅，生姜三片，煎至一盅，食后温服。

散热饮子　治眼目暴赤痛肿。

防风　羌活　黄芩　黄连各二钱

上作一服，水二盅，煎至七分，食后温服。如大便秘加大黄，如痛甚者加当归、生地黄，如虚烦不得眠加山栀子。

四物龙胆汤　治目赤暴发，作生云翳，疼不可[1]忍。

当归（酒洗）　川芎　芍药　生地黄各一钱半　羌活　防风（去芦）各一钱　草龙胆（酒洗）　防己各七分

上作一服，水二盅，煎至八分，食后热服。

洗肝散　治风毒上攻，眼目暴赤，瞳子肿痛难开，隐涩眵泪。

薄荷　当归　羌活　甘草　大黄　防风（去芦）　栀子　川芎各一钱

---

〔1〕可　原书无此字，据《普济方》补。

上作一服，用水二盅，煎至八分，食后热服。

决明子散　治风热上攻，眼目肿痛。

黄芩　甘菊花　草决明子　木贼草　石膏　赤芍药　川芎　羌活　甘草　蔓荆子　石决明以上各一钱

上作一服，用水二盅，生姜三片，煎至八分，食后温服。

地黄汤　治眼久病昏涩，因病〔1〕发而久不愈。

防风（去芦）　羌活　当归（酒浸）　熟地黄　黄芩　黄连　人参（去芦）　茯苓各一钱

上作二服，用水二盅，煎至八分，食后服。

菊花散　治肝受风毒，眼目昏矇，渐生翳膜。

甘菊花四两　蝉蜕（去足、土）　白蒺藜（炒，去刺）　羌活　木贼草（童便浸一宿）各三两　荆芥穗　甘草（炙）各二两

上为细末，每服二钱，食后茶清调下。

汤泡散　治肝虚，风热攻眼，赤肿羞明，渐生翳膜。

杏仁　防风　黄连　赤芍药　当归各一钱　铜青三分　薄荷五分

上㕮咀，作一服，用极沸汤泡，乘热先熏后洗，冷则再暖复洗，日二三次。一方入盐少许〔2〕，闭目沃洗，盐亦去风散血。

炉甘石散　治一切目疾。又名珍珠散。

炉甘石一两六钱　黄连八钱

上锉碎，用银石锅内，文武火煮一昼夜，取出去黄连不用，将炉甘石研极细水飞过，入片脑半钱，入磁罐内收贮，不可泄气。每用少许点眼上极妙，临点时用新汲水先洗眼净，然后点之。一方入麝香少许，能治风烂赤眼。

蝉花无比散　治大人、小儿远年近日一切风眼、气眼攻注，

---

〔1〕病　原书无此字，据《普济方》补。

〔2〕许　原书无此字，据《普济方》补。

眼目昏暗，睑[1]生风粟，或痛或痒，渐生翳膜，侵睛遮障，视物不明，及久患偏正头风，牵搐两眼，渐渐细小，连眶赤烂，及小儿疮疹、风眼，白膜遮睛，赤涩隐痛，并皆治之。常服祛风退翳明目。

蛇蜕（微炙）一两　蝉蜕（去翅足）二两　羌活　当归（洗焙）石决明（用盐水煮，研如粉）　川芎各三两　防风（去芦叉）　茯苓（去皮）　甘草（炙）各四两　赤芍药三两　白蒺藜（炒，去刺）半斤　苍术（泔浸，炒）三两

上为细末，食后米泔调服三钱，或茶清亦可。忌食发、风毒等物。

明目地黄丸　治男子、妇人肝虚积热，上攻眼目，翳膜遮睛，羞明多泪。此药多治肝肾两经俱虚，风邪所乘，并治暴赤热眼。祛风明目，其效不可具述。

生地黄（洗焙）　熟地黄（洗焙）各一斤　牛膝（去芦，酒浸）三两　石斛（去苗）　枳壳（麸炒）　防风（去芦）各四两　杏仁（去皮尖，麸炒，细研去油）二两

上为细末，炼蜜为丸如梧桐子大，每服五十丸，空心温酒或盐汤任下。

菊睛丸　治肝肾不足，眼目昏暗，常见黑花，多有冷泪。久服补不足，强目力。

巴戟（去心）二两　枸杞子六两　肉苁蓉（酒浸，焙）四两　甘菊花（拣）八两

上为细末，炼蜜为丸如梧桐子大，每服五十丸，用温酒、盐汤任下，食后、空心各一服。《杨氏家藏方》有五味子六两。

还睛补肝丸　治肝虚，两目昏暗，冲风泪下。

白术　细辛（去苗）　芎䓖　决明子（微炒）　人参　羌活

〔1〕睑　原书作“脸”，据明·天启乙丑本改。

（去芦）　当归（切，焙）　白茯苓（去皮）　苦参　防风（去叉）　官桂（去粗皮）　地骨皮　玄参　黄芩（去黑心）　五味子　车前子（微炒）　菊花　青葙子　甘草（炙）各等分

上为细末，炼蜜为丸如梧桐子大，每服三十丸，加至四十丸，不拘时米饮送下。

羊肝丸　镇肝明目。

羌活　甘菊花　细辛　柏子仁　官桂　五味子　白术以上各半两　黄连三分　羯羊肝一具（新瓦盆熥干，更焙之，肝若大只用一半）

上为细末，炼蜜为丸如梧桐子大，每服三四十丸，食前用温水送下。一方有地黄，无柏子仁。

春雪膏　治肝经不足，内受风热，上攻眼目，昏暗痒痛，隐涩难开，及多眵赤肿，怕日羞明，不能远视，迎风有泪，多见黑花。

片脑二钱半　蕤仁（去皮壳，细研去油，秤）二两

上用生蜜二钱，重将片脑、蕤仁同搜和，用铜筋子或以金银钗股，时复点放眦头，连眶赤烂以油纸涂膏贴之。

助阳活血汤　治眼发之后，上热壅甚，白睛红多，眵泪无疼痛，而隐涩难开。此因服苦寒药过多，真气不能通九窍也，故眼昏花不明，宜助阳活血补气。

柴胡　白芷各五分　升麻　当归各五钱　黄芪三钱　防风七分　蔓荆子　甘草（炙）各一钱

上㕮咀，作一服，水一盏半，煎至一盏，去滓，临卧热服，避风寒，忌食冷物。

加减驻景丸　治肝肾气虚，视物䀮䀮，血少气多。

车前子（略炒）二两　当归（去尾）　熟地黄（洗）各五两　川椒（炒）　楮实子（无翳膜勿用）各一两　五味子　枸杞子各二两　菟丝子（酒煮，焙）半斤

上为细末，蜜水煮糊丸如梧桐子大，每服三十丸，空心用温酒，或盐汤送下。

甘菊汤　治内外障翳，一切眼疾。

甘菊花　升麻　旋覆花　石决明　芎䓖　大黄（炒）各半两　羌活（去芦）　地骨皮（洗）　石膏（碎）　木贼（炒）　青葙子　车前子　黄芩（去黑心）　防风（去芦）　栀子仁　草决明（炒）　荆芥穗　甘草（炙）各一两　黄连（去须）一分

上锉碎，每服三钱，水一盏，蜜少许，同煎至七分，去滓，食后、夜卧温服。

磁石丸　治眼因患后起早，元气虚弱，目无翳膜，视物昏暗，欲成内障。

磁石（烧醋淬七次，杵碎细研水飞过）二两　肉苁蓉（酒浸一宿，刮去皱皮，炙令干）一两　菟丝子（酒浸五日，曝干别研为末）三两　补骨脂（微炒）　巴戟（去心）　石斛（去根）　远志（去心）一两　木香（不见火）　五味子　桂心　甘草（炙赤）各半两　熟地黄一两

上为细末，研匀炼蜜和捣三二百杵，丸如梧桐子大，每服三十丸，食前温酒送下。一方有茯神，无远志、石斛。

密[1]蒙花散　治风气攻注，两眼昏暗，眵泪羞明，睑生风粟，隐涩难开，或痒痛，渐生翳膜，视物不明，及久患偏头痛，牵两眼渐小，并暴赤肿痛。

密蒙花（净）　石决明（用盐同东流水煮一伏时，研）　木贼　羌活　菊花　杜蒺藜（炒，去刺）各等分

上为细末，每服二钱，食后腊茶清调服，日二服。

驱风一字散　治眼痒极，甚连眦头皆痒。

川乌（炮）五钱　羌活　防风（去芦）　川芎　荆芥各二钱半

---

〔1〕密　原书作“蜜”，据《普济方》改。

上为细末，每服一钱，食后茶清或薄荷汤调服。

秘传羊肝丸　治肝经有热，目赤睛疼，视物昏涩。

白羊子肝（洗净去膜）一具　黄连（去须捣罗为末）

上将羊肝先入沙锅内杵烂，旋次入黄连末拌擂，干湿得所为丸如梧桐子大，每服五十丸，食后用熟水送下。

熟干地黄丸　治血弱阴虚，不能养心，致心火旺，阳太甚，偏头肿闷，瞳子散大，视物则花。法当养血凉血，驱风散火。

熟地黄一两　当归身（酒洗，焙）五钱　柴胡八钱　人参二钱　地骨皮五钱　甘草（炙）二钱　黄芩五钱　黄连三钱　枳壳（麸炒）五味子　天门冬各三钱　生地黄七钱半

上为细末，炼蜜为丸如梧桐子大，每服七十丸，食后茶清送下。妇人尤宜服。

杞苓丸　专治男子肾脏虚耗，水不上升，眼目昏暗，远视不明，渐成内障。

白茯苓（去皮）八两　枸杞（酒蒸）四两　当归（酒洗，焙）二两　青盐（另研）一两　菟丝子（酒浸一日夜，蒸）二两

上为细末，炼蜜为丸如梧桐子大，每服五、七十丸，食前白汤送下。

白龙散　去翳膜，明眼目。

川芒硝五两

上芒硝取白如雪者，置银锅内以新瓦盖，用熟炭火慢慢熬溶清汁，以铁钳钳出倾在石器中凝结如玉色，研极细，入片脑等分。每用少许，以金银簪脚点入目内。凡点时，先用新汲水洗眼净，然后点之，或以少许吹入鼻中亦可。

点眼珍珠散　治暴赤热眼，肿障痒痛，羞涩多泪。

炉甘石一斤　黄连一斤

上将黄连煎汤，以火煅炉甘石通红，入黄连汤内淬之，如此淬七次，去黄连不用；将炉甘石研令极细，用水飞过澄去沙脚，

阴干，再入乳钵内复研过；每炉甘石末一两，入片脑一钱，研匀。每用少许，先以井华水洗眼净，用金银簪脚点入眼大、小眦头。若多年风烂眼，只入麝香少许点之。

点眼膏子　治诸般眼疾。

羊胆一个　入蜜一钱

上用线劄定砂锅内，入水煮熟，再入冷水内浸，取出候水干，开胆倾入磁角罐内。每用少许点眼角内，神效。

拨翳紫金膏　治诸般赤眼、血膜、内障等眼。点用此药，夺魁仙方。

蕤仁（去皮，研去油）一两　石蟹　真珠　琥珀　麝香　片脑　硼砂　青盐　石燕子　金精石　银精石　白丁香　红珊瑚　乳香（俱令研）以上各半钱　辰砂（另研）二钱　炉甘石（火煅，用黄连汤淬七次，研）一两

上件俱研极细和匀，后有余药十味煎汁。

当归　生地黄　陈皮　赤芍药　防风　羌活　黄连　黄芩　薄荷　菊花以上各半钱

上十味后药㕮咀，用腊雪水两盅，用银石器中和药，煎至一盅，去柤，入好蜜三两，再文武火熬三二沸，以绵滤去柤，入磁器内，却将前末药一处搅匀内，用油纸包劄固密其口，旋取点用。此方患重者点二三次，轻者点一二次除根。

青金丸　治风毒攻眼成外障翳膜。

铜青（真者）　蕤仁（去皮尖，与铜青同浸二宿，去水研）　石决明（净水磨沥干）　生犀角（净水磨，纸上飞过）各一钱　龙脑（研）　白丁香（水研飞，去滓）　海螵蛸（水飞过）各半钱

上将铜青与蕤仁先研如糊，次入白丁香研，次入四味，研极细，用好墨研浓汁于净器中和熟，为丸如绿豆大。每用人乳汁化开点眼，未用者常以龙脑养于磁器中。

琥珀散　治目积年生花翳。

琥珀　珊瑚　朱砂　硇砂（白者）　马牙硝各半两　乌贼鱼骨（半两先于粗石磨去其涩，用好者）一钱　真珠末一两

上研极细令匀，每日三五次点。

耳鼻门

耳者，肾之窍也。肾气充足，则耳自然聪矣。肾气一虚，然后邪气乘之而生诸证。其所感不同，有劳伤气血，风邪乘热，使精脱肾惫而聋者，有挟风而聋者，有劳损而聋者，有脏气逆而为厥聋者，必有时乎眩晕之证。耳者，宗脉所附，脉虚而风邪乘之，风入于耳之脉，使经气痞而不宣，则为风聋，必有时乎头痛之证。若劳役伤于血气，淫欲耗其精元，瘦悴力疲，昏昏愦愦，则为劳聋。有能将适得所，血气和平，则其聋暂轻；其或日就劳伤，风邪停滞，则为久聋之证矣。外此又有耳触风邪，与气相搏，其声嘈嘈，眼或见光，谓之虚鸣。热气乘虚随脉入耳，聚热不散，脓汁出焉，谓之脓耳。人耳间有津液轻则不能为害，若风热搏之，结液成核塞耳，亦能令人暴聋，谓之聤耳。前是数者，肾脉可推，风则浮而盛，热则洪而实，虚则涩而濡。治法：风则疏散之，热则清利之，虚则调养之。邪气屏退，然后以通耳调气安肾之剂主之，如此则无不愈矣。

若夫鼻者，清气出入之道路也。肺为气之主，通窍于鼻，阴阳升降，气血和平，则一呼一吸，荣卫行焉，自然气息调停而香臭辨矣。或若七情内蠹，六气外伤，则清浊不分，泥丸汩乱，诸证迭起矣。夫血之与气相随而行，若脏腑生热，乘于血气，故热气逼血妄行，上自鼻孔中出，谓之鼻衄。热则津液中干，冷则髓涕流注。若风冷随气乘于鼻脑，则津液交流不能自收，谓之流涕，鼻渊是也。肺为风寒所伤；津液冷滞，鼻气不宣，香臭不闻，于是壅作鼻齆。冷气停聚，血脉阴凝，岁月淹延，转加壅

结，于是变生息肉，或气壅滞于上，为邪热留伏不散，则为鼻疮，久则变为疳䘌，腐溃臭汁。治之当究其所因，衄则以降火凉血之剂清之，冷则宜温散之，壅则宜通利之，热则宜清凉之，风则宜祛解之，息肉者消之，疮而疳䘌者宜解毒清肺而理之。刘河间谓：鼻病悉属乎热。理固当矣。然鼻者肺之候，《经》云：形寒饮冷则伤肺。盖肺受寒邪，则先见于鼻。若骤用寒凉之剂，使气道壅塞，愈不能通也。唯当温散寒邪，则气自通矣。《内经》云：视听明而清凉，香臭辨而温暖。此之谓也。

犀角饮子　治风热上壅，耳内聋闭，臀肿掣痛，脓血流出。

犀角（镑）　木通　石菖蒲　甘菊花（去梗）　玄参　赤芍药　赤小豆（炒）各三钱　甘草（炙）一钱半

上㕮咀，分二服，每服用水二盅，生姜三片，煎至八分，食后服。

芷芎散　治风入耳虚鸣。

白芷　苍术　陈皮　石菖蒲（炒）　细辛　厚朴（制）　半夏（制）　紫苏　辣桂　木通　甘草（炙）各一钱　川芎二钱

上作一服，用水二盅，生姜五片、葱白二茎，煎至八分，食后服。

益气聪明汤　治饮食不节，劳役形体，脾胃不足，得受内障、耳聋之患。服此令人精神过倍，元气自益，身轻体健，耳目聪明矣。

黄柏（酒炒）　芍药各钱半　升麻　蔓荆子　葛根各一钱半　人参　黄芪　甘草（炙）各二钱半

上作一服，用水二盅，煎至一盅，临卧服。

茯神散　治上焦风热，耳忽聋鸣，四肢满急，昏闷不利。

茯神（去木）一钱　羌活　防风（去芦叉）　蔓荆子　黄芪　石菖蒲　薏苡仁　五味子各半钱　麦门冬（去心）一钱　甘草（炙）三分

上作一服，用水二盅，生姜三片，煎至八分，食后温服。

羚羊角散　治耳聋不闻言语。此药利肾气，退风热。

羚羊角（屑）一钱　沙参　泽泻　前胡各七分半　防风　木通各半钱　旋覆花　石菖蒲各六分　牵牛（炒）一钱半

上作一服，用水二盅，生姜三片，煎至八分，食后温服。

芍药散　治热壅生风，耳内痛与头相连，脓血流出。

赤芍药　白芍药　川芎　木鳖子　当归　大黄　甘草（炙）各一钱半

上作一服，用水二盅，煎至八分，食后服。

地黄汤　治男子二十岁因疮毒后，肾经热，右耳听事不真，每心中不宁，则转觉重听，虚鸣疼痛。

生地黄一两半　桑白皮一两　磁石（捣碎，水淘二三十次，去尽赤汁为度）二两　羌活　枳壳　防风　黄芩　木通　甘草各半两

上㕮咀，每服四钱，水一盏半，煎至七分，去滓，日二三服，不拘时候。一方无磁石。

菖蒲丸　治肾虚耳聋、重听。过于思虑则其病尤甚，此药主之。

石菖蒲　蜀椒（去目并合口者炒出汗）各七钱半　葱子（炒）半两　皂角（去皮子，炙）一个　羊肾（以酒一升煮干取出，切作片曝干）一对

上为细末，炼蜜和丸如梧桐子大，每服三五十丸，空心温酒送下，日三服。凡欲服此药，临睡时先将铁物于所患耳边口中以牙齿咬定，却以磁石一小块绵裹塞耳内，觉气微通，略能听声，然后服药。

通气散　治耳聋，气闭不通。

茴香　木香　全蝎（去毒）　延胡索　陈皮　菖蒲各一钱　羌活　僵蚕　川芎　蝉蜕各半钱　穿山甲各二钱　甘草一钱半

上为细末，每服三钱，不拘时温酒调服。

苁蓉丸　治肾虚耳聋，或风邪入于经络，耳内虚鸣。

肉苁蓉（酒浸，切焙）　石龙芮　石菖蒲　山茱萸（去核）菟丝子（酒浸蒸，焙）　川羌活（去芦）　鹿茸（酒炙）　磁石（火煅醋淬七次，水飞）　附子（炮，去皮脐）　石斛（去根）各一两　全蝎（去毒）七个　麝香（另研，旋入）一字

上为细末，炼蜜为丸如梧桐子大，每服五十丸，空心用盐酒或盐汤送下。

塞耳丹　治耳聋。

石菖蒲一寸　巴豆（去壳）一粒　全蝎（去毒）一个

上为细末，葱涎为丸如枣核大，绵裹塞耳中即通。或用生川乌为末，绵裹塞耳中亦效。

通神散　治耳聋。

全蝎一枚　地龙二条　土狗二枚　明矾（半生半煅）　雄黄各半两　麝香二分半

上为细末，每用少许，葱白蘸药引入耳中，闭气面壁坐一时，三日一次。

红绵散　治聤耳出脓及黄水。

白矾（枯）一钱　干胭脂二分半　麝香少许

上为细末，先用绵杖子缠去耳中脓水尽，另用绵杖子送药入耳中，令到底掺之。一方加黄丹、龙骨。

清神散　治气壅，头目不清，耳常重听。

甘菊花　白僵蚕（炒）各半两　羌活　荆芥穗　木通　川芎防风各四两　木香一钱　石菖蒲　甘草各一钱半

上为细末，每服二钱，食后茶清调服。

蓖麻丸　治耳聋。

蓖麻子（去壳）　松脂　黄蜡　杏仁（去皮，双仁炒）各半两乳香　食盐　巴豆（去皮，炒）各一分

上捣烂如膏，捻如枣核样如小拇指大，以黄蜡薄捲之，大针

劄两三眼子两头透，用塞耳，经宿当闻钟声，黄水出愈。

羊肾附子丸　治劳聋。

附子（炮，去皮脐）　肉苁蓉（酒浸，去皮）　远志（去心）　菟丝子（酒浸，别捣）　牛膝（去苗）　磁石（烧令赤，醋淬七次，捣碎研，水飞）各一两

上为细末，用羊肾五对去脂膜细切烂研，入酒三升于银锅中，微火煎如膏，然后入药末和捣三五百杵，丸如梧桐子大。每服五、七十丸，空心温酒送下，盐汤亦可。

三黄散　治耳内流脓。

雄黄　硫黄　雌黄各等分

上为细末，以少许吹入耳内，立效。

白龙散　耳者，宗脉之所聚，肾气之所通。小儿肾脏盛而有热，热气上冲于耳，津液结滞则生脓汁；有因沐浴水入耳内，水湿停积搏于血气，蕴积成热，亦令耳脓汁出，谓之聤耳。久而不瘥，则变成聋。

白矾（枯）　黄丹　龙骨各半两　麝香一钱

上研极细，先以绵杖子展尽耳中脓水，用药一字分掺两耳内，日二次，勿令风入。

人参汤　治肺气上攻，鼻塞不通。

人参　茯苓　黄芩　陈皮（去白）　羌活　麻黄（去根节）　蜀椒（去目并闭口者，炒出汗）各一钱半

上作一服，用水二盅，煎至一盅，食后服。

辛夷散　治肺虚为四气所干，鼻内壅塞，涕出不已，或气息不通，不闻香臭。

辛夷　川芎　木通（去节）　细辛（洗去土）　防风（去芦）　羌活　藁本　升麻　白芷　甘草（炙）各等分。

上为细末，每服二钱，食后茶清调服。

增损通圣散　治肺气不和，鼻塞不利。

鼠粘子　桔梗　桑白皮　紫菀茸各钱半　荆芥穗二钱　甘草（生用）一钱

上作一服，用水二盅，生姜五片，煎至八分，食后服。

细辛散　治肺伤风冷，鼻流清涕，头目疼痛，胸膈不利。

细辛一两　附子（炮，去皮脐）　白术　诃黎勒（煨，去核）　蔓荆子　芎䓖　桂心各七钱半　枳壳（麸炒）　甘草（炙）各半两

上㕮咀，每服三四钱，水一盅，生姜三片，煎至六分，食后服。

温卫汤　治鼻不闻香臭，目中流[1]火，气寒血热，冷泪多，脐下冷，阴汗多，痿弱。

苍术　升麻　柴胡　黄芪　知母　羌活各一钱　青皮　陈皮　黄连　木香各三分　当归一钱半　泽泻　黄柏　白芷　防风　人参（去芦）　甘草（炙）各半钱

上㕮咀，作一服，用水二盅，煎至八分，食后服。

防风汤　治鼻塞，不闻香臭。

防风半两　栀子七枚　升麻一两　石膏（研）三两　麻黄七钱半　官桂半两　木通一两二钱半

上㕮咀，每服三钱，水一盅，煎至七分，食后温服，日二服。

离泽通气汤　治鼻不闻香臭。

黄芪四钱　羌活　独活　防风　升麻　葛根　苍术各三钱　甘草（炙）二钱　白芷　麻黄（不去节）　川椒各一钱

上㕮咀，每服五钱，水二盏，姜三片、枣二枚、葱白三寸，煎至一盅，去柤，稍热食远服之。忌一切冷物及风寒处坐卧行立。

辛夷汤　治肺气不利，头目昏眩，鼻塞声重，咯咛稠黏。

---

〔1〕流　原书作“溜”，据《兰室秘藏》改。

辛夷（去毛） 川芎 白芷 甘菊花 前胡 石膏 白术 生地黄 薄荷 赤茯苓（去皮） 陈皮（去白）各一两 甘草（炙）二两

上㕮咀，每服五钱，水一盏半，煎至一盅，去柤，食远温服。

通关散 治脑风，鼻息不通，不闻香臭，或鼻流清涕，多嚏，肩项拘急，头目昏痛，风府怯寒。

原蚕蛾（瓦上焙黄） 白附子（炮） 益智（去皮） 蒺藜（炒，去角） 薄荷 苦参各一两

上为细末，每服三钱，不拘时温酒调下。

犀角散 治肺热，鼻干无涕，心神烦闷。

犀角屑 木通 升麻 赤茯苓 黄芪 马牙硝 杏仁（汤浸去皮尖，双仁炒黄）各半两 麦门冬（去心）一两 朱砂（研） 龙脑（研） 甘草（炙）各一分

上为细末，每服一钱，食后竹叶汤调下。

防风散 治鼻渊脑热，渗下浊涕不止。

防风三两 黄芩 人参 甘草（炙） 川芎 麦门冬（去心）各二两

上为细末，每服二钱，食后白汤调服。

苍耳散 治鼻流浊涕不止。

辛夷仁五钱 苍耳子（炒）二钱半 白芷一两 薄荷叶五分

上为细末，每服二钱，葱汤或茶清食后调服。

千金细辛膏 治鼻塞脑冷，清涕常出。

细辛 川椒 川芎 黑附子（炮，去皮） 干姜 吴茱萸各二钱半 桂心三钱三分 皂角屑一钱六分半

上用猪脂二两煎油，先一宿以米醋浸药，取入猪油内同煎，附子色黄为度，以绵蘸药塞鼻中。

大风油 治酒皶鼻

草乌尖七个　麝香少许

上为细末，入大风子油，以磁器盛，火上调匀。先以生姜擦鼻上，然后用药擦之，日三次。专治肺风，面鼻赤。

硫黄散　治酒皶鼻，及女人鼻并面上生黑粉刺。

硫黄一钱　轻粉少许　杏仁（去皮）四十个研成膏

上为细末，用杏仁膏和药捏作饼，临卧涂贴鼻上，次旦洗去。一法以白盐常擦，妙。

硝黄散　治赤鼻久不瘥。

朴硝　大黄各等分

上为细末，用冷水调敷鼻上。

鼻赤方　以新银杏嚼烂敷于鼻上，不过五七次复旧。

卷之九

咽喉口齿门

夫咽喉者，一身之总要，气与食出入之门户也。咽以纳气，故咽气通于天；喉以纳食，故喉气通于地。自其风邪客于喉间，气郁而热，则壅遏而为咽疼；自其热气生于肺胃，风毒蕴隆，则肿结而为喉痹。又有尸咽、谷贼之证。尸咽者，阴阳不和，脾肺壅盛，风热毒气不能宣通，故令尸虫发动，上蚀于喉，或痒或疼，如䘌之候也。谷贼者，稻芒强涩，藏于米而误食之，滞于咽间，不能传化，故风热并聚与血气搏，遂令肿刺，如咽嗌之生谷刺也。胃脘实热，薰炙上焦，发为白头赤根，固有咽疮之证。脏腑停寒，寒则气缩，如物窒碍于其间，亦有喉痹之证。至若悬痈，生于上腭，虽不关于咽喉，所以暴肿者，抑亦热气使然也。咽喉悬痈，关要所系，病不急疗，皆能杀人。夫咽喉为病，其名甚多，有一十八种[1]之证，惟乳蛾、缠喉风、走马喉痹最为紧急。单蛾者，其形圆小如筋头，生于咽喉关上，或左或右，双蛾则两边俱生也，若生于关下为难治。缠喉风者，热结于喉，肿绕于外，且麻且痒，肿而大也。走马喉痹者，谓喉痹急甚，其死又速，故名走马也。治疗之法，微者可以咸软之，大者可以辛散

---

〔1〕 一十八种　即单蛾风、双蛾风、蝉舌风、牙蜞风、木舌风、舌黄风，咬牙噤口风、鱼口风、聚毒塞喉风、悬蜞蛊毒风、呛食风、腊颊风、缠喉风、松子风、崩砂甘口风、连珠风、蜂子毒、走疰瘭疬风。

之，或去风痰，或解热毒。至如走马喉痹，其死生如人反掌之间耳，岂待药之缓不及救耶！其最妙者，莫如用针针出毒血，病即时愈。若缠喉风肿甚，药不能下者，以药灌鼻中令吐之，外以拔毒之剂敷之，热退肿消，必自愈矣。亦有阴证不虚，亦能令人喉痹，又当治其下寒，则痹自通矣，不可不知。

若夫口者，脾之窍。齿者，肾之标。诸经多有会于口者，其齿牙是也。盖五味入口，藏于胃，脾为之运化津液，以养五气。五气者，五脏之气也。节宣微爽，五脏之气偏盛，由是诸疾生焉。故口臭者，乃脏腑臊腐之气，蕴积于胸臆之间而生热，冲发于口也。口疮者，脾气凝滞加之风热而然也。治之当清胃泻火是也。若夫齿者受病，实多有因胃热而痛者，有因风邪而痛者，有虫痛者，有肾虚者。大抵齿多属手足阳明二经，胃热火旺之故。且齿者骨之精华，骨乃肾之所主，外板则为牙，内床则为齿。人肾气强，则齿自坚，衰则齿必为痛也。其有胃热者，则齿动摇，缝中出血，或臭秽不可近，或齿自疏落，皆阳明经热也。治法：当审其何部，胃热者泻其火，肾虚者补其水，风者祛而散之，虫者毒而取之，在乎活法而施治之可也。

升麻散　治咽喉肿痛，上膈壅热，口舌生疮。

升麻　人参　干葛　赤芍药　桔梗（去芦）各二钱　甘草一钱

上作一服，用水二盅，生姜三片，煎至一盅，食后热服。

清咽利膈汤　治咽喉肿痛，痰涎壅盛。

防风　荆芥　薄荷　桔梗　黄芩　黄连各一钱半　山栀　连翘　玄参　大黄　朴硝　牛蒡[1]子　甘草各七分

上作一服，用水二盅，煎至一盅，食远服。

甘桔汤　治风痰上壅，咽喉肿痛，吞吐如有所碍。

苦桔梗五钱　甘草一两

---

[1] 蒡　原书作“旁”，据明刻本改。

上作一服，水二盅，煎至八分，食后热服。

玄参升麻汤 治咽喉妨闷，会厌喉肿，舌赤。

玄参 僵蚕 甘草 鼠粘子各七分 桔梗 连翘各一钱 升麻 黄连各一钱二分 防风五分 黄芩八分

上㕮咀，作一服，用水二盅，煎至八分，稍热噙漱，时时细咽之即愈。

牛蒡子汤 治风热上攻，咽喉肿痛，或生痈疮，如有肉脔。

玄参 升麻 桔梗（炒） 牛蒡子（炒） 犀角（镑） 黄芩 木通 甘草各一钱

上㕮咀，作一服，用水二盅，生姜三片，煎至八分，食后服。一方无犀角，有羌活。

清胃散 治因服补胃热药，致使牙龂上下疼痛难忍，牵引头脑，满面热发大痛。足阳明之别络于脑，喜寒恶热，乃手足阳明经中热盛而作痛也。

牡丹皮 升麻各一钱 当归 生地黄 黄连各一钱半

上作一服，用水二盅，煎至八分，食远服。

独活散 治风毒牙疼，牙根肿痛。

川芎 独活 羌活 防风各一钱 细辛 荆芥 薄荷 生地黄各五分

上㕮咀，用水二盅，煎至八分，食后稍热漱牙，徐徐咽之。

犀角升麻汤 治阳明经受风热，口唇颊车连牙肿痛。

犀角二钱 升麻一钱半 防风 羌活各一钱 川芎 白芷 黄芩 白附子各七分 甘草五分

上㕮咀，作一服，水二盅，煎八分，食后漱而服之。

柳花散 治口舌生疮。

延胡索一两 黄柏 黄连各半两 青黛 密[1]陀僧各二钱

---

〔1〕密 原书作“蜜”，据明刻本改。

上为细末，每用少许，敷贴疮上，有津液吐去，再用。

甘露饮　治男妇小儿，胃中客热，牙宣口气，齿断肿烂，时出脓血，及口舌生疮，咽喉肿痛；又疗脾胃受湿，瘀热在里，或醉饱多劳，湿热相搏，致生疸病，身面皆黄，肢体微肿，大便不调，小便赤涩，或时身热。

枇杷叶（拭去毛）　熟地黄　天门冬（去心）　枳壳（麸炒）　茵陈　生地黄　麦门冬（去心）　石斛　黄芩各一钱　甘草（炙）五分

上吹咀，作一服，用水二盅，煎至一盅，食后温服。

解毒雄黄丸　治缠喉风、急喉痹，卒然倒仆，失音不语，牙关紧急，不省人事，并小儿喉咙赤肿，及惊热痰涎壅盛，并宜服之。

郁金二钱　巴豆（去皮油）十四个　雄黄（研飞）二钱半

上为细末，醋糊丸如绿豆大，每服七丸，用热茶清送下，吐出顽涎立苏，未吐再服。如牙关紧闭，灌药不下者，以刀尺铁匙揩[1]开口灌下。

二圣散　治缠喉风、急喉痹。

鸭嘴胆矾二钱　白僵蚕（炒）五钱

上为末，吹入少许于喉中，立验。

千两金丸

蚵蚾草（嫩者）五钱　铜青五钱　大黄（用锦纹好者）　牙硝各五钱

上为末，以白梅肉烂研，一处捣匀，每一两作五丸，以新绵裹，噙化咽津，有顽涎吐出。大治喉风，不问阴阳内外急难证肿塞，真起死回生之药也。

---

〔1〕揩　原书作"斡"，据明刻本改。

绛雪散〔1〕　治缠喉肿痛，咽物妨碍及口舌生疮。

片脑半字　硼砂一钱　辰砂三钱　马牙硝　寒水石各二钱

上为细末，研匀，每用一字掺于舌上，津液咽之，或吹入喉中亦可。

上清丸　治咽喉肿痛，痰涎壅盛。

薄荷一斤　川芎　防风各二两　桔梗五两　砂仁半两　甘草四两

上为细末，炼蜜和丸如皂角子大，每服一丸，不拘时噙化。

一字散　治喉闭气塞不通，饮食不下者，或咽喉疼。

雄黄（另研）二钱半　蝎梢七枚　白矾（生，研）　藜芦各二钱　猪牙皂角七锭

上为细末，每用一字吹入鼻中，即时吐出顽涎即愈。一方无蝎梢，亦治时气缠喉风。累用救人，万无一失。

牢牙散　治一切牙齿疼痛。

全蝎（去毒）七个　细辛三钱　草乌（去皮）三个　乳香（另研）二钱

上为细末，每用少许擦患处，须臾盐汤漱之。

蟾酥丸　治牙疼不可忍。

蟾酥一字　生附子尖二豆大　巴豆（去壳研）一粒　麝香（研）少许

上为细末，蒸饼糊为丸如绿豆大，以新绵裹一丸咬痛处，有涎吐之。

香盐散　常用治虫牙，去风热，蛀龋宣露，一切齿疾。

香附子（炒黑）四两　青盐二两

上二味为细末，每日如常法擦牙妙。

宣风牢牙散　此药注颜坚肾，牢牙固齿。

---

〔1〕散　底本无此字，据目录改。

青盐 细辛各七钱 川芎 当归（酒浸，焙）各一两

上为末，每用少许，清晨擦牙漱满口，连药咽之。

雄黄散 治诸般风肿牙疼。

雄黄 细辛 青盐 石膏 良姜 荜茇 胡椒各等分 麝香少许

上为极细末，早晚搽于牙上，漱三五次，吐出再搽。

牙痛神效方

用蛇床子煎汤，稍热频频漱之，立效。

碧玉散 治心肺积热，上攻咽喉，肿痛闭塞，水浆不下；若或喉痹，重舌肿胀皆可服。

青黛 盆硝 蒲黄 甘草各等分

上为细末、研匀，每用少许吹入咽喉内，细细咽下。若作丸用，砂糖为丸，每两作五十丸，每服一丸，噙化咽下。

玄参散 治悬痈肿痛不可忍。

玄参 升麻 射干 大黄各一钱半 甘草一钱

上作一服，用水二盅，煎至一盅，不拘时缓缓噙咽服。

玉粉丸 治冬月寒痰，咽喉不利，语音不出。《针经》云：寒气客于会厌，卒然如哑〔1〕。宜服。

官桂 草乌各二钱半 半夏（汤洗）五钱

上为细末，生姜自然汁浸，蒸饼和丸如芡实大，每服一丸，至夜噙化。多年不愈者，并皆治之。

夺命无忧散（一名玉屑无忧散） 治缠喉风，咽喉疼痛，风涎壅盛，口舌生疮；心腹胀满，脾积癥块；小儿奶癖；误吞骨屑，硬塞不下；热盛喉闭，涎满气急，闷乱不省人事，并皆治之。

寒水石（煅）三两 玄参 贯众 缩砂仁（去壳） 滑石（研）

---

〔1〕哑 原书作“症”，据《普济方》改。

黄连（去毛）　茯苓　山豆根　荆芥　甘草（炙）各半两　硼[1]砂三钱

上为细末，每服一钱，干掺舌上后以新汲水咽下，不拘时。任是百毒硬物可以除化，如吃着巴豆、杏仁，辛辣姜、桂、胡椒燥毒，葱、韭、蒜等物，及诸药毒、火毒亦可用此药，每服半钱。能润三焦，消五谷，除三尸，去八邪，杀九虫，赶瘟疫事，专医渴疾，其效如神。鲁直号“金台玉简方”。

射干汤　治喉痹[2]，肿塞不通、疼痛，不下饮食，并诸毒发动。

射干　白芷　当归（切，焙）各一两　杏仁（汤浸，去皮尖，双仁，炒）　升麻　犀角（镑）　甘草（炙）各半两

上㕮咀，每服三钱匕，水一盏，煎七分，去柤，不拘时温服，日三。忌海藻、菘菜。

如神散　治咽喉一切急患不得开。

雄黄　藜芦　玄参　白僵蚕（炒）　白矾（生用）各二钱　乳香一字

上为细末研匀，每用一字，两鼻内嗅之，口含水及舌下擦，嚏出涎立效。

如圣汤　治痰去热，利咽喉。治咽中有疮，咽物不下，及咳嗽咯血，肺痿痰唾气促，并小儿疮疹，毒攻咽喉肿痛。

麦门冬半两　牛蒡子（炒）　桔梗　甘草（生用）各一两

上为细末，沸汤调，细细服，入竹叶煎尤妙。

金锁匙　治咽喉肿塞。

雄黄（研末）半分　巴豆（去油）一粒

上作一服，用生姜自然汁调灌下，或吐或利皆愈。一方细

〔1〕硼　原书作“蓬”，据《普济方》改。

〔2〕痹　原书作“闭”，据《普济方》改。

研，每遇急患不可针药者，用酒瓶装灰至瓶嘴下，装火一炷焚药，候烟起，将瓶嘴入一边鼻中，以纸覆瓶口熏之愈。

救命散　治脾胃热毒上攻，咽喉有疮，并缠喉风。

腻粉二钱　五倍子一分　大黄（锉炒）　白僵蚕（直者，炒）　黄连（去须）　甘草（生）各半两

上为细末，每服一字，大人以竹筒吸之，小儿以竹筒吹之。如余毒攻心肺，咽有疮，用男孩儿奶汁调药一字，以鸡翎探之，呕者生，不呕者死。

漱口玉池散　治风蛀牙疼，肿痒动摇，牙龂溃烂，宣露出血，口气等疾。

当归　川芎　防风　白芷　藁本　细辛　升麻　地骨皮　槐花　甘草各等分

上作一服，用水二盅，黑豆三十粒、生姜二片，煎至一盅，去柤，不拘时漱口吐去。

秘方揩牙散　治牙齿疼痛，遇冷热痛者。

良姜　细辛　胡椒　草乌尖各等分

上为细末，每用少许擦牙疼处，噙良久，有涎吐去。

麝香白牙散　治牙疼、牙宣、口臭。

麝香（研）少许　石膏（煅）半斤　细辛　蒺藜各一两　三奈　青盐（炒）各半两　丁香　檀香　甘松　白芷各三钱

上为细末，研匀，以指蘸些少擦牙。加川芎半两尤妙。

草乌头散　治牙齿疼痛。

草乌头（米泔浸一宿，去粗皮切作片，炒）一两　五灵脂　高良姜　白僵蚕　荜茇　细辛（去苗）各半两　乳香（另研）一钱

上为细末，研匀，每用一字擦牙，合口少时，去涎尽，以盐汤漱口吐去。

麝胆散　治走马牙疳危恶候。

麝香少许　胆矾一钱　铜绿半两　白矾（生用）一分

上为细末，研匀，上擦牙蚀处。

鹤虱散　治牙齿风疳，脓血出，牙根有虫。

鹤虱　露蜂房（烧灰）　细辛各半两　腻粉　麝香（细研）各一分

上为细末、研匀，每用临睡时剪纸如柳枝叶样，涂药贴所患处。一方以湿帛子掺药贴患处。

安肾丸　治虚壅，牙齿浮肿疼痛。

桃仁（麸炒）　肉苁蓉（酒浸，焙）　破故纸（炒）　干山药　石斛（去根）　白蒺藜（炒，去刺）　川萆薢　川乌（炮，去皮尖）　巴戟（去心）　白术各等分

上为细末，炼蜜和丸如梧桐子大，每服七十丸，空心用盐汤送下。

取牙不犯手

草乌　荜茇各一两半　川椒　细辛各三两

上为细末，每用少许，揩患牙内外，其牙自落。

痈疽疮疖门

夫痈疽疮疖，其名甚多，然各有形。痈者，大而高起，属乎阳，六腑之气所生也。疽者，平而内发，属乎阴，五脏之气所成也。疮者，其总名也。疖者，有头小疮也。《经》云：诸痛痒疮，皆属心火。盖心主血而行气，气血凝滞，挟心火之热而生痈疽之类也。然所感有浅深，故所发有阴阳、轻重、大小之不同耳。六腑积热，腾出于外，肌肉之间，其发暴甚，肿皮光软，侵袤广大者，痈也。五脏风积热攻焮于肌骨，风毒猛暴，初生一头如痞瘰，白色焦枯，触之应心者，疽也。发热于皮肤之间，是以浮肿根小，至大不过二三寸者，疖也。夫痈发于六腑，若燎原之火，外溃肌肉。疽生于五脏，沉涩难疗，若陶室之燧，内消骨髓。痈

则易疗，惟难将息而迟瘥，疽则难疗，易得痊复。夫疖与痈，初生并宜灸之，谓其气本浮，达以导其热，令速畅也。疽则宜烙不宜灸，谓其气本深，沉须达其原也。凡疮疽生于外皆由热毒蕴于内，明乎此三者，肿毒、丹疹可以类推矣。诸疮之中惟背疽、疔疮最为急证。其初发也，或先热而后恶寒，或先痒而后作痛，若其不痛最为恶候。且如背疮，始生如粟粒，才有觉时便用艾于痛处灸之，痛则灸至痒，痒则灸至痛，使毒气随火而散，最为良法。若失之于初，其疮已成，又当审其虚实、寒热、浅深而治之。至于疔疮，其名甚多，必发于手足之间，初生黄疱，其中或紫黑色，有一条如红丝直上，仓卒之际，急宜以针于红丝所经之处刺出毒血，然后以蟾酥等药于正疮上涂之。针时以病者知痛出血为好，否则红丝入腹，必致危殆。至若瘰疬、项疽、悬痈诸疮之类，皆由七情怫郁，积热于内而发也。治之当流气活血，解毒散热，排脓内托，必使气血宣通，热毒外散，然后可也。其他如疥癣、臁疮、风疮、湿毒之类，亦当随证按方治之。此特述其大略也。欲求其疮之名证与夫治法之详备，则有《外科精义》、《精要》等书在焉。

内补十宣散　治一切痈疽疮疖未成者，自然消之；已成者，能令速溃。凡疮痒者，多是血虚，此药最能消风生血。

人参（去芦）　黄芪　当归各一钱半　厚朴（姜汁炙）　川芎　桔梗（去芦）　防风（去芦）　桂心（去皮）　白芷　甘草（生用）各七分半。

上作一服，水二盅，煎至八分，食远服。

五香连翘汤　治诸疮肿，初觉一二日便厥逆，咽喉塞，发寒热，及一切恶疮、结核、瘰疬、痈疽并治之。

乳香　木通　大黄各一钱　连翘　沉香　木香（不见火）　独活　桑寄生　丁香　射干　升麻　麝香　甘草各七分

上作一服，用水二盅，生姜三片，煎至一盅，不拘时服。

内托千金散　治脑、背痈疽、乳硬等恶疮。

白芷　人参　当归　黄芪　川芎　防风　甘草　瓜蒌仁　芍药　官桂　桔梗　金银花

上作一服，用水二盅，煎至七分，入酒半盅，再煎三五沸，去柤，温服。如痛甚，倍加当归、芍药，又加乳香，日进三服。疮口内有黑血或遍身汗出，皆药之效也。

漏芦汤　治痈疽、发背、丹毒、恶肿、时行、瘰疬、目翳、吹奶，及无名一切恶疮。与五香连翘汤兼服尤妙。

漏芦　麻黄　升麻　赤芍药　甘草（生）　白蔹　白及　枳壳（米泔浸）各一钱　大黄二钱

上作一服，用水二盅，煎至八分，不拘时热服。如热盛而大便闭者，加芒硝服之。

十六味流气饮　治无名恶疮、痈疽等证。

川芎　当归　芍药　防风　人参　木香（不见火）　黄芪　官桂　桔梗　白芷　槟榔　厚朴　乌药　紫苏　枳壳　甘草以上各八分

上作一服，用水二盅，煎至一盅，食远服。

托里荣卫汤　治痈疽疔疮及无名肿毒。

桂枝七分　人参　黄芪　红花　苍术　柴胡　连翘　当归身　羌活　黄芩　防风　甘草以上各一钱

上作一服，用水二盅，酒一盅，煎至一盅，食前服。

托里温中汤　治诸疮为寒变而内陷者，脓出清解，皮肤凉，心下痞满，肠鸣切痛，大便微溏，食则呕，气短，吃逆不绝，不得安卧，时发昏愦。

附子（炮，去皮脐）二钱　干姜（炮）　羌活各一钱半　丁香　沉香　木香（不见火）　茴香　陈皮　甘草（炙）各一钱

上作一服，用水二盅，生姜五片，煎至一盅，食远服。

黄芪人参汤　治诸疮破后，食少无睡，及有虚热，秽气所

触者。

黄芪二钱　人参　白术　麦门冬（去心）　苍术（泔浸）　陈皮　升麻　五味子　当归　黄柏（炒）　甘草各一钱　炒面五分

上作一服，用水二盅，煎至一盅，食远服。

升麻和气饮　治疮肿诸毒，疥癣痒痛。

升麻　桔梗　苍术　干葛　甘草　大黄（煨）各一钱　陈皮二钱　当归　半夏　茯苓　白芷　干姜（炮）　枳壳各五分　芍药一钱半

上作一服，用水二盅，煎至一盅，食远服。

当归饮子　治疮疥、风癣、湿毒燥痒。

当归　川芎　芍药　生地黄　防风　蒺藜　荆芥各一钱半　何首乌　黄芪　甘草各一钱

上作一服，用水二盅，煎至一盅，食远服。

九珍散　治一切痈疽肿毒，因气壅血热而生者。

川芎　当归　赤芍药　生地黄　白芷　大黄　瓜蒌实　黄芩　甘草各一钱

上作一服，用水二盅，酒半盅，同煎至一盅，食远温服。妇人乳痈尤宜服之。

神效托里散　治痈疽、发背、肠痈、奶痈、无名肿毒，焮作疼痛，憎[1]寒发热。不问老幼虚人并治。

忍冬叶（去梗）　黄芪各三钱　当归七分半　甘草（炙）五分

上为粗末，作一服，用酒二盏，煎至一盏，随病上下，食前服，服后留租外敷。

内疏黄连汤　治诸疮皮色肿硬，发热而呕，大便闭，脉洪实者。

黄连　当归　芍药　槟榔　木香（不见火）　黄芩　栀子

---

〔1〕憎　原书作“增”，据明刻本改。

薄荷 桔梗 甘草各一钱 连翘 大黄各二钱

上作一服，用水二盅，生姜三片，煎至一盅，食远服。

乳香止痛散 治一切疮肿，疼痛不止。

乳香 没药各一钱 丁香（不见火）五分 粟壳 白芷 陈皮 甘草（炙）各二钱

上作一服，水二盅，煎至一盅，食远服。

竹叶黄芪汤 治发背渴甚，通治诸疮大渴。

竹叶半钱 生地黄二钱 麦门冬 黄芪 当归 川芎 甘草 黄芩 芍药 人参 半夏 石膏以上各七分半

上作一服，水二盅，煎至一盅，食远服。

荣卫返魂汤 治流注、痈疽、发背、伤折，非此不能效。至于救坏病，活死肌，弭患于未萌之前，拔根于既愈之后，中间全君臣佐使，如四时五行更相迭旺，真神仙妙剂，随证加减，其效无穷。何则？此药大能顺气匀血故也。

何首乌（不犯铁） 当归（酒洗） 木通 赤芍药（炒） 白芷（不见火） 茴香（炒） 乌药（炒） 枳壳（麸炒，恶心姜汁炒） 甘草各等分

上方止此九味，各等分㕮咀，每服五六钱，或酒或水随证煎服；或为末，每服三钱，酒汤任下。病在上食后服，病在下食前服。若流注加独活，其他痈疽、疔肿，随证虚实寒热，斟酌加减，无不愈矣。

千金托里散 治一切痈肿、发背、疔疮。

黄芪一两半 厚朴（制） 防风 桔梗各二两 川芎一两 白芷一两二钱 连翘二两二钱 芍药 官桂 甘草 人参各一两 木香（不见火） 没药各三钱 乳香二钱 当归五钱

上㕮咀，每服五钱，用水一盏，酒一盏，煎至一盏，不拘时服；或为末，每服三钱，酒一盏，煎三五沸服亦可。

复元通气散 治发乳、痈疽，一切肿毒。

木香　茴香　青皮　穿山甲（酥炙）　陈皮　白芷　甘草各一钱　贝母（去心）　漏芦各一钱二分

上作一服，用水一盅半，煎至八分，入酒一小盅，食远服；或为末，酒调二钱服亦可。

四圣散　治便毒初起，发寒热，服之即愈。

瓜蒌实（去壳）　大黄　木鳖子（去壳）　白僵蚕各三钱

上㕮咀，作一服，用酒一盅，水一盅，煎至一盅，食远热服，被盖得汗为妙。一方无瓜蒌实有贝母。

双解散　治便毒，内蕴热气，外挟寒邪，精血交错，肿结疼痛。

辣桂　大黄　芍药（白）　泽泻　牵牛（炒，捣破）　桃仁（去皮尖）各一钱半　甘草四分　干姜七分

上㕮咀，作一服，用水二盅，煎至八分，食前服。

薏苡仁汤　治肠痈，腹中疠痛，烦毒不安，或胀满不食，小便涩。妇人产后虚热，多有此病，纵非是痈证，疑似间便可服。

薏苡[1]仁三钱　牡丹皮　桃仁（去皮尖，炒）各二钱　瓜蒌仁一钱半

上㕮咀，作一服，水二盅，煎至八分，去柤，食前温服。

凉血饮　治心痈，乃心肺有热，或作寒热，口干好饮水，浑身疼痛，内热头面赤。

木通　瞿麦　荆芥　天花粉　薄荷　白芷　甘草　麦门冬（去心）　芍药　山栀　连翘　生地黄　车前子各一钱

上㕮咀，作一服，用水一盅，竹叶二十片、灯心二十茎，煎至一盅，不拘时服。如虚弱及年老，加当归、羌活煎。

射干汤　治胃脘壅热成痈，腐败成脓，身皮甲错，咳嗽脓血。

---

[1] 苡　原书作“茹”，据明刻本改。

射干一钱半　山栀子　赤茯苓　升麻各一钱半　赤芍药二钱　白术一钱

上㕮咀，作一服，用水二盅，煎至八分，入地黄汁一合、蜜少许，食远温服。

连翘饮　治诸恶疮，痛痒不定，心烦口干，及妇人血风，红斑圆点，开烂成疮，流黄汁。

川芎　当归　芍药　生地黄　防风　荆芥　连翘　牛蒡[1]子（炒，研破）　山栀　黄芩　瞿麦　栝楼根　木通　甘草　麦门冬（去心）以上各八分

上作一服，用水二盅，灯心二十茎，煎至一盅，不拘时服。

散肿溃坚汤　治马刀疮，结硬如石，或在耳下至缺盆中，或至肩上，或于胁下，皆手、足少阳经中，及瘰疬遍于颏或至颊车，坚而不溃，在足阳明经中所出，或二疮已破，乃流脓水，及生瘿瘤，大如升，久不溃消者，并皆治之。

知母（酒炒）　黄柏（酒炒）　昆布（冷水洗）　栝楼根（酒洗）　桔梗各半两　广茂（炒）　三棱（酒洗，炒）　连翘各三钱　升麻六分　黄连　芍药（白）　葛根各二钱　当归（用梢）　柴胡　甘草各半钱　草龙胆（酒洗，炒）四钱　黄芩（用梢，一半酒洗一半生用）一钱半

上㕮咀，每服七钱，用水二盅，先浸多半日，煎至一盅，去柤热服，于卧处伸足在高处，头微低，每噙一口作十次咽，至服毕，依常安卧，取药在胸中停蓄[2]故也。另攒一料为细末，炼蜜丸如绿豆大，每服一百丸或百五十丸，此药汤留一口下，更加海藻半两（炒）。

赤芍药汤　治一切疔疮痈疽，初觉憎寒疼痛。

---

〔1〕蒡　原书作“旁”，据明刻本改。

〔2〕蓄　原书作“畜”，据明刻本改。

金银花　赤芍药各二钱　大黄二钱半　栝蒌半个　当归　甘草　枳壳（炒）各一钱

上㕮咀，作一服，用水一盅，酒一盅，煎至一盅，不拘时服。

神仙追毒丸（又名圣授丹，又名神仙解毒万病丸）　能解一切毒，如被狐狸毒、鼠蟒毒、恶菌、河豚毒，食疫死牛马肉毒，或蛇犬恶虫所伤；又治痈疽、发背，及疔鱼脐疮，人多不识，唤作痈疽，致命杀人者；及治诸风瘾疹赤肿、瘤等。

文蛤（一名五倍子，捶破洗、焙，净秤）三两　山慈菇（去皮，净）二两　千金子（一名续随子，去壳研去油，取霜秤）一两　红芽大戟（去芦，洗净，焙干秤）一两半　麝香（另研入）三钱

上除千金子、麝香外，三味为细末，却入研药令匀，用糯米煮浓饮为丸，分为四十粒，每服一丸，研生姜、薄荷汁，井华水研服，干薄荷浓煎汤，冷磨服亦佳。通利一两行无妨，只用温白粥止住。合时宜用端午、七夕、重阳日合，或遇天德、月德日亦佳；合时要在净室焚香，至诚修制，毋令妇人、鸡、犬见。效验不可具述，宜珍藏之。喻良能云：裴丞相传此以为济世卫生之宝。凡人居家或出入，不可无此药。如毒药最多，若游宦岑表，才觉意思不快，便服之即安。二广山谷间有草曰胡蔓，又名断肠草，若以毒人，急水吞之急死，缓水吞之缓死。又曰毒蛇，杀之以草覆上，以水灌之，数日，菌生其上，取为末，调酒以毒人，始以无患，再饮酒，即毒发立死。其俗淫妇人多自配合，此人与之情相好，多不肯逐此人回，阴以药置食中，比还，即戒之曰：子复来，若从其言，即复以药解之，若过期不往，必死矣。名曰定年药。若人届彼，亦宜志之。若觉中毒，四大不调，即便服之，或于鸡、豚、鱼、羊、鹅、鸭等肉内下药，再食此物，即触发其毒，急服此药一粒，或吐或下，随手便瘥。一方加雄黄、朱砂各五钱亦妙。

一方，一女子久年病痨瘵，命在旦夕，为血尸虫所噬。磨一粒服之，一时间吐下小虫千条，大者正为两段。后更服苏合香丸，半月遂愈。

别具汤使于后：菌蕈菇子、金石（砒也）毒，吃疫死牛马肉、河豚鱼毒，时行瘟疫，山岚瘴气，急喉闭，缠喉风，脾病黄肿，赤眼，疮疖，冲冒寒暑，热毒上攻，自缢、溺水、打折伤死，但心头微暖，未隔宿者，以上并用生姜、蜜水磨一粒灌之，须臾复苏。痈疽，发背未破，鱼脐疮，诸般恶疮肿毒，汤火所伤，百虫、犬、鼠、蛇伤，以上并用东流水磨涂，并服一粒，良久觉痒立消。打扑颠损伤折，炒松节，酒磨下半粒，仍以东流水磨涂。男子妇人颠邪，鬼气，鬼胎，暖酒磨下一丸，可分作两服，有毒即吐下自止。

苦参丸　治肾水虚少，下焦湿热，以致腿足生疮，积年不愈，及久患血风疥癣，或渐成癞风。常服补肾水，散湿热，祛毒疗风，不可尽述。

苦参四两　防风　荆芥　赤芍药　白芷　川乌（去皮生用）　川芎　何首乌　独活　山栀　牙皂　蔓荆子　茯苓　山药　蒺藜各一两　草乌（炮）三钱　黄芪　羌活　白附子各一两

上为细末，面糊为丸如梧桐子大，每服三五十丸，空心好酒送下，如不饮酒，以好茶代之，日进二三服。

麝香轻粉散　治一切痈疮、伤折，疮口不合。用药洗后，以此药干掺，能生肌合口，止痛祛风。

乳香三钱　没药三钱　白芷五钱　五倍子五钱　轻粉三钱　国丹（水飞）五钱　麝香一钱　赤石脂三钱　槟榔三钱　当归（酒浸）五钱　血竭二钱　海螵蛸三钱　赤芍药五钱

上研为细末，掺疮口边。

内固清心散　治恶疮热盛，焮肿作痛，烦渴。此药解毒神效。

辰砂（另研） 茯苓 人参 白豆蔻 雄黄（另研） 绿豆 朴硝（另研） 甘草以上各五钱 皂角四钱 片脑（另研） 麝香（另研）各一钱

上研匀为细末，每服一钱，不拘时用蜜汤调下。

拔毒消肿药 治诸般痈疽发肿赤痛不可忍。未成即散，已成即破，用至平复而止。

白及 白蔹 荆芥 赤芍药 黄柏 当归 大黄 白芷 南星 赤敛 草乌 赤小豆 商陆 寒水石（煅）各等分

上为细末，用地黄汁调涂四畔，中留疮口，如未溃遍涂之，或用商陆根汁调亦可。

乌龙膏 治一切肿毒，收赤晕神效。

木鳖子（去壳） 半夏各一两 水粉（即磨坊中小粉）四两 草乌半两

上四味于铁铫内慢火炒，令焦黑色，为细末出火毒，再研细，以新汲水调敷，一日一换。凡上药必先自外向里涂之，须留疮顶出毒气。

鸡清散 治痈疽、发背、丹毒、恶肿、时行热毒、吹奶。急敷内消。

赤小豆 黄药子 大黄 盆硝 皂角（去皮弦，酥炙） 木鳖子（去壳，研）各等分

上为细末，用鸡子清调服。

神仙太乙膏 治八发、痈疽，一切恶疮、软疖。不问年月深远，已成脓，未成脓，贴之即效。蛇、虎、蝎，犬、汤火、刀斧所伤，并可内服。外贴发背，先以温水洗疮，拭干用帛纸摊药贴，仍用水下。血气不通酒下。赤白带当归酒下。咳嗽、喉闭、缠喉风，并绵裹噙化。一切风赤眼贴太阳穴，后用山栀子汤下。打扑伤损贴药，仍用橘皮汤下。诸漏先以盐汤洗净，并诸疮疖，并量大小以纸摊药贴之，并每服一丸，旋丸如樱桃大，以蛤粉为

衣。其药可收十年不坏，愈久愈烈，神效不可具述。

玄参 白芷 当归 赤芍药 肉桂（去皮） 大黄 生地黄各一两

上㕮咀，用麻油二斤浸之，春五日、夏三日、秋七日、冬十日，用文武火熬，待白芷焦色，离火候冷，滤去滓，再熬数沸，候油稍温，旋旋下好黄丹一斤，用柳木棍不住手搅，以药滴水中不散为度。黄丹务要以汤泡过，炒令紫色，研之极细方好。

追毒万应针头丸 治一切脑、背疽，恶毒歹疮欲死，一粒即愈。

麝香二钱 血竭 蟾酥 轻粉 硇砂各三钱 片脑一钱 全蝎 蜈蚣（全用）各一对

上为细末，炼蜜和为剂。如疮有头者，用针挑破，微有血出，将药一黍米大内于挑破针眼内，上用纸盖，周围用津唾黏住，不过一时即愈。

托里护心散 治诸疔肿发背，曾经汗下，毒气攻心，迷闷呕吐而痛，可服一二服。

乳香（明净者）一两 真绿豆粉四两

上研细和匀，每服三钱，不拘时甘草汤调服。

神仙蜡矾丸 治一切痈疽、发背，及肠痈、痔漏神效。此药不问老幼皆可服之，无不作效，最止疼痛，不动脏。

黄蜡（要黄色好者）七钱 白矾（要明者，研为细末）一两

上将蜡用慢火熔化，离火入矾末和匀，众手乘热丸如梧桐子大，每服二十丸，渐加至三五十丸，食远用温白汤送下。

猪蹄汤 治一切痈疽肿毒，恶肉脓血不净，便须用此汤频洗为妙。

香白芷（不见火） 黄芩 赤芍药 露蜂房 当归（去芦） 羌活 生甘草各等分

上㕮咀，看疽大小用药，如疽大加料用。先将豮猪前蹄两只

一斤，只用白水三升煮软，将汁分作二次，澄去面上油花及下面肉滓，每次用药一两投汁中，再用文武火煎十数沸去滓，以旧软绢帛蘸药汤，温温徐徐揩疮上，死肉恶血随洗而下，净洗讫，以帛挹干，仍避风，忌人口气吹之，有狐臭人并月经见行妇人及猫犬并不许入病人房，洗疮切勿以手触着洗。疽之方所传甚多，惟此方极效。其用露蜂房有理，盖以毒驱毒者也。

返魂丹　治十三种[1]疔疮。

朱砂　胆矾各一两半　血竭　铜绿　蜗牛（生用）各一两　雄黄　白矾（枯）各二两　没药　蟾酥各半两　麝香少许　轻粉半两

上将蜗牛、蟾酥研烂，余药研为细末，同研和丸如鸡头实大。每服一丸，令病人先嚼葱白三寸，吐在手心内，将药丸裹在葱内，用热酒一盏吞下，如重车行五里许，有汗出即瘥。如不能嚼，将葱研烂裹药服之，极有效验。

生肌红玉散　治诸疮蚀烂，不生肌肉，及金疮出血并杖疮、火疮俱治之。

寒水石（煅）三钱　黄丹五分

上为细末，干掺患处。一方有龙骨、轻粉各一钱，治法同。

十四味臁疮膏　治臁疮久不愈，及刀斧伤损、汤烫、杖疮皆可治之，甚妙。

清油一两　黄蜡三钱（过夏天加三钱）　银朱（另研）　黄丹各一钱　乳香（另研）　没药（另研）　黄连　当归（用须）　血竭　龙骨（另研）　黄柏　轻粉（冷定下，另研）各五钱

疮患四五年不愈者，方加猪、羊胆各一个。

上为细末，先将蜡油用瓦器熔沸，先下银朱、黄丹，次下乳香等七味，用竹棒搅，冷定方下轻粉，仍搅匀为膏，用油纸摊，量疮大小贴患处。效不可尽述，止可用温茶汤洗净贴。

---

〔1〕种　原书作“肿”，据明刻本改。

如圣散　治肺脏风毒，血气凝滞，疮疥瘙痒，搔之皮起作痂。此药活血脉，润皮肤，散风邪，止瘙痒。

蛇床子（取末）五钱　黄连（取末）七钱半　胡粉一两　水银（同胡粉研令黑）二钱半

上四味同研匀，用香油调和稀滑，先以盐浆水洗疮净后，以药涂之，干即再换。

神异膏　治一切疮疥。

全蝎（去毒）七个　皂角（捶碎）一锭　巴豆（去壳）七个　蛇床子（取末）二钱　香油一两　黄蜡半两　轻粉（研）半字　雄黄（另研细）三钱

上件先用全蝎、皂角、巴豆煎油变色，去柤入蜡，化开取出，冷处入雄黄、轻粉、蛇床，和匀成膏。每用少许，搽疮上须先煎苦参汤洗过，然后擦药。

苦参汤方

苦参　蛇床子　白矾（研）　荆芥各等分

上㕮咀，煎汤放温洗。

治漏疮

上以五倍子末和血竭末填塞之，效。

飞龙夺命丹　专治疔疮、发背、脑疽、乳痈[1]、附骨疽。一切无头肿毒恶疮，服之便有头。不痛者，服之便痛。已成者，服之立愈。此乃恶证药中至宝，病危者服之立可矣，万无失一。此乃家传之秘方，一生受用，不敢轻泄，神速之验，即愈立效。

蟾酥（干者，老酒化）二钱　血竭一钱　乳香二钱　没药二钱　雄黄三钱　轻粉半钱　胆矾一钱　麝香半钱　铜绿二钱　寒水石一钱　朱砂（为衣）一钱　海羊（蜗牛即是，连壳用之）二十一个　脑子（无亦可）半钱　天龙（酒浸炙黄，去头足）一条

---

〔1〕原书为“乳痈疽”，据《外科集验方》删“疽”字。

上为细末，先将海羊研为泥，和前药为丸如绿豆大，如丸不就，入酒打面糊为丸。每服二丸，先用葱白三寸，令病人嚼烂吐于手心，男左女右，将药丸裹在葱白内，用无灰热酒三、四盏送下。于避风处，以衣盖覆之，约人行五里之久，再用热酒数杯以助药力，发热大[1]汗出为度矣。

初觉二丸即消。如汗不出，重者，再服二丸，汗出即效。三五日病重者，再服二丸，即愈。如疔疮走黄，过心者难治之，汗出冷者亦死矣。如病人不能嚼葱，擂碎裹药丸在内，热酒送下。疮在上，食后服。疮在下，食前服。服此药后，忌冷水、黄瓜、茄子、油腻、鸡、鱼、肉、湿面，一切发风、发疮毒类之物，不可食之。又忌妇人洗换、狐臭。百发百中，此药活人多矣。

歌曰：血竭蟾酥轻粉，雄黄铜绿朱砂，胆矾寒水麝香加，三七海羊研化。专治疔疮恶毒，脑疽发背无差。如绿豆大二丸佳，细嚼葱酒送下。衣被盖之汗出，返魂救死堪夸。神仙传与世人家，夺命金丹无价。

立马回疔丹　治疔疮走胤不止。

金脚信　蟾酥　血竭　朱砂　没药以上各半钱　轻粉　龙脑　麝香以上各一字

上为细末，用生草乌头汁和作锭子如麦粒大。用时将疮顶刺破，将药一锭于疮口内，第二日疮肿是效。

隔纸膏　治内外臁疮。

当归　白芷　黄连　五倍子　雄黄　没药　血竭　海螵蛸　白及　白蔹　黄柏　厚朴以上各五钱　黄丹六钱　乳香（研）二钱五分　轻粉一钱

上为细末，研匀，用清油调成膏，用油纸贴药敷疮上，绢帛缚定，有脓水，解开刮去不洁，再贴药，如此数次即愈。须先用

[1] 大　原书作“太”，据明刻本改。

烧盐汤洗净，片帛拭干，待片时水气干，然后贴药。

神效当归膏 治汤火疮，初起瘭浆，热毒侵展，焮赤痛，毒气壅盛，腐化成脓。此药敛口生肌[1]，拔热毒，止疼痛。

当归 黄蜡各一两 麻油四两

上将当归入油煎，令焦黑去滓，次入黄蜡，急搅化，放冷以磁盒盛，用时以布帛纸摊贴。一方用白蜡。

蛤粉散 治汤火伤。

上以蛤蜊壳不拘多少，炙焦黄色，捣为细末，用生油调和如膏，敷之如冰，仍无痕。一方以蜜水调敷之，疼立止。不脓不瘢。吴内翰居乡中，邻家釜翻，一小儿自头至踵皆伤，急以敷之，啼立止，遂无恙。唯才伤，随手用即效，少缓即不及，当预先合以备用耳。

鸡黄油 治汤火伤。

上用鸡子煮熟，去白用黄，于银石锅内炒干，再炒直待都化作油，去火毒，毛翎扫下，入韶粉、夜明砂，为末，香油调敷，湿则干掺之。

南星膏 治皮肤头面上疮，瘤大者如拳，小者如栗，或软或硬，不疼不痛。可用，神效。

上用生大南星一枚细研，入米醋五七滴为膏，摊纸上贴患处。如无生者，用干南星为细末醋调贴。先将小针刺疮瘤上，令透气，却以药量大小贴之，神效。

桔梗汤 治男子妇人咳而胸膈隐痛，两脚肿满，咽干口燥，烦闷多渴，时出浊唾腥[2]臭，名曰肺痈，小便赤黄，大便多涩。

桔梗 贝母 当归（酒浸） 瓜蒌仁 枳壳（麸炒） 薏苡仁（微炒） 桑白皮 甘草节 防已（去粗皮）各一两 百合（蒸）

---

〔1〕肌 原书作“饥”，据明刻本改。

〔2〕腥 原书作“肿”，据时刻本改。

黄芪各一两半　北五味子　甜葶苈　地骨皮　知母　杏仁各半两

上锉碎，每服四钱，水一盏半，生姜三片，煎七分，不拘时温服。咳者加百药煎，热加黄芩，大便不利加煨大黄少许，小便涩甚加木通、车前子煎，烦躁加白茅根煎，咳而疼甚加人参、白芷煎。

四顺汤　治肺痈吐脓，五心烦热，壅闷咳嗽。

贝母（去心）　紫菀（去苗土）　桔梗（炒）各一两　甘草（炙，锉）半两

上捣筛，每服三钱，水一盏，煎五七沸，去租，不拘时稍冷服。如咳嗽甚，加去皮尖杏仁三枚同煎，小儿量减。

黄蜡膏　治冬月手足折裂。

上用清油半两，盏内慢火煎沸，入黄蜡一块同煎，熔入光粉、五倍子末少许，熬令稠，紫色为度。先以热汤洗，火上烘干，即用药敷，以纸贴之，其痛立止，入水亦不落。若合药入粉多则硬而成块，旋以火炙动，挑敷不妨。一方无五倍子。

摩风膏　摩风止痒，消肿定疼，治头面唇鼻诸疮，肌肉裂破。

当归（去芦）　白芷　杏仁（去皮尖）　桃仁（去皮尖）　藿香（去土）　檀香　零陵香　川芎各三钱　沉香　木香　白附子　天麻　独活　白及　白蔹各一钱半　黄芪（去粗皮）二钱　防风　茅香　白芍药　甘草各二钱半　木通二钱　瓜蒌（穰锉）一个　龙脑（研）四钱　黄蜡夏十二两冬九两

上锉药，用清油二斤二两浸七日，净石器、银器中慢火煎，候白芷微黄，绵滤去租，于净磁罐内密封，澄一宿再滤过于磁碗中，慢火再轻温熬动，次下黄蜡搅匀放温，次下研细龙脑，掺面于磁盒内盛，每用少许，摩擦患处。

天南星膏　治风毒痈疖。

大天南星一两　厚黄柏半两　赤小豆二钱半　皂角（不蛀者，

烧灰存性）一挺

上为细末，以新汲水调成膏，皮纸贴之。已结即破，未结即散之，立效。

神异膏　治发背痈疽，诸般恶毒疮疖，其效如神。治疽疾，先以麦饭石膏涂敷，俟其疮根脚渐收止于径寸大，却用神异膏贴之收口。此药随其人病深浅取效，合时不可与妇人、鸡、犬、猫、厌秽物见之。

玄参半两　绵黄芪一分　杏仁（去皮尖，切）一两　全蛇蜕（盐水浸，焙）半两　男子乱发（洗净焙干）半两　露蜂房（净锉，用有蜂儿者为妙）一两　黄丹（飞罗细）五两　真麻油一斤

上将麻油同发入银铫中，文武火熬，候发焦熔尽，以杏仁投入，候变黑色，用好绵滤去滓，再将所熬清油入铫内，然后入玄参、黄芪慢火熬一二时取出，铫子安冷炉上半时久，火力稍息，旋入露蜂房、蛇蜕二味，将柳枝急搅，却移铫于火上，不住手搅，慢火熬至紫黄色，用绵滤过，复入清油在铫内，乘冷投黄丹，急搅片时，又移铫于火上，以文武慢火熬，不住手柳枝搅千余转，候药油变黑色，滴于水中凝结成珠，则是膏成就。若珠子稀，再熬少时，必候其得所，然后磁器内收封待用。或恐偶然熬火太过，稍硬难于用，却少将蜡熬麻油在内，以磁器盛封盖，于甑上蒸，乘热搅调收用，膏药熬成了，须连所盛磁器置净水中，出火毒一昼夜，歇三日，方可用，日换两次，夜换一次。熬此膏药极难，于火候须耐烦看火紧慢，火猛则药中火发，不特失药性，又伤人面目，救助不及，千万谨戒。膏药方甚多，不下数十，治疽之时，神效无出于此方，千金不换，杖疮尤妙。

金丝万应膏　治颠扑伤损手足肩背，并寒湿脚气疼痛不可忍；小儿脾疳、泻痢、咳嗽不肯服药者。

沥青二斤半　威灵仙二两　蓖麻子（去皮壳研）一百枚　黄蜡二两　木鳖子（去壳切片，研）二十八枚　没药　乳香（别研）各一两

麻油夏一两春秋三两冬四两

上先将沥青同威灵仙下锅熬化，以槐柳条[1]搅，候焦黑色，重绵滤过，以沥青入水盆候冷成块取出，秤三斤净，再下锅熔开，下麻油、黄蜡、蓖麻、木鳖子泥，不住手槐柳枝搅匀，须慢火滴入水中不粘手，扯拔如金丝状方可。如硬再旋加油少许，如软加沥青，试得如法，却下乳、没末，起锅，在灰火上，再用槐柳条搅数百次，又以粗布滤膏，在水盆内扯拔如金丝，频换水浸二日，却用小铫盛顿。如落马坠车，于被伤疼痛处，火上炙热贴透骨肉为验，连换热水数次浴之，则热血聚处自消。小儿脾痞贴患处，泻痢贴肚上，咳嗽贴背心上。

秘方善应膏　治诸恶疮肿毒，发背脑疽，沥子打扑，接骨闪肭，刀伤杖疮，蛇虫毒，犬马咬伤、汤火、漆疮、疥癣，贴之即愈。吹乳，丸如梧桐子大，新汲水下二十丸；肺痈、肠痈，亦丸吞服，酒米饮或桔梗甘草汤皆可下。不可犯荤腥手及火焰。

黄丹八两　白胶香　没药　乳香（并另研）　当归　白芷　杏仁（去皮尖）　大黄　草乌　川乌　赤芍药　槟榔　生地黄　川芎　沥青（另研入）　乱发（净洗）各一两

上除乳、没、白胶香、沥青、丹外，将瓷石铫盛真油一斤，浸药一宿，慢火煎熬黑色，再入葱白、乱发煎少时，用绢滤去租，留下一两药油，复将滤油于慢火上，却将丹入油内，用长条柳枝、槐枝不住手搅，候有微烟起，滴水成珠为度，再搅无烟出，却入乳、没、胶香、沥青搅匀，倾入瓷器内，将留下香油一并收入器内，坐新汲水中浸三日，一日一换水，出火毒方可用。如膏药硬，约量加蜡、香油熬，搅匀，得所煎膏药最难，须耐烦看火紧慢，倘火猛则药中火起，不可不小心谨慎。

---

[1] 条　原书无此字，据明刻本补。

援生膏 治诸般恶疮及瘰疬鼠疮，才起者点破即愈。

血竭一钱 蟾酥三钱 麝香五分 雄黄五钱 轻粉三钱 乳香二钱 没药二钱

上用荞麦秸灰，或真炭灰一斗三升，淋灰汤八九碗，用栗柴或桑柴文武火煎作三碗，取一碗收留，将一碗盛于好磁器内，候温，将前七味药碾为极细末入灰汤内，用铁瓢或桑柳枝右搅，又用好细石灰一升入药灰汤，搅匀取出，候冷过宿，盛于小白磁罐内。凡遇诸恶疮，点在当头，一日二次，次日又一次，疮头食[1]破约五分，血水出为妙。恐日久药干，将前收留灰汤和用。

神功散 专治发背、痈疽，一切疔毒，并瘰疬等疮已、未成患者。效验不可备述。

川乌（火内炮，裂纹为度） 川黄柏（火炙，去粗皮）

上二味为细末后，各等分用。小儿或大人唾津调成膏，如唾少，漱口水亦可。发背、痈疽等疮才起者，敷于患处留头，候药干，用淘米水时常润湿，每日换药敷一次。如疮已成重患，将溃烂者先将槐枝、艾叶煎汤顿温，将疮洗净，用绢帛展去脓血，以香油润患处，用绵纸仍照患处剪成圆钱留头贴上，后用药涂于纸。如干，依前用淘米水润，日换一次，听其自然。流脓不可手挤。如敷药后，病人疮觉住疼减热即愈。如生肌则腐肉自落，腐而不落者，剪割亦可，最不宜用针。发背不宜贴膏药。凡医疮，屏去别医，止饮别药可治。忌气怒、房事、劳复，并孝服、体气、饮酒之人；饮食忌酒，并羊、鸡、鱼、肉、瓜、茄、姜辣之物。若因气怒反复发肿者，依前治之。如治对口并脑疽，不必洗去旧药，逐次添药，恐动疮口惹风也。

是斋立应散 治瘰疬神效，已破未破皆可服。

连翘 赤芍药 川芎 当归 甘草（炙） 滑石（研）各半两

---

〔1〕食 义同“蚀”。

如圣散 治破伤风，止血定痛。

苍术六两 川乌（炮，去皮脐） 两头尖（炮）各四两 草乌（炮，去皮） 防风（去芦叉） 细辛各二两半 白术 川芎 白芷各一两半 蝎梢（微炒） 雄黄各半两

上为细末，每服一钱，不拘时温酒调下。

定痛乳香散 专治金刀所伤，并折骨打扑伤损。

乳香 没药各二钱 败龟板一两 紫金皮二两 当归（须） 虎骨（酥炙） 骨碎补各半两 穿山甲（火炮）少许 半两钱（如无以自然铜代之，火煅醋淬）五个

上为细末，每服一钱，好酒调服。病沉服二钱，损上者，食后服，损下者，食前服。

红丸子 治打扑伤损，骨碎筋断，疼痛痹冷，内外俱损，不问年月日久，瘀血留滞，外肿内痛，肢节拘卷，一应伤损，并宜服之。常服补损，坚筋固骨，滋血生力，神效不可具述。孕妇勿服。

牛膝（酒浸一宿） 川乌（炮） 南星（醋煮三次） 细辛（去苗，洗） 何首乌（煮） 桔梗（去芦） 山桂（去粗皮） 当归 白蔹 赤芍药 没药（别研） 骨碎补（去毛） 羌活（去芦） 赤小豆 自然铜（醋淬七次，别研）

上药十五味各等分为细末，酒糊为丸如梧桐子大，每服五十丸，随病上下服之，温酒食远送下。

塞上方 治坠伤扑损，瘀血在内，烦闷。

蒲黄为末，每服三钱，空心热酒调服。

玉真散 治诸疮口入风为破伤风，项强，牙关紧急欲死者。

防风 南星各二两

上为细末，每服三钱，童子小便一大盅煎热调，不拘时服。

紫金皮散 治打扑伤损，金刀箭镞伤，伤处浮肿用此。

紫金皮（醋炒） 南星 半夏 川当归 黄柏（盐炒） 草乌

（炮） 川乌（炮） 杜当归 川芎 乌药 破故纸 川白芷（盐水炒） 刘寄奴 川牛膝 桑白皮各等分

上为细末，生姜、薄荷汁兼水调敷肿处或伤处。皮热甚加黄柏皮、生地黄半两，有疮口者勿封疮口，四边敷之。

生肌膏 治金疮及一切打损疮。

胡粉 白芍药 薰陆香 干姜（炮）各一两 油四两 黄蜡一两

上为细末，以油、蜡相和，煎如膏用，贴疮上，日二换之。

接骨定痛紫金丹 治打扑伤损，筋骨断折。

川乌（炮） 草乌（炮）各一两 五灵脂 木鳖子（去壳） 骨碎补 威灵仙 金毛狗脊 自然铜 防风各五钱 地龙（去土） 乌药 青皮 陈皮 小茴香各二钱半 乳香 没药（各另研） 红娘子 麝香各一钱半 牵牛（末）半钱 禹余粮（醋炒）四钱

上为细末，醋煮面糊丸，每服二十丸，温酒下。病在上食后服，病在下食前服。

接骨药

半两钱（火煅醋淬，研） 木香 自然铜（醋淬）各一钱 麝香少许

上研为极细末，每服二钱，先嚼丁香一粒、乳香一粒，用无灰酒一盏调下。病在上食后服，病在下食前服。次日，如骨未接再服。

妇人门

夫妇人以血为本者，盖其血胜于气也。血藏于肝，流注于脏，而主其血者在心也。上则为乳汁，下则为月水，合精而为胞胎者也。虽然血之所以流畅于经络者，气实使之，但以血为本也。夫女子十四而天癸至，任脉通，太冲之脉盛，故月候以时而

行。冲任者，血之海也。月候者，经络之余也。天癸者，月水也。天者，谓天真之气；癸者，北方阴水也。其候常以三旬一见，则无病矣。

一或血气不调，阴阳愆伏，过于阳，则经脉前期而来，过于阴，则经脉后期而至。盖血性得热则宣流，得寒则凝涩。阴气乘阳，内寒血涩，故其来乍少；阳气乘阴，血热流散，故其来乍多，过与不及皆致病也。然经脉不行，其候有三：一则血气盛实，经络遏闭，其脉滑实，法当通经疏利之。一则形体憔悴，经络涸竭，其脉虚弱，法当滋养血气。一则风冷外伤，七情内贼，以致经络痹滞，其脉浮涩，法当散风冷，逐瘀血，生新血。经脉不行，此诸病所由生也。若血虚，潮热、盗汗、筋挛，则为虚劳；血少水涸，燥气乘肺，则为干嗽；宿寒留滞，血与气搏，则为腹痛；败血结块，时发寒热，则为癥瘕；或风寒滞经，血化为水，流溢四肢，谓之血分；或脾不制水，血与水并，浮胀肌肉，谓之虚肿；或冲任气虚，内欲过度，风邪冷热之气入于胞门，秽液与血相兼而下，冷则多白，热则多赤，冷热不调，赤白相半，谓之赤白带；或冲任劳损，经海伤动，脾虚卫弱，不能约制，其血倏然暴下，谓之崩中。亦有非时血行，淋沥不断，谓之漏下。以至眩晕、烦闷、呕恶、怔忪、迷惑、健忘、发狂、妄语、小便不禁。此妇人以血受病最多，而血之为病，遇夜愈增剧也。

自其血气和平，阴阳调顺，则精血聚而胞胎成。胞胎已成，而心肾二脉，其动也应手而疾。盖心之所主者血，肾之所主者精，精血交并而成之。精盛则为男，血盛则为女，此亦自然之理也。

其胎前有疾，先以安胎、顺气为本，然后兼治其疾，不可骤用峻利有毒之药，慎之，慎之。如无他疾，亦不可妄服药饵，待十月以候分娩。至于临产之时，尤当谨护，亦有难产及不顺生路者，皆当急备救之，不可轻也。产后最宜调理。若腹中痛，恶露未尽，必须逐去之，然后补养血气。盖产后有疾，悉属虚弱，惟当养血为主，虽有他病，不可峻攻，此其法也。若产后将息失宜，变生诸疾，不可胜举，姑述其略如此，尚当考诸《大全方》及《产宝》等书，以尽其述可也。

四物汤 益荣卫，滋气血。治月水不调，脐腹疠痛；妇人经病或前或后或多或少，疼痛不一，腰足腹中痛，或崩中漏下；或半产恶露过多，或停留不出；妊娠腹痛，下血，胎不安；产后血块不散，或亡血过多，恶露不止。四物汤加茱萸煎服，若阳脏少使茱萸，若阴脏多使茱萸。一方加香附子，治诸虚不足，并皆治之。

熟地黄（补血，如脐痛，非此不能除，乃通于肾经之药也） 川芎（治风泄肝木也，如血虚头痛，非此不能除，乃通于肝经之药也） 芍药（和血理脾，如腹中虚痛，非此不能除，乃通于脾经之药也）当归（和血，如血刺痛，非此不能除。刺如刀割。乃通肾经之药也）

上为粗末，水煎服。加减于后：治妇人骨蒸加地骨皮、牡丹皮。若妊娠胎动不安，下血不止者加艾十叶、阿胶一片，又加葱白、黄芪。若血脏虚冷，崩中去血过多，亦加胶、艾。若妇人常服，春倍川芎，脉弦头痛；夏倍芍药，脉洪飧泄；秋倍地黄，脉沉涩血虚；冬倍当归，脉沉寒而不食。若春则防风四物，加防风，倍川芎；若夏则黄芩四物，加黄芩，倍芍药；若秋则门冬四物，加天门冬，倍地黄；若冬则桂枝四物，加桂枝，倍当归。若血虚而腹痛，微汗而恶风，四物加茂桂，谓之腹痛六和；若风眩晕，加秦艽、羌活，谓之风六合；若气虚弱，起则无力，眶然而倒，加厚朴、陈皮，谓之气六合；若发热而烦，不能睡卧者，加黄连、栀子，谓之热六合；若虚寒脉微，自汗，气难布息，清便自调，加干姜、附子，谓之寒六合；若中湿，身沉重无力，身凉微汗，加白术、茯苓，谓之湿六合。

柴胡四物汤 治产后虚劳，日久而脉浮疾。

川芎　当归　芍药　熟地黄各一两半　柴胡八钱　人参　黄芩　半夏（姜汁制）　甘草各三钱

上㕮咀，每服一两，用水二盅，生姜三片、枣二枚，煎至八分，食远服。

若四物汤中加吴茱萸，或加香附子，治妇人百病。

八物汤　治妇人伤寒汗下后，或产后血虚，饮食减少者，宜服之。

当归　川芎　芍药　熟地黄　黄芪　白术　茯苓　甘草（炙）各一钱一分

上作一服，用水二盅，煎至八分，食远服。

大温经汤　治冲任虚损，月候不调，或来多不已，或过期不行，或崩中去血过多，或因半产，瘀血停留，小腹急痛，五心烦热，并宜服之。

吴茱萸（汤泡）一钱　麦门冬（去心）二钱　半夏二钱半　牡丹皮　白芍药　肉桂（去粗皮）　人参　当归（去芦）　芎藭　阿胶（碎，炒）　甘草（炙）各一钱

上作一服，用水二盅，生姜五片，煎至八分，食前服。

逍遥散　治血虚烦热，月水不调，脐腹胀痛，痰嗽潮热。

柴胡二钱　白术　茯苓各二钱　当归（去芦）　芍药各二钱半　薄荷半钱　甘草（炙）一钱

上作一服，用水二盅，煨姜五片，煎至一盅，不拘时服。

加味吴茱萸汤　治冲任衰弱，月候愆期，或前或后，或崩漏不止，赤白带下，小腹急痛；每至经行时头眩，饮食减少，气满心怯，肌肉不泽，并宜服之。

吴茱萸　当归各一钱半　官桂（去粗皮）　北细辛各五分　半夏（制）二钱　麦门冬　干姜（炮）　白茯苓　桔梗　南木香（不见火）　防风　牡丹皮　甘草各一钱

上作一服，用水二盅，生姜三片、枣一枚，煎至八分，食

前服。

红花当归散 治妇人血海虚竭，或积瘀血，经候不调，或断续不定，时作腹痛，腰胯重疼攻刺，小腹紧硬，及室女月水不通，并宜服之。

红花 紫葳 牛膝 白芷 苏木各一钱 桂心三钱半 当归（用尾） 刘寄奴各二钱 甘草半钱 赤芍药三钱

上作一服，用水二盅，酒一盅，煎至一盅，空心服。

伏龙肝散 治血气劳伤，冲任脉虚，经血非时注下，或如豆汁，或成血片，或五色相杂，脐腹冷痛，经久[1]不止。

伏龙肝 麦门冬（去心） 赤石脂各一钱 熟地黄 艾叶（炒各一钱半） 当归（炒） 川芎各二钱半 肉桂（去粗皮） 干姜（炮） 甘草各半钱

上作一服，用水二盅，枣二枚，煎至一盅，食前服。

六神汤 治血气不足，肌体烦热，四肢倦怠，饮食不进。

川芎 当归 白芍药 熟地黄 黄芪 地骨皮各二钱

上作一服，用水二盅，煎至一盅，食远服。

延胡索汤 治妇人室女七情所感，血与气并，心腹疼痛，或连腰胁，甚作搐搦；一切血气，经候不调，并宜服之。

延胡索 蒲黄 赤芍药 片姜黄 当归各一钱半 乳香 木香（不见火） 官桂（不见火） 没药各一钱 甘草半钱

上作一服，用水二盅，生姜三片，煎至一盅，食前服。

柴胡散 治妇人寒热体瘦，肢节疼痛，口干心烦，不欲饮食。

柴胡 赤茯苓 黄芪 白术各一钱 麦门冬三钱 鳖甲（醋炙）二钱 人参 地骨皮 枳壳（麸炒） 生地黄 桑白皮 赤芍药 桔梗 甘草各半钱

---

[1] 经久 原书为“月经”，据《永类钤方》改。

上作一服，用水二盅，生姜三片，煎至八分，不拘时服。

断下汤　治妇女冲任气虚，崩中漏下，经脉不调，每遇月候将来，脐腹腰脚先痛，渐减饮食，四肢乏力，及带下、三十六疾[1]悉能疗之。

人参（去芦）　熟地黄　艾叶（醋炒）各一钱　海螵蛸（烧灰）当归（洗）各二钱　川芎七分　干姜（炒）五分　阿胶（蛤粉炒成珠）七分半

上作一服，用水二盅，煎至八分，食前服。

凉血地黄汤　治妇人血崩不止，肾水阴虚不能镇制包络相火，故血走而崩也。

生地黄　当归尾各一钱　黄连　黄柏　知母　藁本　川芎升麻各四分　红花一分　柴胡　防风　羌活　黄芩　细辛　荆芥蔓荆子　甘草（炙）各二分

上㕮咀，作一服，用水二盅，煎至八分，食前服。

胶艾汤　治劳伤血气，月水过多，淋沥漏下，连日不止，脐腹疼痛，及妊娠将摄失宜，胎动不安，腹痛下坠，或劳伤胞络，胞阻漏血，腰痛闷乱，或因损伤胎上抢心，奔冲短气，及因产乳，冲任气虚，不能约制，经血淋沥不断，延引日月，渐成羸瘦。

熟地黄　白芍药各一钱半　当归（去芦）　艾叶（炒）各一钱阿胶（炒成珠）　川芎　甘草（炙）各七分

上㕮咀，作一服，用水一盅半，酒半盅，煎至八分，食前服，日二三服。有汗加黄芪。

紫石英丸　治妇人月经不调，乍多乍少，或前或后，时发疼痛。

紫石英（研，水飞）　川乌（炮）　杜仲（炒去丝）　禹余粮

---

〔1〕三十六疾　指妇科杂病，即十二癥、九痛、七害、五伤、三痼。

（煅醋淬）　远志（去心）　桂心　泽泻　桑寄生　龙骨（别研）　当归　人参　肉苁蓉（酒浸）　石斛　干姜（炮）　五味子　甘草（炙）各一两　牡蛎（煅）　川椒（去目并合口者，炒出汗）各半两

上为细末，炼蜜为丸如梧桐子大，每服五十丸，食前用米饮汤送下。

煮附万安丸　治妇人诸虚百损，五劳七伤，食积气积，经候不调，赤白带下。

熟地黄　当归（酒浸）　厚朴（姜制）　枳壳（麸炒）　陈皮　川芎　白芍药　乌药　缩砂　木香各一两　茯苓二两　白术四两　香附四两　艾叶（与香附同用醋煮烂，捣饼焙干）二两

上为细末，醋糊为丸如梧桐子大，每服五十丸，或酒或淡醋汤送下，食前服。

内补当归丸　治血气虚损，月水不调，或崩中漏下，去血过多，肌体羸困，及月水将行，腰腿重痛，并宜服之。

当归（去芦，炒）　阿胶（面炒）　白芷　续断　干姜（炮）　芎䓖　甘草（炙）各四两　熟地黄（焙）半两　附子（炮，去皮脐）　芍药　肉桂各二两　吴茱萸（汤泡，焙）　白术各三两　蒲黄（炒）八钱

上为细末，炼蜜和丸如梧桐子大，每服五十丸，空心温酒送下。

胜金丸　治妇人久虚无子，及产前产后一切病患，兼治男子下虚无力。此药能安胎催生，妊娠临月服五七丸，产时减痛。妇人无子是子宫冷，如服二十日，男女自至。又治积年血气，脚手麻痹，半身不遂，赤白带下，血如山崩；及治产后腹中结痛，吐逆心痛；子死腹中，绕脐作痛，气满烦闷；夫盖汗不出，月水不通，四肢浮肿无力，血劳虚劳；小便不禁，中风不语，口噤；产后痢疾，消渴，眼前见鬼，迷晕，败血上冲，寒热头痛，面色痿黄，淋沥诸疾，血下无度，血痢不止，饮食无味，产后伤寒，虚

烦劳闷，产后血癖，产后羸瘦。凡妇人众疾，不问年深日近，并宜服之。一方名不换金丸，治妇人诸虚不足，心腹疼痛。

藁本　当归（酒洗）　石脂（赤白皆可）　白芍药　人参（去芦）　白薇　川芎（不见火）　牡丹皮　桂心　白芷　白术（米泔浸）　白茯苓　没药　甘草（炙）　延胡索以上各一两

上为细末，炼蜜和丸如弹子大，每服一丸，温酒化下，初产后用热醋汤化下。此方系王承宣德祖传，渠家凡妇人怀娠，便服此药，甚有神效，常服尤妙。系在京师于能家传。一方有沉香，无没药；一方有附子，无沉香。

滋补暖宫丸　暖血海，实冲任。治子宫虚弱，风寒客滞，因而断续不成孕育，及带下赤白，漏下五色，头虚眩，惙惙少气，胸满心悸，脐腹刺痛连引腰背，下血过多，胁肋牵急，呕逆不食，面黄羸瘦，寝汗自出，举动乏竭。常服温补胞室，和养血气，光悦容颜，散逐风冷，退除万病，足成孕育，安固胎气。

当归三两　续断　吴茱萸　五味子　藁本　人参（去芦）　白术　白茯苓　金钗石斛　川芎　黄芪（蜜炙）　香白芷　砂仁　萆薢（酒浸）　熟地黄　干姜　牡蛎粉　香附子（炒去毛）　白龙骨　山药　菟丝子（酒蒸，焙干）　羌活各二两　山茱萸（去核）　延胡索　小茴香　川椒各五钱

上为细末，炼蜜和丸如梧桐子大，每服五七十丸，温酒空心送下，或淡醋汤亦可。

神仙聚宝丹　治妇人血海虚冷，外乘风寒，搏[1]结不散，积聚成块，血气攻注，腹胁疼痛，及经候不调，崩中带下，并宜服之。

没药（另研）　琥珀（另研）　当归（酒洗，焙取末）　木香（取末）各一两　辰砂（另研）　麝香（另研）各一钱　乳香（滴珠明

〔1〕搏　原书作“缚”，据《普济方》改。

者，另研）二钱半

上研匀，滴水为丸，每两作十丸，每服一丸，空心温酒磨下。

济阴丹　治妇人血海虚冷，久无子息，及产后败血冲心，中风口噤，子死腹中，擘开口灌药，须臾生下，便得无恙。治堕胎，腹中攻刺疼痛，横生逆产，胎衣不下，血晕、血癖、血崩带，血入四肢，一应血脏有患，及诸种风气或伤风，吐逆咳嗽，寒热往来，遍身生疮，头痛恶心，经脉不调，赤白带下，乳生恶气，胎脏虚冷，数曾堕胎，崩中不定，因此成疾，及室女经脉不通，并宜服之。常服暖子宫，和血气，悦颜色，退风冷，能消除万病[1]。

三棱二两　蓬莪（煨，切片）一两　苍术（泔浸，去皮）　枳壳（麸炒）　艾叶　刘寄奴　香附子（净）　败姜各一两半　乌豆三合（上九味以米醋三升煮干，取出焙干）　当归身（酒蒸）　橘皮（去白）　白芍药各一两半　蒲黄（隔纸炒）　牡丹皮（去骨）　官桂（去粗皮）　赤芍药　片姜黄　青皮（去穰）各一两　生地黄（酒浸）　熟地黄（酒浸）　川芎各七钱半　延胡索（炒）　五灵脂（酒煮）　白术（煨）各半两

上为细末，以糯米粉用谷醋打糊为丸如梧桐子大，每服五十丸，空心用沉香煎汤送下，或紫苏汤、盐汤亦可。

乌鸡煎丸　治妇人胎前产后一切疾病。此药温补经血，壮气和中，令人有子。

乌雄鸡一只　乌药　石床　牡丹皮　人参（去芦）　白术　黄芪各一两　苍术（米泔浸）一两半　海桐皮　肉桂（去粗皮）　附子（炮，去皮脐）　白芍药　蓬莪茂　川乌（炮）　红花　陈皮各

[1] 考《普济方》，本方仅载其药，未列主治。是书所列乃《和剂局方》大圣散之主治。今予保留，以资参考。

二两　延胡索　木香　琥珀　熟地黄（洗焙）　肉豆蔻　草果各半两

上细锉成咀用，乌鸡去毛及肠肚，将药安放鸡肚中，用瓦器或银锅内，以好酒一斗同煮，候酒干，去鸡骨，慢火焙干，为细末，炼蜜和丸如梧桐子大。每服五七十丸，温酒或淡醋汤任下。

通经丸　治妇人室女月候不通、疼痛，或成血瘕。

桂心　青皮　大黄（煨）　干姜（炮）　川椒（去目，炒出汗）　蓬莪（煨）　干漆（炒，烟尽）　川乌（炮）　当归　桃仁（炒，去皮）各等分

上为细末，用四分同米醋熬膏，和六分末成膏剂，臼中杵一二百下，丸如梧桐子大。每服三五十丸，空心醋汤送下。一方有红花无川乌。

替灸丸　治妇人久冷，赤白带下，肚腹疼痛，经脉不调，面色痿黄，脚手疼痛，四肢无力，久无子息。此药服之，久能温中暖脐，调经有子，药服不尽，即有效验。

茯苓（去皮）　艾叶各八两　当归（洗）　香附子各四两　川芎　芍药各二两　吴茱萸（炒）三两

上用米醋五升，砂锅内煮干，为细末，醋糊和丸如梧桐子大，每服五十丸，空心淡醋汤下，日三服。

备金散　治血崩不止。

香附子（炒）四两　当归尾一两二钱　五灵脂（炒）一两

上为细末，每服二钱，空心温酒调服。

当归煎　治赤白带下不止，腹内疼痛，四肢烦疼，不欲饮食，日渐羸瘦。

当归（酒浸）　赤芍药　牡蛎（火煅）　阿胶（锉，蛤粉炒）　白芍药　续断（酒浸）各一两　地榆半两　熟地黄一两

上为末，醋糊为丸如梧桐子大，每服五十丸，空心米饮送下。

艾煎丸 治妇人室女经候不调，脐腹冷痛，恶心，腹常满胀，至晚则增。

食茱萸（汤洗） 当归（酒洗）各七钱半 熟地黄 白芍药各一两半 石菖蒲（炒） 川芎 人参（去芦）各一两 熟艾（糯米饮拌，捣成饼焙干为末）四两

上为末，酒煮糊为丸如梧桐子大，每服五十丸，淡醋汤空心送下。

煮附丸 治妇人、室女一切血气，经候不调，脐腹疞痛，面色痿黄，心忪乏力，腹胀胁疼，头晕恶心，饮食减少，崩漏带下，大肠便血，积聚癥瘕，并皆治疗。若以其名，人人言之耗气，不喜此药，世讹之久，不肯服者甚多，殊不知获效非常。方书所载香附子乃妇人之仙药，不可轻忽，修制相感，岂可同日而语哉？能久服之，自显其功耳。

上以香附子不拘多少，先捣去毛净，用好醋煮半日，出焙碾为末，醋糊丸如梧桐子大，每服五六十丸，米饮送下，不拘时候。妇人数堕胎，由气不升降，所以胎气不固，此药尤妙。一方加陈艾等分，名艾附丸，治妇人百病。

秦桂丸 治妇人无子。经进有效。

秦艽（去芦） 桂心（去粗皮） 杜仲（炒去丝） 防风（去芦） 厚朴（姜制）各七钱半 附子（生用，去皮脐） 白茯苓各一两半 白薇 干姜（炮） 沙参 牛膝（酒炒） 半夏（姜制）各半两 人参（去芦）一两 细辛（去土）二两一钱半

上为细末，炼蜜为丸如梧桐子大，每服五十丸，空心用淡醋汤或米饮送下。未效，更加丸数服，如觉有孕，便不可服。

验胎法 妇人经脉不行已经三月，欲验有胎。

川芎（生用）一两五钱

上为细末，空心，浓煎艾汤调下方寸匕，觉腹内微动则有胎。

桑寄生散 治妊娠或因房室惊触，劳力过度，伤动胞胎，或食毒物，致令子宫虚滑，经脉淋沥。若不急治，败血凑心，子母难保，日渐胎干，危亡不久。

桑寄生 当归（去芦，酒浸） 川续断（酒浸） 川芎 香附子（炒去毛） 茯神（去木） 阿胶（蛤粉炒成珠） 白术以上各一两 人参（去芦） 甘草（炙）各半两 陈艾叶（炒）一两 乌梅（去核）半两

上㕮咀，每服七钱，水一盅半，生姜五片，煎至八分，不拘时温服。

白术散 治妊娠气不和，饮食不美。

白术（炒） 紫苏各一两 白芷（微炒） 人参各三两 诃子皮 青皮（去穰） 川芎各五钱 甘草（炙）一钱半

上件㕮咀，每服三四钱，水一盅半，生姜三片，煎至八分，不拘时服。

竹茹汤 治妊娠干呕，头痛，寒热往来，五心烦热，四肢不和。

人参 陈皮（去白） 白术 麦门冬（去心） 厚朴（姜制，炒） 茯苓（去皮） 竹茹各五钱 甘草（炙）一钱半

上件㕮咀，每服五钱，水一盅半，生姜三片，煎至七分，不拘时服。

鲤鱼汤 治妊娠浑身浮肿，大小便赤涩。

当归（酒浸） 白芍药各三钱 白茯苓四钱 白术五钱

上㕮咀，每服四钱，用鲤鱼一尾，约重一二斤者，破洗鳞肠，白水煮熟，去鱼，每用鱼汁一盏半，生姜七片，橘皮少许，煎至八分，空心服。如胎水未尽，再服有效。

安胎饮 治妊娠恶阻，呕吐不食，胎动不安，或时下血。

川芎 白术 茯苓（去皮） 熟地黄（酒蒸焙） 地榆 当归（去芦） 半夏（泡，姜炒） 白芍药 阿胶（炒成珠） 黄芪（去

芦） 甘草（炙）各一钱

上作一服，用水二盅，生姜三片，煎至八分，食远服。

茯苓半夏汤 治妊娠恶阻，恶闻食气，胸膈痰逆，呕吐恶心。

赤茯苓（去皮） 半夏（汤泡） 熟地黄各一钱半 旋覆花 陈皮（去白，炒） 人参（去芦） 桔梗 白芍药 川芎 甘草（炙）各一钱

上作一服，用水二盅，生姜三片，煎至八分，食前服。

参橘散 治妊娠三月，恶阻吐逆不食，心虚烦闷。

人参（去芦） 橘皮（去白） 茯苓各三钱 麦门冬（去心） 白术 厚朴（姜汁炒） 甘草（炙）各一钱

上作一服，用水二盅，生姜七片、竹茹少许，煎至一盅，不拘时服。

安胎和气饮 治胎冷腹胀，痛引两胁，小便频数，大便虚滑。

诃子（面煨，去核） 白术各二钱 陈皮（去白） 良姜（炒） 木香（不见火） 白芍药 陈米（炒） 甘草（炙）各一钱

上作一服，用水二盅，生姜五片，煎至八分，不拘时服。

紫苏饮 治胎气不和，凑[1]上心腹，胀满疼痛，谓之子悬。

紫苏叶 大腹皮 陈皮（去白） 白芍药 当归（酒浸） 川芎各一钱半 人参（去芦） 甘草（炙）各一钱

上作一服，用水二盅，生姜五片、葱白七寸，煎至八分，不拘时服。

芎劳补中汤 治怀孕血气虚弱，不能卫养，以致数月而堕，名曰半产。

芎劳 阿胶（蛤粉炒） 干姜（炮） 五味子各一钱 黄芪

〔1〕凑 原书作“揍”，据明·天启乙丑本改。

（蜜炙） 当归（酒浸） 白术 赤芍药各一钱半 木香（不见火） 人参 杜仲（去皮炒） 甘草各五分

上作一服，用水二盅，煎至一盅，去租，不拘时服。

安胎散 治妊娠自高坠下，或为重物所压触，胎动、气胀、下血。

缩砂（去壳，炒令熟）

上为细末，每服二钱，不拘时热酒调服，或艾汤、盐汤亦可。

平安散 治妊娠上气喘急，大便不通，呕吐不食，腹胁胀痛。

川芎 木香各一钱半 陈皮 熟地黄（酒洗） 干姜（炮） 生姜 厚朴（姜汁炒） 甘草各一钱

上作一服，用水二盅，入烧盐一捻，煎至八分，不拘时服。

芎归汤 治产后去血过多，血晕不省。

川芎 当归各等分

上㕮咀，作一服，用水二盅，煎至八分，食前服。腹中刺痛加白芍药，口干烦渴加乌梅、麦门冬，发热寒加白芍药，水停心下加茯苓、生姜，虚烦不得眠加人参、竹叶。

人参当归散 治产后去血过多，血虚则阴虚，阴虚则生内热。其证心胸烦满，呼吸短气，头痛闷乱，晡时转甚，与大病后虚烦相类。

人参（去芦） 当归（去芦） 肉桂（去粗皮） 熟地黄 麦门冬（去心）各二钱 白芍药二钱半 血热甚者加生地黄一钱

上作一服，用水二盅，粳米一合、竹叶十片，煎至一盅，食远服。

抵圣汤 治产后血气伤于脾胃，腹胁满闷，呕吐恶心。

芍药 半夏（汤泡） 陈皮（去白） 泽兰叶 人参各一钱半 生姜三钱 甘草（炙）半钱

上作一服，用水二盅，煎至一盅，食远服。

连翘汤　治产后妬乳并乳痈。

连翘　升麻　芒硝　玄参　芍药　白蔹　防风　射干　大黄　杏仁　甘草各一钱

上作一服，用水二盅，煎至一盅，食远服。

如圣膏　治难产胎衣不下，或胎死腹中不下。

蓖麻子（去壳）二两　雄黄二钱

上二味研成膏，涂母右足下，才下即便洗去。

黑神散　治妇人产后恶露不尽，胞衣不下，攻冲心胸，痞满或脐腹撮疼，及血晕，神昏眼黑，口噤，产后瘀血诸疾，并皆治之。

黑豆（炒，去皮）半升　熟地黄（酒浸）　当归（酒浸）　肉桂（去粗皮）　干姜（炮）　甘草（炙）　芍药　蒲黄各四两

上为细末，每服二钱，用酒半盏，童子小便半盏同煎沸，不拘时服。

调经散　治产后败血停积五脏，流入四肢，令人浮肿。不可作水肿治之，但调经，其肿自消。

当归（去芦，酒浸）　赤芍药各一两　细辛一钱　麝香（另研）半钱　琥珀（另研）　肉桂（不见火）　没药（另研）　甘草（炙）各二钱

上为细末，每服二钱，不拘时生姜汁、温酒调服。

神应黑散　最治难产，因缘自有难易，其胎横逆，皆因坐草太早，努力过多，儿转未逮，或已破水，其血必干，若先露手为之横，或先露足为之逆。《养生方》云：仓皇之间，两命所系，不可不知此药之功也。人多不服，以为极贱之药。大概产难或一日、两日，未免水血先下，如舟坐滩，殊不知香白芷、百草霜再回其血，服之如鱼得水，决自转生。兼治月水不调，崩中等疾。

香白芷　百草霜各等分

上为末，每服二钱，童子小便、米醋半呷许，沸汤浇入六七分点服，见功甚速。再服即分娩矣。或用蜀葵子四十九粒、白滑石末三钱，顺流水煎汤调，空心二服，如人行五里即下。

牛膝汤　治产儿已出，胞衣不下，脐腹坚胀急痛甚，及子死腹中不得出者。

牛膝（酒浸）　瞿麦各一两　滑石二两　赤小豆二合半　当归（酒浸）　木通各一两半　葵子一两二钱半

上㕮咀，每服三四钱，水一盅半，煎至八分，不拘时服。

玉露散　治产后乳脉不行，身体壮热，头目昏痛，大便涩滞，悉能治之。凉膈压热下乳。

人参（去芦）　白茯苓（去皮）　甘草（炙）各半两　苦梗（炒）　川芎　白芷各一两　当归（酒洗）二钱半　芍药七钱半

上㕮咀，每服五钱，水一盅半，煎至八分，温服。如烦热、大便秘者加大黄。

三之一汤　治产后虚劳发热，日久不安。

柴胡　黄芩　人参　半夏　川芎　当归　芍药　熟地黄　甘草各一钱半

上作一服，水二盅，生姜三片、红枣一枚，煎一盅，不拘时服。

失笑散　治产后心腹绞痛欲绝。

蒲黄（炒）　五灵脂（酒研，淘去砂石）各等分

上为细末，先用米醋调二钱熬成膏，入白汤半盏化开服。

小儿门

小儿之疾，其证最多。自初生以后，在变蒸之中尤难调护。若禀受胎元素厚，其疾病自少；若禀受怯弱，疾病必多焉。加以保护不谨，或受惊触，或饮食过度，冲冒寒暑，以致变生诸证。

盖小儿谓之哑科，疾病不能言，精神犹未备，形声未正，脉理未全，所以比大人为难治也。语不能问其得病之由，脉不能诊其必然之理，况脏腑虚实，更变易如反掌，治之或差，其害不浅。凡小儿之疾，若为四气所感，悉与大人治法一同，但药剂差小耳，惟吐泻、惊、疳、痘、疹与大人为异耳。

盖吐泻有寒，有热，有因食积者，治之须辨其寒热虚实，当以参、术为主，热则佐以黄连、滑石之类，寒则加以木香、豆蔻、姜、桂之类，或分利以除其湿，或消导以去其积，此其大法也。至若惊风，则有急、慢二证，虚实寒热不同，不可不辨也。急惊者，本因热生于心，身热、面赤、引饮、口中气热、大小便黄赤，剧则发搐。盖热甚则生风，风属肝，此阳盛阴虚也。或热痰客于心胃，因闻大声非常，则动而惊搐矣，发过则如故。若心火热极，虽不闻声及惊，亦自发搐。当用清凉利惊之剂，以除其痰热则愈矣。若慢惊者，则因病后吐泻，脾胃虚损，遍身冷，口鼻气出亦冷，手足时瘈疭，昏睡，睡中露睛，此无阳也。卒多难治，当温补其脾胃，助其元气，其风庶几可退也。切不可用寒凉之药，愈弱脾胃之气则不可治也。

疳疾之由，多因小儿缺乳，吃食太早，或乳食不调，或风寒停饮，以致结积于脾胃之中，久则变成疳疾。其为病也，身瘦皮黄，目生白膜，羞涩不开，唇赤身热，喜卧冷地，或食泥土，身有疮疥，泻青白黄沫水，颜色变易，腹胀满大，四肢[1]枯细，头发作穗，项细极瘦，口干饮水，日久亦或变成冷疳。治法当辨其冷热，冷者以温补消积治之，如木香丸之类；热者以清热化积治之，如胡黄连、芦荟[2]、青黛之类。此治疳之要法也。

至若痘疹一证，最为重候，不可不谨。然初出之间有类伤寒

〔1〕 肢　原书作“枝”，据明·天启乙丑本改。
〔2〕 芦荟　原书作“卢会”，据明·天启乙丑本改。

之状，其证自然憎[1]寒壮热，身体疼痛，大便黄稠，乃为正病也。若无他疾，不宜服药；或未出、疑似之间，宜与四味升麻汤发之；若已出，则不可服；其或根窠红活，饮食如故，大小便调，亦不可服药；若疮疹灰色，顶平不起，加以寒战咬牙，或泻或呕，手足厥冷，可与木香散，甚者用异功散。设若倒陷不起，气血虚弱，亦宜服木香、异功之类，或用四圣散、人牙散之类发之。其或儿禀受素厚，疮势太热，烦躁引饮，又当以清热解毒之剂治之，丹溪论之详矣。

以上小儿之证，姑论其大略。如此欲求其至当全备，又当参考《活幼》、钱氏、陈氏等书以尽其详，兹不多赘。

益黄散　治小儿不热，四肢困睡，脾胃虚弱。

陈皮一钱　青皮　诃子各五分　丁香　甘草（炙）各三分

上吹咀，作一服，水一盅，煎至半盅，食前服。

人参和中散　治小儿吐泻，微热作渴。

人参　白术　茯苓　藿香各七分　干葛一钱　木香（不见火）　甘草（炙）各三分　陈皮　砂仁各七分

上作一服，用水一盅，生姜三片，煎至半盅，食前服。若小儿未及一岁，分为二三次服，后皆仿此。

藿香安胃散　治小儿感寒，呕逆吐泻。

藿香一钱　半夏（汤泡）　陈皮　厚朴（姜炙）各七分　甘草（炙）五分　苍术（米泔浸）一钱　砂仁七分

上作一服，用水一盅，生姜三片，煎至半盅，食前服。

惺惺散　治小儿伤风壮热，及疮疹毒气，时疫湿气[2]，风热等疾。

人参　白术　桔梗　天花粉　细辛　甘草（炙）　川芎　白

---

〔1〕憎　原书作“增”，据明·天启乙丑本改。

〔2〕湿气　原书作“温壮”，据《普济方》改。

茯苓各五分

上作一服，用水一盅，生姜三片、薄荷三叶，煎至半盅，不拘时服。

钱氏白术散 治小儿脾胃虚弱，昏困多睡，乳食减少。调中和气，止吐逆，除烦渴。

人参 白术 茯苓 甘草 藿香 干葛各五分 木香二分半

上作一服，用水一盅，煎至半盅，食远服。

人参羌活散 治小儿伤寒，头疼发热，浑身拘急，时行疮疹。

羌活 独活 柴胡 前胡 川芎各五分 桔梗 人参 茯苓 天麻 枳壳各三分 地骨皮 薄荷 甘草各二分

上作一服，用水一盅，生姜三片，煎至半盅，食远服。

实肠散 治小儿泄泻，肠滑脾虚。此药厚肠胃。

茯苓 陈皮 砂仁 肉豆蔻（面煨） 厚朴（姜炙） 诃子（煨） 苍术（米泔浸）各七分 木香（不见火） 甘草（炙）各三分

上作一服，用水一盅，生姜三片、枣一枚，煎半盅，食前服。

异功散 治小儿吐泻，不思饮食。此药温中壮胃，疗虚冷。

人参 白术（炒） 茯苓各一钱半 陈皮七分 甘草（炙） 木香各五分

上作一服，用水一盅，生姜三片、枣一枚，煎至半盅，食远服。

星香散 治小儿急、慢惊风，搐搦窜视涎潮。

南星（圆白者）一钱半 木香（不见火） 橘红各七分 全蝎（去毒）二枚

上㕮咀，水一盅，生姜三片，煎至半盅，频灌，大便去涎即愈。

银白散　治小儿或吐或泻，涎鸣微喘，露睛惊跳。

石莲肉　白扁豆（炒）　茯苓各二钱半　人参　天麻　白附子（炮）　全蝎（炒）　木香（不见火）　甘草（炒）　藿香各一钱二分半　陈米（炒香）三钱

上为末，每服一钱，用生姜、冬瓜仁煎汤调下。此药助脾祛风，急、慢惊风通用。

泻白散　治小儿肺气盛，致令鼻塞、乳食不下，或气壅喘噎，热嗽亦治。

地骨皮　桑白皮　甘草各等分

上为细末，每服一钱，粳米百粒煎汤调下。

泻黄散　治小儿脾经有热，唇口生疮、偷针眼等疾，及身上生黄水黏疮，并宜服之。

藿香叶　栀子仁　石膏　甘草　防风各等分

上用蜜酒拌，微炒香为末，每服一钱，温热水调，不拘时服。

加味四圣散　治疮痘出不快及变陷倒靥，小便赤涩，余热不除，一切恶候，或被风吹复隐入皮肤内者。

紫草茸　木通（去皮节）　木香（不见火）　黄芪（炒）　川芎　甘草　人参各二钱　蝉蜕（去翅足）一钱

上吹咀，每服二钱，水一盅，煎六分，不拘时服。大便秘，加枳壳少许。大便如常，加糯米百粒，性解毒，能酿而发之。

紫草木香汤　治痘疮出不快，大便泄利。

紫草　木香　茯苓　白术　甘草（炒）各等分

上锉散，每服二钱，水一盏，糯米三十粒，煎六分温服。

黄芩甘草汤　治挟热作疹疮不出，烦躁不得眠。

黄芩七钱半　赤芍药　甘草各五钱

上吹咀，每服三钱，水一盏，煎至六分，温服。若呕者加半夏三钱、生姜三片煎，食少者加人参、红枣煎，量大小加减服。

如圣汤　治痘疹毒攻，咽喉肿痛。

桔梗　甘草　牛蒡子（炒）各二钱半　麦门冬（去心）一钱半

上为末，每服一钱，沸汤点服，入竹叶煎尤妙。

消毒加味犀角饮　治痘疮，毒气壅遏，壮热心烦，虽出未能匀透，口舌生疮，不能吮乳。

牛蒡子（炒）三两　荆芥穗五钱　甘草（炙）一两　防风（去芦）　升麻各七钱半　犀角（镑）三钱　麦门冬（去心）　桔梗（去芦）各五钱

上㕮咀，每服二钱，水一盅，煎至半盅，去柤，徐徐温灌之。若大便滑利者，不再服。

木香散　治发疮疹，身热作渴。

木香　大腹皮　人参（去芦）　桂心　赤茯苓（去皮）　青皮（去穰）　前胡（去芦）　诃黎勒（去核）　半夏（姜制）　丁香　甘草（炙）各三钱

上㕮咀，每服二钱，水一盏，姜二片，煎五六分，空心服。

异功散　治痘疮出欲靥未靥之间，头温手冷，腹胀渴泻，急服此，切不可与蜜水。

木香（不见火）　当归各三钱半　官桂（去皮）　白术　茯苓各三钱　陈皮　厚朴（姜汁炒）　人参（去芦）　肉豆蔻（面裹煨）　丁香各二钱半　附子（炮，去皮脐）　半夏（姜制）各一钱半

上㕮咀，每服二钱，水一盅，生姜二片、枣二枚，煎至六分，不拘时温服。

人参麦门冬散　治痘疹发热烦渴。

麦门冬（去心）一两　人参（去芦）　甘草（炙）　陈皮　白术　厚朴（姜汁炒）各五钱

上㕮咀，每服二钱，水一盏，煎至六分，不拘时服。

七香丸　消食快膈，和胃气，止腹痛。

木香（不见火） 丁香（不见火） 檀香 甘松 丁皮各三钱 陈皮（去白） 砂仁 三棱（醋煮） 蓬莪（醋煮）各五钱 益智三钱 香附一两 白豆蔻二钱

上为细末，水糊为丸如麻子大，每服三五十丸，食远姜汤或米饮送下。

香砂保安丸 治小儿乳食停滞，胸膈不宽，肚腹膨胀；脾疳、惊积、积聚，并皆治之。

香附二两 砂仁 白术 神曲（炒） 麦芽（炒）各一两 棠球一两半 益智 陈皮各七钱半 甘草三钱 木香（不见火） 槟榔 使君子（去壳炒）各五钱

上为细末，炼蜜为丸如鸡头子大，每服一丸，空肚米汤化下。

天麻防风丸 治小儿一切惊风，壮热，痰涎壅盛。

天麻（煨） 防风（去芦） 人参各一两 牛黄一钱 朱砂 雄黄 麝香各二钱半 僵蚕（炒，去丝嘴） 全蝎（去毒，炒）各半两

上为细末，炼蜜和丸如鸡头实大，每服一丸，不拘时用薄荷汤化服。

五福化毒丹 治小儿上焦有热，胎热胎毒，口舌生疮。

玄参一两 桔梗（去芦）八钱 赤茯苓 人参 马牙硝各五钱 青黛 甘草各一钱 麝香（另研）五分

上为细末，炼蜜为丸如芡实大，每服半丸，用薄荷汤不拘时化服。

助胃膏 治小儿胃寒吐泻，乳食不化，不思乳食，脾胃虚弱。

人参（去芦） 白术（炒） 白茯苓（去皮） 甘草（炙） 丁香各五钱 砂仁四十个 木香三钱 白豆蔻十四个 山药一两 肉豆蔻（煨）四个

上为细末，炼蜜为丸如芡实大，每服一丸，食前用米饮化下。

加味芦荟丸　治小儿五疳，腹中痞积，有虫，面黄肚大，腹见青筋，四肢枯细，肠鸣泄泻，发聚潮热，溺色如米泔。多服神效。

胡黄连　宣黄连　芦荟各一两　芜荑仁　木香　青黛各五钱　青皮　使君子　槟榔各七钱半　蝉壳（去足）四钱　干虾蟆（酥炙）二个　麝香二钱

上为细末，用豮猪胆一个和粟米糊为丸如小绿豆大，每服二三十丸，用米饮送下。

木香丸　治小儿五疳，脾胃不和，泄泻腹胀，四肢羸弱。

木香五钱　青黛（别研）　槟榔　肉豆蔻（面裹煨）　白豆蔻（去皮）各七钱半　麝香（别研）一钱半　续随子（去皮）一两　虾蟆（烧存性）三个

上为细末，炼蜜和丸如绿豆大，每服三五丸至一二十丸，用米饮或薄荷汤食前送下。

香蟾丸　治疳，消食积、虫积、肉积腹胀。

白术一两　三棱（炒）　蓬莪（炒）　青皮（炒，去穰）　陈皮　神曲（炒）　麦蘖（炒）　槟榔　草龙胆各五钱　黄连　胡黄连　川楝（去核）　使君子以上各四钱　木香二钱　干虾蟆（酥炙枯）二个　麝香（另研）二钱

上为细末，面糊为丸如麻子大，每服十五丸，食前米饮送下。

凉惊丸　治小儿心经有热，面赤口干，急惊搐搦，大小便不利。

龙胆草（末）　防风（末）　青黛（研）各三钱匕　钩[1]藤

---

〔1〕钩　原书作“钓”，据明·天启乙丑本改。

（末）一钱　牛黄　麝香各二分半　黄连（末）五分　龙脑（研）一钱

上同研匀，面糊为丸如粟米大，每服三五丸至一二十丸，不拘时煎金银汤送下。

固真汤　治小儿吐泻后，脾胃虚弱，遂传慢惊风，不省人事。

人参　白茯苓　白术　附子（炮，去皮脐）各二钱半　干山药　黄芪（蜜炙）　肉桂　甘草（炙）各二钱

上锉碎，每服二钱，水一盏，生姜三片、红枣一枚，煎至五分，不拘时服。

大安神丸　治小儿心热夜啼，烦躁。常用安神定志去惊。

人参（去芦）　茯苓各半两　甘草（炙）一钱　僵蚕（炒，去丝）二钱半　白术（煨）半两　桔梗二钱半　辰砂半两　全蝎（去毒）五个　金银箔各六片　麦门冬（去心，炒）　木香各半两　酸枣仁（蛤粉炒）　代赭石（醋煮）半两

上为末，水丸或炼蜜丸如鸡头实大，每服一丸，随引子化下。急惊潮热，竹青、薄荷汤下；夜啼，灶心土汤下；伤风，荆芥汤下；疹痘，蝉蜕汤下；搐搦，防风汤下；常服，金银、薄荷汤下；慢惊，冬瓜子仁汤下；凡惊风已退，神志未定，加琥珀三钱（别研）、远志半两（去心，姜汁炒）。

大青膏　治小儿急惊，搐搦涎潮。

天麻一钱　白附子一钱半　蝎梢（去毒）半钱　朱砂二分半　青黛一钱　天竺黄二分半　麝香　乌蛇肉（酒浸，焙）各半钱

上为细末，炼蜜和丸如鸡头实大，每服一丸，薄荷竹叶汤化下。

开关散　治小儿惊风，牙关不开。

赤蜈蚣（炙）一条　直僵蚕　南星（炮）各一钱　麝香二分半　猪牙皂角（炒存性）三钱

上为细末，以手点姜汁蘸药少许擦牙，或用物揩开滴入药两

三点，涎出自开。

活血散　治痘疮已出未出，烦躁不宁。

白芍药不拘多少

上为末，每服二钱，白汤调下。大能活血，止痘疮胀痛，屡用屡效。

万金散　治痘疮已出，未能匀遍，色不红活。

防风三钱　人参　蝉蜕各二钱

上为细末，每服量儿大小，或一钱或二钱，用萝卜煎汤调下，服了急用芥子末白汤调如膏，涂儿脚心，干即再敷。其毒渐渐复出，疮疹依前红活。

人齿散　治疮痘初出光壮，忽然黑陷，心烦性躁，气喘妄语，或见鬼神，并宜速治，不然毒气入脏，必死。

人齿（烧存性）

上为末，每个作一服，酒调下。

五疳消食丸　消疳杀虫，退热磨积，和脾进食。

使君子肉（炒）　麦芽（炒）　陈皮　神曲（炒）　芜荑（炒）　草龙胆　黄连（炒）　棠球各等分

上为细末，陈米饭为丸如黍米大，每服十丸，米饮下。

抱龙丸　治小儿风痰壅盛，惊搐昏睡。

雄黄　辰砂　天竺黄各四钱　麝香一钱　牛胆南星八钱

上为末，甘草煮糊为丸如皂角子大，三岁儿服一丸，量大小与服，薄荷汤化下。

肥儿丸　治诸疳，多因缺乳，吃食太早；或因久患，脏腑胃虚虫动，日渐羸瘦，腹大不能行，发竖发热，无精神。

黄连　神曲各一两　麦芽（炒）半两　木香三钱　槟榔（不见火）二个　使君子肉　肉豆蔻（面裹煨）各半两

上为末，面糊丸如萝卜子大，每服三二十丸，量儿大小加减，熟水送下。

暖惊饼子　治小儿急、慢惊风，涎潮发搐，或吐或泻，不思饮食，大有神效。

人参（去芦）　茯神（去木皮）　茯苓（去皮）　赤石脂　山药各二两　白术一两　朱砂五钱　乳香三钱　麝香半钱

上为末，炼蜜为丸如鸡头实大，捏作饼子，每服一饼，米饮化下。

香橘饼子　治小儿食积，腹胀作疼，面黄肌瘦，不思饮食。

木香　橘红　青皮各一两　厚朴（姜炙）二两　砂仁　神曲　麦芽各一两半　蓬莪（煨）　三棱（煨）各一两

上为细末，炼蜜和丸如鸡头实大，捏成饼，每服一饼，姜米饮化下。

五疳保童丸　治小儿五种疳疾。

青黛　五倍子（生用）　芦荟（另研）　夜明砂（洗去沙土）　黄连（去须）　龙胆草（生用）　干蟾（酥炙焦）　苦楝根皮　麝香（另研）　芜荑仁　蝉壳（去土）各等分

上为细末，用粟米粉打糊为丸如麻子大。一岁小儿服二十丸，用米饮汤送下，不拘时，量儿大小加减。

大芦荟丸　治小儿诸疳，杀虫，和胃，止泻。

胡黄连　黄连　芦荟　白芜荑仁　木香　青橘皮　雷丸（破开，白者佳，赤者杀人，无用）　鹤虱（微炒）各半两

上为细末，捣粟米饭为丸如绿豆大，每服一二十丸，米饮汤下，不拘时。

虎睛丸　治小儿惊痫，邪气入心。

虎睛（细研）　远志（姜制，去心焙）　犀角（镑）　大黄（湿纸裹煨）　石菖蒲　麦门冬（去心）各二钱半　蜣螂（去足翅，炒）三枚

上为细末，粟米粉打糊为丸如梧桐子大，每服五七丸，竹叶煎汤磨化，或金银煎汤亦可，不拘时服。

金箔镇心丸　治小儿惊悸，睡卧不宁，心神恍惚。此药安神，镇心退热。

山药一两半　朱砂一两　马牙硝一钱半　紫河车（黑豆煮）二钱半　甘草　人参　茯苓各五钱　麝香半钱　片脑一钱　金箔十片为衣

上为细末，炼蜜为丸如芡实大，每服半丸或一丸，用薄荷汤化下，不拘时。

朱砂丸　治小儿口眼㖞斜，筋脉牵引。

朱砂五钱　全蝎（炒去毒）　天麻　白附子（炮）　僵蚕（炒，去丝嘴）　干姜（炮）　牛黄各五分　麝香一分

上为细末，粳米糊为丸如黍米大，每服三十丸，用薄荷汤不拘时化服。

跋

昔秦人燔经籍，所遗惟医、卜、种树书，岂意其匪仁之为，而亦有仁者存耶！抑天佑下民，故不绝其生养之具耶！不然，何有燔不燔之异也。殊不知医药以济短折，种树以资食用，虽道之小，皆民生之不可无者。况生生乃天地之大德，我皇上至仁之心也。吾直仰体之，以成是方书，而欲宣仁寿之化焉耳。若秦人者，诚不可为训，而载道纪事之具，固无恙也。

纯一道人跋

《中医经典文库》书目

一、基础篇

《内经知要》
《难经本义》
《伤寒贯珠集》
《伤寒来苏集》
《伤寒明理论》
《类证活人书》
《经方实验录》
《金匮要略心典》
《金匮方论衍义》
《温热经纬》
《温疫论》
《时病论》
《疫疹一得》
《伤寒温疫条辨》
《广温疫论》
《六因条辨》
《随息居重订霍乱论》
《濒湖脉学》
《诊家正眼》
《脉经》
《四诊抉微》
《察舌辨症新法》
《三指禅》
《脉贯》
《苍生司命》
《金匮要略广注》
《古今名医汇粹》
《医法圆通》

二、方药篇

《珍珠囊》
《珍珠囊补遗药性赋》
《本草备要》
《神农本草经》
《雷公炮炙论》
《本草纲目拾遗》
《汤液本草》
《本草经集注》
《药性赋白话解》
《药性歌括四百味》
《医方集解》
《汤头歌诀》
《济生方》
《医方考》
《世医得效方》
《串雅全书》
《肘后备急方》
《太平惠民和剂局方》
《普济本事方》
《古今名医方论》
《绛雪园古方选注》
《太医院秘藏丸散膏丹方剂》
《明清验方三百种》
《本草崇原》
《经方例释》
《经验良方全集》
《本经逢原》
《得配本草》
《鲁府禁方》
《雷公炮制药性解》
《本草新编》
《成方便读》
《药鉴》
《本草求真》
《医方选要》

三、临床篇

《脾胃论》
《血证论》
《素问玄机原病式》
《黄帝素问宣明论方》
《兰室秘藏》
《金匮翼》
《内外伤辨惑论》
《傅青主男科》
《症因脉治》
《理虚元鉴》
《医醇賸义》
《中风斠诠》
《阴证略例》
《素问病机气宜保命集》
《金匮钩玄》
《张聿青医案》
《洞天奥旨》
《外科精要》
《外科正宗》
《外科证治全生集》
《外治寿世方》
《外科选要》
《疡科心得集》
《伤科补要》
《刘涓子鬼遗方》
《外科理例》

《绛雪丹书》
《理瀹骈文》
《正体类要》
《仙授理伤续断方》
《妇人大全良方》
《济阴纲目》
《女科要旨》
《妇科玉尺》
《傅青主女科》
《陈素庵妇科补解》
《女科百问》
《女科经纶》
《小儿药证直诀》
《幼科发挥》
《幼科释谜》
《幼幼集成》
《颅囟经》
《活幼心书》
《审视瑶函》
《银海精微》
《秘传眼科龙木论》
《重楼玉钥》
《针灸大成》
《子午流注针经》
《针灸聚英》
《针灸甲乙经》
《证治针经》
《勉学堂针灸集成》
《厘正按摩要术》
《饮膳正要》
《遵生八笺》
《老老恒言》
《明医指掌》
《医学从众录》
《读医随笔》
《医灯续焰》
《急救广生集》

四、医论医话医案

《格致余论》
《临证指南医案》
《医学读书记》
《寓意草》
《医旨绪余》
《清代名医医案精华》
《局方发挥》
《医贯》
《医学源流论》
《古今医案按》
《医学真传》
《医经溯洄集》
《冷庐医话》
《西溪书屋夜话录》
《医学正传》
《三因极一病证方论》
《脉因证治》
《类证治裁》
《医碥》
《儒门事亲》
《卫生宝鉴》
《王孟英医案》
《齐氏医案》
《清代秘本医书四种》
《删补颐生微论》
《医理真传》
《王九峰医案》
《吴鞠通医案》
《柳选四家医案》

五、综合篇

《医学启源》
《医宗必读》
《医门法律》
《丹溪心法》
《秘传证治要诀及类方》
《万病回春》
《石室秘录》
《先醒斋医学广笔记》
《辨证录》
《兰台轨范》
《洁古家珍》
《此事难知》
《证治汇补》
《医林改错》
《古今医鉴》
《医学心悟》
《医学三字经》
《明医杂著》
《奉时旨要》
《医学答问》
《医学三信篇》
《医学研悦》
《医宗说约》
《不居集》
《吴中珍本医籍四种》

新形势下
贵州省独立学院
改革创新发展研究

王伟杰　王永祥 / 编著

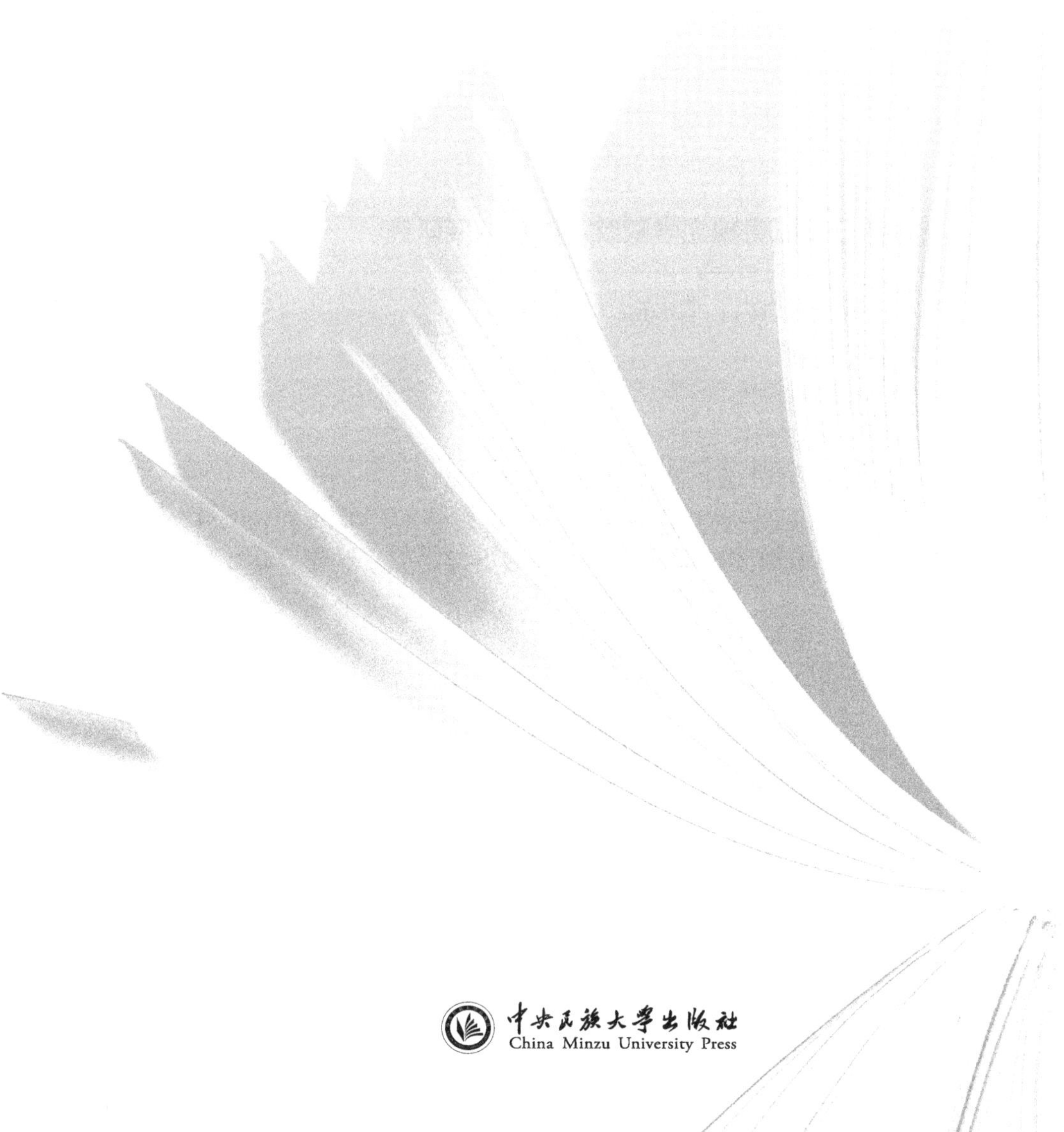

中央民族大学出版社
China Minzu University Press

图书在版编目（CIP）数据

新形势下贵州省独立学院改革创新发展研究 / 王伟杰，王永祥编著 .
—北京：中央民族大学出版社，2020.11
ISBN 978-7-5660-1849-6

Ⅰ .①新…　Ⅱ .①王…　②王…　Ⅲ .①地方高校—教育改革—研究—贵州　Ⅳ .① G649.21

中国版本图书馆 CIP 数据核字（2020）第 230360 号

新形势下贵州省独立学院改革创新发展研究

编　　著　王伟杰　王永祥
责任编辑　舒　松
责任校对　肖俊俊
封面设计　舒刚卫
出版发行　中央民族大学出版社
　　　　　北京市海淀区中关村南大街 27 号　　邮编：100081
　　　　　电话：（010）68472815（发行部）　传真：（010）68933757（发行部）
　　　　　　　（010）68932218（总编室）　　　（010）68932447（办公室）
经 销 者　全国各地新华书店
印 刷 厂　北京鑫宇图源印刷科技有限公司
开　　本　787 × 1092　1/16　印张：23
字　　数　300 千字
版　　次　2020 年 11 月第 1 版　2020 年 11 月第 1 次印刷
书　　号　ISBN 978-7-5660-1849-6
定　　价　95.00 元

《新形势下贵州省独立学院改革创新发展研究》编委会

编　著：王伟杰　王永祥

参编人员（以姓氏笔画为序）

王　娜　左　丹　李雪南　李鹏燕　李瀚腾

吴文君　张会会　杨逐原　杨惠萍　赵尔文达

龚　翔　遵世凯

序

独立学院是一种新型的办学教育模式，其诞生是我国高教体制改革的一种探索，是高等教育由精英教育向大众教育转变的必然产物，是我国高等教育的重要组成部分。截至2017年12月，我国民办高校已达747所（含独立学院265所，成人高校1所），普通本专科招生175.4万人，在校生628.5万人。我国民办教育的快速发展，有效增加了教育服务供给，培养了大批合格人才，为创新教育体制机制、促进经济社会发展做出了积极贡献，成为促进教育事业改革发展的重要力量。

自2001年起，贵州省各大高校相继设立独立学院，迄今为止已相继成立了8所独立学院。随着《民办教育促进法》《国务院关于鼓励社会力量兴办教育促进民办教育健康发展的若干意见》《民办教育促进法实施条例》《贵州省民办教育促进条例》《贵州省人民政府关于支持和规范社会力量兴办教育促进民办教育健康发展的实施意见》等法律法规的施行，贵州省民办教育得到快速发展，办学质量逐步提高，办学条件不断完善。十余年来，独立学院有效吸引了社会资本，承担了贵州省高等教育的重要任务，并已经成为贵州高等教育发展的重要组成部分，对提高贵州高等教育毛入学率起到了十分重要的作用，是保证贵州省高等教育今后持续健康发展的一项重大举措，更会成为今后一个时期贵州高等教育发展的一大亮点。

新修订的《民办教育促进法》已于2017年9月开始实施。在贵州招生规模进一步扩大、人才需求压力增大和“双一流”大学建设的新形势下，贵州省独立学院的改革发展面临着新的机遇和挑战。同任何新生事物一样，随着独立学院的快速发展，办学规模的逐渐扩大，一些问题逐渐凸显出来。如办学定位不清、法规建设滞后、培养目标不明、专业设置不合理、师资队伍不稳定、科研水平较低等，这些问题对独立学院的教育、教学、科研、管理等方面的工作都提出了不同程度的挑战。如何有效解决上述问题，完善办学体制，提高教育教学质量、提升管理水平，促进独立学院健康发展，成为我们当前亟须研究的重大课题。

为科学分析研究贵州省独立学院的发展现状，由贵州民族大学人文科技学院承担、贵州省高校人文社科重点研究项目“新形势下贵州省独立学院改革发展研究”（课题批准号：14ZD002）团队在其结题成果基础上，继续对贵州省独立学院的发展建设进行了跟进研究，并集结相关科研成果出版此书。此书为贵州省在独立学院研究领域的首部著作类研究成果，以助力贵州省独立学院的快速健康发展。

此书出版凝聚了贵州民族大学人文科技学院相关科研团队四年的科研成果，并依托教育部民族教育发展中心民族民间文化教育传承创新重点研究基地（高等院校）、国家民委人文社科重点研究基地“南方少数民族非物质文化遗产研究基地”等科研平台，为贵州独立学院的办学运行机制、人才培养模式、教育教学质量等多方面的发展提出了有效对策和建议。第二编著者王永祥同志承担了21万字的工作量。

此书选取了贵州省七所独立学院进行案例分析，内容丰富、指导性强，涉及教育、教学、科研、管理等方面，具有很强的针对性和实践性，贴近独立学院办学的实际，对未来贵州独立学院的发展具有很强的指导意义，也将对全国独立学院的发展起到良好借鉴作用。

说 明

本课题调研数据截止至2016年6月，论文完成时间为2017年，本书中的校名采用2016年调研时名称。

序号	2016年校名	现阶段校名	备注
1	贵州大学 科技学院	贵州大学 科技学院	
2	贵州大学 明德学院	贵州大学 明德学院	
3	贵州师范大学 求是学院	贵州师范大学 求是学院	
4	遵义医学院 医学与科技学院	遵义医科大学 医学与科技学院	2018年遵义医学院更名为遵义医科大学，学院随其更名。
5	贵阳中医学院 时珍学院	贵阳中医药学院 时珍学院	2019年贵阳中医学院更名贵州中医药大学，学院随其更名。
6	贵州财经大学 商务学院	贵州财经大学 商务学院	
7	贵州民族大学 人文科技学院	贵州民族大学 人文科技学院	
8	贵阳医学院神奇 民族医药学院	贵阳医学院神奇 民族医药学院	2015年贵阳医学院更名贵州医科大学，学院随其更名。

本研究的调研内容包括了：基本信息、教育厅评估指标满意度调查（1.办学条件；2.招生与就业；3.教育教学；4.资产与财务；5.安全稳定；6.党团组织建设）、深入了解、意见与建议四个部分。在各分报告的写作中，由于涉及各院校党团工作、财务工作、校园维稳等不宜公开的内容。依照受访对象的要求，各分报告内容中不体现全部调研内容，仅公开了获得受访对象同意公开的内容。

目　录

第一部分

概述

新形势下贵州独立学院改革发展研究综述*

摘　要：通过了解我国独立学院历史发展背景，聚焦新形势下贵州独立学院的改革发展研究。宏观层面，即贵州独立学院外部环境问题的研究，对贵州独立学院的属性问题和未来发展问题进行了具体梳理；微观层面，即贵州独立学院内部建设问题的研究，分别从贵州独立学院人才培养模式和目标的研究、学生工作问题的研究以及教学和教师队伍建设问题的研究方面进行了综述，并指出了独立学院改革发展领域研究中存在的不足，为未来此领域的研究提供一定的参考借鉴。

关键词：独立学院；改革；发展

近年来，我国民办高校发展迅速并取得一定的成绩，民办高校成为高等教育事业的重要组成部分。这对于满足人民群众接受高等教育的多样化需求，为国家培养各类适用人才，以及深化高等教育办学体制改革，具有积极作用；但同时，一些民办高校在招生、管理、教学等方面存在不少混乱现象和问题，这集中反映了一些民办高校办学指导思想不端正、内部管理体制不健全、法人财产权不落实、办学行为不规范的问题，也反映了一些地方政府对民办高校疏于管理、监管不到位等问题。对这些问题如不引

* 写作年份2017年。

起高度重视并及时解决，在很大程度上将影响民办高等教育的健康发展和社会稳定。相比之下，贵州省的民办高等教育发展较缓慢，贵州省独立学院大多由2001年成立的二级学院经重新报批转为独立学院。从投资主体、领导体制、校区独立、教学组织与管理、办学经费和独立财务、专业设置等方面，我省各独立学院距自2008年4月1日起开始施行的中华人民共和国教育部令（第26号）（又称《独立学院设置与管理办法》）[①] 的要求还有一定的差距。

一、我国独立学院历史发展背景

独立学院是在我国高等教育大众化和教育投资多元化条件下应运而生的新生事物。它源于20世纪90年代浙江、江苏等地率先探索和试办的二级学院，人们曾称其为“国有民办二级学院”“公有民助二级学院”或“独立设置的本科二级学院”等。国有民办二级学院与独立设置的民办高校的经营管理形式相近而不同，是介于公立高校与私立高校之间的一种新的办学模式，即以公立高校母体在多年办学实践中积累的无形资产和有形资产为后援，以政府财政拨款外的社会资源为主要经费来源的民办机制的办学形式。

1998年底，江苏省率先批准省属及在苏多个普通高校举办国有民办二级学院的办学申请，由此揭开了我国高等教育史的序幕。继1999年第三次全国教育工作会议召开之后，这种新型办学模式由经济发展水平较高、民办教育发展基础较好的地区迅速向其他欠发达地区发展。2001年在广州召开的全国民办高等教研研讨会上，该办学模式被教育部肯定，成为我国高等教育大家庭中重要的一员。自此，全国各地如雨后春笋般出现了许多独

---

① 注：中华人民共和国教育部令（第26号）（又称《独立学院设置与管理办法》）于2008年2月4日经教育部部务会议审议通过，2008年2月22日发布，自2008年4月1日起施行。

立学院，同时一些独立学院在办学过程中出现了不少问题和矛盾，为了更好地促进独立学院持续、健康发展，2003年4月教育部发布了《关于规范并加强普通高校以新的机制和模式试办独立学院管理的若干意见》，将此类二级学院正式称为独立学院，并明确提出其规范发展的相关规定，包括独立学院申请要求、试办机制、审批程序、办学质量和条件、专业设置方向、招生计划、收费标准以及财产、财务管理等要求。

在此基础上，为了进一步规范独立学院普通高等学校与社会组织或者个人合作举办独立学院活动，教育部于2008年2月发布了《独立学院设置与管理办法》，标志着我国独立学院的发展进入了一个新的历史阶段。作为民办高等教育的一种办学模式，独立学院被重新定义为“实施本科以上学历教育的普通高等学校与国家机构以外的社会组织或者个人合作，利用非国家财政性经费举办的实施本科学历教育的高等学校。”[1]同时，对独立学院的设立、组织与活动、管理与监督、变更与终止以及法律责任等做出了更加详细的规定。

2014年2月，时任国务院总理李克强主持召开国务院常务会议，会议中部署了加快发展现代职业教育的相关工作，建立学分积累和转换制度，打通从中职、专科、本科到研究生的上升通道。引导一批普通本科高校向应用技术型高校转型。同年3月，教育部副部长鲁昕在中国发展高层论坛上做了关于“引导600多所地方本科院校逐步转型为现代职业教育”的发言，中国现有高等院校近2500所，改革完成后，将有1600—1700所学校转向以职业技术教育为核心；同时，在培养模式上，这些高校将淡化学科，强化专业，培养技术技能型人才。如此一来，中国高等教育的人才培养结构将发生重大变化，培养技术技能型人才的高校比重将从现有的55%提高到70%—80%。

由上可以看出，我国独立学院不断走向规范化，2010年全国共有独立学院323所，2011年309所，2012年303所，2013年292所，2014年283所，2015年275所，2016年1月教育部公示了2016年拟批准设置的39所高等学校名单，其中独立学院转设为独立设置民办普通本科学校的有9所。至此，全国独立学院总数量从2010年的323所降至2016年的266所，这意味着近6年来，全国已有57所独立学院正式脱离母体学校和自立门户办学，约占全国独立学院总数的1/5。

通过搜索“中国学术期刊全文数据库”可以发现，2003年有关独立学院的研究论文仅6篇，而2008年有关独立学院的论文骤增至700余篇，2009—2015年7年间，平均每年约有1500篇有关独立学院的论文被发表，有关独立学院的研究持续热烈地进行，已成为学者们关注的主题。

二、贵州独立学院历史发展情况

贵州省的民办高等教育发展较缓慢，截至2016年，贵州省普通高校共计64所，其中独立设置民办普通高校8所，分别是：贵州大学科技学院、贵州大学明德学院、贵州师范大学求是学院、遵义医学院医学与科技学院、贵阳中医学院时珍学院、贵州财经学院商务学院、贵州民族大学人文科技学院和贵州医学院神奇民族医药学院。截至2016年11月，根据各独立学院官方网站统计，贵州省独立学院现有全日制在校本科学生6.73万人。

贵州省独立学院基本上都是由2001年成立的二级学院经重新报批转为独立学院的。目前，独立学院从投资主体来看，基本来自母体学校，只有少部分来自社会力量、企业、个人等；从领导体制来看，大多是由母体学校管理，管理人员由学校派出，投资方基本不参与学院的管理；从校区独立来看，除个别学院有自己的独立校区外，其他学院与母体学校部分校舍共享，或正在考虑建设中；从教学组织与管理来看，各学院基本上都是相对独立的，师资主要依靠母体学校；从办学经费和独立财务来看，各学校只能从学费收入中得到较小的比例来办学，虽然各自都有自己的校内账户，但未能做到财务独立；从专业设置来看，绝大多数学院都集中在热门专业，如信息类、计算机类及办学成本较低的文科专业。

除此之外，针对贵州独立学院转设政策执行情况，王泉（2012）对比分析后发现，在《关于切实做好校外培训专项治理整改工作的通知》（教基厅〔2018〕8号）和中华人民共和国教育部令（第26号）颁布实施后，贵州省独立学院的命运更加堪忧，这主要表现在：一、中华人民共和国教育部令（第26号）增加了博士学位授予权的条件，抬高了举办者的门槛；二、设置标准参照普通本科高校，占地标准从200亩增加到500亩，这使得许多独立学院都无法在短期内达到要求。鲜晓丽（2014）也提到了贵州省民办高校教育相对落后的现实，在8所独立学院中，仅2所学院真正实现了民办机制，其余6所独立学院因没有社会资金的投入，还未实现民办属性，我省各独立学院距中华人民共和国教育部令（第26号）的要求都还有很大差距，但可观的是独立学院的发展相当迅速，预测未来有更大的突破。

三、贵州独立学院改革发展的研究

关于“贵州独立学院”这一主题的研究近年来并不热门，每年发表的相关论文寥若晨星，已发表的论文分别从以下几个方面进行了研究和探索。

（一）宏观层面：贵州独立学院外部环境问题的研究

1. 贵州独立学院的属性问题的研究

独立学院在发展中的多数问题都根源于属性问题，属性不清晰容易导致对独立学院在理解和认识上存在差异与矛盾，因此对独立学院属性问题进行分析有助于对独立学院的未来发展方向做出科学合理的预测。

张德恩和王翰建（2006）提出独立学院独立法人地位难以落实的客观问题，矛盾突出表现在：从法人地位讲，母体学校与独立学院应该是平等的；从管理上讲，两者又是领导与被领导的关系。随着独立办学规模的拓展和办学实力的壮大，管理的复杂性也在相应提高，校本部权力过于集中的问题日益突出，独立学院的困境在于既没有获得相应的权利，又要对工作结果承担责任。因此，解决独立学院属性问题的关键在于了解独立学院这一事业法人的特点，逐渐明确其民事权利，即弄清母体宏观管理和学院自主办学之间的阈限。

魏训鹏和费坚（2009）经过独立学院法律地位的辨析得出，独立学院应定性为（民办）事业单位法人，因为这不但保证了高等教育公益性效率的实现，同时也兼顾了对个体效率的追求，并在此基础上预见，如果独立学院真正按照具有独立法人资格的高等教育机构的方向发展，坚持（民办）事业单位法人属性，那么独立学院一定能够得到进一步发展壮大，也一定能够推动中国高等教育改革事业的发展。

综上可以看出，目前贵州独立学院独立法人问题集中在与母体关系的梳理上，各学院需要按照国家相关规定、结合自身情况，尽快按照中华人民共和国教育部令（第26号）规定进行调整，充实办学条件、提高办学质量，完成相关转设工作，而未来独立学院能否脱离母体学校，实现真正独立是独立学院能否发展壮大的一个关键点。

2. 贵州独立学院未来发展问题的研究

张德恩和王翰建（2006）在分析了贵州省独立学院发展现状以及各学院面临的问题与困难后，提出了独立学院建设和发展必须处理好的几个关系：一、正确处理独立学院与母体学校的关系；二、按照教育部要求落实独立学院办学的独立地位；三、积极寻找理想的合作伙伴；四、以人为本，切实贯彻因材施教原则；五、建立一定数量的专职教师队伍；六、建立全新的内部运行机制。这为接下来贵州独立学院的改革发展指明了方向。鲜晓丽（2014）以贵州师范大学求是学院为例，系统回顾了求是学院2001—2013十余年的发展情况，在此基础上，对贵州独立学院发展前景做出分析和预测：虽然目前贵州独立学院发展情况相对落后，但是发展速度较快，各学院目前正按照教育部各项规定进行积极地调整，规范办学行为，希望能够顺利通过教育部的考察评估和验收。而未来发展方面，各独立学院应学习借鉴国内外先进的办学经验，关注省内及周边省区劳动力市场对于人才的需求，并结合自身特点，在发展中稳步提升办学层次。具体可以从以下两方面努力：第一，科学灵活地进行专业设置；第二，加强师资队伍素质建设，制定吸引和稳定教师队伍的利好政策。鲜晓丽以贵州师范大学求是学院为例的研究，为其他独立学院相关学者的研究提供了一种新的思路，即利用良好的自身资源，以自身学校实际发展情况为基础，系统回顾学校实际发展状况，指出问题所在，并提出相应的解决思路，这一所独立学院适时地进行系统的回顾反思对未来的长远发展很重要。

（二）微观层面：贵州独立学院内部建设问题的研究

1. 贵州独立学院人才培养模式和目标的研究

张寒松（2011）看到了社会对多层次、多样化人才的需要，在分析独立学院自身生存与发展和人才培养模式现状的基础上，强调了独立学院开展人才培养模式创新实验区①建设的必要性和紧迫性，并以贵州大学科技学院为例，对开展人才培养模式创新实验区建设进行了剖析和研究，有针对性地提出了贵州大学科技学院开展人才培养模式创新实验区建设的初步方案，在前期工作基础、指导思想、培养方案、保障体系、培养效果、创新性等方面进行了系统阐述。对于专门的贵州独立学院人才培养模式和目标的研究较少，张寒松的研究为后来的学者或是其他兄弟院校开展相应工作提供了良好的参考借鉴。

2. 贵州独立学院学生工作问题的研究

游春丽（2010）关注到贵州独立学院大学生自我认同感和主观幸福感，她认为自我认同的分析对于改善贵州独立学院大学生生活质量，提高身心健康水平具有重要意义，并采取整群抽样的方法，选取贵州大学、贵州师范大学、贵州财经学院三所高校独立学院学生作为调查对象，利用主观幸福感量表和自我认同感量表作为研究工具，在利用SPSS16.0进行数据处理后，分析得出贵州省独立学院大学生自我认同感及其4个因子与主观幸福感的3个因子之间呈现出不同强度的相关并且部分显著，并由此推断导致这种状况的原因。该研究采集了三所贵州独立学院学生作为样本，并进行了横向比较，利用数据分析的方法较为严谨，但是在后期原因分析、结论推导部分过于粗糙，在最终意见和建议的提出方面显得比较空洞，今后可以在此基础上再做深入研究。

杨阳和赵轶博（2012）以贵州财经学院商务学院为例，系统研究了独立学院新生学习适应性的特点，在分析大学新生学习态度、知识水平、学习能力、学习技能、学习兴趣的基础上，提出了一些解决问题的办法和建

① 注：人才培养模式创新实验区是教育部为推进人才培养模式改革，着力培养学生创新精神和创新能力，进一步提高高等教育教学质量，根据《教育部财政部关于实施高等学校本科教学质量与教学改革工程的意见》（教高〔2007〕1号）要求实施的一项高等教育质量工程。

议，以提高大学新生的学习能力。该研究关注大学新生学习适应性，并提出针对性建议，在学生进校之初就为学生工作的开展奠定了良好基础，然而该论文并未呈现具体的问卷调查内容及过程，而是直接呈现结果，在过程与结论的衔接推导方面有待商榷。

陈敏和陈彩利（2012）将关注点放在了独立学院自主创业能力的调查与建议上，对贵州民族大学人文科技学院大学生的自主创业能力进行了多方位分析，建议独立学院应从自主创业课程的开设、支持并指导学生课余时间做兼职、多形式举办自主创业活动、计划性开展创业专题讲座、多渠道提供自主创业信息、开辟更多实习基地等方面加强独立学院大学生的自主创业能力。该研究抓住了目前毕业学生就业形势严峻、找工作难的痛点，并提出了相应的对策，这为贵州其他独立学院提升学生自主创业能力提供了很好的参考借鉴，未来的研究可以对学生的实际创业工作进行调查和研究，以对实际状况进行更加客观的了解和评价，提出进一步的学生创业指导意见。

李云云（2014）以贵州师范大学求是学院为例，在分析独立学院党建工作现状的基础上，积极探索在独立学院学生党员工作中试行导师制的有效途径和方法，构建新形势下符合独立学院特点的学生党员工作体系。该体系强调了教师育人的责任，在从事教学科研以外，积极关注学生思想、学习、心理等方面的教育和指导工作，这对贵州独立学院学生党员教育工作具有借鉴意义。

左丹（2015）重点关注工学结合的“3+1”办学模式① 给独立学院的学生管理工作带来的影响，以贵州民族大学人文科技学院为例，分析了

① 注：“3+1”办学模式：学生在校系统地学习三年理论知识和相关技能，最后一年进入企业进行顶岗实习工作，在校企双向介入下，充分发挥学校、企业资源和环境优势，将学生培养成为动手能力高于二本学生、理论知识和自学能力高于高职高专学生的适应社会需求的应用型人才。

“3+1”办学模式下即将遇到的学生管理问题，并提出了相应的管理对策。该研究预测了未来可能存在的问题，对将来学生工作的展开做好预防准备工作。紧接着，为了对独立学院学生顶岗实习状况进行比较客观的了解和评价，左丹（2015）对实习情况进行了调查，对数据进行分析，发现了独立学院学生顶岗实习中存在的突出问题，为今后的对策研究提供了支持。

综上所述，相对于其他贵州独立学院内部建设问题的研究而言，贵州独立学院关于学生工作问题的研究论文最多、涉及的面最广，不同学者从各个侧面进行的探索体现出学校对学生工作的重视，这些讨论抓住了学生工作当中比较关键的节点和问题，并提出了有针对性的意见和建议。同时，这也反映出实际开展学生工作的复杂性和存在的困难，这说明学生工作的开展还有很多方面有待深入挖掘，例如：学生日常管理工作、学风建设问题、心理健康教育、就业指导等，这些都是未来学者可以进行研究的方向。

3. 贵州独立学院教学和教师队伍建设问题的研究

麻金星（2011）以贵州大学科技学院非英语专业学生和大学英语教师为研究对象，通过问卷调查、课堂观察与个人结构式访谈的定性研究方法分析了影响独立学院大学英语教学效果的诸多因素，并针对不同影响因素提出相应的教学对策与建议，包括：修订教学大纲，另选教材；通过分级教学来确保因材施教；转变教学观念，多开展以学生为中心的课堂教学活动；建立自主学习中心，挖掘学生自主学习潜能；加强主观测试比重，提高学生英语表达水平。在此基础上，邓洁和肖琦（2012）根据贵州大学科技学院学生学习大学英语的状况，设计了“独立学院非英语专业大学生英语学习策略调查问卷”，涉及听、说、读、写四种技能；策略方面则采用Oxford（1990）的分类方法进行了调查。通过调查发现，独立学院学生进行英语学习的策略意识淡薄，策略使用频率低，策略单一，这需要教师在未来教学中加强对学生进行策略的训练与意识的培养。

文春梅（2012）同样看到独立学院英语教学的现状和存在的问题，即师资严重不足、学生学科基础较弱、教材偏难等问题，并由此提出可以将语码转换① 运用在独立学院大学英语教学课堂中。尽管这与很多学者倡导的纯英语的课堂教学不同，但适当、适时的语码转换将会促进学生对第二语言的理解、促进大学英语教育。

黄振羽（2016）则重点关注大学英语教学与专业英语脱节的现象，主张在大学英语教学中增加专业英语的内容，提出“两类英语”的概念，从教学手段、教材整合、师资合作和教研机构等四个方面进行有效的衔接，以实现大学英语到专业英语的平稳过渡，从而提高英语教学效率。

在具体教学过程中，曾小雷（2016）先分析了贵州英语教育的现状及其成因，以贵州财经大学商务学院2014级学生英语课堂为研究样本，提出适合偏远地区独立学院的大学英语教学策略，即从语法、词汇、语音和听力、培养学生学习兴趣、激发学生学习动机等方面进行阐述。这些策略更具体也更具实操性。

张琼英（2016）提出将翻转课堂作为一种新型的教学组织形式，可以尝试在贵州独立学院英语教学中进行实践，运用绝对评价的测试方式可做出基本的判断。但是并未就贵州独立学院的具体情况进行分析，提出具体的操作方法。

综上可以看出，以上学者的研究对象都是某一个贵州独立学院的师生，很有针对性，在分析贵州各独立学院教学问题的基础上，提出相应的针对性建议，但同时也存在相应的问题，即没有涉及同省的其他兄弟院

① 注：语码转换是一种由语言接触所引起的语言现象，指说话人在同一交际片段中交替使用两种或两种以上的语码（包括不同语言或同一语言的各种地区方言、社会方言等语言变体）的语言现象。

校，没有进行很好的横向比较，因而不能代表全部贵州独立学院学生学习英语的情况。在研究内容方面，几乎全部的研究内容都和大学英语有关，而对于其他学科的探讨则为空白。

在教师队伍建设方面，仅一位学者进行了研究，廖芳兰（2014）分析了独立学院师资结构特点，重点关注独立学院教师薪酬激励机制现状及存在的问题，探讨了独立学院薪酬激励机制的设计策略，即要普遍提高独立学院教师的薪酬水平；制定和完善岗薪结合的分配体系；坚持分配过程的重点侧重。

总的来说，贵州独立学院教学和教师队伍建设问题的研究还停留在初级阶段，教学的研究主要存在两个方面的问题，即缺少贵州各独立学院教学水平的横向比较，同时，研究内容只有大学英语课程一枝独秀，其他学科的研究仍为空白。

四、独立学院改革发展研究对贵州独立学院发展的启示

通过对我国以及贵州独立学院改革发展的研究综述可以得出以下几点启示：

（一）独立学院发展危机与机会并存

近年来，随着独立学院创办的门槛越来越高，管理与监督力度的逐步加大，贵州独立学院也应紧跟国家要求和步伐，在满足申请要求，符合试办机制及审批程序的基础上，努力提高办学质量，在专业设置方向上需与时俱进地做出调整，并在招生计划、收费标准以及财产、财务管理等方面做出积极改进。其中，贵州独立学院独立法人问题集中在与母体关系的梳理上，能否脱离母体学校，实现真正独立是独立学院能否发展壮大的一个关键点。但同时也可以看到，国家相当重视现代职业教育的相关工作，并陆续出台相关扶

持政策，独立学院的发展需要借此东风，争取更大的进步。

（二）关于贵州独立学院的研究广度有待拓宽

关于贵州独立学院改革发展的研究，无论是微观还是宏观层面，研究者们分别从不同的方面进行了探索，为后来的学者提供了一定的参考，特别是对学生工作问题的研究尤为集中和突出，无论是新生学习适应性特点的研究、大学生自我认同感和主观幸福感的研究，还是独立学院学生自主创业能力的调查与建议方面，学者们分别尝试从不同的关注点展开学生工作问题的讨论。但具体说来，还有很多方面尚未有学者前往，例如：学生日常管理工作、学风建设问题、心理健康教育、就业指导等都是未来学者可以进行研究的方向。

在有关贵州独立学院教学研究方面，研究广度不够的问题体现得更为明显，几乎所有关于教学的研究都集中在英语这一门学科上，而其他学科学者并没有专门针对独立学院学生做过研究，这是很大的一片空白。除此之外，贵州独立学院人才培养模式和目标的研究以及教师队伍建设问题的研究则鲜有人关注，这些都是未来学者可以选择的研究方向。

（三）关于贵州独立学院的研究深度有待挖掘

关于贵州独立学院改革发展的研究，多数文章是作者以自己所在大学为例来进行调查和研究的，这缘于作者可以很好地利用自己所在院校资源，但弊端在于，对于其他贵州乃至全国独立学院的发展情况没有进行横向比较，容易导致闭门造车的误区，建议各独立学院以后可以资源共享、信息互通，共同学习进步，为创办更好的贵州独立学院共同努力。

参考文献：

[1]中华人民共和国教育部.中华人民共和国教育部令（第26号）（又称《独立学院设置与管理办法》）[Z].北京：中华人民共和国教育部，2008-2-4.

第二部分

总报告

新形势下贵州省独立学院改革发展研究*

摘　要： 独立学院是我国高等教育的重要组成部分，是按照新机制、新模式进行办学的本科学历层次二级学院。随着时代的进步、社会经济的不断发展，人民群众的生活水平日益提高，人民群众对高等教育需求也在不断增强，独立学院已经成为国家高等教育中必不可少的一部分。通过调研发现，贵州独立学院16年（截至2017年）来有效吸引了社会资本，分担了贵州省高等教育的重要任务，并已经成为贵州高等教育发展的重要组成部分，对提高贵州高等教育毛入学率起到了十分重要的作用，是保证贵州省高等教育今后持续健康发展的一项重大举措，也将成为今后一个时期贵州高等教育发展的一大亮点。然而通过实地调研，结合问卷调研得出的大学生对独立学院不同指标的满意度，报告指出目前贵州省独立学院在发展中也存在着较多不足之处：资本逐利性与办学公益性的矛盾日益突出、相关法律法规建设较滞后、党建工作思想意识不足、办学定位不清晰、学生资助制度有待完善、管理体制机制亟待改革、办学条件硬性指标达标率不高以及师资队伍较为薄弱等问题。这与贵州发展独立学院的时间较短有关，也与贵州经济发展较为落后有着必然联系，因而在独立学院的改革发展步伐中落后于全国水平。因此，明确办学定位，不断完善管理制度，建

* 写作年份2017年。

立健全党建工作机制，加大对独立学院基础设施的投入并逐步完善，构建和完善科研奖励机制以便提升独立学院的科研水平，同时通过社会资源的整合，解决贫困生资助的问题，并且不断构建层次合理、稳定高效的双师型师资队伍，不断促进独立学院的发展，敦促监督其尽早完成独立是新时期贵州独立学院改革发展的可行之策。

关键词： 新形势；贵州；独立学院；改革；发展

自2001年贵州省各大高校相继设立独立学院以来，迄今为止已相继成立了八所独立学院。这是多年来贵州高等教育办学体制改革创新的重要成果，为发展民办高等教育事业、促进高等教育大众化做出了积极贡献。16年（截至2017年）来，独立学院有效吸引了社会资本，分担了贵州省高等教育的重要任务，并已经成为贵州高等教育发展的重要组成部分，对提高贵州高等教育毛入学率起到了十分重要的作用，是保证贵州省高等教育今后持续健康发展的一项重大举措，也将成为今后一个时期贵州高等教育发展的一大亮点。

然而对比全国，贵州省的民办高等教育发展较缓慢，贵州省独立学院大多由2001年成立的二级学院经重新报批转为独立学院。从投资主体、领导体制、校区独立、教学组织与管理、办学经费和独立财务、专业设置等方面，贵州省各独立学院距自2008年4月1日起开始施行的中华人民共和国教育部令（第26号）（又称《独立学院设置与管理办法》），以及2017年9月1日起施行的《中华人民共和国民办教育促进法》① 的要求还有一定的差距。

① 注：《全国人民代表大会常务委员会关于修改〈中华人民共和国民办教育促进法〉的决定》已由中华人民共和国第十二届全国人民代表大会常务委员会第二十四次会议于2016年11月7日通过，并于2017年9月1日起施行。

一、调研方案及基本情况

（一）调研目的

本研究拟分析目前独立学院发展的瓶颈和困境，尤其是如何进行以培养人才、契合市场、提升水平为主的教学体系改革，运用定量研究与定性研究相结合、实证研究与规范研究相结合的方法，探索新形势下贵州独立学院改革发展的方向。

（二）调研内容

本研究首先在充分消化和吸收省内外现有研究成果的基础上，结合贵州省教育厅2016年度对八所独立学院进行年度检查的具体情况，通过文献研究和实证研究了解贵州八所独立学院专业开设、培养类别、招生计划、办学模式、办学体制、办学效益等相关状况，厘清省内外不同经济发展程度下独立学院人才培养定位，探索独立学院人才与需求平衡的可行性路径。

（三）调研过程

2016年3月—2017年6月，由课题负责人肖远平教授组织了20余人的调研小组，分赴八所贵州省独立学院展开调研。针对在校学生、教师及高校相关管理人员等分别进行了问卷调查及提纲式深入访谈。总计收回学生有效问卷1767份，学生访谈记录117份，教师访谈记录43份，相关管理人员访谈10份。详情请见表1。

表 1　新形势下贵州独立学院改革发展调查样本分布及数量统计

学院	问卷			访谈		
	发放问卷（份）	回收问卷（份）	回收率（%）	学生（份）	教师（份）	管理人员（份）
贵州大学科技学院	220	200	90.9	20	6	1
贵州大学明德学院	220	195	88.6	19	3	1
贵州民族大学人文科技学院	500	431	86.2	17	10	2
贵州师范大学求是学院	200	168	84.0	20	5	1
贵州财经大学商务学院	200	178	89.0	10	6	1
遵义医科大学医学与科技学院	240	215	89.6	6	3	1
贵州医科大学神奇民族医药学院	200	185	92.5	20	7	2
贵阳中医学院时珍学院	220	195	88.6	5	3	1
总计	2000	1767	88.4	117	43	10

（四）调研样本的基本情况

为充分了解贵州八所独立学院的具体发展状况，此次调研样本选择更多地考虑了贵州独立学院改革发展的参与者和受众群，结合调研团队的实际需要和内部结构，并遵照贵州省教育厅2016年度独立学院年检指标，最终确定对八所独立学院进行逐一调研，分别为：贵州大学科技学院、贵州大学明德学院（贵阳茶店、大学城校区）、贵州民族大学人文科技学院（花溪十里河滩校区、大学城校区）、贵州师范大学求是学院、贵州财经大学商务学院、遵义医学院医学与科技学院（2018年更名为“遵义医科大学医学与科技学院”）、贵州医科大学神奇民族医药学院、贵阳中医学院时珍学院（2019年更名为“贵州中医药大学时珍学院”）。①

除此之外，课题组前往省外民办学院开展较好的发达地区进行经验学习，包括武汉工商学院、武汉东湖学院（以上两个学院已转设），广西民族大学相思湖学院、中山大学新华学院、湖北民族大学科技学院、同济大学浙江学院、浙江财经大学东方学院。

1. 学生样本基本情况

在学生有效调查问卷中，共1766份标明性别，其中男生714人，占总比例的40.4%，女生1052人，占总比例的59.6%，女生多于男生。因该数据为综合统计，文理科问卷相当，故从侧面反映出贵州省独立学院学生中性别构成女生多于男生，尤其是以师范类为主的求是学院、医学与科技学院、时珍学院、商务学院等尤甚。详情请见表2。

表2　问卷调研中独立学院学生性别分布表

单位：人

学院	男	女	合计
科技学院	96	104	200
明德学院	96	99	195
求是学院	39	129	168
人文科技学院	213	218	431
商务学院	54	124	178
神奇民族医药学院	82	102	184
时珍学院	63	132	195
医学与科技学院	71	144	215

① 注：鉴于母体学校加独立学院的全称太长，下文分别简称为科技学院、明德学院、人文科技学院、求是学院、商务学院、医学与科技学院、神奇民族医药学院、时珍学院。

（续表）

学院	男	女	合计
合计	714	1052	1766

年级方面，在1763份标明年级的有效问卷中，共有大一学生595人，占33.7%；大二学生822人，占46.6%；大三学生338人，占19.2%；大四学生7人，占0.4%；五年级[①] 1人，占0.06%。高年级学生较少，这是由于在调研中，毕业班学生忙于找工作或者进行实习，在校人数较少。占近一半的大二学生由于进行了一年的学习，对各自学院的办学定位、人才培养目标、专业设置、教学计划等都有一定的了解；而课题组选择在3月份的第二学期进行调研，避免了访谈到大一学生而他们对自身学院一无所知的状况。具体调研样本中各学院的各年级人数分布见表3。

表3　问卷调研中独立学院学生年级分布表

单位：人

学院	大一	大二	大三	大四	大五	合计
科技学院	164	11	22	3	0	200
明德学院	1	132	61	0	0	194
求是学院	47	91	28	2	0	168
人文科技学院	5	338	88	0	0	431
商务学院	116	1	61	0	0	178
神奇民族医药学院	87	95	2	0	0	184
时珍学院	120	44	31	0	0	195
医学与科技学院	55	110	45	2	1	213
合计	595	822	338	7	1	1763

① 注：此大五学生为遵义医学院医学与科技学院麻醉学专业的一名学生，麻醉学为五年制本科专业。

从学生来源地来看，在1766份有标记来源省份或地区的问卷中，来自贵州本地的人数最多，为1577份，占总体调研人数的89.3%，这说明贵州省独立学院的生源地主要为贵州本省，为本省扩招贡献了自身的力量；来自除贵州省以外的西部地区的人数为76人，占4.3%；来自中部地区的学生最少，为49人，占2.8%；来自东部地区的有64人，占3.6%。而在其中1759份有效标记了来源地为城镇或农村的问卷中，来自农村的占大多数，为1361份，占77.4%；来自城镇的为398份，占22.6%。这说明贵州独立学院的生源中来自农村户口的占大多数，并在一定程度上有着经济困难等问题，这也与贵州城镇化率较低和经济不发达相关。详情请见表4和表5。

表4 独立学院生源地分布表

单位：人

学院	生源地				合计
	贵州	除贵州省以外的西部其他地区	中部地区	东部地区	
科技学院	173	7	12	8	200
明德学院	164	13	11	7	195
求是学院	154	7	2	5	168
人文科技学院	397	16	4	14	431
商务学院	160	8	5	5	178
神奇民族医药学院	172	4	3	5	184
时珍学院	167	11	4	13	195
医学与科技学院	190	10	8	7	215
合计	1577	76	49	64	1766

表 5　独立学院学生城乡分布表

单位：人

学院		科技学院	明德学院	求是学院	人文科技学院	商务学院	神奇民族医药学院	时珍学院	医学与科技学院	合计
城乡	农村	135	144	144	339	124	146	161	168	1361
	城镇	65	51	22	88	53	38	34	47	398
合计		200	195	166	427	177	184	195	215	1759

在家庭成员的职业方面，在有效标注母亲职业的1730份问卷中，母亲职业中务农的占多数，有1115份，占64.5%；企业职工及技术人员78人，占4.5%；个体工商户183人，占10.6%；事业单位工作人员88人，占5.1%；公务员24人，占1.4%；机关、事业单位临聘人员6人，军人、警察2人，教师19人，其他215人。在有效标注了父亲职业的1758份问卷中，务农的也占大多数，为1104人，占62.8%；企业职工及技术人员114人，占6.5%；个体工商户210人，占11.9%；事业单位工作人员102人，占5.8%；公务员41人，占2.3%；机关、事业单位临聘人员5人，军人、警察5人，教师17人，其他160人。这也反映了贵州独立学院的学生中农村生源比例偏大，同一些公办院校相同，拥有较多的贫困生。详情请见表6和表7。

表 6　独立学院学生母亲的职业

单位：人

学院	母亲的职业									合计
	务农	企业职工及技术人员	个体工商户	事业单位工作人员	公务员	机关事业单位临聘人员	军人警察	教师	其他	
科技学院	106	9	30	15	1	0	0	2	37	200

（续表）

学院	母亲的职业									合计
	务农	企业职工及技术人员	个体工商户	事业单位工作人员	公务员	机关事业单位临聘人员	军人警察	教师	其他	
明德学院	125	11	16	13	3	1	0	3	23	195
求是学院	122	6	18	5	0	0	0	5	10	166
人文科技学院	274	30	50	19	6	2	1	3	45	430
商务学院	101	11	18	10	5	0	0	1	21	167
神奇民族医药学院	126	2	13	12	0	1	0	0	24	178
时珍学院	126	4	12	5	3	1	0	3	29	183
医学与科技学院	135	5	26	9	6	1	1	2	26	211
合计	1115	78	183	88	24	6	2	19	215	1730

表 7　独立学院学生父亲的职业

单位：人

学院	父亲的职业									合计
	务农	企业职工及技术人员	个体工商户	事业单位工作人员	公务员	机关、事业单位临聘人员	军人、警察	教师	其他	
科技学院	102	20	29	17	6	1	0	3	22	200
明德学院	118	20	20	13	1	0	1	2	20	195
求是学院	117	12	20	6	1	0	0	4	7	167
人文科技学院	266	25	66	18	16	2	2	1	35	431
商务学院	108	9	24	12	5	0	0	4	16	178
神奇民族医药学院	126	3	12	17	6	0	0	0	19	183

（续表）

学院	父亲的职业									合计
	务农	企业职工及技术人员	个体工商户	事业单位工作人员	公务员	机关、事业单位临聘人员	军人、警察	教师	其他	
时珍学院	134	11	16	5	3	0	1	2	23	195
医学与科技学院	133	14	23	14	3	2	1	1	18	209
合计	1104	114	210	102	41	5	5	17	160	1758

在父母的文化程度方面，在有效标注父亲文化程度的1758份问卷中，初中及以下的占多数，为1354人，占77.0%，其中小学及以下624人，初中730人；然后随着文化程度提升人数逐渐降低，分别为高中（中专）220人，占12.5%；大专96人，占5.5%；本科83人，占4.7%；研究生及以上5人，仅占0.3%。在有效标注母亲文化程度的1736份问卷中，初中及以下的占多数，为1452人，占83.6%，其中小学及以下900人，初中552人；然后随着文化程度提升人数逐渐降低，分别为高中（中专）157人，占9.0%；大专66人，占3.8%；本科58人，占3.3%；研究生及以上3人，仅占0.2%。这也反映了贵州独立学院的学生家庭成员的平均文化程度较低，初中及以下文化水平的家庭成员占大多数，且母亲的文化水平整体比父亲的文化水平更低。详情请见表8和表9。

表8　独立学院学生父亲的文化程度

单位：人

学院	父亲的文化程度						合计
	小学及小学以下	初中	高中（中专）	大专	本科	研究生及以上	
科技学院	60	74	35	15	14	2	200

（续表）

学院	父亲的文化程度						合计
	小学及小学以下	初中	高中（中专）	大专	本科	研究生及以上	
明德学院	68	83	20	12	12	0	195
求是学院	66	72	17	6	6	0	167
人文科技学院	157	170	46	36	20	2	431
商务学院	64	80	25	6	3	0	178
神奇民族医药学院	76	75	16	5	8	1	181
时珍学院	64	80	31	9	9	0	193
医学与科技学院	69	96	30	7	11	0	213
合计	624	730	220	96	83	5	1758

表9 独立学院学生母亲的文化程度

单位：人

学院	母亲的文化程度						合计
	小学及小学以下	初中	高中（中专）	大专	本科	研究生及以上	
科技学院	86	62	30	13	9	0	200
明德学院	89	68	22	8	8	0	195
求是学院	109	45	9	1	3	0	167
人文科技学院	236	121	33	25	13	2	430
商务学院	95	53	15	3	3	0	169
神奇民族医药学院	92	61	14	2	7	1	177
时珍学院	102	56	17	4	6	0	185
医学与科技学院	91	86	17	10	9	0	213
合计	900	552	157	66	58	3	1736

在家庭年收入方面，在有效标注了年收入的1759份问卷中，显示出随着收入升高，人数越少，呈现出典型的下降趋势。10000及以下的占大多数，为989人，占56.2%；10001—30000的466人，占26.5%；30001—50000的

154人，占8.8%；50000以上的150人，占8.5%。这说明贵州省独立学院的本科生的家庭收入状况不甚乐观，也符合贵州省经济基础薄弱、迫切需要实现“后发赶超”的基础省情，面临着开展高等教育与实施精准扶贫战略的双重压力。详情请见表10。

表10　独立学院学生家庭年收入

单位：人

学院	家庭年收入				合计
	10000及以下	10001—30000	30001—50000	50000以上	
科技学院	115	50	16	19	200
明德学院	98	64	21	12	195
求是学院	89	53	8	17	167
人文科技学院	233	100	52	45	430
商务学院	102	53	10	13	178
神奇民族医药学院	125	36	11	10	182
时珍学院	102	61	17	15	195
医学与科技学院	125	49	19	19	212
合计	989	466	154	150	1759

二、贵州省独立学院发展建设的基本现状

独立学院的存在始于20世纪90年代，教育部积极鼓励公办本科院校与社会资金相结合，广泛吸纳社会资金，以扩大高等教育规模。为促进贵州省教育的大发展，贵州省教育厅借此机遇创办了八所独立学院，分别是贵州大学科技学院、贵州大学明德学院、贵州民族大学人文科技学院、贵州师范大学求是学院、贵州财经大学商务学院、遵义医学院医学与科技学

院、贵阳中医学院时珍学院、贵州医科大学神奇民族医药学院。

（一）贵州省独立学院的办学模式及合作方

贵州省的八所独立学院均依托于母体学校的学科优势、师资力量以及办学条件，严格按照新机制、新模式办学，但其办学模式与母体学校不同。主要办学模式分为民有民营模式、国有民营模式、公有民营模式和混有民营模式四种。民有民营模式指的是由民营企业或私人投资购地建房，挂靠在母体学校下面进行独立办学的模式，学校设有董事会，实行董事会领导下的院长负责制，如贵州民族大学人文科技学院、贵州大学科技学院；国有民营模式是指由母体学校从校园内划出一块土地作为独立学院校舍，独立学院学生与母体学校学生同处学习，如贵州师范大学求是学院；公有民营模式是指由公有企事业单位或政府有关部门投资，与名校合作举办的独立学院；混有民营模式是指由民营企业、当地政府与高校合作举办的混合所有制独立学院。目前贵州省八所独立学院的办学模式有民有民营模式和国有民营模式两种，其中以民有民营模式为主。

八所独立学院的创立时间、办学模式及合作单位，如表11所示：

表 11　独立学院的基本信息

名称	成立时间	母体学校	办学模式	合作单位
贵州大学科技学院	2001年	贵州大学	民有民营模式	贵州捷星慧旅航空空乘咨询服务有限公司
贵州大学明德学院	2001年	贵州大学	民有民营模式	江西泰豪集团有限公司（2013年建立合作办学模式）
贵州民族大学人文科技学院	2001年	贵州民族大学	民有民营模式	贵州鹏程房地产开发有限责任公司

（续表）

名称	成立时间	母体学校	办学模式	合作单位
贵州师范大学求是学院	2001年	贵州师范大学	国有民营模式	无
贵州财经大学商务学院	2001年	贵州财经大学	民有民营模式	四川希望教育产业集团（2014年建立合作办学模式）
遵义医学院医学与科技学院	2001年	遵义医学院	国有民营模式	无
贵阳中医学院时珍学院	2001年	贵阳中医学院	国有民营模式	无
贵州医科大学神奇民族医药学院	2004年	贵州医科大学	民有民营模式	贵州神奇集团

注：根据贵州省八所独立学院官方网站统计所得，截止时间为2017年9月30日。

贵州省八所独立学院在发展过程中，无论是在办学质量还是在科研能力方面，都有可汲取的经验。一方面，贵州省的独立学院在与合作方共同建校的同时，能够享受合作方的资金扶持，例如，扩大校园的建地面积、完善学院的仪器设备等方面，拥有学院合作方的管理人才，实行校企合作，将独立学院的发展推向一个新高度。另一方面，独立学院的“校中校”模式有着绝对的、先天的优势，这些独立学院与母体学校共同享有学校资源，例如，母体学校的师资力量、母体学校的科研配套设施以及母体学校的基础设施等方面的资源。贵州省独立学院依靠母体学校办学，除了拥有学院自身的科研政策以外，也能够享受母体学校的政策。独立学院能够申请母体学校的科研项目和课题，也能够享受科研项目和研究课题的相关配套和科研奖励。近年来，随着独立学院科研制度的完善，贵州省各个独立学院的科研能力也在不断上升，每年申请课题的数量也在不断增多，各个独立学院每年会根据学院申请项目的情况请科研能力强、成就高的专家进行讲座培训，并且提供有关科研项目的各种咨询方式，例如，贵州大学科技学院就邀请了贵州大学经济学院院长王秀峰教授、人文社科处处长洪名勇教授、人文社科处副处长杨仁厚教授来学院举办科研培训讲座。这样便能为学生提供更优质、更舒适的学习环境和生活环境，有利于提高学生学习的积极性，激发学生的潜能，为国家、为社会培育更多专业的优秀人才，提高学院的办学水平。

（二）贵州省独立学院的占地面积及在校学生

贵州省八所独立学院严格按照国家教育部颁布的中华人民共和国教育部令（第26号）（又称《独立学院设置与管理办法》）要求创办，根据参加全国高考统一招生的招生计划进行招生。随着社会经济的发展，市场对人才的需求以及质量要求在不断提高，为了培育出更多优秀人才，贵州省的各个独立学院也在不停地满足学生的要求，扩大校园的建筑面积以及完善各方面的基础设备，这不仅能为学生提供广阔的学习空间和舒适的学习环境，同时也能吸引更多的高考毕业生报考独立学院。目前，贵州省独立学院的校园占地面积在不断地扩大，有的学院新校区的修建仍在进行中，学院在校学生也在不断地增多。

各独立学院具体情况如表12所示：

表12　各独立学院校园占地面积及在校学生数

院校名称	校园占地面积（亩）	在校学生数（人）
贵州大学明德学院	155.32	7000
贵州大学科技学院	543	7500
贵州民族大学人文科技学院	700	11000
贵州师范大学求是学院	500	12000
贵州财经大学商务学院	1080	15000

（续表）

院校名称	校园占地面积（亩）	在校学生数（人）
贵州医科大学神奇民族医药学院	492	6814
贵阳中医学院时针学院	160	4000
遵义医科大学医学与科技学院	500	6308

资料来源：根据各独立学院官方网站整理所得，截止时间为2017年9月30日。

（三）办学条件

办学条件是独立学院开展教育教学活动和保障教学质量的基础和前提。随着社会经济的快速发展，独立学院也在快速发展，为跟上独立学院发展的步伐，满足现实社会的发展需要，为社会提供更多优秀的人才，贵州省各独立学院也在不断地扩大办学场所、积极壮大师资队伍、完善学院教学仪器设备。目前，贵州省八所独立学院的办学场所均符合独立学院的发展需要，校园占地面积均超过10万平方米，拥有宿舍、图书馆、运动场馆、食堂、多媒体教室等一系列基础设施，仪器设备基本完善，基本能够满足学生的需要，给学生提供优越的校园生活环境和充足的学习空间，但是学院部分仪器设备已经老化，严重阻碍教学，以贵州医科大学神奇民族医药学院为例，学生表示学院实验室与专业相关的仪器太少，或是因为部分仪器的缺失而无法进行一些大型实验。

贵州省独立学院的师资队伍主要由母体学校的师资力量和独立学院自身的专职教师构成，母体学校雄厚的师资力量能够为独立学院的发展做出巨大的贡献。独立学院自身的专职教师大部分是硕士学历和本科学历，博士及以上学历的教师人数较少。结合母体学校雄厚的师资力量之后，独立学院的教师、学历层次结构基本合理，各独立学院教职工的聘任和解聘严格按照国家有关规定执行，同时，各独立学院也根据学院自身的发展需要，建立相关的教师培训制度，取得了良好的效果。

（四）招生与就业

随着校园建设面积的不断扩大与校园基础设施的不断完善，独立学院在宣传方面也在不断加大力度，积极从各个方面对学院进行宣传，将传统的传播媒介与新兴的传播媒介相结合，共同为独立学院的宣传做出贡献。例如，贵州民族大学人文科技学院在2017年的招生宣传中，利用贵州都市报“都市新闻高考直通车”进行直播、举办高考咨询会等多种新媒体传播方式，为很多考生答疑解惑的同时，还在很大程度上提高了学院的知名度，使得独立学院的学生填报人数越来越多。各独立学院按照国家的招生要求，合法统一地组织招生工作，招生简章和广告宣传真实、合法，不含任何虚假、模糊、夸大的内容，招生工作平稳有序。

丰富的实习经验以及较强的实践能力是成功就业的一半。贵州省各独立学院严格按照教育法规定的程序以及标准颁发毕业证书，不存在违反规定发放学历证书和专业证书的现象。一方面，各独立学院十分重视毕业生的就业，每年会在校园内开展各种各样的就业指导或者各种考研方面的讲座，为学生解答各种就业问题；另一方面，由于独立学院与各企业合作办学，形成“校企政”一体化的模式，合作企业能够针对独立学院所设立的专业构建相应的实践实训基地，例如，贵州民族大学人文科技学院对外合作处、学生处（团委）等职能部门联合，与贵阳金字塔健身场馆、遵义李玓国际标准舞艺术文化学校等企事业单位建立合作关系，开展各种社会实践和实习实训活动。与黎平会议纪念馆共建爱国主义教育基地等系列合作，不仅能为学生的实习提供帮助，而且很大程度上能够解决部分学生的工作问题，提高学校的毕业生就业率。独立学院注重培养应用型人才，因此在课程设置上格外注重学生的实际操作能力，尤其是医学院的学生的实践能力。贵州省各个独立学院都根据其办学属性以及专业设置与不同的企业或者事业单位签订实习实践基地，例如医学院的学生在实习时必须在医院对应的部门实习，这些实训基地能够拓展学生的视野，同时也能够提升学生的实践能力，为学生就业奠定基础。

（五）教育教学

学院管理水平的高低不仅会影响教学水平的高低，同时也会体现出管理结构是否混乱以及学院管理人才的水平。独立学院的管理离不开高水平的管理人才和先进的管理制度。贵州省各个独立学院内部都根据学院自身的条件制定有相应的、健全的、规范的管理制度，例如贵州师范大学求是学院制定的《关于规范教学档案管理的指导性意见》，就是根据具体的情况来制定的。无论是在教学管理方面还是在学生管理方面，各独立学院都严格按照学院的规定执行，在教学管理方面，各独立学院都拥有规范的专业教学计划及课程教学大纲，并注重提高教学质量，每学期都会有教学检查、教学评价，例如，贵州民族大学人文科技学院每学期会有开学、期中、期末教学检查；在学生管理方面，学院依法保障学生的合法权益，建立健全考试管理制度，实施素质教育，积极开展各种丰富的科技、文化、体育活动，同时严格按照国家规定建立学籍管理制度，依法依规对学生进行有效管理，教育取得了明显效果。

贵州省各个独立学院很注重教学水平的提高，为提高教学水平，积极实行“3+1”人才培养模式，并在学院实行过程中不断探索，例如，贵州民族大学人文科技学院为修订人才的培养方案多次召开会议，针对其学院内素质选修课师资缺乏的问题，相关部门引进了几十门慕课。独立学院在实行这种人才培养模式时，也不断地对其进行研究，不断地解决独立学院在发展过程中存在的问题。例如，根据学院开设专业建立或完善学生的实习实训基地，学生通过一年的专业实习与毕业实习，不仅能够增强动手能力，而且能够锻炼心态，这样的人才培养模式不仅有利于学院的课程体系、课程设置、教学内容及方法的改革完善，还能够提高学生的学习积极性，提升教学质量，增强教育效果。

（六）资产与财务

贵州省独立学院的办学资金主要分为两种，第一种是有合作方的独立学院的办学资金来源于合作方出资和学生的学费收入，第二种是校中校的独立学院的资金全部来源于学生的学费收入。没有向学生、学生家长筹集资金、向社会公开募集资金的现象，学院依法办公，学院资产依法管理和使用，学院的学费收入主要用于教育教学活动和改善办学教学条件，每个独立学院都有严格的费用管理制度，没有非法挪用办学经费的现象。

（七）安全稳定

安全工作是校园管理的一大重点，各独立学院根据教育部的相关要求，设置专门的安全保卫工作机构，按照规定配备专职保卫干部，完善、改善校园内的各种安全设施、消防设施，重点区域均设立有区域监控安全防范设备，同时根据各独立学院具体情况制定相关的制度，定期对学院内的安全设备进行检查，积极开展法制、反恐、防爆等安全教育讲座及演练，加大安全教育宣传的同时，拓展学生的知识面并训练学生的应变能力，保障各独立学院师生的安全。

（八）党团组织建设

丰富的党团活动是大学生生活的一个亮点，贵州省独立学院的党团是母体学校的一个分支部，隶属于其母体学校的校党总支部，各独立学院又是一个独立的院党总支部，各独立学院院党总支部的结构设置合理、党团队伍健全，各党支部充分发挥先锋模范的作用，积极开展各种党建活动，例如贵州民族大学人文科技学院开展了“‘两学一做’之手抄党章活动”，组织党员观看《榜样》纪录片，遵义医科大学医学与科技学院的《弘扬长征精神继承革命传统“十个一”工程教育》成果在全国民办高校党建研究分会主办的“首届全国民办高校党的建设和思想政治工作优秀成果评选”

评比中荣获一等奖，贵州师范大学求是学院党委副书记万平教师主持、院团委具体实施申报的共青团研究课题《大学生“走下网络、走出宿舍、走向操场”主题群众性课外体育锻炼活动的理论与实践研究——以贵州高校为例》被确定为一般课题，这些丰富的党团活动不仅能丰富学生的学习生活，而且能扩大学生的知识面，让学生学习党的知识以及时刻关注时事政治，提升学生的思想道德素质修养以及独立学院党建的科研能力。此外，各党支部的学生思想政治工作有明确的工作计划和具体的工作措施，内容形式符合学生特点，独立学院的各党支部间互帮互助，协调运转。

三、现阶段大学生对贵州独立学院的满意度

（一）总体指标满意度得分及分析

通过利用SPSS20.0软件分析现阶段大学生对贵州独立学院的“办学场所”“招生与就业”“教育教学”“办学情况”等各级指标的满意度分析，具体见表13。

一级指标按从高到低的顺序，第1位是“教育教学”，第2位是“招生与就业”，第3位是“资产与财务”，由此可以看出现阶段大学生对独立学院教育教学的管理效果感到满意。其后，第4位是“党团组织建设”，第5位是“安全稳定”，第6位是“办学条件”，这与在进行学生访谈中得到的结果基本相同。

二级指标中按从高到低的顺序，第1位是“教育效果”，第2位是“就业”，第3位是“教学管理”，“招生”的满意度较低，排在第4位，第5位是“学生管理”，第6位是“组织机构”，第7位是“资产管理”，第8位是“思想政治工作”，第9位是“师资队伍”，第10位是“人防”，第11位是“物防”，第12位是“技防”，第13位是“制度”，第14位是“仪器设备”，第

15位是“办学场所”，排名过于靠后。

三级指标中按从高到低的顺序，“2.2.1按照教育法规定的程序、标准颁发学业证书，无违规发放学历证书、专业证现象”排在第1位，为3.85分，可以看出大学生对独立学院就业这方面的工作是满意的；排在第2位的是“3.2.5按照国家规定建立学籍管理制度，对学生实施奖励或处分”，为3.78分；其次是第3位“3.3.1单门课程考试内容符合教学大纲的要求，考试成绩呈正态分布”，为3.77分；“4.1.1筹措办学资金的渠道合法，举办者没有向学生、家长筹集资金，没有向社会公开募集资金”和“2.1.1学校合法、统一组织招生工作，没有委托中介机构、中介人员代为招生”并列第4位，都为3.73分。

三级指标中倒数第1位是“1.1.3食堂餐饮物美价廉”，仅为2.54分；倒数第2位是“1.1.2校舍总面积达到生均教学行政用房标准”，仅为2.77分；倒数第3位是“1.3.2体育设施较为齐全、完备”，仅为2.79分；倒数第4位是“1.1.1占地面积符合要求”，仅为2.88分；倒数第5位是“1.1.4校舍建筑物及各项设施齐全，无安全隐患”，为2.96分。从以上可以看出，大学生对贵州独立学院的硬件基础设施和后勤服务满意度较低。具体排名见表13。

表 13　三级指标中学生满意度及排名

一级指标	二级指标	基本内容	满意度评价				
			平均分	三级指标排序	总得分	二级指标排序	一级指标排序
办学条件	办学场所	1.1.1 占地面积符合要求	2.88	35	2.788	15	6
		1.1.2 校舍总面积达到生均教学行政用房标准	2.77	37			
		1.1.3 食堂餐饮物美价廉	2.54	38			
		1.1.4 校舍建筑物及各项设施齐全，无安全隐患	2.96	34			
	师资队伍	1.2.1 专、兼职教师、辅导员人数结构合理（师生比不低于1：18）	3.35	31	3.563	9	
		1.2.2 教师结构、学历层次符合要求	3.68	8			
		1.2.3 教职工的聘任和解聘根据国家有关规定执行	3.68	8			
		1.2.4 建立教师培训制度，培训效果良好	3.54	22			
	仪器设备	1.3.1 学院教学仪器满足需求	3.02	33	2.905	14	
		1.3.2 体育设施较为齐全、完备	2.79	36			
招生与就业	招生	2.1.1 学校合法、统一组织招生工作，没有委托中介机构、中介人员代为招生	3.73	4	3.645	4	2
		2.1.2 招生简章和广告真实、合法，无虚假、模糊、夸大的内容	3.56	21			

（续表）

一级指标	二级指标	基本内容	满意度评价				
			平均分	三级指标排序	总得分	二级指标排序	一级指标排序
招生与就业	就业	2.2.1按照教育法规定的程序、标准颁发学业证书，无违规发放学历证书、专业证现象	3.85	1	3.71	2	2
		2.2.2学校重视毕业生就业工作，开展就业指导。校企关系良好，学生就业渠道通畅	3.57	19			
教育教学	教学管理	3.1.1教学管理制度健全、规范，执行严格	3.63	12	3.673	3	1
		3.1.2专业教学计划及课程教学大纲科学规范	3.69	7			
		3.1.3注重提高教学质量，每学期常规教学检查，并开展教学评价，效果显著	3.65	11			
		3.1.4教师执教认真，积极开展教学研究	3.72	6			
	学生管理	3.2.1学校依法保障学生的合法权益	3.62	14	3.616	5	
		3.2.2学生遵纪守法，勤奋学习，校园秩序良好	3.61	15			
		3.2.3校风、考风好，考试管理制度健全，并能严格执行	3.63	12			
		3.2.4实施素质教育，学生科技、文化、体育活动丰富，形成良好的校园文化氛围	3.44	29			
		3.2.5按照国家规定建立学籍管理制度，对学生实施奖励或处分	3.78	2			

（续表）

一级指标	二级指标	基本内容	满意度评价				
			平均分	三级指标排序	总得分	二级指标排序	一级指标排序
教育教学	教育效果	3.3.1单门课程考试内容符合教学大纲的要求，考试成绩呈正态分布	3.77	3	3.77	1	1
资产与财务	资产管理	4.1.1筹措办学资金的渠道合法，举办者没有向学生、家长筹集资金，没有向社会公开募集资金	3.73	4	3.597	7	3
		4.1.2学校资产由学校依法管理和使用，无侵占情况发生，无挪用办学经费的现象	3.66	10			
		4.1.3学校的收入主要用于教育教学活动，改善办学条件	3.40	30			
安全稳定	人防	5.1.1单独设置安全保卫工作机构，按规定配备专职保卫干部（保卫人员与学生人数比不低于3：1000）	3.51	23	3.505	10	5
		5.1.2所使用保安人员符合国务院保安服务条例规定	3.50	25			
	物防	5.2.1各类安全设施、消防设施设备完备、安全	3.48	26	3.48	11	
	技防	5.3.1重点区域监控安全防范设施齐备、有效	3.47	27	3.47	12	
	制度	5.4.1安全保卫工作执行情况良好	3.51	23	3.403	13	
		5.4.2定期开展安全检查，并及时进行安全隐患整改	3.46	28			
		5.4.3适时开展法制、反恐、防爆等安全教育及演练	3.24	32			

（续表）

一级指标	二级指标	基本内容	满意度评价				
			平均分	三级指标排序	总得分	二级指标排序	一级指标排序
党团组织建设	组织机构	6.1.1学校党组织（党小组、党支部、党总支、党委）能充分发挥政治核心作用	3.61	15	3.605	6	4
		6.1.2学校共青团机构设置和队伍健全且工作有成效	3.60	17			
	思想政治工作	6.2.1学生思想政治工作有工作计划和具体措施，内容形式符合学生特点，效果好	3.60	17	3.585	8	
		6.2.2专职班主任或辅导员的数量与在校生的比例不低于1∶200，发挥作用良好	3.57	19			

（二）三级指标各项满意度得分及分析

1. 办学场所满意度得分及分析

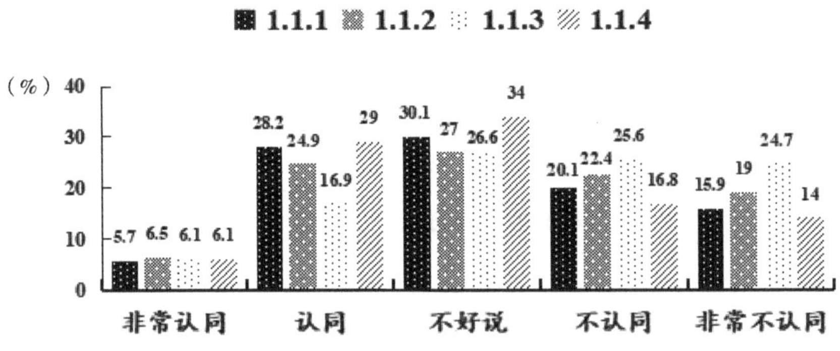

图1　二级指标1.1各项分指标满意度百分比

注：鉴于各个三级指标的具体名称太长，图1至本节结束都用数字代替；如“1.1.1校园占地面积符合要求”用“1.1.1”代替。

从表13和图1可以看出，在二级指标“1.1办学场所”的满意度调查中，满意度最高的为“1.1.4校舍建筑物及各项设施齐全，无安全隐患”2.96分，其次为“1.1.1校园占地面积符合要求”2.88分，这表明贵州各个独立学院在校舍建筑物等硬件设施的建设方面达到了应有的要求，得到了学生们的基本认可，而且安全级别也令人较为满意，凸显了近年来贵州各个独立学院在新校舍建设、新校区规划等方面得到了师生们的认同，这与调研访谈过程中的情况相似。得分较低的为“1.1.2校舍总面积达到生均教学行政用房标准”2.77分，表明学生对独立学院的校舍面积和生均教学行政用房标准并不满意，部分独立学院学生宿舍为8人间，自习室资源严重紧张等是此指标学生满意度低的原因。得分最低的为“1.1.3食堂餐饮物美价廉”2.54分，由于食堂饭菜价格偏高、质量一般甚至较差，影响了此项指标的得分。这与部分独立学院实行食堂外包制度有较大关联，后期独立学院建设中应着力提升食堂服务质量，降低饭菜价格，并为学生提供卫生可口的餐饮。

2. 师资队伍满意度得分及分析

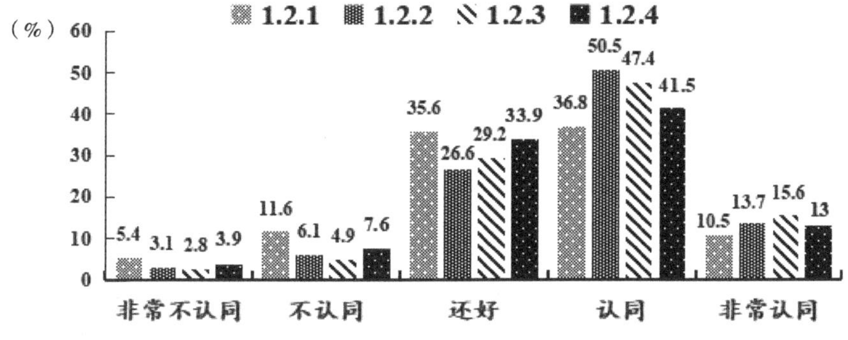

图2　二级指标1.2各项分指标满意度百分比

从表13和图2可以看出，在二级指标“1.2师资队伍”的满意度调查中，满意度最高的是“1.2.2教师结构、学历层次符合要求”和“1.2.3教职工的聘任和解聘根据国家有关规定执行”3.68分，这表明贵州各个独立学院教师结构、学历层次符合要求，得到学院广泛学生的认同，在对教职工的聘任和解聘方面也严格按照国家有关规定执行。其次，得分较低的为“1.2.4建立教师培训制度，培训效果良好”3.54分，表明学生对独立学院的教师培训制度以及培训的效果基本上感到满意。得分最低的则是“1.2.1专、兼职教师、辅导员人数结构合理（生师比不高于18：1）”3.35分，由于独立学院的教师多数来自本部学校的教师，部分独立学院会出现一个教师负责多个班级的情况，影响了此项指标的得分。所以，后期独立学院应增加教师人数，使教师、辅导员人数机构合理，为学生提供良好的教学条件。

3. 仪器设备满意度得分及分析

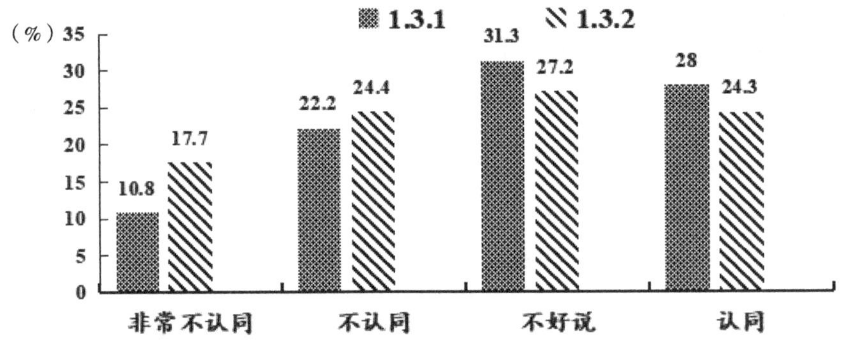

图3 二级指标1.3各项分指标满意度百分比

从表13和图3可以看出，在二级指标“1.3仪器设备”的满意度调查中，满意度最高的为“1.3.1学院教学仪器满足需求”3.02分，这体现出贵州各个独立学院的教学仪器设备能够满足学生的学习需求。得分低的是“1.3.2体育设施较为齐全、完备”2.79分，表明学生对学院的体育设施不满意，由于独立学院建立时间已久，部分学院的体育设施也已经老化，没有及时被更新替换，这就导致此项指标分数偏低。所以，独立学院应当加强学院仪器设施的配备和更新，为学生提供一个良好的、放松的学习环境。

4. 招生与就业满意度得分及分析

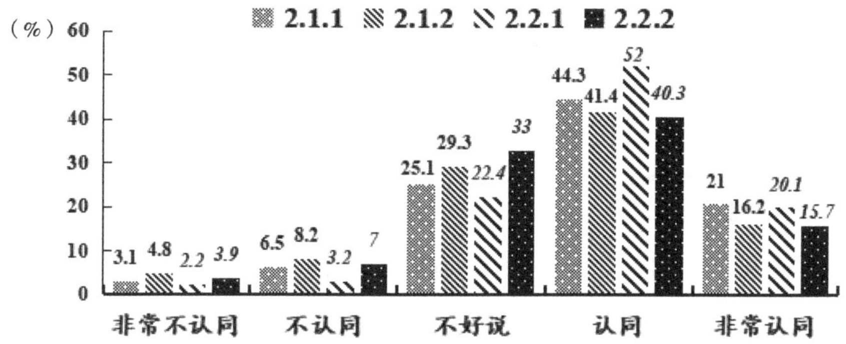

图4 二级指标各项分指标满意度百分比

从表13和图4可以看出，在二级指标“2.1招生”及“2.2就业”的满意度调查中，满意度最高的为“2.2.1按照教育法规定的程序、标准颁发学业证书，无违规发放学历证书、专业证现象”3.85分，这表明贵州各个独立学院学业证书的发放严格遵循教育法规定的程序，无违规发放学历证书、专业证的现象。其次为“2.1.1学校合法、统一组织招生工作，没有委托中介机构、中介人员代为招生”3.73分，这表明学生认同学院的招生工作合法、统一。得分较低的为“2.2.2学校重视毕业生就业工作，开展就业指导。校企关系良好，学生就业渠道通畅”3.57分，表明学生对学校开展的就业指导以及学生就业渠道不太满意，所以，学院应加强学生就业指导，拓宽学生就业渠道。得分最低的为“2.1.2招生简章和广告真实、合法，无虚假、模糊、夸大的内容”3.56分，表明学生对独立学院的招生简章以及广告并不满意。

5. 教学管理满意度得分及分析

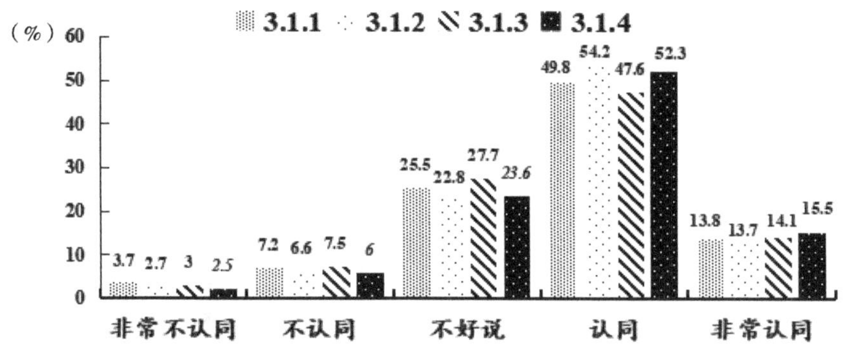

图5 二级指标3.1各项分指标满意度百分比

从表13和图5可以看出，在二级指标“3.1教学管理”的满意度调查中，满意度最高的为“3.1.4教师执教认真，积极开展教学研究”3.72分，其次是“3.1.2专业教学计划及课程教学大纲科学规范”3.69分，这表明贵州各个独立学院在教师执教和教学研究方面得到学生的基本认同，专业教学计划、课程教学大纲规范，也较为令人满意。得分较低的为“3.1.3注重提高教学质量，每学期常规教学检查，并开展教学评价，效果显著”3.65分，表明学生对学校的教学质量以及常规教学检查并不满意。得分最低的为“3.1.1教学管理制度健全、规范，执行严格”3.63分，学生对此项指标认同度最低，表明各个独立学院的教学管理不健全，执行也不严格，应积极规范学院教学管理制度，同时严格执行。

6. 学生管理满意度得分及分析

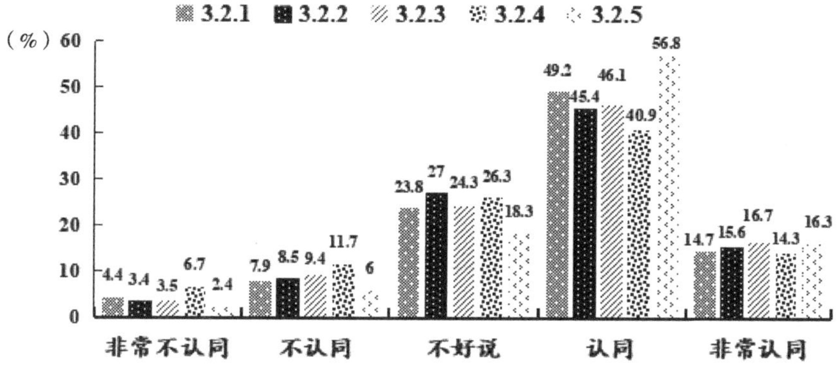

图6　二级指标3.2各项分指标满意度百分比

从表13和图6可以看出，在二级指标“3.2学生管理”的满意度调查中，满意度最高的为“3.2.5按照国家规定建立学籍管理制度，对学生实施奖励或处分”3.78分，其次为“3.2.3校风、考风好，考试管理制度健全，并能严格执行”3.63分，这表明，独立学院在学籍管理制度和对学生实施建立或处分上得到学生的认同，考试管理制度、校风、考风也较为令人满意，体现了近年来，贵州各个独立学院的学生管理上的学籍管理制度和考试管理制度得到师生们广泛的认同。得分较低的为“3.2.1学校依法保障学生的合法权益”3.62分，然后是“3.2.2学生遵纪守法，勤奋学习，校园秩序良好”3.61分，这表明学生对学校依法保障了学生的合法权益和良好的校园秩序感到基本认同，但仍需加强对这方面的建设和维护。得分最低的为“3.2.4实施素质教育，学生科技、文化、体育活动丰富，形成良好的校园文化氛围”3.44分，这表明，学生对独立学院的校园文化氛围并不满意，学校应实施素质教育，积极组织学生参加校园活动，促成良好校园文化氛围的形成。

7. 教育效果满意度得分及分析

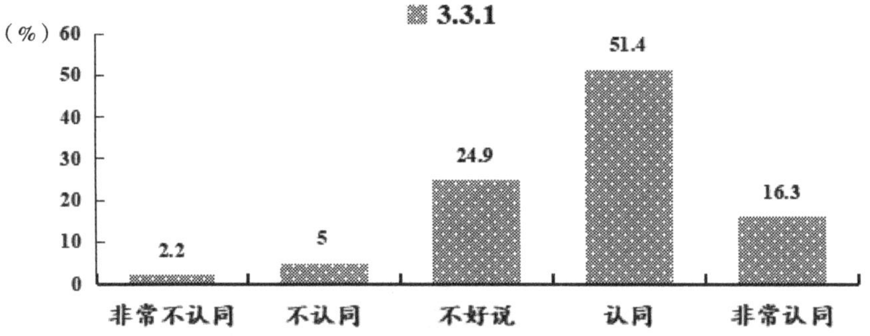

图7 二级指标3.3各项分指标满意度百分比

从表13和图7可以看出，在二级指标“3.3教育效果”的满意度调查中，“3.3.1单门课程考试内容符合教学大纲的要求，考试成绩呈正态分布”，此项指标为3.77分，这表明贵州各个独立学院的学生对教育效果的认同率较高。

8. 资产管理满意度得分及分析

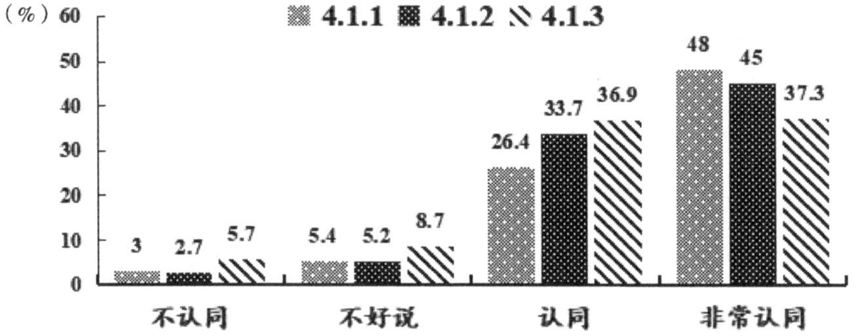

图8 二级指标4.1各项分指标满意度百分比

从表13和图8可以看出，在二级指标“4.1资产管理”的满意度调查中，满意度最高的为“4.1.1筹措办学资金的渠道合法，举办者没有向学生、家长筹集资金，没有向社会公开募集资金”3.73分，其次为“4.1.2学校资产由学校依法管理和使用，无侵占情况发生，无挪用办学经费的现象”3.66分，这表明，贵州各个独立学院办学资金的渠道都合法，得到了学生的基本认同，对于学校资产的管理和使用情况也令学校师生们满意，没有侵占状况以及挪用办学经费的现象。得分最低的为“4.1.3学校的收入主要用于教育教学活动，改善办学条件”3.40分，由于独立学院主要是国家机构以外的社会组织或者个人合作，利用非国家财政性经费举办的高等学校，收入无法全部投入教育教学活动，影响了此项指标的得分。后期学院应着力改善办学条件以及教育教学活动。

9. 人防、物防、技防满意度得分及分析

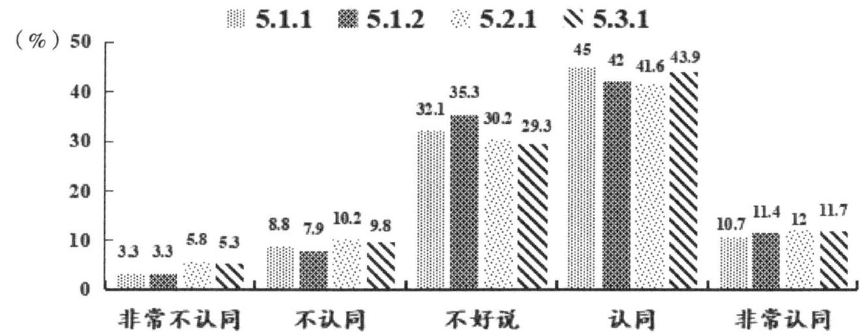

图9　二级指标5.1、5.2及5.3各项分指标满意度百分比

从表13和图9可以看出，在二级指标“5.1人防”、“5.2物防”及“5.3技防”的满意度调查中，满意度最高的为“5.1.1单独设置安全保卫工作机构；按规定配备专职保卫干部（保卫人员与学生人数比不低于3∶1000）”3.51分，其次为“5.1.2所使用保安人员符合国务院保安服务条例规定”3.50分，这表明，贵州各个独立学院设置的安全保卫工作机构得到学生们的基本认

同，以及所使用的保安人员符合国务院保安服务条例规定，凸显了近年来，各个独立学院的安保系统得到师生们的认同，安全系统令人满意。得分较低的为“5.2.1各类安全设施、消防设施设备完备、安全”3.48分，表明各类安全设施、消防设施的配备基本令人满意。得分最低的为“5.3.1重点区域监控安全防范设施齐备、有效”3.47分，由于监控区域不可能全方位的监控，会存在一定的视线盲区，特殊时间也会有监控不到位的情况，也有部分学院监控设施损坏来不及及时更新替换等情况，影响了此项指标的得分。所以，各个学院应当加强检测，提升监控安全防范设施的完备、安全。

10. 制度满意度得分及分析

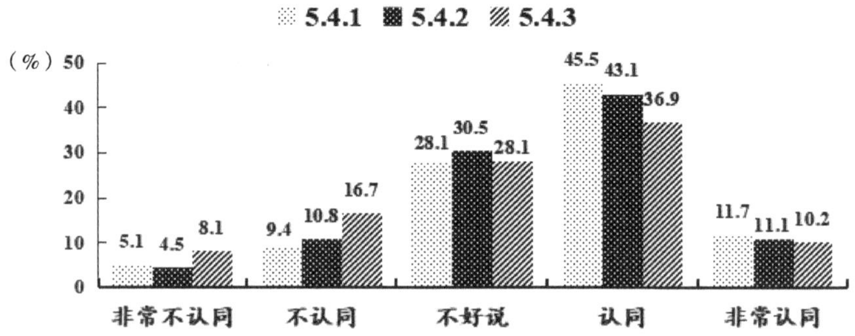

图10 二级指标5.4各项分指标满意度百分比

从表13和图10可以看出，在二级指标“5.4制度”的满意度调查中，满意度最高的为“5.4.1安全保卫工作执行情况良好”3.51分，其次为“5.4.2定期开展安全检查，并及时进行安全隐患整改”3.46分，这表明，贵州各个学院师生对学院的安全保卫工作基本认同，定期开展的安全检查和安全隐患的整改也令人满意，凸显出各个学院对安全问题的关注与重视。得分最低的为“5.4.3适时开展法制、反恐、防爆等安全教育及演练”3.24分，表明学校没有适时进行对学生的法制、反恐等安全教育和演练，应当加强对学生的安全教育以及演练。

11. 组织机构及思想政治工作满意度得分及分析

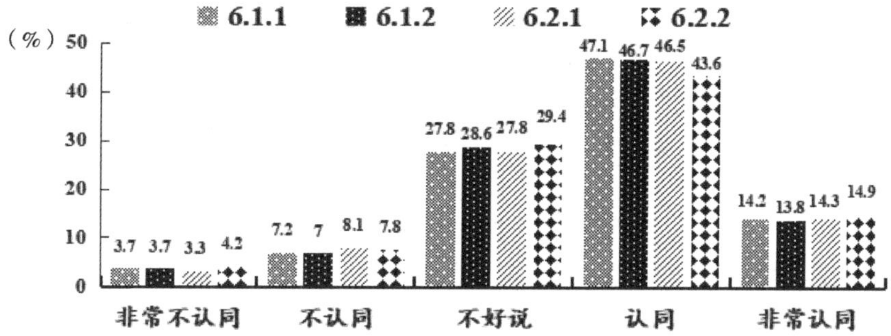

图11　二级指标6.1及6.2各项分指标满意度百分比

从表13和图11可以看出，在二级指标“6.1组织机构”及“6.2思想政治工作”的满意度调查中，满意度最高的为“6.1.1学校党组织（党小组、党支部、党总支、党委）能充分发挥政治核心作用”3.61分，这表明贵州各个独立学院党组织发挥的作用能获得学生们的广泛认同。其次，得分较低的为“6.1.2学校共青团机构设置和队伍健全且工作有成效”和“6.2.1学生思想政治工作有工作计划和具体措施，内容形式符合学生特点，效果好”3.60分，这表明，各个学校共青团机构的设置健全并且工作成效令人满意，学生思想政治工作有计划，内容形式基本符合学生特点，对多数学生具有良好的效果，基本上获得学院师生们的认同。得分最低的为“6.2.2专职班主任或辅导员的数量与在校生的比例不低于1∶200，发挥作用良好”3.57分，由于部分独立学院的专职班主任或辅导员数量过少，会出现一个班主任负责多个班级的情况，导致班主任或辅导员有时精力不足，无暇兼顾等情况，影响了此项指标的得分，后期独立学院建设中，应当着力提升专职班主任或辅导员的数量，为学生提供一个良好的学习、生活环境。

四、当前贵州独立学院发展中的问题

近年来，独立学院的快速崛起和发展极大缓解了教育资源短缺的问题，推动了高等教育大众化目标的实现；但作为高等教育改革的前沿阵地和试验田，其发展没有现成的模式和规律可以遵循，其管理体制是否完善直接影响着学校的办学目标和方向。通过分析贵州省内独立学院的发展进程发现：其管理体制问题既有外部政策环境的影响，也有自身管理的缺陷。

（一）顶层设计不明晰，法规建设滞后

贵州省独立学院的发展处于摸着石头过河的自我探索阶段，缺乏明晰的顶层设计和完备的法规体系保障。目前仅有2005年和2008年颁布的《贵州省民办教育促进条例》① 和《贵州省民办教育收费管理暂行办法实施细则》②，缺乏适合于独立学院改革发展的法规条文，尤其是举办者的合法收益等敏感部分缺乏政策明确指导；每年一次的年检制度缺乏有效的反馈机制；独立学院营利性与非营利性界限不明晰，贵州省几所独立学院中目前仍有未引入合作方（投资方）、没有独立校区的学校。独立学院教师的工作环境、工资待遇等诸方面比其他公办学校教师差，易使独立学院教师产生“低人一等”的感觉，在客观上打击了独立学院教师工作的积极性、主动性，从长远角度说，不利于教育、教师的全面发展与共同进步。鉴于贵州独立学院较多还处于初期的“校中校”模式，实现“八个独立”任重道

① 注：2005年11月25日贵州省第十届人民代表大会常务委员会第十八次会议通过《贵州省民办教育促进条例》。

② 注：2010年8月8日贵州省物价局发布《贵州省民办教育收费管理暂行办法实施细则》。

远，因而改革发展举步维艰。

（二）思想意识不到位，党建工作发展滞后

“办好我国高等教育，必须坚持党的领导，牢牢掌握党对高校工作的领导权，使高校成为坚持党的领导的坚强阵地。”[25]高校党的建设一直都是党中央高度重视的领域之一，学校也应该围绕党的先进性建设这一重点，加强自身的党建工作，才能真正推进党建工作的整体运行。学校的主要职责就是为中国特色社会主义建设培养优秀的接班人，而学校尤其是高等院校是培育优秀人才的基地，不仅反映着学校学风、组织纪律、思想政治素质，还直接关系着我国特色社会主义建设事业的成败。然而，省内部分独立学院在党建上仍存在问题。

1. 部分独立学院思想上认识不够，未能充分认识党建工作的重要性和紧迫性，缺乏先锋模范作用

《中华人民共和国民办教育促进法》和《独立学院设置与管理办法》明确规定了独立学院的领导体制，但对于党组织的建立以及党组织的地位和作用问题没有明确提及；中组部、教育部党组《关于加强民办高校党的建设工作的若干意见》明确了党组织的七项工作职责，并提出“党组织领导班子成员可通过法定程序进入学校决策机构和行政管理机构……党组织对学校的发展规划、人事安排、财务预算、基本建设、招生收费等重大事项，提出意见建议，参与研究讨论”。但是，很多独立学院的党组织领导班子成员没有进入理事会（董事会），对学校重大事项、重大决策也没有建议权。有的独立学院则认为业务工作是硬指标，完不成任务要丢面子、挨板子、影响位子，而党建工作是软任务，一无目标，二无考核，出现了“重业务工作、轻党务工作”两张皮现象。

2. 部分独立学院党建工作中引领不足，未能充分发挥党组织的先锋模范作用

随着社会文化的多元化发展，社会中的多元价值观、利益观受到不同文化的影响及冲击，高校师生在这种纷杂的背景下，无法树立健康的价值观、利益观。对于现阶段独立学院教师队伍的年轻化，学生大部分是“90后”群体，个性化的生活方式是其基本需求，在日常工作中会我行我素，不愿意参与到组织活动之中，加上一些独立学院二级党委工作引领不足，导致服务意识相对薄弱，致使党组织的先锋模范作用未能完全发挥。

3. 部分独立学院职责上主体不清，未能充分发挥党组织的政治核心作用

部分独立学院在党建工作上存在认识错位，认为党建工作就是组织党员学习教育，日常工作也就是发展党员、收缴党费，而忘记了党建工作在独立学院全局中的重要保障作用，使一些党委（总支）组织不能充分发挥应有的作用，党建工作没创新、无特色，出现了“安排工作等文件，工作落实靠经验”的现象。

4. 部分独立学院发展创新不足，未能做到按照学生的特点“量身定做”

在现阶段独立学院党建工作构建的过程中，党支部所组建的活动通常是由上级进行安排的，其活动形式也存在着局限性，如定期由组织召开转正大会、开展理论学习以及资源服务等工作，在这种活动单一的背景下，高校学生并不能参与到高校党建活动之中，导致活动的构建缺少创新性。在党员先锋引导的过程中，党员先锋引导工作与其他的活动形式存在着差异性，学生党支部工作的创新性不足，而且，学生的参与面并不广泛，一些活动的构建也不能针对学生的情况开展，造成高校学生的抵触心理，降低了学生主动参与的兴趣。

（三）资本逐利性与办学公益性矛盾突出

独立学院多元化的投资主体、市场化的办学理念以及灵活化的办学机

制，充分融合了公办高校与社会资本的双重优势，是一种创新的办学模式。但由于投资主体与办学性质的差异性，往往会出现资本逐利与办学公益之间的矛盾和冲突。

目前，贵州省八所独立学院多以校企合作办学模式为主。该模式是由普通公办高校和社会企业共同出资创办的独立学院。一般由企业集团提供资金，负责学校的硬件设施，包括校园建设、设备、后勤设施以及后勤服务等。高校方面主要负责教学管理，包括聘任教学人员、制订教学计划、招生与毕业等。贵州省八所独立学院都未转设为民办高校，然而由于办学双方存在着资本的逐利性与高等教育的公益性之间的矛盾，因此，还未能分为营利性与非营利性民办院校。

通过独立学院的开办，部分独立学院成为母体学校的“摇钱树”。由于中央政府、省政府及地方政府在生均财政拨款方面无支持，面对办学成本急剧飙升的巨大压力，投资办学者为获取高额的收益，尽可能地压缩教育教学、学生资助、教职工待遇以及学校的建设和发展的经费空间等现象也随之出现。

（四）办学定位不清晰，人才培养定位不明确

教育部《普通高等学校独立学院教育工作合格评估指标体系》指出：独立学院应确立“培养具有创新精神和实践能力的应用型人才”的目标定位，在人才培养上，独立学院更要着重培养应用型、复合型人才，面向地方经济社会发展的需要。而目前贵州独立学院建设应用技术型高校的定位尚不明晰，表现在专业设置与产业需求、课程内容与职业标准、教学过程与生产过程未能实现“三对接”。

1. 学科建设、专业设置上复制与照搬母体学校模式

学科的建设和专业的设置是一所高等学校建成的基本要素，是否具有高水准、有特色优势的学科专业是衡量一所高校是否具有较高科研水平及

话语权的重要标准。独立学院从建立开始，就不是独立地支撑和发展的，大都依靠其母体学校的各种教育资源，降低了教学成本，从而减少了初期探索的阻力；兼有民办高校的灵活机制，使其能更好地根据时代发展而调整具体实施机制。然而，独立学院的学科专业建设完全依托母体学校的资源，复制或照搬母体学校现成学科和专业，其学科授课教师也大多为母体学校教师兼任，教学管理制度也参照母体学校的制度。

2. 教学过程与生产过程未能实现对接

贵州省很多独立学院实践教学工作专业设置落后于产业经济发展，教学体系建设中未突出实践教学，不注重培养学生技术能力。部分独立学院照搬母体学校学科建设、专业设置、培养计划、实践课程，与母体学校毕业生形成同质化竞争，这在还处于“校中校”阶段的独立学院中表现尤甚。因而独立学院现行人才培养的数量、层次、专业与就业市场上对人才的需求有一定的差别，因此出现了供需错配的现象。

3. 学生管理模式与学生特征不对应

从学生来源上讲，母体学校的生源主要是分数线达到一本或二本以上的高考生源，而独立学院主要是三本和三本以下分数相对较低的高考生，其入学门槛相对母体学校来说相对较低。虽自2016年6月23日贵州省招生委员会讨论并审定了“将不再划定第三批本科院校投档控制分数线，将原来在三本批次招生的院校并入二本批次招生”[26]以后，三本独立学院的投档分数线有所提高，但学习基础也与一本或二本院校学生有所差异，因此独立学院学生的特征多为：学习基础相对薄弱，在学习方面呈现出学习积极性不高、学习目标不明确、学习态度不端正，自主学习能力较差等现象；在自我管理方面，缺乏规划能力、自制力较差。但这类学生往往在课外活动、文体活动、社会交际方面比较活跃，动手能力及社会实践能力较强。从学生的经济条件来看，贵州省内的独立学院生源主要来自省内或西部地区，很多学生家庭收入水平相对较低，相对普通高等院校来说，独立学院的学费偏高。在享有与母体学校相同或低于母体学校教学资源的同时，独立学院学生还得支付多于普通高等院校的学费，使得部分独立学院学生心理不平衡，对学院办学的宗旨产生误解，从而产生抵触情绪，出现厌学、学习热情不高等现象，导致管理学生的难度增加。

（五）管理体制机制不完善，干部队伍构成不合理

1. 法人治理结构相对不合理

独立学院的法人治理结构是指，独立学院作为有独立法人实体资格，在举办者、投资者、政府和师生等利益相关者之间建立的有效管理学院运行和实质职权划分的组织结构。独立学院的法人治理结构主要包括：董事会领导，主要职责是制定学院的发展规划、遴选院长、审查经费预算等；院长受聘于董事会，负责学院的教育教学和行政管理工作；监事会和教职工代表大会，对董事会、院长等的管理行为进行监督和制约，以维护举办者、决策者、管理者、教职工、学生等各方的合法权益。教育部在中华人民共和国教育部令（第26号）（又称《独立学院设置与管理办法》）中针对独立学院董事会的设置、决策方式、权力范围做出了详尽的规定，以规范独立学院董事会的运作。

贵州省内部分独立学院仍处于“校中校”模式，学院至今还没有明确的合作伙伴，因此还尚未获得独立的法人资格。如贵州师范大学求是学院的法人代表由贵州师范大学的校长担任，由贵州师范大学承担法人责任，行使法人权利。而求是学院的法人治理结构主要依靠的是贵州师范大学校党委的直接任命，实行党政联席会议的议事决策制度，而大部分中层管理职员也由母体学校委任，其行政管理模式依靠的是贵州师范大学固有的管理模式。因此其管理工作由母体学校直接领导，母体学校职能部门代行学院职能。因此导致学院受母体学校制约强度大，缺乏独立的自主办学权，

使学院在长久发展上难免缺乏竞争力的后果。另外，在已经完成“八个独立”的独立学院中，最高权力机构董（理）事会中常常由于举办方成员超过50%，拥有相对强势的话语权，院长的权力受到极大的限制，致使董事会领导下的院长负责制演变为举办方企业的家族负责制甚至家长负责制；并且，部分独立学院董事会成员中教职工代表的缺失，更使普通教职工的利益诉求表达渠道不畅；在举办方企业的家族负责制办学下，除母体学校校派人员外，独立学院内一些重要行政部门，如财务、人事、教务等均由举办方把控。在招聘过程和干部提拔过程中，“走后门”“裙带关系”等任人唯亲的现象已是屡见不鲜。

2.“一人多岗”，知识结构不合理

独立学院普遍对管理工作和管理干部缺乏应有的关注，认为“管理工作人人都能做、人人都会做”，为节约办学成本，当前独立学院行政管理机构以“一人多岗”的节约型机构为主[27]，忽视了行政管理专业化的意义，忽视了行政管理人员的专业资格制度对独立学院发展的作用，造成行政管理人员的专业化程度不高。省内独立学院行政人员大多由青年教师兼任，这就导致了缺乏专业的理论知识和工作技能，造成行政管理人员队伍不稳定、流动性较大。而独立学院行政管理人员大多数是非管理类专业毕业，一般都没有系统地接受过高校管理方面的教育，缺乏现代科学管理知识和技能，对教学计划、专业课程设置、人才培养规格等更是缺乏深入的了解，管理水平仅停留在经验的层次上，分析和解决问题的能力较弱。行政管理人员专业背景的缺失、知识结构的单一，导致独立学院行政管理呈现出“外行”管理“内行”的特点[28]。

3. 行政管理制度不完善

行政管理制度不完善，主要体现在学校行政机构不够健全、行政工作人员分工不明，权责未细化。前文述及，独立学院行政人员往往“一人多岗”，不同行政管理部门间相互推诿和扯皮现象时有发生，在面对着日益繁重而复杂的行政管理工作时，行政管理人员很容易出现职业倦怠现象。

行政管理制度不完善，还体现在对行政管理人员的激励制度的缺失。长期以来，传统的管理观念往往把行政管理人员作为高校的附属，独立学院中一直存在着轻视行政管理工作的偏见，行政管理人员的待遇与专职教师相比普遍偏低，很多在学历、职位、年龄等方面有较大优势的人往往不愿从事行政管理工作，认为行政管理工作没有前途，认为只有无法胜任教学和科研的人员才会去从事行政工作；此外，教师可以脱产深造，而行政管理人员的深造机会则很少，这就导致行政管理人员的学历很难提高，行政管理人员的低学历现象不仅降低了其工作的科学性和地位，与母体学校相比，独立学院的行政管理人员的待遇较低、发展机会较少。在市场经济体制的众多竞争压力下，其人力资源管理却仍停留在人事管理阶段，只注重管理人与事，对人力资源特别是行政管理人员重使用，轻培养；重岗前培训，轻在职培训。因此大多数行政管理人员缺乏专业的理论知识和工作技能。这些都使行政管理人员难以体会到激励的公平性和竞争性。

（六）师资队伍薄弱，层次不合理且流动性较大

独立学院发展的基础和前提，是有一支高水平、高质量、高素质的师资队伍。就贵州省内大部分独立学院而言，授课教师大多为母体学校的编制内教师兼任。在独立学院成立之初，由于师资力量的匮乏必须要依托母体学校，委托或聘请母体学校教师；从独立学院的办学成本来考虑，使用兼职教师比直接聘请专职教师的成本低，因此独立学院的师资主要由母体学校兼职教师组成，这就导致独立学院自身师资力量相对薄弱。随着独立学院的发展，以兼职教师为主体的师资队伍已经不能满足也不适合独立学院的发展，因此，独立学院开始大量聘请专职教师。这类教师大多为刚毕业的硕士、博士研究生或者一些优秀本科生，年纪尚轻，工作变动较大、依法享受的假期时长也较多。

1. 师资队伍的流动性较大

一方面，聘请的或受母体学校委托的教师，有较为丰富的教学经验和较高的科研水平，能指导和引领青年教师队伍成长，是独立学院办学的关键。但这部分教师的人事关系仍在母体学校内，会根据母体学校的调整以及教师自身的需要随时离开独立学院，导致这部分师资力量流失。另一方面，独立学院目前不够完善和健全的人事制度以及社会保障制度还不足以吸引专职的青年教师，一些年轻的毕业生仅把独立学院作为考研、考博或再就业的跳板，能够在独立学院安心从教的不多。

2. 师资队伍年龄结构不合理

由于独立学院的特殊性，教师年龄结构呈两头大、中间小的“哑铃”状态，35岁以下的青年教师和60岁以上的老年退休教师居多，中年骨干教师较少，学历层次较低，博士及高级职称人才寥寥无几；专职教师队伍弱小，母体学校及兼职教师过多；职称层次不高，除退休老教师外，很难培养出高职称人才；独立学院中一些专业还吸纳本学院的本科毕业生留校，“近亲繁殖”现象依然存在。

3. 青年教师队伍的经验相对欠缺

部分青年教师往往还处于从学生到教师的这一角色转变的过渡中，容易受到工作变化和自身心理不适所带来的影响。因此，青年教师的职位稳定性并不理想。另一方面，由于青年教师的社会阅历不够丰富，教学理论的运用不够熟练，对教学大纲和教学内容的理解不够深刻等原因，造成部分青年教师的教学能力不足。

4. 教师的职称评定制度不完善

省内部分独立学院所聘请的专职教师在授课的同时，还兼任了一定的行政工作，如班主任或辅导员等工作。重行政工作、轻教学科研的现象经常出现，加之学院对于科研激励政策的不到位，使得这部分青年教师缺少进行科学研究的环境和晋升空间。于是出现了省内独立学院中，高级职称教师占比很小，也没有专门的职称评定机构和青年教师科研项目的配套政策。加之省人事厅针对独立学院在职称评定时与母体学校教师按照同一标准进行评审，通过评审后，母体学校教师获得贵州省高校教师系列职称证书，而独立学院教师则获得民办高校教师系列职称证书的政策，这使得独立学院教师的职称“含金量”不高，甚至出现不被除独立学院以外的高校认可的现象，更加剧了师资队伍的不稳定性。

（七）科研能力和水平亟待提高，缺乏有效的培养和激励机制

学校所承担的课题数量和级别是反映一个学校科研水平现状的重要指标之一。科研和教学是一名高校教师必备的技能和必须完成的任务，科研和教学是相互促进和补充的。但贵州省内独立学院科研水平相对较低，主要体现在以下几方面：

1. 独立学院自身建设上较少考虑科研部分

首先，很多独立学院忽略甚至缺乏科研管理部门。由于独立学院首先要保障生存，以教学工作为中心、学校安全稳定为辅助，资金又要投入硬件设施和实验室建设以及新校区建设，因此，独立学院往往忽视了科研管理机构的健全和科研管理人员的素质提升。有的独立学院甚至没有科研管理部门，年终科研成果的统计中包含有母体学校教师成果，没有自己的内容；有的独立学院科研工作是并入教务部门的，只作为教学的一小部分存在；只有个别独立学院有专门的科研工作部门，但这样的学校数量所占比重很小。独立学院的科研项目申报、结题等过程往往依托母体学校。由于独立学院多依托母体学校的科研部门管理工作，社会机构和省级部门并不直接和独立学院对接，而是将文件发给母体学校，再由母体学校分配，这样的工作机制使独立学院获得项目的渠道也有限，科研项目的种类较少。

加上各级科研项目发布单位对民办院校的不公平看法，以及教师研究方向也以与母体学校竞争为主，限制了独立学院各级科研项目的获得。其次，缺乏专职科研管理人员，或即使有专职的管理人员，但人手少、工作内容多，接受培训机会少，很难提高管理人员的素质。

2. 师资队伍年轻化，科研基础薄弱

首先，独立学院由于建院时间不长，又多以青年教师居多，高学历高职称的教师偏少，师资队伍年轻化、结构不合理。这些年轻教师往往承担了较为繁重的教学任务，着力于提升教学能力、改进教学方法，没有更多的精力投入科研工作。其次，年轻教师们由于参加工作时间不久，对如何提升科研能力、做好科研工作缺乏经验，缺少有经验的老教师的指导，导致部分教师空有做科研的热情却无从下手；再次，由于科研基础薄弱，教师们所申请的科研项目级别较低，项目多为校级课题和地厅级课题，也多以自筹方式申请，几乎不能拿到省部级和国家级课题。

3. 缺乏激发独立学院教师科研热情的体制机制

首先，经费投入有限，独立学院目前正处在转型期，要达到教育部对校舍、人员、土地面积、图书等各项指标的要求，独立学院办学经费无疑要首先投入在基础设施建设及人员工资上。而独立学院的收入主要是靠学生学费，经费有限，为了保障生存，只能缩减其他方面的开支，导致科研工作投入得较少。其次，独立学院产生的目的就是为了吸收社会资源、资金和力量办学，来支持我国民办本科高等教育，所以，政府财政性拨款的科研项目基本不支持独立学院，科研经费严重不足，极大地制约了独立学院科研活动的开展。

（八）贫困生群体较大，评选认定、资助制度有待完善

据调查，目前贵州八所独立学院学生大多来自省内，而来自省内的学生又大多来自农村，但关于贫困生资格认定，目前还没有一套相对科学和完善的贫困生认定体系与办法，对贫困生认定也大多局限于感性的描述，没有宏观地全面把握和认识，没有制定多维度、多层面和多方位的配套措施与制度，无规范的操作流程和量化的贫困生认定指标体系，通常仅凭学生困难情况调查表、学生生源地贫困证明或学生个人的贫困申请，没有规范的班级评议、公示审批、跟踪调查、违规惩罚和动态管理监控制度等制度规范。随着我国高等教育体制改革地不断深入发展和物价连年提升，贵州省独立学院每学年学费也由原来的1万元提升到1.2万—1.5万元不等，相当于母体学校学费的3—4倍，学生进行银行贷款也不能完全缴纳学费。而国家奖学金、省政府奖学金等政策多倾向于母体学校里经济困难且成绩优异的大学生，这与独立学院贫困生逐渐增多的情况不相符合。

（九）硬件设施投入经费不足，办学条件硬性指标达标率低

独立学院资金运转基本依靠自筹，缺乏国家教育经费的投入。贵州省内独立学院除依靠社会组织投资或个人投资外，大部分收入来源主要是依靠在读学生学费。设置独立学院最初的目的之一就是吸纳社会资金来筹办高等教育，通过组织社会民间投资来弥补高等教育办学经费不足。

在办学经费的分配上，必须与母体学校达成共识，获得学校的支持，一方面满足母体学校的要求，另一方面要保证独立学院正常办学和可持续发展。独立学院创办时间较短，办学力量较为薄弱，名气和社会影响力还未完全成型，而母体学校的品牌效应生源充足，必须依靠母体学校的挂名，在最初建立时才能在社会上有立足之地，依靠母体学校的文化积淀和知名度，才能在竞争中占据优势。母体学校的这种无形资产的投入，对独立学院的发展至关重要。因此，独立学院往往会向母体学校定期缴纳一定的“挂名费”，以争取母体学校对学院的全方位的支持。

实际上，由于独立学院的办学资金主要来源是学生的学费和社会力量的投资，国家不投入经费，办学经费来源较单一。独立学院的办学经费因为社会民间投资的种种利益趋向问题，往往显得捉襟见肘。经费的不足也使得独立学院在基础设施建设和教育教学经费上的投入不足，导致独立学院缺乏长久的生存竞争力。单纯依靠收取学费这种“以学养学”的单一经费来源渠道，难免造成其办学的脆弱性和不可持续性。通过调查，由于办学资金的短缺，省内很多独立学院存在校园生均面积不足、校舍陈旧、宿舍条件相对较差、操场等体育设施建设不完善、多媒体仪器以及实验器材设备落后、图书馆资源相对较少等问题，甚至还有尚处于“校中校”阶段的独立学院，其办学资源严重依赖母体学校，校区等硬件资源处于与母体学校“共享”的状态。

（十）后勤管理水平亟须提升，保障学生食宿安全

通过调研，满意度评价最低的为独立学院的饭菜质量、安全保卫及宿舍环境较差等问题。为最大限度地体现经济价值，贵州省部分独立学院实行食堂垄断式承包制，一个校区内只有为数不多的一至两个食堂，饭菜质量与所对应的价格不符；为保证外包食堂的正常运营，个别独立学院还禁止校外外卖进入校区，学生对于饮食的选择面小。寝室方面，贵州省普通高等院校基本已实现六人间的住宿条件，但学费高出普通高等院校几倍的独立学院中，仍有八人间的宿舍存在，且个别独立学院的宿舍还存在设施陈旧、安全隐患等问题。这表明独立学院的后勤管理水平亟待提升，尤其是食堂卫生、饭菜质量等更应该成为独立学院改革发展的重点，搞垄断式经营管理并非长久之计。

五、新形势下贵州独立学院改革发展对策建议

我国高等教育现在已经由精英化逐步向大众化迈进，高等教育的毛入学率已经达到了42.7%[29]，教育资源不足的问题已经大大缓解，甚至有所

过剩。在此大背景下，落后的管理及服务意识必将遭受淘汰的命运。独立学院自建立以来，所呈现出来的问题和缺点，是由对母体学校的依附、制度保障的不健全、经营理念不完善等原因共同形成的，要修复和解决以上这些问题，还需要各个方面集合力来完成。

（一）加强顶层设计，完善独立学院法律保障体系

1. 完善独立学院法律保障体系

省委适时修订《贵州省民办教育促进条例》，制定《贵州省民办教育促进条例实施条例》《贵州营利性民办学校监督管理实施细则》《贵州省独立学院设置与管理办法》等法规文件，指导、鼓励、监督独立学院尽早完成内部改革，逐步实现完全独立。

2. 积极构建教育服务体系

省委省政府层面应加大重视力度，平等对待公办高校和民办高校，政府相关部门要加强服务意识，积极构建教育服务体系，创设有利于促进独立学院发展的良好社会环境。相关部门要加强自我的服务意识，对独立学院进行战略扶持，在尊重独立学院自主办学的前提下，在税收政策、学生贷款、教师聘用、学校招生等方面，积极采取一些优惠政策进行扶持。通过发挥社会舆论的力量，为独立学院作宣传，让人们了解独立学院办学的公益性，并积极鼓励社会各界人士大力支持独立学院的发展，尤其是地方企业，可通过一定的方式和独立学院进行联盟合作，以达到地方产业发展和教育进步的“双赢”。根据独立学院的特殊性质，政府应该积极构建一个良好的合作机制，保障独立学院通过有效的沟通，来达到与政府、社会、市场三者间的协调，推动独立学院可持续性的健康发展。

3. 完善民办高校每年评估检查结果反馈机制，奖惩结合，以评促建、以评促改

独立学院教学评估工作的主体主要由政府及有关部门的官员来充当。

结构层次的过分单一，有可能导致评估结果受主观因素的影响而变得虚假，应参考国外的教学评估模式：政府将教学评估权利委托给中介机构来执行，中介机构可以自行制定教学评估标准对高校进行评估，定期对政府提交评估报告，而政府则根据评估报告的内容来制定教育政策制度。这样就形成了一个以政府、中介机构、学校相互负责的三角形模式；除此之外，还应采取"自评"模式，采用自我检查和同行互评等方式，独立学院可以根据自身办学特点建立健全自我评估机制。在不断的自我评估总结后，独立学院的教学质量可以得到一定程度的提升，一方面学校声誉得到了提高，能够筹集到更多的办学资金。另一方面，教学质量的提升也可以吸引更多的生源。从评估的时间上来说，可以采取缩短评估准备时间、延长专家组进校考察时间、对已评学校进行随机抽样检查等方式，提高评估质量和达到评估目的——以评促建、以评促改。

（二）发挥院党委的政治核心作用，建立健全党建工作机制

首先，应发挥党的政治核心作用，把党的建设放在首要位置，进一步理顺党委与董事会、院长三方的关系，明确党组织在独立学院法人治理结构中的地位，使党政工作目标一致、全面推进。从制度安排、组织建设和战略发展的顶层设计上和实际工作中，确保党委对独立学院的办学方向和教育教学改革的重大问题的话语权，党组织应把思想政治工作作为主线，贯穿教育教学全过程，凝聚师生员工，不断强化独立学院党组织思想建设、组织建设、自身建设、班子建设、作风建设、能力建设，始终把党的领导队伍建设放在突出位置。

其次，应建立健全党建工作机制，推动基层党组织建设，在母体学校的基础上，探索出一套切合独立学院实际并能有效促进独立学院科学发展的党建工作机制。完善"独立学院党委—二级学院（学部、系）党总支—党支部—党小组"的垂直组织架构，实行董事会决策、院务会执行、党委监督和保障的领导体制，所有权、决策权、执行权、监督权的相对分离的工作机制。

最后，还应加强独立学院党组织书记选配、培训和管理工作。改进独立学院党建工作。深入开展创建学习型党组织、学习型领导班子、学习型党员队伍活动；及时了解青年学生的所思所想，掌握思想动态，主动解疑释惑，疏导情绪，引导舆论。

（三）敦促监督尽早实现完全独立，支持独立学院发展建设

独立学院能否可持续地健康发展，关键在于能否按照教育主管部门的要求，尽快转型到现代职业教育体系，培养出深受市场欢迎的人才。因此，应利用各种途径敦促、帮助、监督独立学院的发展建设。

首先，敦促“校中校”模式的独立学院尽快找寻合作方。对还未实现完全独立的学院，尽快完成内部改革，实现真正的独立，使所有独立学院的基本办学标准的相关指标在2020年前实现全部达标。其次，鼓励部分已完成独立学院设置工作的学院转设为民办高校，争取在“十三五”期间有1—2所独立学院转设为民办高校。最后，还应对独立学院和民办高校进行大力支持。非营利性民办高校应获得与公办高校相同的生均财政拨款；营利性民办高校应获得公办高校1/2的生均财政拨款；独立学院应获得公办高校1/4的生均财政拨款。

（四）明确办学定位，创新人才培养模式

独立学院所培养的人才与母体学校所培养的人才定位不同，独立学院应培养有效服务贵州经济社会文化发展的应用技术型人才。

1. 学科设置、课程体系上应与母体学校的办学定位进行差异化发展

建设应用技术型高校，结合相关师资设立特色重点学科或优势专业，因此，具备相应条件、符合优化高等教育布局需要、要求转设为民办普通本科高校的独立学院，要转变作为母体学校附属学院的传统模式，在充分

利用母体学校优质教育资源的基础上，充分独立与创新，在专业的设置上面向市场，把市场的需求作为导向，来探索适合本校实际的专业设置方向，积极进行课程体系的改革，形成自己的特色专业和优势学科。一方面，由于独立学院的办学时间较短，在培养特色专业人才的实力上还比较欠缺。在专业的设置上，应适当精简，部分专业可以与母体学校共建。在贵州省内的高校中已有为达到培养应用型专门人才、开展高水平科学研究、提高教学质量和社会服务水平的目标，结合母体学校师资，共建特色学科的先例：2016年12月，在贵州民族大学人文科技学院各学部中择优确定了一个特色重点学科、两个重点学科及一个重点支持学科。另一方面，由于与母体学校人才培养目标的不同，独立学院还要积极进行课程体系的改革，无论是在基础理论课程还是专业课程的设置上，都要更加注重应用型本科教学体系的建构，通过调整专业必修课、专业选修课和实践性教学环节等课程设置，使课程既能形成理论知识体系，又能走实践教学之路。

2. 调整并优化人才培养的模式，协调理论教学与实践的关系

独立学院的学生来源以中学阶段学习成绩处于中等的学生为主，这类学生具有的一个共性特征是，虽然相比于重点及二本院校的学生而言学习成绩不够优秀，但这部分学生大多思维较活跃，具有较强的突破性，而在独立学院的培养中却往往忽视这些，未能把握本校学生的特点，对普通本科院校学术研究型的培养模式进行盲目的效仿，消极地将其照搬硬套过来，使得学生的知识、能力和心理都受到了巨大的束缚，产生了消极抵触的情绪，严重抑制了其创新意识和创新能力。因此，独立学院应对人才培养做出新的思考，结合学生特点因材施教，适应市场因需培养，积极调整并优化人才培养的模式，有效地协调理论教学与实践应用的关系，合理规划人才培养中的三大模块 —— 知识、素质和能力。同时，采取依托、联合、共享等方式，建设一批跨学科、多功能的校内外综合性实习实训基

地，由联盟企业承接相关专业学生的操作训练、顶岗生产、企业管理、市场调研、毕业设计等，把企业的设备、技术、理念以及评价考核方式引入校园。实现专业设置与产业需求、课程内容与职业标准、教学过程与生产过程“三对接”，建设实习实训合作基地、聘请行业人员作为兼职教师，加大实践课程学习比例，鼓励毕业生获取更多职业资格证书，实现毕业证书“2+n”模式；鼓励独立学院与相关行业企业签订协议，努力实现订单式培养。在独立学院自身发展特色的基础上形成独具特色的人才培养模式，去填补普通本科高校和高等职业学校两种办学类型之间的应用型本科层次高校的空缺，以实现高校人才培养与就业市场需求平衡。

（五）健全行政管理机构，合理优化干部队伍

1. 完善决策机构建立

教育部在中华人民共和国教育部令（第26号）（又称《独立学院设置与管理办法》）中针对独立学院董事会的设置、决策方式、权力范围做出了详尽的规定，以规范独立学院董事会的运作。首先，针对“校中校”模式的独立学院，由于受母体学校制约强度大，应适度减少母体学校校派教师到独立学院兼职，增加独立学院自主人事权和办学权。而针对独立学院中最高权力机构——董（理）事会缺乏教职工代表这一问题，应遵照国家法律法规规定构建董（理）事会和监事会，增加普通高等学校的代表，普通高等学校的代表不得少于2/5，且不能与独立学院院长名额重复；增加教职工代表，使普通教职工的合法诉求有通畅的表达渠道。监事会成员中相关的教职工代表不得少于1/3，并依法履行相关职权。

2. 健全行政管理机构

为独立学院尽早地实现完全独立，行政管理机构的设置上也应尽快完善，因此，应建立完整的行政管理体系，设以董事会、监事会为核心的行政管理机构，其中包括董事会、监事会、党政、人事、财务、教务、科研、后期等部门，各部门协调发展，共同处理学院行政事务，并根据独立学院的发展适时调整机构设置；对行政管理人员定编、定岗、定员，精简行政管理机构与人员，尽量缩减行政管理人员数量，明确独立学院每一个行政岗位工作人员职责，责任落实到人。

3. 完善人才引进制度，建立结构合理的专业行政岗位

学院在进行人事招聘时，应设定专职行政岗，应严格坚持公平竞争原则，因事设岗，定岗定编，坚决不录用不符合条件的人，控制“人情”岗位。在人才引进后，加强对行政管理人员的教育培训力度，依据学校事业的发展目标与行政管理人员和岗位的具体情况，提供不同的培训、进修和学术交流的机会，要定期进行管理业务方面的岗前培训、岗位培训和技能培训；举办短期培训班，邀请知名教育家或教育管理经验丰富的专家讲课；创造外出交流、考察的机会；制定相关政策，有计划地组织教学管理人员参与教育科学课题研究工作。在提升其个人能力的同时，也使学校得到发展。同时，干部队伍应向知识化、合理化、年轻化方向发展，做到管理能力突出、知识水平较高、年龄结构合理，避免本地化干部过多现象出现，革除干部只上不下的传统做法，必要时实行干部轮岗制度。

4. 改革行政人员激励制度

“对独立学院行政管理人员激励不足的重要原因之一是独立学院的办学资金不足，教职工薪酬水平低，无法与公办院校竞争。”[30]因此，首先可以从薪酬待遇上做出调整，完善每季度、每学期、年终考核标准，依据个人能力给予不同的待遇，提升行政管理人员的竞争意识，进而提高工作效率。其次，高校的行政人员除了希望获得较高的收入外，还渴望能获得事业上的成就感，提升人力资本价值，因此应运用成就需要理论①，为其

① 注：成就需要，是指争取成功，追求优越感，希望做得最好的需要。由（美）戴维·麦克利兰（David McClelland）于20世纪50年代在一系列文章中提出的概念。

提供尽可能多的发展机会。丰富其工作内容，通过多样化的内容使得行政管理人员能体验到工作的意义；再次，疏通行政管理人员的晋升渠道，建立多重职级晋升制度。晋升作为一种激励机制，尤其是对于年轻的行政管理人员来说，比薪酬激励更有意义。独立学院可根据综合学历、职称、能力、年资和经验等因素，建立一套与相关行政岗位特点相契合的职级晋升制度。

（六）构建层次合理、稳定高效的双师型师资队伍

师资队伍建设是独立学院的人力资源基础，作为科研和教学主体的教师，在高校的建设发展中，扮演着重要的角色内容，因此，独立学院的可持续发展离不开一支优质、高水准的师资队伍，为了将人才培养成为“面向生产、建设、管理、服务一线的高素质应用型人才”，这就要求独立学院的教师是既具有理论教学素质，又具备实践教学素质的“双师型”教师。

作为民营机制性质的独立学院，对教师的任职方式主要采用的是聘任制，这种方式的优点在于可充分发挥学校的灵活性，但往往会造成学校师资队伍的不稳定。因此，独立学院要从企事业人员的管理方式中进行借鉴，探索提升激励的方式，积极建构有效的激励机制来稳定学校的师资队伍。

1. 通过适当提升激励的方式形成学校内部良性竞争机制

应公平对待公办、民办院校教师，努力缩小工资待遇差距，使民办教师与公办教师在社会保险制度上享有同等的待遇，使优秀人才有发挥才能的机会和空间，特殊人才可以得到特别的待遇。改善教师工作环境，提高教师生活待遇，通过保障体系和激励机制来稳定教师队伍，如解决教师的保障性住房、职称评定等有关教师工作、学习、生活等方面的问题，切实提高教师待遇来提高教师团体对学校的归属感。

2. 规范独立学院的考核评价体系以保障激励的有效性

独立学院可以根据自身实际情况，从教学、科研、师德等多方面构建考核体系，制定考核实施细则，使教师的考核与评估公开化、制度化、科学化和规范化。在科学考核的基础上，通过适当提高激励形成竞争机制，调动工作的积极性。存在于体制之外的独立学院教师，无论是职称评定还是科研申请都不能和普通高校的教师拥有平等的待遇，这也是严重影响独立学院教师稳定的一个重要原因，针对这一情况，独立学院应该努力为本校教师创设一个公平竞争的外部环境，尤其是在教师职称评定的问题上，建议在高校职称评审中废除民办系列，统一颁发高校系列专业资格证书。

3. 积极运用各种方法培养队伍

开展教师讲课比赛、教案交流、教学展览和教学质量评估等活动，并组织教师现场观摩比赛和评估优胜者的课堂教学，调动教师课堂教学的积极性。参加国家组织的各类教师培训、考试，培养提高教师水平和素质。为教师搭建交流学习的平台，为学校的教师提供社会实践、进修培训、科研交流等机会，提升他们的业务技能、业务素质及科研水平。鼓励教师攻读硕、博士学位，提高学历学位；大力培养独立学院自有师资，并鼓励其担任教研室主任、系主任、学部主任等重要职务；选拔优秀教师深造，逐步形成骨干力量，支撑学院的教学、科研和管理工作，这是个人发展与学院发展的双赢模式。

4. 完善人才引进制度，引进高层次人才和学校专业发展急需的短缺人才

不断扩大高层次兼职教师队伍，建设一支数量合理、结构优化、素质优良的高水平师资队伍，为学院的学科专业建设和事业发展提供智力支持和人才保障。该队伍总数上应达到1∶18的师生比要求，其中独立学院专职教师、母体学校教师、兼职教师（含其他高校教师、退休教师以及相关行业从业者）的比例各为1/3；层次上增加教授、博士等高层次人才的数

量，保障教学质量。

5. 吸引相关行业从业者加入到独立学院的教师队伍中来，并传授工作经验和实践技能

适当聘用一些高水准的兼职教师，特别是有实践经验的企业兼职教师，这些教师可以是在生产一线工作的科技人员，拥有丰富的实践经验，具备一流的技术水平。聘请他们为学生的实践导师或是作为兼职教师，对现有独立学院教师队伍是一种快捷有效的改善措施。这些兼职教师走进学校，与学生分享他们实践经验的同时，帮助学校制订适合独立学院学生实习、实践的教学计划，更新教学内容，使培养的人才更符合市场的需要。

（七）构建和完善科研奖励机制，提升独立学院科研水平

师资队伍建设是贵州独立学院改革创新发展工作中的重要任务，而参与职称评审工作则是构建合理的师资队伍的必经之路。不重视科研工作和师资队伍建设工作，将会严重影响独立学院的学科建设、专业设置、人才培养、招生就业等职能，影响独立学院的核心竞争力和整体实力排名。面对国家和贵州省在职称评定方面的新要求，可以从以下几个方面进行努力，实现贵州独立学院的良性健康发展。

1. 加大科研经费投入，制定科学合理的科研成果奖励制度

针对独立学院师资力量相对薄弱、科研水平相对较低这一问题，独立学院应制定科学合理的奖励制度，不但要降低奖励门槛、更要加大奖励的幅度。如在对发表论文的奖励中，一般高校目前只对中文社会科学引文索引（CSSCI）进行奖励，这对独立学院的专职教师来讲明显具有较大难度，因此可以将奖励的期刊目录扩大至北大中文核心期刊目录，乃至一般的省级期刊，才能调动专职教师从事科学研究的积极性。独立学院应加大科研经费的投入，尤其是针对自然科学的研究，同时，更应该加大教学及科研设施的投入力度，为进行相关教学研究创造较好的条件。同时还应当加大

奖励数量、改变奖励方向，并实施各级各类科研项目经费奖励并制定配套制度，鼓励独立学院科研向公办院校研究薄弱的实践研究方向发展。

2. 开拓畅通的科研项目申报渠道

针对独立学院的科研项目申报、结题等过程往往依托母体学校，独立学院获得项目的渠道有限，科研项目的种类较少，限制了独立学院科研各级项目的获得这一问题，首先，应贵州省各类相关科研课题应健全研究方向指南要求，设置面向独立学院教师队伍的专项课题，将独立学院作为单独的普通高校对待，适当划拨分配应有的课题名额；其次，独立学院应设立单独的科研管理部门，以独立学院的名义直接对接各级各类科研课题、项目发放部门，使独立学院教师能平等、畅通地参与科研项目的申报，从而助推独立学院教师科研能力提高。

（八）整合社会资源，多渠道解决贫困生资助问题

1. 科学认定贫困生

建立科学认定贫困生机制，确保将有限的资助经费用来资助最需要资助的学生。目前，确定贫困生的方式主要有以下途径：学生本人如实反映家庭经济情况；乡镇（村）、街道居委会盖章出具的家庭经济困难证明；班主任、同学反映情况；调查饭卡等的消费情况。由于贫困生的数量直接关系到高校对贫困生的资助力度和管理力度，因此，高校在确定贫困生的方式上一般持谨慎态度，大部分都经过班、系、学院层层审核。但由于贫困生群体中有许多学生出于面子等原因，往往并不主动向组织提出要求，而有些家庭经济并不十分困难的学生却出于利益而争取各种资助，造成资助金不能完全落实到真正困难的学生上。因此，学院应投入一定的人力、物力，建立专门的贫困学生资助中心，完善贫困生确认的基本程序，特别是要深入了解贫困生在校的实际生活消费情况，以求对贫困生的认定做到准确。

2. 树立正确的资助理念，加大经费投入

各级地方政府特别是省级政府应把资助独立学院贫困生平等纳入预算计划，按照国务院〔2007〕13号《建立健全普通本科高校高等职业学校和中等职业学校家庭经济困难学生资助政策体系的意见》规定，进一步建立健全贫困生资助政策体系，加大对独立学院贫困生的资助投入，达到与公办高校贫困生同等的资助水平，切实提高资助水平。独立学院也应建立健全奖助学金评定、发放等管理机制，应从学费收入中提取不少于5%的资金，用于奖励和资助学生。另外，还应广泛地动员社会力量的参与，争取社会多方支持并动员社会团体或个人积极捐资助学，建立通畅的社会捐资渠道，从而设立各种扶贫助学基金。

3. 为学生开拓勤工俭学渠道

寻求更多的实践实习基地或平台，为学生利用课余时间勤工俭学开拓渠道。为从源头上解决学生贫困问题，更好地“授之以渔”，除以资助的方式解决生活问题之外，还能让学生掌握更多社会实践能力，毕业后更好地在社会上立足。

（九）加大经费投入力度，完善基础设施建设

独立学院应在办学理念上进行调整和矫正，市场化运作的独立学院要强化其公益形象，核心是要淡化牟取回报或经济利益最大化的功利意识。这要求办学者和母体学校，乃至地方政府一同努力，专心办学，以提高办学质量为目的，再将盈余投入办学，提高教师待遇、改善教学条件。

科研、教学器材是学校至关重要、必不可少的“武器”，尤其是医学类学院及理工类学院。学院应在获得一定比例的生均财政拨款的前提下，适时根据市场调节、学校自主决定调整学费标准；按照国家法律法规相关规定，扣除相关费用之后，将资金主要用于教育教学活动、改善办学条件和保障教职工待遇，特别是必须按照一定比例投入到硬件设施资源建设中。独立学院坚持以培养复合型、应用型人才为主，注重人才的专业技能与专业知识相结合，加大教学的资金投入力度，增加各类实验室，完善基础实验室和专业实验室建设，使全校的仪器设备在量和质上获得提升。完善实验室和图书馆等教学场所配置，在保障正常运转的情况下，加大对硬件设施的投入。

（十）提升后勤管理服务水平，保障学生食宿安全

后勤是为教育事业提供良好教学、科研和师生生活服务的重要保障，独立学院更是如此。针对后勤管理服务水平较低问题，可从以下几方面进行改革。

1. 政府主导，学院配合深化后勤改革

《国家中长期教育改革与发展规划纲要（2010—2020）》中明确了独立学院及其后勤改革要求。因此，政府部门应主动担当，承担起宏观协调、政策制定、多方监管的责任，为独立学院后勤改革起统筹协调、保驾护航的作用。独立学院应借助政府职能部门在资金方面、政策方面给予的支持，依托市场对资源的优化配置及政府的宏观调控作用，积极配合，推动节约型后勤管理的改革。

2. 依法配备安保设施设备及安保人员，保障师生人身财产安全

独立学院应牢固树立“法制后勤”的方针，必须发挥法律法规在校园安全保障中的约束和指导作用。依照国家法律法规相关规定配备安保设施设备及安保人员，特别是新校区尚在建设中的独立学院，更要时刻保障师生人身财产安全。

3. 打破后勤服务垄断制度，实现公平竞争

按照市场法则，逐步开放后勤服务市场，合理选择开放项目，建立公平合理的市场准入与退出制度，不断健全和完善独立学院后勤服务市场的监管与考核制度；建立和完善独立学院后勤管理和服务评价体系，有机融

入社会第三产业；开放校内市场，引入竞争机制，打破学生食堂、超市等与师生关系密切的后勤服务垄断制度，借此提高饭菜质量，降低食堂窗口、超市门面等承包费用。

参考文献

[1] 教育部.教育部关于印发《关于规范并加强普通高校以新的机制和模式试办独立学院管理的若干意见》的通知［EB/OL］.（2003-4-23）北京：中华人民共和国教育部，http：//old.moe.gov.cn//publicfiles/business/htmlfiles/moe/moe_637/200408/1308.html.

[2]中华人民共和国教育部.中华人民共和国教育部令（第26号）（又称《独立学院设置与管理办法》）［Z］.北京：中华人民共和国教育部，2008-2-4.

[3]李克强主持召开国务院常务会，部署加快发展现代职业教育审议通过《事业单位人事管理条例（草案）》[EB/OL].（2014-2-26）http：//www.gov.cn/ldhd/2014-02/26/content_2622673.htm.

[4]教育部副部长鲁昕：600多所本科院校转做职业教育搜狐教育网[EB/OL].（2014-3-22）http：//learning.sohu.com/20140322/n397039059.shtml.

[5] 王泉.贵州省独立学院转设政策执行的情况分析[J].科教文汇，2012（11）：24，42.

[6] 鲜晓丽.贵州独立学院发展研究——以贵州师大求是学院为例[J].教育文化论坛，2014（06）：78-82.

[7]张德恩，王翰建.贵州独立学院的现状及对策研究[J].贵州工业大学学报（社会科学版），2006（01）：99-102.

[8]魏训鹏，费坚.独立学院的法律地位及属性分析[J].中国高教研究，2009（04）：63-65.

[9] 张德恩，王翰建.贵州独立学院的现状及对策研究[J].贵州工业大学学报（社会科学版），2006（01）：99-102.

[10] 鲜晓丽.贵州独立学院发展研究——以贵州师大求是学院为例[J].教育文化论坛，2014（06）：78-82.

[11]张寒松.独立学院人才培养模式创新实验区建设研究——以贵州大学科技学院为例[J].教育文化论坛，2011（06）：42-48.

[12]游春丽.贵州独立学院大学生自我认同感与主观幸福感的分析研究[J].读与写（教育教学刊），2010（08）：79.

[13]杨阳，赵轶博.独立学院新生学习适应性状况分析与研究[J].赤峰学院学报（自然科学版），2012（11）：224-225.

[14]陈敏，陈彩利.独立学院大学生自主创业能力的调查与建议[J].创新与创业教育，2012（03）：100-102.

[15]李云云.独立学院“党员导师制”的实践与思考——以贵州师范大学求是学院为例[J].开封教育学院学报，2014（06）：63-64.

[16]左丹.独立学院“3+1”办学模式下的学生管理对策研究[J].戏剧之家，2015（18）：211-212.

[17]左丹.独立学院“3+1”办学模式下学生顶岗实习状况分析[J].经贸实践，2015（09）：209.

[18]麻金星.独立学院大学英语教学效果及其影响因素分析——以贵州大学科技学院为例[J].长春理工大学学报（社会科学版），2011（10）：125-127.

[19]邓洁，肖琦.独立学院非英语专业大学生英语学习策略探讨[J].教育文化论坛，2012（02）：88-90.

[20]文春梅.独立学院大学英语课堂中教师语码转换的研究——以贵州大学科技学院为例[J].海外英语，2012（15）：114-115，120.

[21]黄振羽.论大学英语教学与专业英语衔接的途径——以贵州大学科技学院为例[J].湖南科技学院学报，2016（03）：164-166.

[22]曾小雷.偏远地区大学英语教学探索——以贵州财经大学商务学院14级大学

英语课堂为例[J].海外英语，2016（10）：68-69.

[23]张琼英.翻转课堂在贵州独立学院英语教学中的绝对评价[J].戏剧之家，2016（18）：224.

[24]廖芳兰.独立学院薪酬激励机制现状及对策研究——以贵州师范大学求是学院为例[J].新西部（理论版），2014（03）：28.

[25]董洪亮，赵婀娜，张烁，丁雅诵.让高校成为坚持党的领导的坚强阵地——习近平总书记在全国高校思想政治工作会议上的重要讲话引起热烈反响［EB/OL］.（2016-12-7）http：//politics.people.com.cn/n1/2016/1211/c1001-28940048.html.

[26]肖渝峰.贵州省2016年高考分数线划定，不再划定“三本”［N］.贵州都市报，2016-6-24（3）.

[27] 章火中，郭伟.独立学院行政管理队伍建设问题的初探析[J].南昌教育学院学报，2011（11）.

[28] 李国年.独立学院行政管理人员激励策略初探[J].教育与职业，2010（36）.

[29]陈宝生：到2020年高等教育毛入学率要达到50%［EB/OL］.（2017-10-22）http：//www.sohu.com/a/199509882_114812.

[30] 李国年.独立学院行政管理人员激励策略初探[J].教育与职业，2010（36）.

第三部分

七所独立学院分报告

新形势下贵州大学科技学院改革发展研究*

摘　要：独立学院是我国高等教育改革与发展的重大举措，是新形势下高等教育办学机制与模式的一项探索和创新，是更好更快扩大高等教育资源的一种有效途径，对今后我国高等教育的持续、健康发展具有重要意义。独立学院是10多年来中国高等教育办学体制改革创新的重要成果，为发展民办高等教育事业、促进高等教育大众化做出了积极贡献，各独立学院也在努力地探索适合自己发展的道路。本文就贵州大学科技学院在当前新形势下的改革进行探究。

关键词：科技学院；改革；发展

一、基本情况介绍

（一）依法诚信办学

贵州大学科技学院是贵州八大独立学院之一，是国家“211工程”重点建设大学——贵州大学与贵州捷星慧旅航空空乘咨询服务有限公司合作举办的综合性全日制本科独立学院。2001年5月贵州省人民政府批准成立，同年9月开始招生。2004年1月获国家教育部首批确认创办，学院按

* 写作年份2017年。

照国家的政策，以及党和国家的教育方针发展现代化的高等教育，坚持“以人为本、服务社会”的办学宗旨，凭借高效、灵活的管理体制和运行机制，追求“专业职业一体化、课内课外一起抓、国内国外一条线”的办学特色，根据自己所独立的环境，走一条适合自己的道路，在规模上、内涵上以质量取胜，为当地特别是区域经济发展的需要做出积极的贡献，以贵州的社会发展任务为己任，更新教育思想观念，转变发展观念，创新发展模式，深化教育教学改革，不断提高教育教学质量，秉承“知行合一，事上磨炼”的院训，注重对学生实践能力、健全人格和创新精神的培养，着力培养“有理论基础、实践能力强、适应面广、综合素质高”的本科应用型人才。

2014年12月，贵州大学与贵州捷星慧旅航空空乘咨询服务有限公司合作举办贵州大学科技学院。2015年9月，贵安新区城乡规划建设委员会批准（黔贵安城规纪委〔2015〕7号）位于大学城三期范围内、平安大道以西、思孟路以东约700亩地块划拨给科技学院作为新校区用地。

作为独立学院，科技学院2015年才真正转设，取得办学许可证、民办非企业单位登记证、组织机构代码证、税务登记证、消防验收合格意见，科技学院取得办学的资格。

（二）行政管理

1. 管理机构

科技学院行政管理机构健全，已初步形成二级管理模式，制度较为完善。设有11个职能部门：党政办公室、教务部、组织人事工作部、机关党总支、院工会、学生工作部、院团委、财务部、保卫部、总务部、对外合作部。

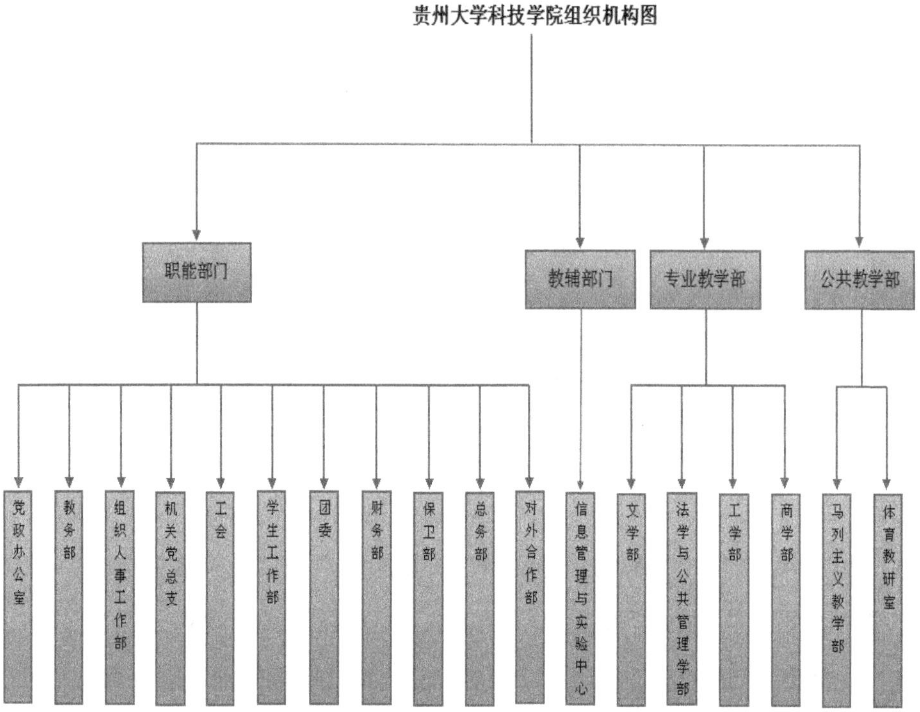

图1　贵州大学科技学院组织机构

同时设有文学部、法学与公共管理学部、工学部、商学部4个专业教学部，马列主义教学部和体育教研室2个公共教教研室以及信息管理与实验中心。各机构职责明确，运转协调，运行有序。

2. 管理人员

专职院长符合相关任职条件，由贵州大学下文任命。专职副院长、教务部部长、教学部主任符合规定的任职条件，其中专职副院长、教务部部长由贵州大学下文任命，教学部主任由学院任命。

专职院长能够依法独立行使教育学和行政管理职权。学院制定有《贵州大学科技学院章程》，学院教育教学和行政管理事务一律在学院章程框架下具体实施。学院实行党政联席会议制度，2015年由学院党委书记、院长共同主持党政15次，集体讨论和审议教育教学、财务管理、人事管理、学生管理等重大事宜。

科技学院各行政管理机构负责人具备任职条件，熟悉业务，配备合理，职责明确。主要岗位人员工作稳定，有很强的责任心和奉献精神，无频繁更换情况。

（三）办学条件

“2003年，教育部发布《关于规范并加强普通高校以新的机制和模式试办独立学院管理的若干意见》（教发〔2003〕8号）规定试办独立学院要一律采用新的办学模式。独立学院应具有独立的校园和基本办学设施，实施相对独立的教学组织和管理，独立进行招生，独立颁发学历证书，独立进行财务核算，应具有独立法人资格，能独立承担民事责任。”[1]文件出台后，科技学院进行了改革，不再是“校中校”，2004年在贵阳市小关建立了自己的学校。截至2017年，校园占地面积361866平方米，生均面积为51.5平方米；校舍建筑面积100607平方米，生均面积为14.3平方米。

1. 办学场所

办学场所是一个学校成立的基本要求，办学场所影响到整个办学水平，特别是独立学院，教学场所的好坏可能直接影响到招生，办学场所也是办学的重要条件。针对办学场所，主要从学校图书馆、运动场、食堂、校舍建筑物及各项设施进行了考察，如图2所示。

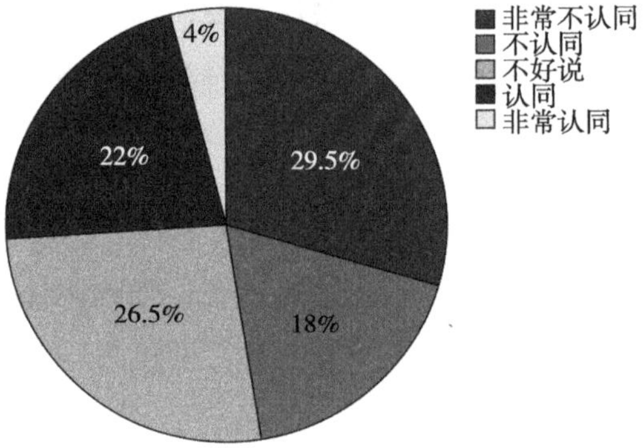

图2　宿舍条件较舒适的认同度

从调查的情况看，学生对宿舍舒适的认同度显示，29.5%的学生表示非常不认同，18%的学生不认同，26.5%的学生表示不好说，22%的学生表示认同，4%的学生表示非常认同。从图2数据来看，非常不认同的学生占的比例是最大的，非常认同的比例非常小，形成了两个极端，非常不认同和不认同占的总比例是相当大的，一部分同学保持“不好说”的沉默状态。总体来看，学生对宿舍的满意度比较低，这说明科技学院学生的宿舍条件还有待进一步改善。

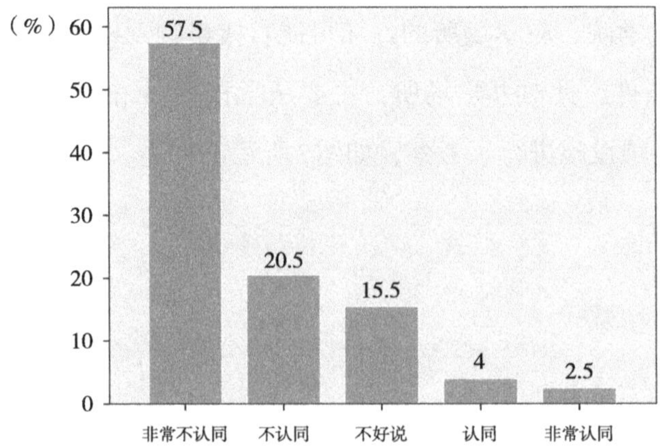

图3　学校图书馆、运动场设施较完善

图3是学生对学校图书馆、运动场设施完善的认同度，57.5%的学生表示非常不认同，20.5%的学生表示不认同，15.5%的学生表示不好说，4%的学生表示认同，2.5%的学生表示非常认同。从上面的数据来看，非常不认同的人数已经超过了50%，单从非常不认同的数据来看，学校的图书馆和运动场设施无法满足学生的学习需求，对学校图书馆、运动场设施较完善持认同和非常认同的学生分别为4%和2.5%，这只能说仅有个别同学认为图书馆和运动场设施能满足他们的需求。在访谈过程中很多同学表示自己想借的书借不到，特别是和自己专业相关的书借不到，以及图书馆的电源插座很少，难以满足需求，希望学校能够增加数量和书类，满足他们阅读的需求。关于运动场设施完善问题，2016年4月课题组到科技学院调查时，贵阳市交通部门正在修建一条经过该学院的高速立交桥，工程施工占据了整个运动场，待路修好后运动场设施恢复到原来的状态，能满足学生运动的需求。

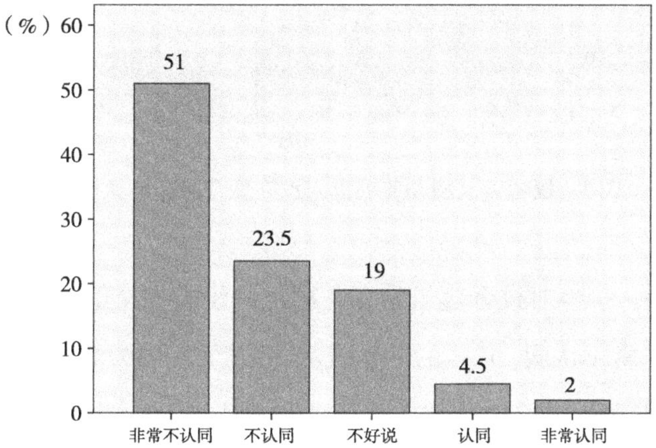

图4　学校食堂物美价廉的认同度

民以食为天，学校食堂是学生生活的主要部分，食堂是否物美价廉直接影响到学生的生活水平，课题组也对学校食堂是否物美价廉进行调查，

51%的学生表示非常不认同，23.5%的学生表示不认同，19%的学生表示不好说，4.5%的学生表示认同，2%的学生表示非常认同。数据表示对食堂物美价廉非常认同的人仅有2%，持认同态度的也只有4.5%，而非常不认同的就有51%，不认同的就有23.5%。从图4数据可以看出，学校食堂并非物美价廉，学校在食堂的管理上应该对物价进行合理的评估和调控，并且要对食品的质量进行严格的监督，满足学生生活的需要，实现物美价廉。

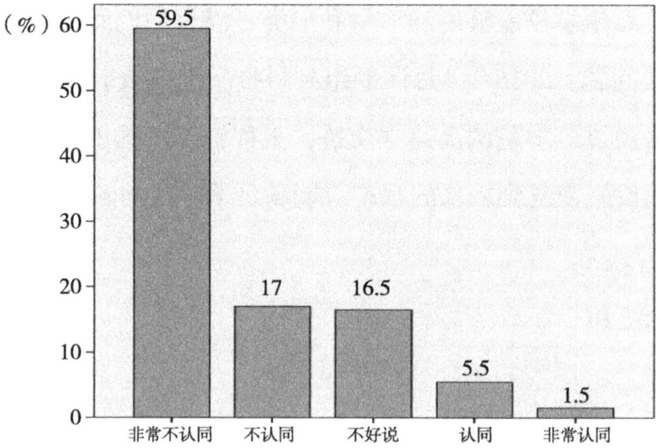

图5　校舍建筑物和各项设施没有安全隐患的认同度

图5显示，学生对校舍建筑物和各项设施没有安全隐患这一点，59.5%的学生表示非常不认同，17%的学生表示不认同，16.5%的学生表示不好说，5.5%的学生表示认同，1.5%的学生表示非常认同。从调查数据来看，对于校舍设施建筑及各项设施没有安全隐患的认同度非常低，可见学校在校舍建筑物和各项设施方面都要增强安全保障，让学生安心学习，让家长放心。

2. 仪器设备

一个学校的仪器设备是否完善，直接影响到教学水平高低，教学仪器设备不齐全，有些课程就没法实现正常教学，教学仪器也是学校硬件的一部分，一个好的学校无论硬件还是软件设施都很重要，关于仪器设备主要从教学仪器和体育设施来进行调查和分析。

图6表示的是教学仪器满足需求的认同度，调查显示27%的学生表示非常不认同，24.5%的学生表示不认同，28.5%的学生表示不好说，14.5%的学生表示认同，5.5%的学生表示非常认同，这说明教学仪器还是满足不了教学需求，学校应该重视仪器的完善以及仪器的更新。

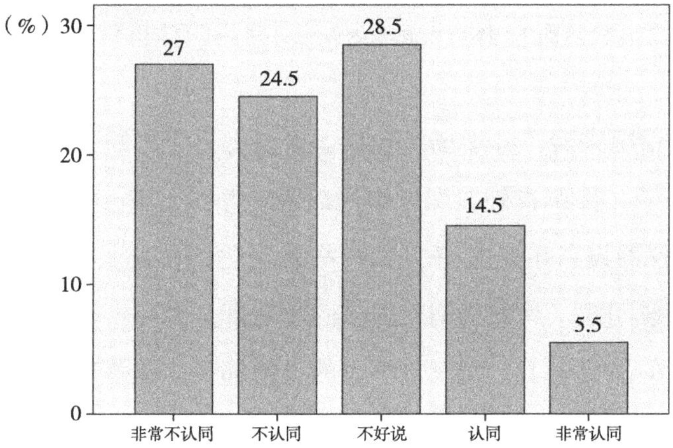

图6　教学仪器设备满足需求的认同度

图7表示的是体育设施较为齐全、完善的认同度，52.5%的学生表示非常不认同，24%的学生表示不认同，15%的学生表示不好说，5.5%的学生表示认同，3%的学生表示非常认同，图7中从非常不认同到非常认同呈直线下降，非常认同和非常不认同成明显的对比，这说明科技学院体育设施不够完善也不够齐全，无法满足学生的需求。

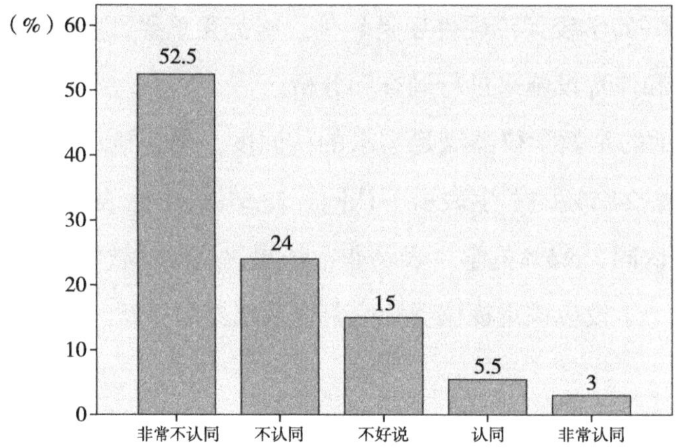

图7 体育设施较为齐全、完备的认同度

从调查情况来看，办学场所和仪器设备都有所欠缺，学生的认同度都比较低，除了文件调查外，课题组同时对该学校的学生进行深度的访谈。“学校教学仪器设备不是很好，大多都是老化的，尤其是教室的多媒体，有时上课都成问题，其实我们交很多的学费都是为一本交的，费用都投入到一本学校的建设中了，而三本学习的设施都是比较落后的；图书馆的面积很小，不能满足学生的需求，图书馆馆藏数量也不是很多，可以说它不是一个好的学习环境。”① 在教学设备和办学场所上学生表示不满意，宿舍人多条件较差，食堂饭菜品种少而且较贵。学生希望学校能够多将资金投入独立学院，改善学习条件和学习环境，在生活方面，多建宿舍楼，调整食堂物价以及学生的生活质量。人身安全方面，学生希望学校更加地用心，科技学院地处贵阳小关，比较偏僻，再加上工程施工，学生希望加强安保，并且要求保安年轻化。

① 访谈对象：科技学院某学生；访谈人：李雪南、龚翔；地点：贵州大学科技学院（小关校区）；时间：2016年4月。

二、近年来办学成就和经验

（一）师资

2015年学院现有在校全日制本科学生7105人，专职教师及兼职教师417人，兼职教师与教师总数比例小于1/4，师生比例1：17。

表1　2015年度学院师资组成情况

年度	专职教师	兼职教师	教师总数	在校生数	师生比
2015年	320	97	417	7105	1：17

注：教师总数=专职教师+不足一年的兼职教师数

表2　2015年度学院教师学历结构情况

年度	教师总数	学历结构情况		研究生比例	本科比例
		研究生	本科		
2015	417	380	37	91.13%	8.87%

学院教师中具有研究生学历的有380人，占91.13%。学院现在有专职教师320人，均具有大学本科以上学历，其中副高以上职称204人，占63.75%，正教授20人。

表3　2015年度学院教师职称结构情况

年度	教师	高级职称		中级职称		初级职称及其他	
		人数	比例	人数	比例	人数	比例
2015	417	263	63.07%	126	30.22%	28	6.71%

关于师资，科技学院的管理阶层基本上是由贵州大学委派，学院自己的教师不多，以行政为主，师资主要是依靠母体学校，部分教师从外校聘请。而且独立学院的师资结构年龄都比较特殊，师资队伍配置中低职称教师居多。愿意来独立学院的也就是近几年刚毕业的研究生，一些博士毕业或者有一定科研成果的教师还是愿意去公立学校，在学院上课的教授和副教授基本是母体学校的教师，或是一些退休的员工再次返聘，在师资方面的发展是不容乐观的。另外，一般独立学院也不太愿意培养自己的博士。

根据教育厅评估指标面向学生对科技学院师资队伍评估状况进行了问卷调查。如图8：

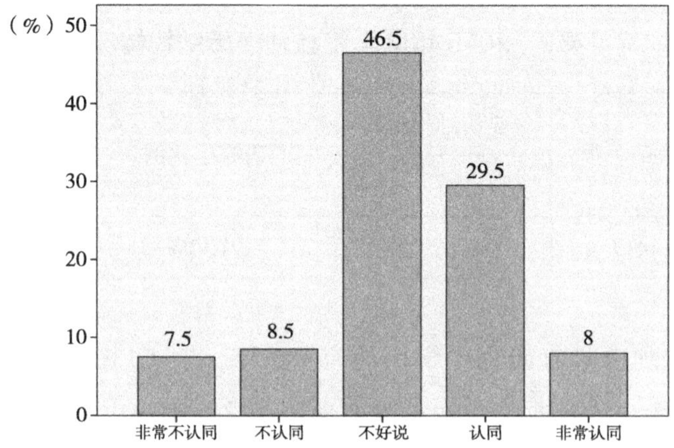

图8 专、兼职教师、辅导员人数结构合理的认同度

对于专、兼职教师、辅导员结构合理这一指标，7.5%的学生表示非常不认同，8.5%的学生表示不认同，46.5%的学生表示不好说，29.5%的学生表示认同，8%的学生表示非常认同。从数据上看，表示“不好说”的同学占比最高。其实很多学生也只关注教师的教学水平，关于教师组成结构是不关心的，这一类学生往往持“不好说”的态度，持“非常不认同”

和“不认同”的学生占的比例并不高，与“认同”和“非常认同”所占有的比例差距很大，持“认同”和“非常认同”态度的学生加起来近40%，这说明科技学院的专职、兼职教师、辅导员人数结构相对合理。

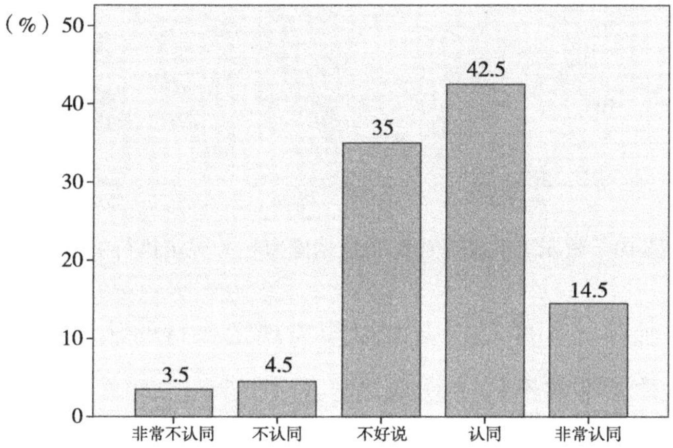

图9　教师结构、学历层次符合要求的认同度

教师结构、学历层次是否符合要求，是对一个学校师资的重要评估标准，图9学生对教师结构、学历层次符合要求的认同度，其中3.5%的学生表示非常不认同，4.5%的学生表示不认同，35%的学生表示不好说，42.5%的学生表示认同，14.5%的学生表示非常认同。“非常不认同”和“不认同”占的比例非常小，加起来不超过8%，“认同”和“非常认同”加起来超过了50%，相比之下，学生的认同度还是很高的，这说明科技学院的教师结构和学历层次符合评估要求，但还需进一步调整以更加完善。

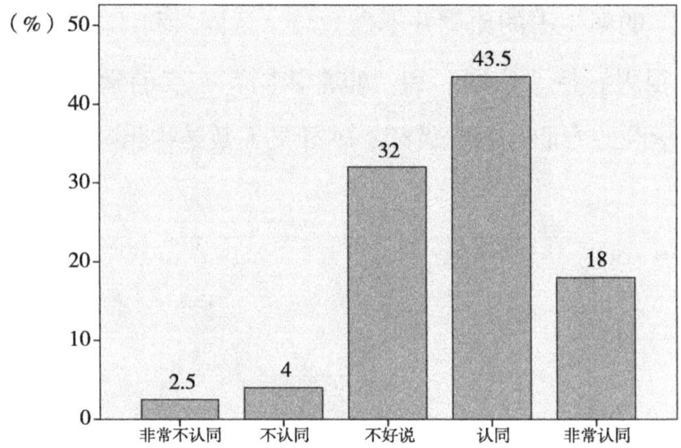

图10　教职工的聘任和解聘根据国家相关规定执行的认同度

对于教师聘任和解聘根据国家相关规定执行的认同度，图10显示，2.5%的学生表示非常不认同，4%的学生不认同，32%的学生表示不好说，43.5%的学生表示认同，18%的学生表示非常认同。把数据进行对比，“认同”占的比例最大，“非常不认同”和“不认同”加起来不超过7%，“认同”和“非常认同”的比例加起来超过60%，大大地超过“不认同”和“非常不认同”的学生。说明大部分学生认同科技学院关于教职工的聘任和解聘是按照国家的规定来执行的。

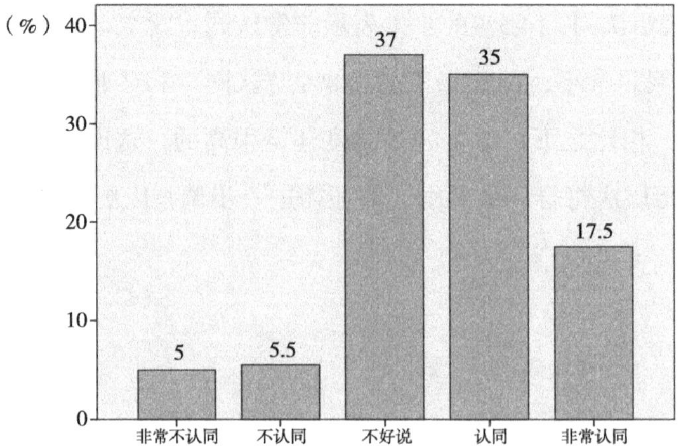

图11　建立教师培训制度，培训效果良好的认同度

对于建立教师培训制度，培训效果良好的认同度，图11显示，5%的学生表示非常不认同，5.5%的学生不认同，37%的学生表示不好说，35%的学生表示认同，17.5%的学生表示非常认同。把数据进行对比，“不好说”占的比例最大，其实大部分学生只是关心与自己生活、学习相关的问题，至于教师培训不培训似乎与自己无关。而“非常不认同”和“不认同”的比例很小，加起来只有10.5%，“认同”和“非常认同”的比例加起来超过50%，大大超过“不认同”和“非常不认同”的学生。这说明科技学院对于教师培训还是较为关注，得到学生认同的。

从调查的情况来看，科技学院的师资队伍建设基本达到教育厅的评估指标，但是科技学院的领导表示：“很想拥有一支自己独立的师资队伍，至少250人的专业教师队伍才能支撑起这个学院的正常教学。兼职教师非常有限，要在他自己本校课程完成的课余时间才能给我们的学生上课。所以，我们的上课时间要根据兼职教师的时间来调整。如果拥有自己的独立师资队伍的话，在教学方面就有绝对保障，就时间上而言，不会让学生晚上甚至周末都在上课。现在教育厅给我们发了独立办学许可证和法律资格，它在我们省内相当于是一种‘地方粮票’，真正的走向独立我们学院还有一段路程。”[①] 在师资方面，科技学院自己的教师无法满足学院发展的需求，主要是靠兼职教师来支撑，这些教师主要是校本部、师大、财大聘过来的，满足自己学校排课后才能来科技学院兼职，因此，科技学院排课、授课时间十分不稳定，晚上上课、周末上课是一种常态，独立学院改革必须建立一支自己的师资力量才能使学院发展得越来越好。

（二）科研

贵州大学科技学院还非常重视科研人才的培养，近年来也为此作出了

① 访谈对象：某分管院长；访谈人：吴文君、遵世凯；地点：贵州大学科技学院（小关校区）；时间：2016年4月。

努力，大力加强科研培训，“每年学院分管科研的副院长都会组织贵州大学本部的教师在科研方面申报课题，并且请申报成功率非常高的那些教授专门来给教师进行培训，可以具体到教他们怎么填表格成功率才高，所以科研问题上学院是非常重视的。”① 2009年7月6日邀请了贵州大学人文社科处副处长杨仁厚教授、贵州大学马列部杜凯教授来学院举办了科研培训讲座，2010年5月10日邀请了贵州大学经济学院院长王秀峰教授、人文社科处处长洪名勇教授、人文社科处副处长杨仁厚教授来学院举办科研培训讲座，并提供相关科研项目申报的咨询服务。同时，学院及时向教师通报各种科研文件和信息，积极组织和动员教师申报各级各类科研项目，多方面多渠道地为教师从事科研创造条件、搭建平台、提供机会。2009年，学院科研项目申报工作取得了可喜成绩，共有17项科研课题获得立项。其中，省社科基金青年项目2项，教育厅人文社会科学青年项目2项，教育厅辅导员项目1项。2010年，学院又有2名青年教师申报的教育部人文社会科学青年项目获得立项。需要特别强调的是，这是科技学院教师第一次成功申报省社科基金青年项目、教育厅人文社会科学青年项目、教育厅辅导员项目和教育部人文社会科学青年项目，实现了省部级科研项目申报零的突破。由于教育科研工作突出，2010年7月，贵州大学科技学院荣获“全国‘十一五’教育科研先进集体”和“全国先进独立学院”荣誉称号。

对科研人才的培养多年来取得可喜的成果，学院关于科研制定了自己的配套方案：“而我们的科研占了绝对优势，因为学院有几个教师拿国家级课题，奖励是比较丰足的。像今年学院有两个教师拿到了贵州省社科课题三等奖的成果，除了母体学校给他们奖励，学院给他们每人奖励了一万元。原来我们还没有取得独立办学资格的时候，我们学校的教师拿到的奖

① 访谈对象：某分管院长；访谈人：吴文君、遵世凯；地点：贵州大学科技学院（小关校区）；时间：2016年4月。

励是国家级的，而本部是参照贵州省的一个奖励机制来进行匹配的，但资金是由学院出的，相当于如果一个教师拿了30万，那么政府会拨款9—10万，母体学校拿一部分，学院再拿一部分，这是按照省里的奖励机制来进行匹配的，从学院整个科研奖励机制的匹配来看，如果有教师做了省里面或学院里面的课题，甚至发表了一些论文，学院会根据发表论文的等级匹配一定的稿费、奖励之类的，因为我们学院的年轻教师比较多，所以会鼓励他们申报一些课题研究，每一次我们政治学习分管教学的院长都在大会上说一些课题，希望有更多的教师申报。”① 显而易见，科技学院是非常重视科研的，不仅组织培训，还以奖励的方式鼓励教师们做科研，发表文章还匹配一定的稿费，在独立学院中如此重视科研也是少见的。

（三）招生、就业

招生工作一直是高校发展的重要一环，是关系到独立学院建设和发展因素的关键和生命线。贵州大学科技学院也一直在这方面付出诸多的努力，这方面也是衡量学校发展的一个重要指标。

1. 招生

（1）依法招生

那么科技学院是否按照教育厅和国家相关的规定来招生呢？

---

① 访谈对象：某分管院长；访谈人：吴文君、遵世凯；地点：贵州大学科技学院（小关校区）；时间：2016年4月。

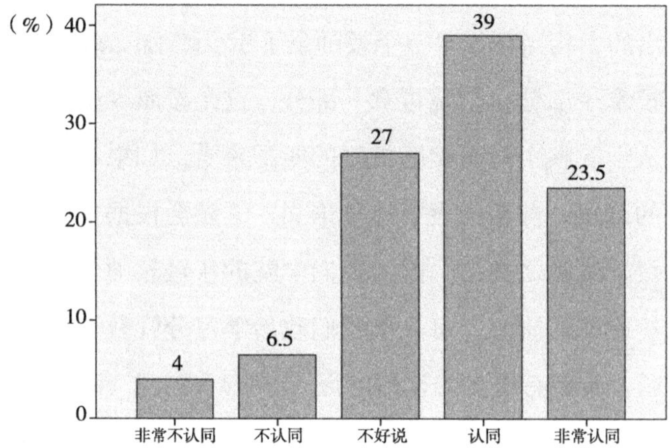

图12　学校合法、统一组织招生工作的认同度

问卷调查统计，图12表示的是学校合法、统一组织招生工作，没有委托中介机构、中介人员代为招生的情况，39%的学生表示认同，23.5%的学生表示非常认同，27%的学生表示不好说，持一种沉默的态度，对情况也根本不了解，4%的学生表示非常不认同，6.5%表示不认同，“不认同”和“非常不认同”占的比例非常小，只有极个别的学生在招生方面表示不满意。

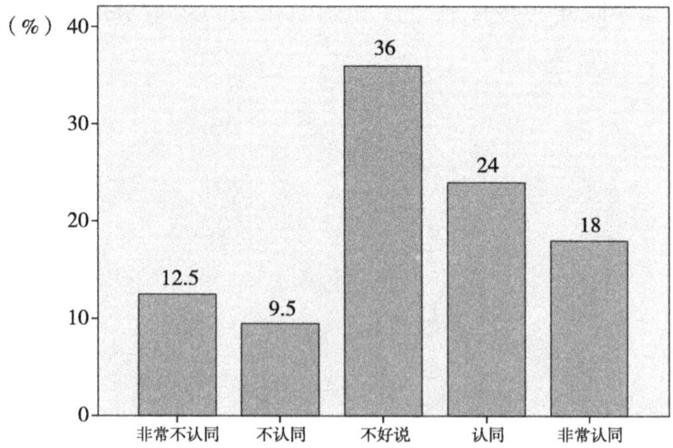

图13　招生简章和广告真实、合法的认同度

图13显示的是学生对学院招生简章和广告真实、合法的认同态度，12.5%的学生表示非常不认同，9.5%的学生表示不认同，36%的学生表示不好说，24%的学生表示认同，18%的学生表示非常认同。从总体上来看，表示“不好说”的比例最高，其实这一部分学生不了解也不关心招生的事，“认同”和“非常认同”的比例仍然比“不认同”和“非常不认同”的比例高很多。

从以上两项指标问卷调查的结果来看，科技学院招生活动合法有序，符合上级有关文件规定。学院统一组织招生工作，没有委托任何中介人员，在校学生没有参与招生。

（2）2015年招生的情况

2015年，科技学院本科招生专业为23个，招生总人数为1662人，主要以面向贵州省内招生为主，生源较稳定，第一志愿录取率高。由于近年来学院的办学实力逐年增强，社会认可度高，在四川、湖北、浙江、福建、江西等多个省份都有稳定生源，学院办学影响也不断地扩大。

（3）招生的举措

招生往往是根据就业率的高低决定的，特别是独立学院，其办学主要是培养应用型人才，招生专业和人数根据市场的需求变化而变化。“招生专业这部分我们是完全按照市场的反馈来进行的，以前我们有些专业有更多的方向，比如英语有外事管理、外事翻译，但市场运行不好。像今年报名学生不多的话，明年我们就会调整，这是很灵活的。甚至像舞蹈、音乐、表演这些专业是非常好招生的。每年艺考生也是贵州省的一大难题，考生非常多但是招收的学校少，就独立学院这块实事求是地说，除了空乘专业以外，对艺术类的学生设置的条件都很少。因为艺术类的招生投资非常大，省内独立学院艺术类学生每年一万二，一本的艺术生学费都将近一万了，所以独立学院招艺术类学生成本是非常高的，完全是赔本。以往我们为了保专业每隔三年招一次。不过这两年学院的领导意见达成一致，为了保持校园必要的艺术氛围以及学生专业的传承，让高年级学生带低年级学生，所以这两年我们一直坚持在招。总的来说，专业上我们每年会进行合理的调整，比如工程管理和食品科学是根据市场的需求在前年增设的。而有些专业觉得不好的，也会进行调整，比如像民航机务维修专业，它隶属于通信工程下的专业方向，从2012年开始招，它涉及实践基地的问题，所以学生也苦恼实践基地不好联系。可以说民航机务维修这个专业不可能靠大学四年完成的，学生前两年学习理论知识，后两年靠实践，但基于实践基地不好找，所以这两年就没招了。”[①] 因此，科技学院的招生基本是按照市场发展的需求和学校自己的发展需要情况来决定的。“我们学院从最早的18个专业增加到现在的24个专业，总共有30多个就业方向，从整个的招生情况来看，每年在制定的招生计划上，我们会把过去三年的招生计划做一个比较，从计划数、报道数、录取数，包括省份、考分等方面，我们可以看到生源质量的变化和各个专业的需求程度。目前来说，我们招生的专业每年都有调整，在招生和就业上基本都是一个正态的发展，但是有一部分专业目前存在就业困难的困境，学院也不断从就业和人才培养方面进行调整，包括教学大纲和教学计划上的调整，像新闻专业以前是比较热门的，一个班有100多人，可发展到现在一个班只有20—30人，就目前的就业情况来看，我们学院的就业情况是很不错的，可以达到99.9%。”[②] 这也说明独立学院招生的灵活性，而且其招生计划根据就业形势的变化每年都有调整，力求招生和就业成正态发展。

① 访谈对象：某分管院长；访谈人：吴文君、遵世凯；地点：贵州大学科技学院（小关校区）；时间：2016年4月。

② 访谈对象：某分管院长；访谈人：吴文君、遵世凯；地点：贵州大学科技学院（小关校区）；时间：2016年4月。

2. 就业

科技学院坚持毕业生就业工作“一把手工程”，高度重视毕业生就业工作，搭建了就业信息平台、就业能力培训平台、创业培训与服务平台和校友跟踪服务平台，就业指导效果较好。近年来，在全国就业压力普遍增大的宏观环境下，校企关系依旧良好，学院毕业生社会需求持续稳定地增长，体现出较强的竞争力，学生就业渠道通畅，年终就业率较高。2015年，应届毕业生的年终就业率达93.52%。毕业生实践能力较强、适应面较广、综合素质高，深受用人单位好评，得到社会认可。

表4　科技学院近几年的就业情况

年度	毕业人数	就业人数	就业率
2013	1633	1487	91.06%
2014	1870	1805	96.52%
2015	1745	1632	93.52%

（四）强化学风建设、打造特色校园文化

1. 强化学风建设

科技学院坚持“以学生为本”，树立良好学风。学院针对学生特点，有的放矢地开展工作，形成了“多激励、多帮助、多活动、多发展、多实践、严管理”的学风建设主导原则，并在全院推广实施，有力地促进了学风建设。一是多激励机制引导学风。“多激励”就是多表扬、多评优、多表彰，立足于学生自信心的增强。2015年有1688人次获“三好学生”“优秀学生干部”“文体积极分子”“优秀毕业生”等称号；有40人次获省级以上科技创新奖励；有648人次获“十类十佳大学生”“优秀共青团员”“优秀共青团干”“社会实践先进个人”等称号；为724人次发放奖学金67.15

万元，为90人次发放46万各类补助金，1163人次获国家奖学金、助学金171.5万元，为2082人次办理1493.82万元的生源地贷款。二是以学习指导促进学风。通过建立学生学业指导体系，帮助学生解决学习、成长、生活中遇到的各种困难，立足于学生的成长、成才。三是以优秀典型树立学风。通过多培养、多发展学生入党积极分子和学生党员，以学生党员先进性促学风建设。四是以严格管理规范学风。学院依据学生生源情况和特点，对学生严格要求，立足学生良好学校生活习惯的养成。五是以二课堂和隐性课程培育学风。通过多活动、多实施，提高学生综合素质，培养学生优良学风。同时加强考风考纪教育，严肃考纪，做到考风优良。

表5　2015年度学生获表彰情况统计

项目名称	省级	院级
三好学生（人次）	17	438
优秀学生干部（人次）	6	134
文体积极分子（人次）	0	129
优秀毕业生（人次）	53	0
先进集体（个）	1	8
合计	77	709

表6　2015年度学生获奖励情况统计

项目名称	获国家级奖励（人次）			获省级奖励（人次）		获院级奖励（人次）		
	飞思卡尔	社会实践	沙盘模拟	沙盘模拟	广告艺术大赛	优秀团干	优秀团员	先进个人
2015年	6	20	5	5	2	94	192	63

2. 打造特色校园文化

学院实施素质教育，依托各级各类学生组织，大力开展主题新颖、形式多样的校园科技、文化、体育活动，努力建设健康高雅的校园文化，着力提升大学生的综合素质。学院课外科技文化体育活动丰富多彩，学生参与人数多，受益面广，对培养广大学生的兴趣、科学素养和人文精神起到了很好的促进作用。2015年，学院开展以“多彩小关·活力科院”为主题的校园文化活动，其中，“运动篇”有“3v3”篮球赛、趣味运动会，太极拳比赛、定向越野大赛等体育活动，“爱心篇”有爱心捐活动、“温馨结对·智力助学”活动和义务献血周活动，“社团篇”有社团文化月及闭幕式晚会、社团管理经验交流会和社团管理知识竞赛，“文艺篇”有毕业生晚会、拓荒者志愿服务队成立两周年文艺晚会、纪念五四运动《红色恋人》话剧表演、合唱比赛和“夏梦静湖”文化月活动，“特色篇”有书法、绘画、摄影大赛、视频制作大赛、市场营销大赛、模拟法庭审判大赛和“井冈情·中国梦”暑假社会实践活动。

（五）教学

贵州大学科技学院是贵州大学改革的重要部分，在教育方面深化教学内容改革、努力探究新的机制，谋求一条符合社会发展的道路，把自己的实力不断增强，创办一个具有一定办学规模，具有较高水平的独立学院。在教学上着重强调教学建设和教学管理，这是一个独立学院改革的重中之重。

1. 教学设备

（1）仪器设备

科技学院现有54间多媒体教室，建有模拟银行实验室、金融综合实验室、酒店仿真实验室、ERP实验室、模拟法庭、模拟机舱、新闻实验室、播音实验室、艺术专业编导排练厅、基础训练厅、物联网实验室、计算机软硬件实验室、单片机实验室、通信综合实训室等22个各级实验室。2015年学院进一步改善实验教学条件，增加了工程管理基础实验、移动通信实践基地，补充了单片机实验室的设备，同时模拟电子钢琴实验室、传感器实验室等正在筹建中。科技学院现有800台以上教学仪器设备，总值2946万元，生均教学仪器设备4000余元。

表7　2015年度学院教学仪器设备统计

年度	在校生数（人）	教学仪器设备值		新增教学仪器设备值	
		总值（万元）	生均值（元）	新增值（万）	所占比例（%）
2015	7105	2946	4146	80	2.72

（2）图书和信息资源

科技学院图书馆现有纸质文献20.38万册，电子图书201万册，中外文期刊500余种（含纸质期刊和电子期刊），生均纸质图书28.68册。学院图书馆设有采编室、流通部、电子阅览室和期刊阅览室，每年根据学生规模购置一定数量的新书，设有供学生阅读的座位。图书馆采用“全开放、大流通”的管理模式，学院对这方面的管理模式上也做出了新的调整，每周开放时间达90小时，除法定节假日和寒暑假外，全周七天全部开放。同时，通过与贵州大学图书馆资源共享，极大地扩充和丰富了科技学院的各类图书资源。

2. 教学管理

科技学院建立健全教学管理制度并严格执行。为进一步加强对师生的宣传和管理，严明纪律，同时适应新形势下社会发展的需要，学院结合国家和教育部教学的重要文件，分别于2011年、2012年、2015年修订了教学管理系列，涵盖教务管理、实践教学、教学质量控制等方面的内容。同时，在教学管理各项教学制度上严格管理。

专业教学计划大纲科学规范，执行情况良好。深入贯彻落实《教育部关于全面提高高等教育质量若干意见》（国办发〔2015〕36号）等文件精神，学院制定了2015级学生启用的《贵州大学科技学院本科专业人才培养方案》。培养方案遵循高等教育的基本规律，坚持以能力和职业发展为导向，按照“通识教育与专业教育相统一、学术教育与技术相统一、学历教育与资格相统一、美德教育与创新教育相统一”的原则，全面推进素质教育和创新创业教育，注意课程体系的整体优化，不断完善和规范教学计划及课程教学大纲，并要求所有教学环节按其严格执行。

学院在每学期的期初和期中都要开展教学检查。检查内容包括教学运行状态和教学管理工作。即培养方案执行情况等，同时教务部在全院所有学生中开展了网上评教活动。借助教学检查、教学评价和日常教学质量保障体系，不断发现、查找教学过程中的问题，采取有效措施及时解决问题，确保教学秩序良好运行，逐步提高教学质量。

学院教师执教认真，积极开展教学研究，教风良好。2015年网上评教调查结果显示，在301名参评教师中，综合得分超过90者占97.67%。大多数学生认为授课教师理论水平高，实践能力强，教学态度严谨认真，教学手段和教学方法先进适当，教学效果较好。

（六）党团组织建设

1. 组织机构

科技学院党委下设5个党总支、6个教工党支部和22个学生党支部。学院把党务工作作为一项经常性的重要工作来抓，确保发展党员质量，2015年共发展党员340名。为扎实有效推进学生党建工作，对党员发展过程监控，学院制定了《共青团贵州大学科技学院委员会推荐优秀团员作为党的发展对象工作实施细则》《关于进一步加强学生党员发展和教育管理服务工作的实施意见》《发展党员工作预审制度》《发展党员公示制度》《关于进一步做好预备党员教育考察和转正工作的通知》等制度来规范党员发展工作。每个预备党员必须参加先锋“六个一”活动，并由党支部根据学生参加活动的情况填写《党建主题实践活动学生党员认证书》。科技学院以党建主题实践活动为载体，加强学生党员教育管理服务工作，提高学生党员综合素质。毕业生党员组织关系转接工作严格按照《党员组织关系转移工作手册》要求执行。

2015年学院以党建项目立项方式推进学院党建工作开展，通过党总支、党支部申报，学院评审等程序，批准立项6项，年底各项目组以书面形式作结题报告。2015年学院党委获中共贵州省委党的建设工作领导小组命名的省机关、企事业单位党建工作先进党组织（党委）称号。此外，2015年学院领导、相关职能部门负责人、党总支书记、党支部书记等21人参加了党务工作者培训学习。学院党委发挥了政治核心作用。

学院共青团组织机构和队伍健全，下设办公室、组织部、宣传部等3个职能部室，辖4个团总支和152个班级团支部，指导院学生会、学生艺术团、“校园之声”广播站、学生记者团、学生社团联合会、学生军乐团、“春之声”学生合唱团、青年志愿者协会等11个学生组织。学院现有团员5686人，团员人数占学生人数的80%。2015年，学院团委开展了思想道德教育引导工作、科技学术创新工作、校园文化建设工作、素质拓展工作、社会实践和青年志愿者工作等五个方面的工作，成效显著。

学院建立以教师为主体的教职工代表大会制度，年终院长代表理事会向全体教职工作工作报告并通报重大事项。同时，建立工会组织，广泛征求教职工的意见和建议，保障教职工参与民主管理和监督的权利，措施得力。

2. 思想政治工作

学院以社会主义核心价值体系教育为主线，全面加强学生思想政治教育工作，开设“大学生思想道德修养与法律基础”课程，开展入学教育、军训教育、时政政策教育、心理健康教育和毕业生教育等主题教育活动，引导学生明确学习目的，端正学习态度，增强成才意识，树立正确的世界观、人生观和价值观。2015年，在新生中全面开设思想政治教育专题课程及讲座120余学时，并将时事政策教育纳入教学大纲，对学生进行实绩考核。

学生思想政治工作组织落实，有专人负责，有年度计划和具体措施，内容、形式符合学生特点，效果良好。学院建立“院学生工作部→教学部党支部→辅导员”逐级管理模式，通过召开学生工作例会/学生学籍与违纪处理会议以及各类专题会议，在规范管理的同时，提高工作效率，提升工作质量。

学院现有学生7105人，专职辅导员36人，师生比例为1∶197，专职辅导员和班主任“辅学生成长、导学生成才、圆学生梦想”，在思想政治工作中发挥了良好作用。2015年底，开展了辅导员年度考核，通过部门工作知识问答、个人述职考核等环节，以比促进，以评促建，不断加强和促进辅导员能力建设。同时，组织辅导员外出培训、考察，拓宽视野，增长见识。2015年，20余名辅导员参加国家行政学院的辅导员相关培训并取得合格证书，先后派出5名辅导员参加各级各类培训。此外，部分辅导员入住学生公寓，以校为家，做好学生的教育、管理服务工作，随时了解学生的到课情况、上课表现、思想动态和生活困难情况，是学生健康成长的指导者和引路人。

三、存在的问题

近年来教育模式的转变，由原来的精英教育转向大众化教育，满足了社会人才的需要，独立学院在这样的转变中得以产生和发展，这也是我国当下高等教育取得的一大成果。

尽管独立学院的兴起和发展对我国教育大众化进程做出巨大的贡献，但任何事物的发展过程中总会有不尽如人意的地方，我国的独立学院在探索发展的过程中也遇到了不少问题和困难，贵州大学科技学院同样也存在许多的问题。

（一）贫困生问题

1. 独立学院贫困生资助政策不合理，资助力度小

在资助的过程中，独立学院没有享受到较好的待遇程度，比公办学校享受的待遇差很多。银行对此也有偏见，对独立学院不信任，不愿意提供贷款，所给的贷款力度也较小，即使发放贷款也不能覆盖学费。比如，贵州省独立学院学费是12000—15000元，学生能从银行贷款仅6000—8000元，依然不够交学费，再加上住宿费及其他的学杂费，这依然解决不了学生的困难问题。而且国家奖学金、省级奖学金也多偏重于公办学校，独立学院能够覆盖的面很窄。

2. 贫困生资格认定不科学

贫困生资格认定，在当前没有一个较为完善的机制，没有全面的了解学生的情况，也没有一个合理的体系。“评助学金的流程是要先交学校的表，然后教村里或县里出示的贫困证明，再由学校或其他机构审查，对贫困生的资格审查工作做得还是比较到位的，在贫困补助方面都是公开的。”①

（二）师资问题

无论是国内还是国外，高校教育都注重教师人才的培养，发展内涵、提高教育质量是高校转型的一个重要指标，教学质量是决定独立学院发展和转型的首要因素。加强师资队伍建设，提高教学质量是独立学院转型的

① 访谈对象：科技学院某学生；访谈人：李雪南、龚翔；地点：贵州大学科技学院（小关校区）；时间：2016年4月。

第一步，而科技学院教师队伍建设也存在许多的问题。

科技学院师资队伍主要由三部分构成：母体学校兼职教师、外聘兼职教师和自有教师。科技学院除了管理基层科级干部及以上都是母体学校派任之外，师资队伍大部分是从母体学校兼聘的教师，不受科技学院的人事监管。通常情况下，对于他们的教学及管理质量难以评估；而科技学院聘用的全职教师教师大部分是刚毕业的教师，在教学水平上有待提高；另外，退休返聘的全职教师年龄过大，没有足够的精力投入教学之中。在师资方面，独立学院缺乏自己的一支队伍。学院领导表明："我们学院很想拥有一支自己独立的师资队伍，至少250人的专业教师队伍才能支撑起这个学院的基本正常教学。因为兼职教师非常有限，他们要在自己本学校课程完成的情况下才能给我们的学生上课。所以我们学生上课的时间有时候是非常灵活的，要根据兼职教师的上课时间来调整，每次都是等一本的学生排完课了，剩下的时间才能安排给我们的学生上课。如果拥有自己的独立师资队伍的话，在教学方面绝对保障，就时间上而言不会出现学生晚上甚至周末都在上课的情况。"①

2. 学校对新教师缺乏培养拔高意识

新进教师较多，经验欠缺，而独立学院注重经营的最大利益，在实际运营中，一定程度上忽略了教师的个人发展空间，很少有培训的机会和进修的机会。

（三）科研问题

1. 科研意识淡薄，没有设立科研部门

科技学院没有成立独立的科研部门，缺少科研的管理机制，科研认识比较淡薄。科技学院和大多数独立学院的教师认识一样，认为独立学院和普通

---

① 访谈对象：科技学院某学生；访谈人：李雪南、龚翔；地点：贵州大学科技学院（小关校区）；时间：2016年4月。

高校不一样，它只注重人才培养，科研意识较为淡薄，对科研没有硬性要求。

2. 独立学院申报受到限制，渠道狭窄

有些课题独立学院不能单独申报，必须由母体学校申报，受限制较严重。另外独立学院基本都是刚毕业的学生，绝大部分为硕士毕业生或讲师职称，国家课题受到限制，申报省级的也非常有限。

3. 科研能力较薄弱

科技学院自有的专职教师普遍是年轻教师，有科研经验的教师较少，年轻教师缺乏独立承担科研的能力。

（四）人才培养模式

贵州大学科技学院经过十多年的办学历程，在新的办学机制和模式逐步建立的同时，对人才培养模式也进行了积极的探索和实践。科技学院前几年提出了“1+N”的人才培养模式，“1”是一个本科文凭、一个专业学位，“N”就是所学专业的各种资格证书，比如会计就要拿会计从业资格证，注册会计师证；法学的就要拿A、B、C等级证书。另外就是隐形课程，一个是班级沙龙，由辅导员和班主任带领学生一起去做，可以是专业方面，可以是人文基础知识方面的，也可以是心理知识，人身安全保护等方面的。这是科技学院近年来探索出来的人才培养模式，在这方面也取得不错的成效，但其人才培养模式，是模仿四川外语学院成都学院“1 + N”人才培养模式，即：“一个文凭+多个证书”。这是一个富有时代特征的人才培养模式，要因校适宜，应从培养目标、培养规格以及培养过程等方面进行创新。

（五）办学条件问题

贵州大学科技学院经过十多年的办学历程，学院的办学条件趋于成熟，但也存在许多的问题，在调查的过程中发现很多问题，学生反映：“学校教学仪器设备不是很好，大多都是老化的，尤其是教室的多媒体计算机，有时上课都成问题，其实我们交很多的学费都是为一本交的，费用都投入到一本学校的建设中了，而三本学习的设施都是比较落后的；图书馆的面积很小，不能满足学生的需求，图书馆馆藏数量也不是很多，基本上可以说它不是一个好的学习环境。”

四、对策和建议

（一）贫困生问题解决对策

1. 加大财政投入，做好贫困生资助制度建设

对于贫困生问题，各地的政府特别是省级政府要有正确的资助观念，以平等的态度对待独立学院。按照国务院〔2007〕13号文件规定：“进一步建立健全贫困生资助政策体系，加大对独立学院贫困生的资助投入，实现与公办高校贫困生同等的资助水平，切实提高资助水平。”[2]独立学院应完善贫困生资助制度：一是在资助方面要有贫困生监督的制度；二是在贷款和还款方面要进行优化和升级；三是在信用方面要建立合理的制度。

2. 规范具体资助工作，建立科学的贫困生认定模式

科学地认定贫困生资助工作，与当地政府教育厅相联系，完全按照精准扶贫来执行，做到该得到资助的同学得到资助，让学生能够完成学业，安心求学。

3. 充分吸收社会资金，补充现有的资助体系

独立学院贫困生问题是社会值得关注的问题，从政府或社会通过多渠道实现大学生资助，多领域发动资源，以及与就业相关的一些资助，保障学生顺利完成学业。

（二）师资问题解决对策

1. 完善优秀教师引进机制，提高师资队伍的整体质量

高质量的教师团队是独立学院快速成长的重要方面，是教学质量、教

学内涵提高的主要动力，也是自身特色办学的重点，在这一方面亟待进一步加强，引进高端人才，培养一批高素质、高业务水平的教师队伍，拥有独立学院自己的师资队伍。

2. 坚持使用与培养相结合，实现师资队伍的可持续发展

独立学院在人才应用上发挥得很好，但流动性非常强，要确保教师的质量和人员的固定必须创建良好的竞争模式，培养出有实干精神的年轻教师团队。

（三）科研问题解决对策

1. 转变思维，更新高校科研管理理念

营造学术氛围，对科研设立奖励机制，对优秀的科研者进行一定的奖励，有科研成果的科研者带动新的科研成员，为科研创造良好环境。

2. 凝练特色，扩大申报课题的渠道

扩大科研渠道，将本部资源内化共同分享，邀请母体学校资深优秀科研者担任导师，鼓励年轻教师参加学习与培训，抓住重点发挥优势。

3. 加强科学研究队伍和管理队伍建设

科研人才进一步加强学习，“以老带新”促使青年人快速成长；管理阶层多多对外交流，引进项目，加强合作和对外交流，提高教师的科研能力和科研水平。

（四）人才培养模式解决对策

人才培养是独立学院发展的一个重要环节，关系到学生的就业和学校未来的发展，对于科技学院人才培养模式所存在的问题应有相应的解决办法：

1. 确立新的培养目标

独立学院人才培养目标的创新，是构建人才培养模式创新要解决的首要问题。对此，要做到准确定位，务求特色。具体地讲，就是独立学院要

认真分析本科人才需求市场，紧密结合独立学院的办学特点，对人才培养目标进行准确定位，形成特色目标。人才培养模式要适应当前时代的发展，例如城镇化、工业化人才的需要。当前就业市场的状态，一是大量的本科毕业生求职无门，二是社会需要的高级应用型专门人才匮乏。所以在培养目标上应有所创新，改变传统的方式。

2. 培养规格创新

独立学院根据自己自身的特点和区域经济的发展，培养出社会需要的人才，制定人才培养计划，不能过多地依赖母体学校，更不能照抄照搬，要确定目标培养出自己的人才。

（五）办学条件解决对策

办学条件是学校办学的基本条件，也是最主要的条件，直接影响到学校的发展水平，因此解决办学条件存在的问题是科技学院的当务之急。

首先，改善好教学基础设施。比如更新多媒体设备和教学仪器设备，增加图书馆的藏书数量以及改善图书馆内的设施条件。

其次，改善学生的生活条件。比如住宿条件，食堂条件，满足学生的生活需要。

最后，提高安全措施，建立安全机制，促进保安管理人员年轻化，保证学生的财、物、人身安全。

参考文献

[1] 教育部.关于规范并加强普通高校以新的机制和模式试办独立学院的管理的若干意见（教发〔2003〕8号）[Z].北京：教育部，2003-7-7.

[2] 国务院：关于建立健全普通本科高校、高等职业学校和中等职业学校家庭经济困难学生资助政策体系的意见（国发〔2007〕13号）[Z].北京：国务院，2007-05-13.

新形势下贵州大学明德学院改革发展研究*

一、明德学院概况

贵州大学明德学院成立于2001年6月，是国家教育部首批确认的国家“211工程”重点全日制综合性本科独立学院。2013年9月，贵州大学联合江西泰豪集团有限公司签订了办学协议，共同创办了贵州大学明德学院。明德学院是贵州大学和社会力量合作创建的，是按照新机制和新模式创办的高等院校。在2016年独立学院最新的排名中，贵州大学明德学院在全国排第139位，在贵州省独立学院中排名第2位。在组织设置方面，贵州大学明德学院设有综合办公室、组织人事科、教务科、招生就业科、学生科、学生党总支、团委、资产管理科、财务科、保卫科、总务科、培训部、图书馆、实践教学科和现代教育中心15个机构，并设有计信系、化工系、机电系、经济系、管理系、土木系和数传系七大系别（详见图1）和一个基础部，基础部主要以英语为主。学院以“明理厚德，笃学诚行”的校训培养学生。贵州大学明德学院现任领导有（年份2016）：党委书记徐建平、院长吴天祥、党委副书记尹小莉、副书记金明辉、副院长赵家君、副院长王翰建等。

---

* 写作年份2017年。

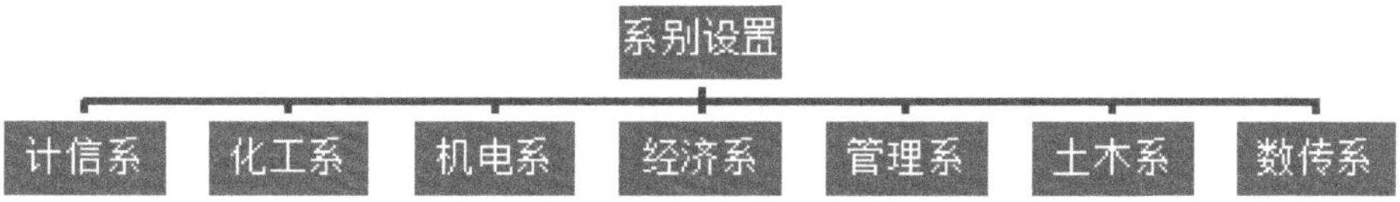

图1　贵州大学明德学院系别设置

贵州大学明德学院作为一所独立学院，具有以下基本特征：第一，学院属于民营办学的性质，采取民营机制办学，它采用“高校＋地方政府＋企业”的办学模式。明德学院成立了董事会，实行董事会领导下的院长负责制，并且按照民营机制独立进行学院的建设与学院发展，对财务管理拥有自主权。第二，明德学院依托于母体学校贵州大学的师资力量、图书馆等优厚资源办学。同时，明德学院与贵州大学又相互独立，即明德学院独立进行招生、独立颁发学位证书，并且独立承担法律责任。

二、办学思想

办学思想是指大学校长和全体教师根据大学的办学规律，并结合本学校的实际情况，经过一系列的办学实践所形成的具有价值追求和办学主张的思想，办学思想直接关系着大学的兴衰。

贵州大学明德学院提出了以“文化引领、责任以行、育人为本”为办学理念、以师资队伍建设为核心、以学科建设和专业建设为龙头、以科学管理为基础、以价值提升为目标的办学思路，在近几年不断深化教学改革、创新管理模式、强化质量与特色、优化管理与服务。经过多年的实践与探索，最终形成了以工科专业为主，经济、管理、文学等多学科协调发展的学科专业体系，为贵州经济的建设和发展、为国家培养了大量优秀人才。

明德学院的性质为综合性大学，学院设置了多种学科，涉及机电、计算机、经济等各个领域。随着市场竞争的日趋激烈，品牌成为衡量大学社会地位和综合实力的重要标准，而明德学院在发展的过程中也逐渐获得了社会认可。办学思想可以说是一种无形资产，是学校在实践中长时间积累与沉淀的结果，更是提高大学核心竞争力的关键因素之一。

三、培养模式

明德学院的教学大纲和培养方案是在母体学校即贵州大学的指导下制定的。同时，明德学院在审视和确定自己的培养模式时，对学校的定位与发展也做出了准确的定位。通过考察明德学院的培养模式并根据官方资料与信息，制成以下图表（详见表1）。

（一）培养目标

在学校的组织机构中，培养目标是教育目的的具体表现形式。它是由社会需求决定的，随着受教育对象所处的社会环境的变化而变化。为了满足不同行业的人才需求和不同社会层次的学习需求，每个学校的培养目标都各不相同。为了培养人才，明德学院制定了自己特定的培养目标。以最能体现培养目标特色的财务管理和会计学专业为例，来比较贵州大学明德学院与贵州大学培养目标的异同。

表 1　贵州大学明德学院与贵州大学培养目标的比较

专业＼学校	贵州大学明德学院	贵州大学
财务管理	培养德、智、体、美全面发展，基础扎实、知识面宽、综合素质高，富有创新意识和开拓精神，具备管理、经济、法律和理财、金融等方面的知识和能力的高级应用型专门人才	培养基础理论扎实、知识面广、适应能力强的现代财经类复合型人才。要求学生系统、全面、扎实地掌握财政税收理论与实务，掌握能从事财政管理、税收征管、税务代理、财政税务咨询等方面工作的专业知识，初步建立以专业为核心，以现代财经类相关知识为辅助的较完善的知识体系
会计学	培养德、智、体、美全面发展，基础理论扎实、知识面广、业务能力强、综合素质高、有创新意识和开拓精神，具备经济学、管理学与法律等方面的知识和能力，能够系统掌握会计、投资理财专业相关的基本理论知识和基本方法，掌握会计核算、财务管理、投资理财、审计等相关岗位的基本操作流程和基本技能的高级应用型专门人才	培养具备管理、经济、法律和会计学等方面的知识和能力，能在企、事业单位及政府部门从事会计实务以及教学、科研方面工作的工商管理学科高级专门人才

从表1培养目标的比较中可以看出，明德学院强调学生成为高级应用型专门人才，相比于母体学校的高级专门人才而言，其更加注重学生的实践能力，这一点与母体学校有着明显的区别，同时也减少了与母体学校贵州大学的同质竞争。综上所述，明德学院没有完全照搬母体大学贵州大学的培养目标，而是实事求是地根据自身的特点和社会需求，制定自己的培养目标与计划，这也说明了明德学院在具体的人才培养中具有精准的目标定位，提升了人才培养质量。

（二）培养途径

培养途径可以认为是一种载体，一种工具，它是在人才培养过程中所借助的载体。在教学活动中，培养途径可以分为两大类，即教学和实践。这两种途径对人才的培养缺一不可，二者相互影响，相互制约。首先，教学主要是指课堂授课、演讲报告等，而实践则主要强调社团活动、社会实践、调研等。

明德学院采取“专才”式的教育模式，重点培养学生对某一学科的实践技能，这种培养目标更加侧重于应用层面，特别注重学生的社会实践能力。首先，明德学院对人才培养目标已经做了准确的定位，但是在课程设置和教学方法上，却脱离了培养目标。这主要表现在学院设置繁多的专业理论课程，缺乏相应的社会实践课程，在课程设置上，明德学院基本上沿用母体学校贵州大学的方案，并没有面向社会需求来开设专业课程，其课程体系缺少一定的灵活性；其次，明德学院作为独立的三本院校，自建校以来便盲目扩大招生，一味地降低省控线，一定程度上忽视了学院自身的办学承受能力。同时，明德学院学生的生源地主要集中于贵州本省，而贵州省分数线较别省而言一直处于相对较低的分数状态中。此外，明德学院的教学方式仍是比较传统，缺乏对本学院人才培养质量的监控。通过访谈得知，明德学院的学生主要集中于考教师资格证，而其他资格证书的考取率较低；学院对学生的课外实践也不够重视，并没有开设有关实践类的课程。最后，明德学院因建校时间不长，没有相对独立的师资力量，大部分教师主要来源于母体学校贵州大学，自身缺乏完整的人才培养资源，致使校园文化底蕴比较浅，不能充分地发挥培养人才的作用。

（三）课程体系

课程体系是指在相同的专业下设置不同的课程，这些课程的总和就构成了课程体系，课程体系是学校培养目标的具体化。在一定程度上，课程体系的规范与否反映着学校培养能力的强弱。在此以会计学及市场营销专业为例，对贵州大学明德学院与贵州大学课程设置进行比较。

表 2 贵州大学明德学院与贵州大学课程设置比较

专业	贵州大学明德学院	贵州大学
会计学	管理学、微观经济学、宏观经济学、统计学、经济法、税法、基础会计学、成本会计、中级财务会计、高级财务会计、财务管理、审计学	管理学、微观经济学、宏观经济学、管理信息系统、统计学、会计学、财务管理、市场营销、经济法、财务会计、成本会计、管理会计、审计学
市场营销	微观经济学、宏观经济学、管理学、市场营销学、市场调查与预测、战略管理、人力资源管理、会计学、财务管理、经济法、商品学、消费者行为学、企业定价、渠道管理、销售管理、广告学、品牌管理、国际市场营销	宏观经济学、微观经济学、管理学、计算机应用基础 、统计学、会计学、财务管理、人力资源管理、市场营销管理、国际贸易理论与实务、消费者行为学、国际市场营销、市场营销调研、电子商务、广告策划、销售管理、品牌管理、商务谈判、物流与供应链管理

将明德学院的专业设置情况与母体学校即贵州大学的专业设置进行比较，制出表2，正如表2所示，明德学院在专业设置上对母体学校贵州大学有比较强烈的依托性，两个学校的专业达到了67%的同名率，在这里还不包括专业的相似度，只是对完全相同的专业进行了计算。从以上分析可以得出：绝大部分明德学院的专业设置与母体学校贵州大学的相同，并没有建立符合明德学院自身办学特色的专业，明德学院在办学过程中对母体学校的依托性是比较高的，在一定程度上，这会直接影响明德学院的教学质量。

四、设备设施

设备和设施是两种不同的概念，在学校中，设备主要指可供人们长期使用的，并在反复使用中能够保持原有状态和功能的生产资料和物质资料的总称，在这里主要是指教学设备、实验室以及基础的硬件设备，例如黑板、电脑等，它侧重于经济基础层面；而设施则是学院为了教学需求和其他社会需求而建立起来的专门机构、组织等。这主要指教学设施和卫生设施，它比较侧重于上层建筑层面。

（一）教学设备设施

教学设备和设施是教学的基础，教学活动也离不开先进的教学设备和教学设施。明德学院虽然建校时间比较短，但是拥有先进的教学设备和设施。计算机科学与信息系设有专业所需要的实验室，包括计算机专业实验室、信息安全实验室、交换技术与网络实验室、通信原理实验室、嵌入式系统实验室。实验室总面积约为1500平方米，专业仪器设备多达930多台，总值约为600万元。这些设备为学院的人才培养提供了与实际应用相对吻合的实践教学环境，学生可以在相对真实的环境中学习并得到系统的实践能力与训练；在化学工程系中，系部拥有专门的化工实验室，能够充分满足学生日常科研和实验的需求；经济系结合本专业的特色，现在已经建成现代化会计摸拟实验室和ERP实验室，这些实验室方便学生开展各类会计专业课程的手工和电算化教学实习以及多媒体教学等各方面活动；为了提高学生的科研热情，土木工程系现在也在拟建设结构工程实验室、基础力学实验室、给水排水实验室、建筑物理实验室、实验检测中心和绿色建筑节能研究中心，这些实验室的成立，不仅能带动学生的实验热情，还能提高学生学习的积极性；管理系在教学中比较重视理论联系实践，设有实习和实训教学，并拥有测量、造价、公务员模拟考试等多个专业实验室和沙盘。明德学院管理系因依托于贵州大学管理学院，在校外还拥有多个固定的实习和实训基地，能够满足学科建设和特色人才培养的需求。除了系部的基础设备以外，明德学院图书馆拥有图书25万册，校区图书馆占地约7929平方米。因为依托母体学校，所以贵州大学的图书馆也方便明德学院的学生进行图书的借阅与查询，其自身图书馆的开馆时间安排也比较合理，详见表3。

表3　贵州大学明德学院图书馆开放时间明细

图书借阅室	8：30—20：30	周一至周六
电子阅览室	14：30—20：30	周一至周六
报刊阅览室	11：30—20：30	周一至周六
阅览室	8：30—22：00	周一至周日

通过表3可以看出，图书借阅室的开放时间长达12个小时，电子阅览室的开放时间是6个小时，报刊阅览室的开放时间是9个小时，而普通的阅览室的开放时间长达13.5个小时，并且开放时间延长至周末。

（二）卫生设备设施

学校的卫生环境是学校卫生工作的重要组成部分，与教学设备和设施相比，贵州大学明德学院的卫生设备和设施相对落后，几乎每年都有学生反映学校的住宿环境和食堂的卫生状况。一些接受过访谈的教师说："学生反映几乎没什么作用，学校也没有什么表示，后来学生就直接放弃了。"这一现象反映了学校的卫生设备和基础设施较差，对卫生环境而言，大部分学生对食堂的环境不满意，物价太高、饭菜不卫生、不好吃、服务态度差等成为学生们吐槽的重点。在所采访的学生中，50%的人对食堂的卫生条件感到不满意，这些都严重地影响学校卫生工作的广度和深度。

有接受过访谈的学生说："应该改善食堂伙食，伙食不好不重要，但请把卫生弄好点，食堂价格应该降低……"据调查了解，明德学院卫生监测手段比较简单，监测水平也较低，这成为导致学校卫生设施低下的重要原因。通过访谈得知，食堂的部分窗口没有按相关技术规范和标准进行工作，这也是食堂集体性管理的弊端。除此之外，食堂卫生设施比较匮乏，菜肴质量低劣，存在着发生食物中毒的安全隐患。学校不仅是学习场所，更是生活场所，但是明德学院卫生队伍建设较差，对此，明德学院应该全面提高食堂的卫生监督监测水平，推动学院卫生工作的良性发展。

五、师资队伍建设

明德学院实施独立的教学组织与管理，学院机构的设置与队伍建设能够基本满足人才培养的需要。截至2016年6月明德学院拥有教职工160余人，其中专职教师有110余人；另外，明德学院还聘请了贵州大学各个专业的教师340人，其他高校兼职教师22人，教师总数一共480人，其中具有博士和硕士学位的教师240人，副高级以上职称的教师210余人。

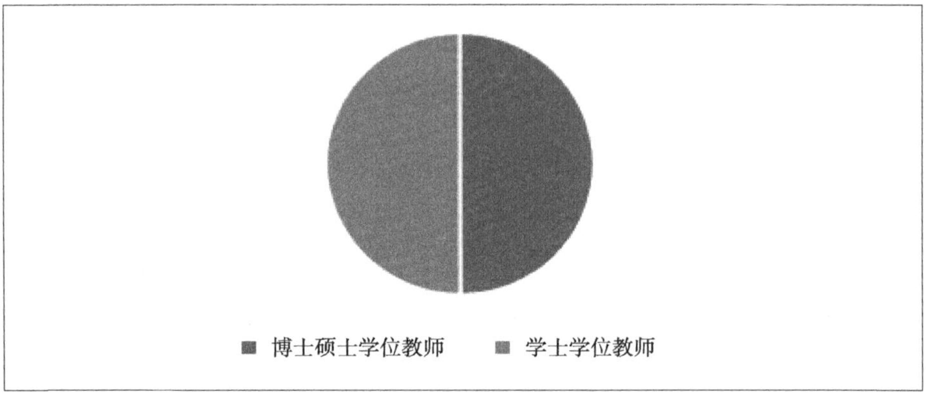

图2 贵州大学明德学院师资学历分布

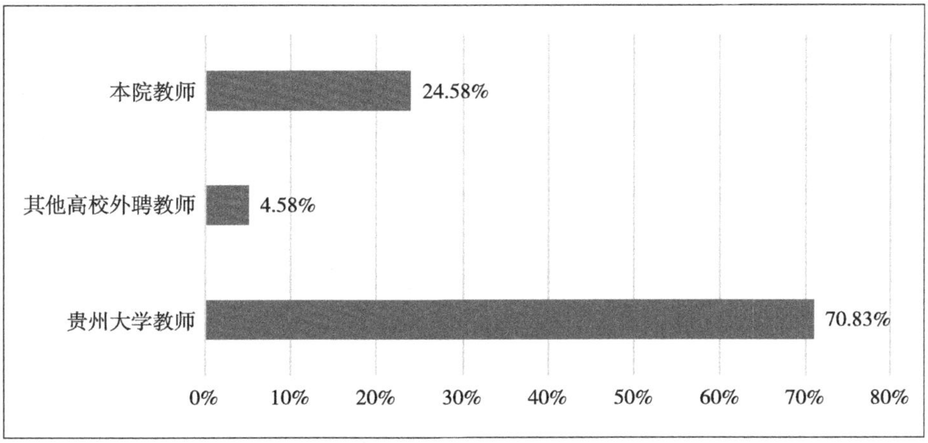

图3　贵州大学明德学院教师来源分布

由图2和图3综合可知，明德学院的师资队伍由母体贵州大学教师、其他高校兼职教师和本院教师三部分组成，贵州大学教师所占比例最多，占总数的70.83%，本院教师占24.58%，其他高校兼职教师只占4.58%。总的来说，明德学院以母体学校贵州大学教师为主要来源，授课教师均为本院教师，明德学院师资力量比较雄厚，博士硕士学位和学士学位的教师各占一半。

六、教学

教学是一种培养活动，通过这种活动可以有组织、有目的地培养社会人才。教学的形式主要有两种，分别是理论教学和实践教学。两者都是借助不同的形式实现共同的目标，即培养人才。

（一）理论教学

理论教学的基本形式是课堂教学，即通过课堂上教师有目的、系统化的教学方法，有序地传授专业知识，这种教学形式保证了教学活动的进度。同时，明德学院也规定了教学的规章制度，这些制度规范了师生的教学行为，使得教学活动得以正常进行。笔者对计信系、化工系、经济系、土木系、管理系的专业课程内容进行了完整的统计，并从中提炼出贵州大学明德学院课程内容结构图，详见表4。

表4 贵州大学明德学院专业课程内容统计表

系别	专业课程			
	计算机科学与技术	通信工程	电子信息工程	网络工程
计信系	1.高级语言程序设计 2.离散数学 3.数据结构 4.计算机网络 5.操作系统 6.计算机组成原理 7.数据库原理应用 8.WEB系统设计 9.软件工程 10.微机原理与接口技术 11.物联网工程 12.多媒体技术 13.动画制作基础 14.大数据原理与应用基础 15.单片机技术	1.电路理论应用 2.计算机技术 3.信号与系统 4.数字信号处理 5.现代通信原理 6.电磁场与微波技术 7.微机原理与接口技术 8.单片机技术 9.信息论与编码 10.现代交换原理与通信网技术 11.计算机网络 12.光纤通信 13.移动通信 14.3G技术、DSP技术及应用 14.嵌入式通信系统开发 15.通信仿真及应用	1.高等数学 2.英语 3.电路分析 4.电子技术基础 5.C语言 6.电子CAD 7.高频电子技术 8.信号与系统 9.电子测量技术 10.通信技术 11.自动检测技术 12.多媒体技术 13.单片机技术 14.电子系统设计工艺 15.电子设计自动化技术 16.数字信号处理（DSP）技术	1.电路分析 2.模拟电路与数字逻辑 3.通信原理 4.网络协议原理 5.计算机网络 6.网络性能分析 7.网络管理 8.组成原理与系统结构 9.微机原理及接口技术 10.数据库原理 11.计算机语言 12.数据结构 13.操作系统 14.软件工程 15.通信网络技术 16.网络安全技术 17.网络协议原理 18.网络性能分析 19.无线网络技术

（续表）

系别	专业课程	
	环境工程	生物工程
化工系	1.无机化学 2.有机化学 3.分析化学 4.化工原理 5.水污染控制工程 6.大气污染控制工程 7.环境监测 8.噪声控制工程 9.固体废物处理 10.环境工程微生物学 11.环境评价	1.生物化学 2.微生物学 3.有机化学 4.化工原理 5.生物工程设备 6.生物工艺学原理 7.生物工艺学 8.生物分离工程 9.生物工厂设计概论

系别	专业设置			
	财务管理	会计学	市场营销	电子商务
经济系	1.管理学 2.微观经济学 3.宏观经济学 4.统计学原理 5.经济法 6.税法 7.基础会计学 8.中级财务会计 9.财务成本管理 10.高级财务管理 11.货币银行学 12.证券投资学	1.管理学 2.微观经济学 3.宏观经济学 4.统计学 5.经济法 6.税法 7.基础会计学 8.成本会计 9.中级财务会计 10.高级财务会计 11.财务管理 12.审计学	1.微观经济学 2.宏观经济学 3.管理学 4.市场营销学 5.市场调查与预测 6.战略管理 7.人力资源管理 8.会计学 9.财务管理 10.经济法 11.商品学 12.消费者行为学 13.企业定价 14.渠道管理 15.销售管理 16.广告学 17.品牌管理 18.国际市场营销	1.管理学基础 2.经济学 3.电子商务概论 4.程序设计语言 5.数据库管理系统 6.计算机网络 7.统计学 8.经济法与电子商务法 9.网络营销 10.电子商务安全技术 11.管理信息系统 12.电子商务物流管理

（续表）

系别	专业设置			
	行政管理	工商管理	工程造价	工程管理
管理系	1.管理学 2.社会学 3.政治学 4.行政管理学 5.地方政府学 6.公共政策学 7.公共经济学 8.组织行为学 9.公共部门人力资源管理 10.统计学 11.基础会计学 12.行政法 13.经济法	1.西方经济学 2.管理学 3.基础会计学 4.统计学原理 5.组织行为学 6.管理信息系统 7.生产与运作管理 8.企业战略管理 9.现代企业管理 10.市场营销 11.财务管理 12.经济法 13.项目管理 14.人力资源管理	1.房屋建筑学 2.建筑结构 3.建筑施工技术 4.建筑施工组织 5.建筑设备 6.建筑工程定额与预算 7.安装工程定额与预算 8.管理学 9.运筹学 10.统计学 11.西方经济学 12.基础会计 13.财务管理 14.工程经济学 15.工程建设法规 16.建设工程项目管理 17.招投标与合同管理 18.工程监理 19.工程造价管理	1.管理学 2.建筑制图 3.统计学 4.西方经济学 5.基础会计 6.财务管理 7.房屋建筑学 8.建筑结构 9.工程经济学 10.工程建设法规 11.建筑施工 12.施工组织 13.建筑工程概预算 14.建设工程项目管理 15.招投标与合同管理 16.工程监理

（续表）

系别	专业设置					
	土木工程（建筑工程方向）	土木工程（交通土建方向）	土木工程（基础与岩土工程方向）	建筑学	城市规划	水利水电工程
土木系	1.高等数学 2.大学物理 3.大学英语 4.土木工程制图 5.理论力学 6.材料力学 7.结构力学 8.工程测量学 9.建筑材料 10.房屋建筑学 11.钢筋混凝土及砌体结构 12.钢结构 13.土力学与地基基础 14.土木工程施工 15.高层建筑结构 16.工程概预算建筑设备 17.建筑排水 18.土木工程施工技术 19.施工组织与管理土木工程监理 20.建设项目管理	1.理论力学 2.材料力学 3.结构力学 4.土质学与土力学 5.基础工程 6.结构设计原理 7.城市道路 8.路基路面工程 9.桥梁工程 10.公路勘测设计 11.隧道工程以及道路交叉枢纽设计 12.桥梁结构检验	1.工程力学 2.地球科学概论 3.结构力学 4.水文地质与工程地质 5.土力学 6.岩石力学 7.钢筋混凝土结构 8.土木工程施工 9.基础工程与地基处理 10.地下建筑结构与隧道工程 11.边坡工程与基坑支护 12.岩体结构分析 13.工程建筑概论 14.工程岩土学 15.环境评价 16.建筑材料 17.工程监理 18.工程物探 19.技术经济分析 20.科技文献检索 21.岩土工程 22.测试技术 23.水力学 24.弹塑性力学 25.岩土工程勘察 26.材料力学 27.计算机辅助设计 28.工程测量	1.素描 2.色彩 3.建筑设计初步 4.建筑构造 5.建筑设计 6.中国建筑史 7.外国建筑史 8.计算机辅助设计 9.建筑物理 10.建筑力学 11.建筑材料 12.建筑结构 13.公共建筑设计原理 14.城市规划原理 15.建筑设备 16.住宅设计原理 17.室内设计 18.画法几何 19.阴影透视 20.建筑表现技法 21.工程测量 22.建筑法规与建筑经济	1.城市规划原理 2.城市规划设计 3.建筑设计 4.城市设计理论与方法 5.城市道路与交通规划 6.城市规划管理与法规 7.城市地理学 8.区域规划 9.城市生态与环境 10.城市绿地系统规划 11.城市建设史 12.城市经济学及城市开发 13.城市工程系统规划	1.工程力学 2.水力学 3.河流动力学 4.岩土力学 5.工程地质及水文地质学 6.工程测量 7.工程水文学 8.工程经济学 9.建筑材料 10.钢筋混凝土结构和钢结构

通过表4可以看出，明德学院各个专业的课程安排比较多样，除了生物工程的专业课程比较少之外，其余专业课大都在10门以上，甚至还有个别专业，例如土木工程专业（建筑工程方向）、土木工程专业（基础与岩土工程方向）和建筑学专业的课程都在20门以上（含20门）。仔细观察明德学院专业课程内容的设置，可以发现，就目前而言，其专业课程内容模块的覆盖面比较窄，基本只是与本专业的培养密切相关，偶尔设置交叉学科专业课程，而且，各个专业之间的差距比较小，甚至含相似学科，例如土木工程施工与土木工程施工技术。综上所述，明德学院专业课程的设置模式仍然沿袭传统的教育体系，在课程设置上缺乏一定的创新性。

（二）实践教学

教学的另外一种形式就是实践教学，它是指在原有理论的基础上，通过具体实践，有针对性地开展相关教学活动。可以说实践教学是理论教学的一种升华。在实践教学方面，贵州大学明德学院专门设有教管项目，但因其项目投入比较少，缺乏专门的实训基地，只能靠任课教师去联系。

在具体的实践教学中，明德学院很少设置社会实践课程。在众多专业中，只有土木工程专业（建筑工程方向）开设了相应的实践教学活动，包括测量实习、认识实习、生产实习、毕业实习、房屋建筑学课程设计、钢筋混凝土及砌体结构课程设计、钢结构课程设计、土木工程施工课程设计、土力学与地基基础课程设计、毕业设计等。除了土木工程专业（建筑工程方向）外，别的专业几乎没有社会实践课程，这就使得明德学院的教学脱离培养目标。学院拥有自己的科技创业园，但是因为空间有限，不能及时为学生们提供实训基地，尽管省政府对于这个问题比较重视，但在具体实践方面还是有一定困难，尤其是资金紧缺问题，使得学院向银行贷款等各方面增加了难度。综上，明德学院对学生的实习就业和暑期实践并没有开展针对性的方针政策和发展思路，这不利于培养学生的实践能力。

（三）学科建设

学科是指大学中的学科，学科建设也一般由学校来建设。适时调整学校的学科建设对学校的发展至关重要。这是因为重点学科代表着一所学校所占据的位置。目前，由于独立学院的特殊性，明德学院在学科建设方面仍然依托母体学校贵州大学，在其学科建设方面经验不足，投入也比较少，尤其缺乏财政方面的投入，因此在相当长的时间内，明德学院在学科建设方面还是依托母体学校贵州大学。

经考察，明德学院采用系科学化的模式，即通过扩大学院的规模来为更多的学科组织建制提供方便。但是，明德学院因为在师资方面和就业方面中存在的问题，从2014年以后就不再招收经济学各专业的学生。这说明明德学院在专业设置与实际情况相脱节，这种教学状况的出现，一方面，明德学院专业课程的设置忽视了社会需求，致使专业的应用性不高；另一方面，明德学院没有充分考虑到师资及其实践等条件，这种盲目设置专业的后果就是学科的废黜，不利于学科的建设与发展。面对这种情况，明德学院既不能因为学科质量的下降而减少研究人员，也不能因为学科建设的缓慢而裁减学科数量，相反，为了提高教学质量，明德学院应该通过系统的规划，增加学科建设和科研人员。笔者综合了贵州大学与贵州民族大学的学科建设制作了表5。

表5　三所大学学科建设明细

学校	国家重点学科	省级重点学科	省级特色重点学科
贵州大学	1个	24个	17个
贵州民族大学	0个	6个	4个
贵州大学明德学院	0个	0个	0个

通过表5可以看出，在学科建设方面，贵州大学＞贵州民族大学＞贵州大学明德学院，明德学院国家重点学科、省级重点学科和省级特色重点学科数量均为0，这说明明德学院在学科建设上缺乏实力。

明德学院与贵州本省其他院校相比，最大的优势是资源的快速流动性。贵州民族大学属于非独立学院性质，是公办大学，其学校教师也属于编制内的职工；贵州民族大学人文科技学院的教师大多数是面向社会公开招聘而来，其来自贵州民族大学教师的比例是相当少的；贵州大学采取的是二级学院模式，即大学之下设置学院，而明德学院是贵州大学二级学院模式下的一个独立学院，明德学院下设系，系下再设专业。在二级学院管理下，明德学院在管理上尤其是行政管理中拥有较大的自主权。在制度层面上，贵州省出台的关于支持民办教育发展的意见，意见明确提出了支持事业单位编制的教职工到民办学校任教的要求，并且，教师在任教期间支付退休职工同等的工资待遇，这一意见的实施，将更加有利于明德学院的发展。2014年明德学院增加了数字与传媒的系别，并于2016年在数传系开设视觉传达与设计专业和艺术与科技专业，与学校合作的企业成立了文创产业。现在，明德学院联合贵州大学、贵州民族大学建立了新的合作伙伴关系，这对学科的发展有着不错的前景。除此之外，明德学院的学科门类相对比较固定，土木系变得越来越专业化，专业也变得越来越多元化，目前为止，土木系中的专业最多。

七、科研水平

学校所承担的课题数量和级别是反映一个学校科研水平现状的重要指标之一。据调查了解，一方面，明德学院无论是在已经完成的课题方面还是目前正在进行的课题数量方面，所承担的课题总量比较小，而且级别比较低。明德学院的教师以引进贵州大学教师为主，虽然也在培养本院教师，但是效果不是很明显。本院年轻教师居多，教学经验不足，在研究课题申报方面缺少经验，在课题申报中处于劣势地位，这也是科研较低的重要原因。另一方面，明德学院在科研方面的奖励力度不大，这很容易挫伤教师们的积极性，这也在侧面说明学校对科研经费的投入力度不大。

明德学院科研力量是比较薄弱的，文化氛围不浓，缺少专门的学术科研团队，本院教师的科研能力偏弱，再加上母体学校科研的压力，使得整个学院的科研氛围不浓，这些因素共同制约了明德学院科研水平的提高。尤其对学生而言，良好的科研氛围是学生继续深造的关键因素。虽然学院专门为准备考研的学生开设了相关课程，甚至还有免费的考研培训机构，但是，近几年学院的考研率比较低，有的专业甚至系别的考研率为0，每年也只有7—10个学生能考上。学生考研比例过低也是明德学院发展中存在的重大问题之一。对学生而言，学院制定了相应科研奖励以及配套制度，学生如果在科研方面有所成就的，都配有相应比例的奖励，这种奖励模式跟母体学校贵州大学的奖励机制一致，从这方面来看，明德学院对学生的科研能力是比较关心和重视的，比如只要以明德学院的名义发表期刊文章，学校会给予相应的奖励。

除此之外，在职称评定的标准上，贵州大学明德学院没有给予政策上的配套措施，所以学院在职称评定上基本走母体学校的路线，这是因为如果明德学院按照母体学校贵州大学的职称评定标准来进行评选，其标准是相当高的。所以目前明德学院作为一个独立学院，正在尝试作为独立的高等学校向不经过母体学校评定，而是直接向省教育厅和人事厅进行职称的申报与评定的模式上转变，这种路线将放开明德学院的评定标准，促进学院的进一步发展。

八、管理

在管理这一模块中，可以系统地分为很多类型，其中包括教学管理、学生管理、行政人员管理等。管理是指利用管理手段，对主体进行组织，达到目标的一个过程，只有有效发挥出管理的职能，才能真正对学校的管理活动做出明确的改革策略。管理主要包括计划、组织、决策、协调、控制五大职能。

（一）教学管理

教学管理主要包括教学计划、教学质量、教学监督这三方面内容。教学计划又称课程计划，是指学校为了培养不同的人才而对其进行课程的设置，包括课程内容、课程安排的顺序以及课时安排，教师负责对其教学做出比较完整的规划，并对课程进行学期的划分与考核。通过以上对教学计划所下的定义，可以看出，教学计划强调管理的决策与计划功能。贵州大学明德学院各专业的教学大纲是符合国家要求的，在一定程度上，学生所修课程适宜基础理论及基本技能的学习，所使用的教材一般都由任教教师挑选，但是没有任教教师自身编写的教材。这种课程设计有利于任教教师掌握主动权，顺利地开展教学活动。这种管理方法有利于学院的人才培养有计划地展开。

明德学院设有七大系别，系别之下又有专业的细分。详见图4。由图4可知，贵州大学明德学院设有七大系别，计信系设有计算机科学与技术、通信工程、电子信息工程和网络工程四个专业；化工系设有环境工程和生物工程两大专业；机电系下设有机器设计制造及其自动化、机器设计制造及其控制、电气工程及其自动化和电子信息工程四个专业；经济系设有国际经济与贸易、会计学、财务管理、市场营销和电子商务五个专业；管理系设有工程管理、工商管理、行政管理和工程造价四个专业；土木系设有土木工程（建设工程方向）、土木工程（交通工程方向）、土木工程（岩土工程方向）、建筑学、城市规划和水利水电工程六个专业。数传系设有数字媒体艺术（多媒体设计方向）、数字媒体艺术（美术设计方向）、视觉传达、艺术与科技四个专业。

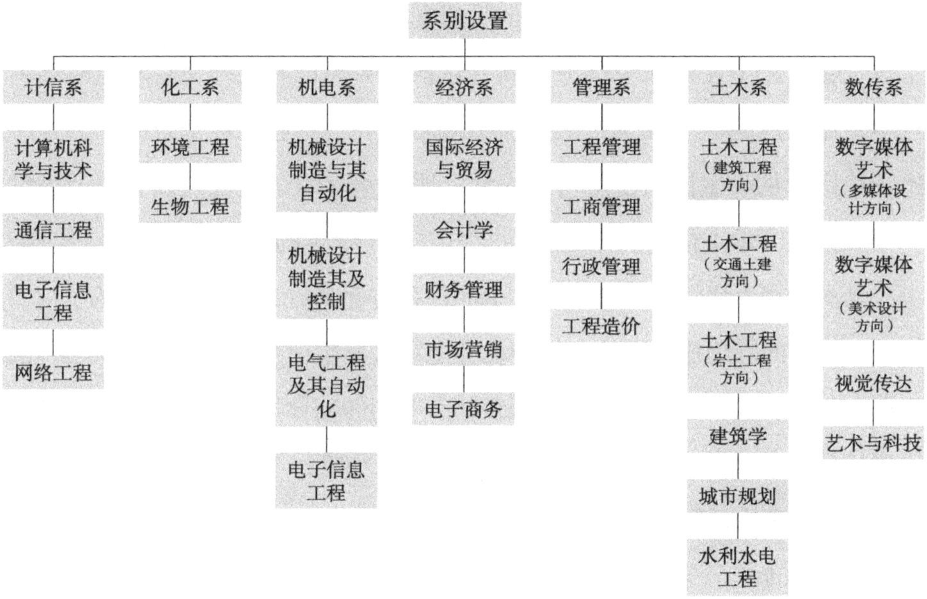

图4　贵州大学明德学院专业设置

明德学院的专业划分是一个多层次、有侧重、多序列的完整体系。从广义上讲，贵州大学明德学院已经形成教学管理体系，这个体系是由专业与课程构成的功能整体，各个课程的构成直接影响着管理职能的发挥。显然，课程和专业是随着时代的变化而发展的，数传系就是顺应时代潮流，不断适应社会需求形成的。从狭义上讲，明德学院的教学管理是根据本省的人才培养计划，在本校的教学管理制度与理念的指导下，对本校的教学进行决策与计划。同时为了提高明德学院的教学质量，学院在探讨更加适应时代需求的专业。

（二）学生管理

学生管理主要包括对学生的学习管理和生活管理两大方面。这里的学习管理强调学校通过各种手段，保障学习的规范化，最终达到高效学习的目的。学生管理主要强调学校对学生的控制职能。

首先，在学习管理方面，从自习的安排上看，明德学院对学生的要求比较宽松，除了在期末考试那一周有早自习和晚自习之外，在其余时间不对学生做具体的学习安排；从到课率来看，各个专业、各个班级的到课率比较稳定；从学生证的使用情况来看，明德学院的学生证可以在贵州大学使用，拓宽了学生借书的渠道，同时也方便了学生的日常生活。

其次，在生活管理方面，从学生的住宿方面来看，贵州大学明德学院的教师对学生的管理比较严格，辅导员会定期去学生宿舍进行检查。从学生的班级方面来看，明德学院的每个班级都有专门的辅导员，并且辅导员带的班级比较多，参与采访的教师一个人就带了八个班级，大概有380名学生，在辅导员或者班主任管理不过来的情况下，就会让代理的班主任来管理。

控制职能是管理的重要职能之一，在学生管理这一方面，控制主要起着监督的作用，通过对学生管理的过程中的控制与监督，不仅可以加强对学生的管理，还能确保教学计划的实施。

（三）行政管理

在学校的运行中，行政管理的主要内容是通过对行政机构与行政人员的管理，协调学院系统与社会系统之间的关系，这包括各个机构、各个部门和各个成员之间的关系。在学校这个系统之中，行政主要包括行政管理机构、行政管理制度和辅导员。通过对行政人员和组织的管理，达到组织与协调的目的。

首先，贵州大学明德学院的院长是由贵州大学推荐，经董事会（董事会由7个人构成，贵州大学3个，明德学院4个）聘任之后正式上岗。而明德大学的师资力量主要是贵州大学的师资班子，贵州大学明德学院行政管理机构负责人不存在频繁更换的现象，但是，值得注意的是，目前明德学院还没有完完全全培养出科长以上的人才，对于学校的规章制度仍在修订之中，并准备再一次向教育厅申报。

其次，在贵州大学明德学院行政管理机构、制度运转方面比较灵活，学院的辅导员根据教学需求，被分配到不同的班级进行授课，并按照专职教师的要求来培养，但是值得注意的是，辅导员只对新生进行专业课的讲授。

九、党建工作

十八大指出了“全面提高党的建设科学化水平”的新要求，坚定不移地加强党的先进性建设，而高等院校又是党的建设的重要组成部分。高等院校党的建设一直都是党中央高度重视的领域之一，学校也应该围绕党的先进性建设这一重点，加强自身的党建工作，才能真正推进党建工作的整体运行。学校的主要职责就是为中国特色社会主义建设培养优秀的接班人，而学校尤其是高等院校是培育优秀人才的基地，这直接关系着我国特色社会主义建设事业的成败。明德学院的党建工作，是在党的领导下有序开展的，在一定程度上，党建工作反映着学校学风、组织纪律、思想政治素质等。为了清晰直观，笔者根据明德学院官方网站制作了图5。

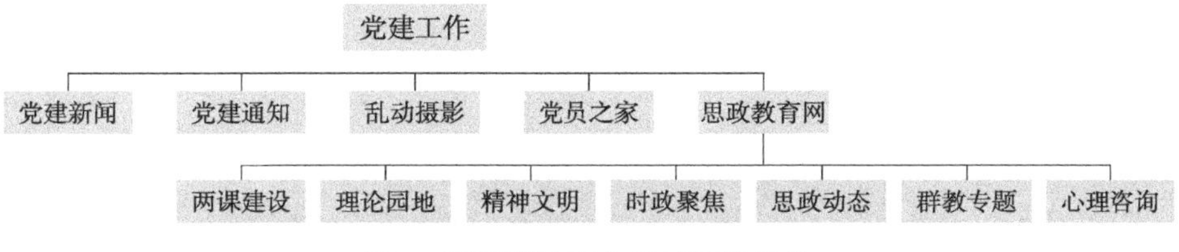

图5　明德学院官方党建网站结构

根据图5可以看出，明德学院党建工作分为五大模块，分别是党建新闻、党建通知、活动摄影、党员之家和思政教育网。思政教育网是一个独立的网站，网站下又设两课建设、理论园地、精神文明、时政聚焦、思政动态、群教专题和心理咨询七大模块。

明德学院积极引导学生学习党的基本知识，并对学生进行形式政策的基础教育，有利于提高学生的政策理论水平；在宣传党的路线方针上，明德学院积极响应国家号召，在学校积极组织党的基层组织建设，激发大学生入党的积极性；在发展和完善相关制度建设方面，明德学院以党章为根据，将党的条例、规则等实践条例贯彻落实到每一项教学和改革的工作中，以指导组织结构，并保证党的事业的顺利发展，为思想建设、组织建设、作风建设、制度建设和反腐倡廉做出有益的探讨。

十、招生就业

（一）招生状况

在招生方面，明德学院作为贵州大学的独立学院，近几年的生源质量有所下降。统计明德学院10年（2006—2015年）的录取情况制作了表6。

表6　贵州大学明德学院2006—2015年贵州录取情况（理科）

年份（年）	省控线（分）	平均分（分）	录取人数（人）
2015	345	352	1408
2014	337	359	1305
2013	313	330	1587
2012	310	362	902

（续表）

年份（年）	省控线（分）	平均分（分）	录取人数（人）
2011	286	337	1090
2010	326	352	1086
2009	300	373	1142
2008	420	437	571
2007	426	449	447
2006	403	427	394

通过表6可以看出，除了在2010年、2012年和2014年明德学院录取人数有少许下降之外，录取人数几乎逐年增加。录取平均分由2007年的449分下降到了2015年的352分，整整降低了97分，尤其在2009年，明德学院的录取平均分为373分，比2008年降低了64分，这导致的直接结果就是录取人数的急剧上升，由2008年的571人增加到1142人，增加了571人，录取率同比增长100%。在一定程度上，录取平均分不仅能够反映院校的录取情况，还能反映学生的质量，通过笔者对表6的分析，可以看出，明德学院招生计划与录取分数线是密切相关的，从总体看，录取分数线越低，录取人数越多，学生质量越低。尤其近几年，贵州大学明德学院所录取的生源质量有所下降。另一方面，综合省控线和平均分来看，从2006—2015年，平均分和省控线的分差分别是24分、23分、17分、73分、26分、51分、52分、17分、22分和7分（详见图6），在2009年急剧增加后，在2010年又急剧下降，总体波荡起伏，生源质量极不稳定。平均分越是接近省控线，就意味着生源质量越差。生源质量是衡量一个学校的综合指标。面对这种情况，贵州大学明德学院的院长谈到，学院发展模式将有所改变，即保留走名牌大学（依托贵州大学）的传统路线，加强校企合作的战

略计划。

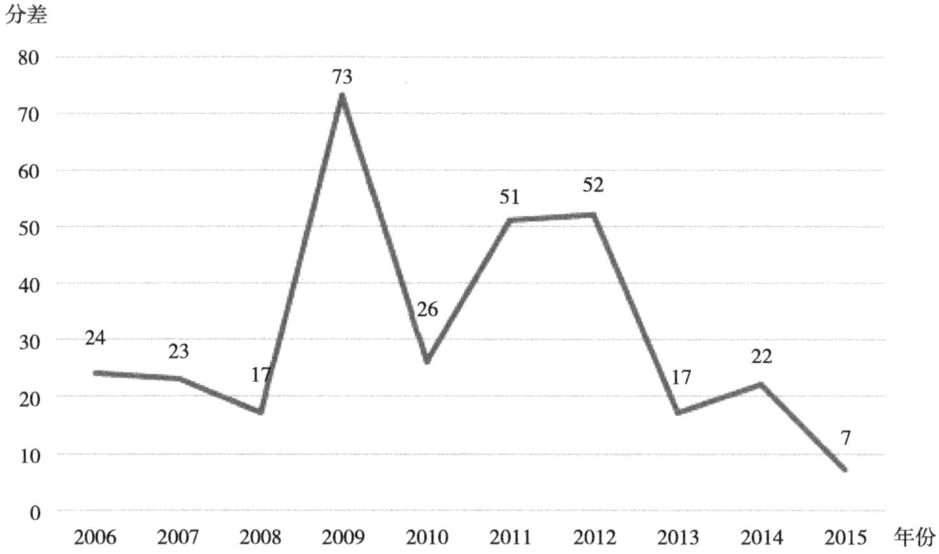

图6 贵州大学明德学院录取分差折线

（二）就业情况

计信系各个专业的就业方向主要集中于科研部门、教育单位、计算机公司、技术和行政管理部门进行计算机系统的开发维护，软件编程，网络的规划配置，网站的建设管理，各类软件系统的使用与维护，计算机产品的营销、技术服务、教学及行政管理等工作。有的也在电子信息类的相关企业中，从事电子产品的设计、生产、经营与技术管理和开发工作。化工系主要集中于政府部门、规划部门、环境保护部门、工矿企业等单位从事施工、管理、教育、研究开发、土壤污染治理、生态修复等方面的工作。经济系各专业主要集中于工商、金融企业、会计事务所、事业单位及政府部门从事财务、金融管理以及教学、科研方面的工作，尤其是在中小型制造企业、投资咨询、商贸企业以及金融企业等胜任会计、财务管理、公司及个人投资理财等相关岗位。土木系各专业就业方向集中在工业与民用建筑业系统所属单位，建筑设计部门、建筑施工、岩土工程勘察单位、公路、铁路、水利水电、能源建设、环保、水保部门、地质灾害的评估、治理与施工以及各工矿企事业单位从事基础工程与岩土工程相关的技术和管理部门，以及政府城市规划主管部门的规划管理工作、城市规划、建筑设计与研究机构的规划设计工作、政府有关部门、城市开发和市场服务机构以及大型企业的决策研究、项目策划、工程咨询等工作。

在就业方面，为了提高就业率，促进学院学生就业，明德学院的官网会及时提供就业招聘信息，为广大毕业生和即将毕业的大学生提供准确和安全的就业信息。为掌握毕业生的就业状况，明德学院相关机构还对2016级毕业生做了问卷调查，来了解毕业生的就业情况，但是，明德学院对毕业生的长期调查数据还是比较匮乏的，尤其在当今大数据时代下，数据显得尤为重要，就业率也成为检验大学质量好坏的一个重要标准。

十一、办学经费

从经费来源上来看，明德学院的主要经费来源于学生所缴纳的学费和企业的投资，但是明德学院要想成为真正的一流民办高校，在资金和机构等方面必须要达到比较高的水平，其仅仅靠单薄的学费是支撑不起来的。从经费使用上看，学费主要用于教学建设和教师们的工资发放。从笔者访谈得知，较母体学校的薪资水平而言，明德学院大多数教师对薪资不满。这在侧面说明了资金的分配不合理。而企业对明德学院的投资，主要是负责新校区的建设和资金的筹集，但是这部分资金来源是相当少的。在经费的管理上，明德学院的官方网站也没有对其公开。

明德学院的经费由本学院独立进行收支，财政方面实行双轨运行制，即明德学院与母体学校贵州大学财务相互独立，互不影响。在学费方面，明德学院的学费标准和收费管理是按照省物价局、省教育厅、省财政厅的文件规定并且执行的，但是大部分学生反映学院学费仍然过高。明德学院用于教学的经费，其分配结构也不合理。明德学院的办学经费基本用于日常费用的开支和教学办公人员的维护上，对学校的软硬件设备和设施的费用，尤其是用在学生的实践培训方面的资金比较短缺。最后，尽管明德学院设立了奖学金，但是与公办学校相比，差距仍然是比较大的。明德学院设有国家奖学金、国家励志奖学金，没有助学金。

十二、发展对策

（一）提高自身教师的科研能力

明德学院因建校时间比较短，文化底蕴不足，科研经费相对比较短缺，学院所开展的学术活动相对较少，致使教师缺乏高水平的科研能力。因此，明德学院应该加强学术交流，提升教师的科研能力。明德学院应采取多种方式开展学术交流活动，不仅要依托母体学校贵州大学，还要开展与其他大学的交流与合作，例如，学院应积极邀请校外著名专家学者或者企事业单位人员，举办学术交流讲座或者会议。同时，学院本身也要召开相关科研研讨会议，积极表彰在科研方面取得优秀成果的教师，带动教师科研的热情。另外，学院应鼓励中青年教师攻读更高学位，真正提高教师的专业知识水平和能力结构，为明德学院的发展，集聚自身的科研实力，加强自己本院师资队伍的建设，发展一批高水平的师资队伍，而不仅仅是依托母体学校。

（二）改革传统的招生方式

根据笔者以上对明德学院的分析，可以看出，明德学院在其扩大招生的过程中，学院的生源质量却明显下降，而且生源质量也极不稳定，甚至有的学科和专业还存在招不满的现象。针对这一现象，这就需要明德学院明确招生方向，改革传统的招生方式，尽可能做到多元化招生，并且按照社会需求情况具体设置专业和学科。这种按照社会需求设置的专业往往是应用性较强的专业，能够满足人才市场和劳动力市场的需求。除此之外，就业是考生填报志愿的重要参考因素之一，明德学院在招生过程中，应该充分发挥独立学院的优势，即明德学院大力联合企业进行共同招生，校企双方和学生共同签订协议，在专业的培养、社会的实践以及毕业后的就业等问题上做出规定，通过校企双方之间的协作，实现招生与招工同步、教学与生产同步、实习与就业联体的目标，吸引考生积极填报志愿。明德学院作为民办大学，拥有更多和企业合作的机会，而校企联合招生这种方式，借助企业提供的实习基地、设备，甚至原料，使学生具体地参与到社会教学的计划之中。

最后，明德学院应该注重招生质量，培养高素质的人才，不能因扩大学校规模而盲目招生。明德学院要明确自身“文化引领、责任以行、育人为本”的办学理念，确定人才培养目标和计划。同时，明德学院作为独立学院，较高的学费使得学生对就业的期望和要求变高，为此，学院应进一步完善就业服务和就业体系，创建学院就业信息资源库，使明德学院在招生方面具有更强的竞争力，提高明德学院的社会地位和形象。

（三）开展应用型人才战略

1. 调整专业培养模式

由于录取批次不同、生源地不同，明德学院与母体学校贵州大学的学生之间存在着明显差异，但是在授课教学方面，明德学院却采取和母体学校一样的教学计划，甚至是相同的教师讲授相同的专业课程。贵州大学中的优质教师往往是学校重点培养的对象，其自身的工作量是满负荷甚至是超负荷的，因此明德学院很难全面共享这种优质资源。又因为教学质量基本依赖于贵州大学，整个师资队伍缺乏一定的稳定性，明德学院的教学质量在同一培养模式下很明显不适应“211”式的教学模式。在专业建设和课程建设上，明德学院应该结合学院自身特点和实际情况制定教学的具体要求，合理安排专业课程比例，在适当降低理论难度的同时，大胆突破贵州大学的教学模式，建立起自身教学质量体系。

2. 加强社会实践课程

在专业理论上，明德学院定位优于高职高专院校；在实践能力上，定位优于一般本科院校，但是实际中，实践能力却低于一般本科院校。这就需要明确学院培养方向 —— 应用型人才，重视学生的实践能力和创新能力，这种能力不仅包括实践动手能力，还应该包括分析问题和解决问题的实际能力。同时，学院也要加强与社会和企事业单位的联系，进一步完善人才培养方案。

除了培养体系外，课程也亟须进行改革和创新。在教学中，学院应增加实践教学的比例，提高实践学分，完善选修课程，激发学生的主动性和创造性。明德学院结合实际情况和社会需求，组织学生到当地企业学习技能，尽可能做到理论与实际相结合。明德学院因其自身的性质，应打破全日制理论教学的传统，以市场为导向，充分发挥出民办学校体制的灵活性。最后，明德学院应鼓励学生自主创业，并提供相应的创业基金和创业培训。

参考文献

[1] 肖江淑. 独立学院管理中的问题及对策研究[D]. 长沙：湖南师范大学，2006.

[2] 谢秀美. 素质教育背景下高校教学管理制度改革的研究[D]. 长沙：湖南师范大学，2006.

[3]洪艳.独立学院人才培养模式研究[D].西安：西安建筑科技大学，2008.

[4]苏蓉，王雄艺.独立学院招生中存在的问题及发展对策[J].西北农林科技大学学报，2004（11）：169–172.

[5]罗云.论大学学科建设[J].高等教育研究，2005（7）：45–50.

新形势下遵义医学院医学与科技学院改革发展研究*

摘　要： 随着高等教育大众化的进程不断加快，独立学院这种新兴的办学机制早已为人所熟知。不论是政府还是社会，都对独立学院给予了极大的关爱与支持。当前，独立学院也正不断朝着规范化的方向发展。但作为只有不到20个年头的新办学机制，独立学院的发展并没有经验可以借鉴，因而独立学院在不断成熟和完善的过程中也必将遇到各种各样的挑战和问题。文章以遵义医学院医学与科技学院为典型案例，通过个案分析发现问题，探究新形势下独立学院的改革与发展之道，同时也希望能为今后的独立学院研究提供参考。

关键词： 高等教育；独立学院；案例分析；改革与发展

独立学院是中国高等教育体制改革的创新成果，其为我国高等教育大众化进程作出了重大贡献。其是我国高等教育“资源困境”与“体制瓶颈”催生下自下而上探索出来的一种“高教办学”的新模式，推动了我国高等教育大众化目标的实现，但随着时间的推移，独立学院在其发展的过程中也出现了各种各样的问题。

遵义医学院医学与科技学院于2001年5月经教育部批准创建，原名遵

* 写作年份2017年。

义医学院科技学院，当年9月正式招生。2004年经教育部批准，更名为遵义医学院医学与科技学院。学院实行董事会领导下的院长负责制，是具备独立法人资格的全日制本科院校。截至2016年6月，学院占地面积391亩。教学楼、多媒体教室、实验室、图书馆、体育场馆等教学设施和公共服务设施完备，能满足人才培养的需要。图书馆馆藏图书96万余册（含电子图书67万册），校园网络覆盖全院，运行效果良好，有实践教学基地144家，为学生创造了良好的实验、实习条件。学院学科专业涵盖了医学、管理学、文学等学科门类的18个本科专业。学院现有专职教师204人，在校学生6313人。[1]

学院经过多年的建设和发展，形成了“明德笃学、践履求真”的校训，积淀了“弘扬长征精神，注重实践教育，为基层培养技术精、素质高的实用型人才”的办学特色。近年来，学院充分利用母体学校优质教育科研资源，以社会需求为导向，以教育教学质量为根本，致力于培养专业基础扎实、实践能力强、素质高、技术精的实用型人才，为地方经济和社会发展作出了应有的贡献。

一、独立学院改革发展的时代背景与重要意义

独立学院凭借其新体制的优势兴利除弊，显示出蓬勃生机，在我国高等教育的发展中发挥了不可替代的作用。但作为高等教育改革的前沿阵地和试验田，这种全新的办学模式发展从一开始就充满争议。作为异军突起的新生事物，其发展没有现成的模式和规律可以遵循，同时，由于其与母体学校的独特关系，其内部管理体制大多“克隆”和“移植”了原有高校的管理体制，而没有体现独立学院的特殊性。“民、独、优”是教育部厘定的关于独立学院的三大特征，是其不同于其他民办院校的鲜明特征。[2]

"民"—— 独立学院的民办机制，明确将独立学院定性为民办高等教育，在经费筹措、人员管理和管理制度上，要体现民办机制的特点。"独"——独立学院的独立性，其在法人地位、财务制度、校园、招生、教学和文凭的发放上要真正独立于母体学校。"优"—— 独立学院的优资优质，通过资源整合，实现优质教学资源的共享。独立学院的这些特殊性，注定了其在管理体制上既不同于其他的民办高校，更不能套用其母体学校的管理模式。作为一种新生事物，独立学院的发展没有现成模式和样本资以借鉴，其管理体制在实践中暴露出许多问题，例如独立学院的产权不明晰，领导体制不完善，人事财务依附母体学校等。管理体制所暴露的这些问题阻碍了我国独立学院的可持续发展。

教育部26号令的颁布规范了独立学院的发展，五年政策过渡期是其转型的"催化剂"。过渡期结束后，分流转型后的独立学院，其在管理体制上是否已经真正实现规范化，其管理体制的现状如何直接影响着独立学院未来的发展前景。

随着我国高等教育的发展，各项改革不断深化。独立学院作为我国高等教育体制改革过程中出现的一种新生力量，其快速崛起和发展极大缓解了教育资源短缺的问题，推动了我国高等教育大众化目标的实现。[3]但作为高等教育改革的前沿阵地和试验田，其发展没有现成的模式和规律可以遵循，其管理体制是否完善直接影响着学校的办学目标和方向。独立学院的管理体制问题既有外部政策环境的影响，也有自身管理的缺陷。因此，拟从遵义医学院医学与科技学院的可持续发展角度出发，分析独立学院管理体制发展现状，从内、外两个方面剖析问题的成因，并在此基础上提出一些思考与建议。

二、遵义医学院医学与科技学院2014年度年检自查报告简介

（一）依法诚信办学

遵义医学院医学与科技学院原有合作方为遵义医学院、遵义医学院附属医院和遵义市永恒房地产开发有限责任公司，并与之签订有合作办学协议，有关合作方有部分实际投入，但未进行实质性合作，学院实质上是母体学校遵义医学院（2018年更名“遵义医科大学”）控股，属典型“校办校”和“校中校”形式。学院依法办理了事业单位法人证书、组织机构代码证、餐饮服务许可证等，并按时进行年检且年检合格，其中办学许可证于2011年已到期，正在准备重新办理中。[4]建院初期，学院即按照相关要求制定了学院章程，在贵州省教育厅印发了关于《贵州省高等学校章程制定工作方案的通知》后，学院按照文件要求修订办学章程，并征求教职工代表及母体学校的意见，按时报送省教育厅政策法规处进行核准。学院成立有董事会，由母体学校校长任董事长，其人数及组成程序符合法律和章程的规定。但董事会的组成，未经过备案，董事会依法行使职权。每年至少召开一次董事会会议，讨论决定重大事项，且重大事项的决策均经2/3以上组成人员同意通过。董事工作的记录及相关资料保存较完整。学校严格按照《中华人民共和国民办教育促进法》办学，无第六十二条规定中所述情况；在办学过程中未因出现其他违法行为受到司法、行政机关处理的情形。

（二）行政管理

学院设有行政办公室、党务办公室等5个党政机构，基础医学部、临床医学系等7个教学部系，下设29个教研室及2个综合实验室。机构健全，制度完善，职责明确，运转协调。

学院领导班子配备健全，各项人事任免均由母体学校遵义医学院审批

下文，各党政部门、教学部系、教务负责人、系科专业带头人符合规定的任职条件。学院校长由母体学校审批任命，校长在董事会的监督下依法独立行使教育教学和行政管理职权。学院严格按照相关资质审批各行政管理机构负责人的任职条件，保证其熟悉业务，配备合理，职责明确。主要岗位人员稳定，无频繁更换现象。

（三）办学条件

根据母体学校遵义医学院总体规划安排，将原大连路校区作为遵义医学院医学与科技学院校园。

1. 办学场所

截至2014年，遵义医学院医学与科技学院拥有《国有土地所有权证》的土地391.29亩（260861.30m^2），房屋产权证74本，建筑面积总计150323.44 m^2，生均占用情况见表1。

表1 学院校园占地面积、校舍面积统计

学校名称	占地面积（亩）	校园占地面积（m^2）		教学行政用房（m^2）		实验室面积（m^2）		学生宿舍（m^2）	
		总面积	生均面积	总面积	生均面积	总面积	生均面积	总面积	生均面积
遵义医学院医学与科技学院	391.29	260861.30	41.32	61681	9.77	39620	6.28	49022	7.77

注：遵义医学院医学与科技学院（截至2014年）全日制在校生数6313人。

2. 师资队伍

截至2014年，学校设有涵盖医学、教育学、管理学、文学、理学、工学6个学科门类，包含18个本科专业及专业方向，现有在校生6313人，专职教师204人，兼职教师540人，师生比1：13.32。[5]

表2　学院生师比统计一览表

学年度	学生数	教师数			师生比
		专职教师数	兼职教师折合数	合计	
2014	6313	204	270	474	1 ：13.32

学院高度重视师资队伍结构的优化，充分利用母体学校声誉及资源，积极引进具有硕士以上高学历人才，经过多年建设，已形成一支职称、学历、年龄、学缘结构合理的师资队伍。目前拥有专职教师204人，其中具有高级职称的比例为52.45%（见表3），具有博士、硕士学位学历的比例为51.96%（见表4），40周岁以下教师比例为50.98%（见表5），非本校毕业教师比例为51.47%（见表6）[6]。

表3　学院师资队伍职称结构

学年度	专职教师数	教授级		副教授级		讲师级	
		人数	比例（%）	人数	比例（%）	人数	比例（%）
2014	204	57	27.94	50	24.51	73	35.78

表4　学院师资队伍学历结构

学年度	专职教师数	博士		硕士		本科	
		人数	比例（%）	人数	比例（%）	人数	比例（%）
2014	204	17	8.33	89	43.63	98	48.04

表5　学院师资队伍年龄结构

学年度	专职教师数	40周岁以下		41—55岁		56岁以上	
		人数	比例（%）	人数	比例（%）	人数	比例（%）
2014	204	104	50.98	90	44.12	10	4.9

表6　学院师资队伍学缘结构

学年度	专职教师数	外校毕业		本校毕业	
		人数	比例（%）	人数	比例（%）
2014	204	105	51.47	99	48.53

3. 教学仪器设备

教学仪器设备数量充足，使用率高，能满足教学需要。截至2014年12月31日，学院教学仪器设备总值3902万元，生均设备值6180.90元，符合办学条件中教学设备医学类生均5000元的要求。

4. 图书

学院图书馆藏书丰富，能满足教学、科研需要。图书类型、数量及生均图书量如下（见表7）。

表7　图书馆2014年馆藏图书及生均图书量

类型	数量（册）	学生数（生）	生均图书量（册/生）
纸质图书	286975	6313	45.5
电子图书	673656		106.7
合计	960631	6313	152.2

（四）招生与就业

1. 招生工作

2014年，面向全国12个省（市）区计划招生1220人（省外132人，省内1088人）。学院结合招生工作实际，制定下发了《遵义医学院医学与科技学院关于2014年招生录取工作的安排意见》（遵医科院发〔2014〕15号），统一部署、科学筹划各项招生工作。学院充分利用网络、报刊、展板进高中、现场咨询会等方式，由点到面，全方位、立体化开展招生宣传，努力为广大考生做好服务工作，受到广大考生的广泛欢迎和认可（见表8）。

表8　2014年招生工作网络宣传、咨询接待量

项目	完成情况
实地来访咨询	700余人次
来电咨询	1500余人次
网络	校园网点击量2000余次；中国教育在线点击量162536次；中国教育招生网点击量23089785次；招生报考信息点击量111715次，关注学院微信公众平台人数144人，回复考生各种问题500余条。
电子屏、宣传栏	实时发布录取信息40余条

在录取实施过程中，严格按照教育部、省招委会规定的“六不准、十严禁、十公开、二十三个不得”等要求，认真落实“阳光招生”。在学院党委、行政部门的正确领导下，扎实完成各环节工作，真正实现“零误差”，生源质量不断提升，受到社会广泛好评（见表9）。

表9 2014年招生计划完成情况表

项目	省外	省内	总计	实际招生录取省、内外比例
计划招生	132人	1088人	1220人	省外9.39% 省内90.61%
实际录取	132人	1274人	1406人	
报到	117人	1208人	1325人	
报到率	88.64%	94.82%	94.24%	

2. 就业工作

学院制定了《遵义医学院医学与科技学院2014年毕业生就业工作实施意见》，利用“贵州省大中专毕业生就业信息管理系统”建立健全毕业生档案和就业信息数据库，以需求为导向，不断开拓就业市场，主动与用人单位建立长效合作机制，形成招聘会、实地推荐、网络宣传、定向培养、校友引荐、自主创业等多种就业模式。2014年度，组织举办了遵义医学院医学与科技学院2014届毕业生校园大型双选会1场、专场招聘会51场，在校园网首页招生就业栏目发布校园招聘信息500余条，为毕业生提供了8311个就业岗位，为学生们提供了广阔的就业平台。同时，学院积极采取以教学为助推，加强就业指导；以联动为手段，开展就业帮扶；强化创业实训，提升创业能力等措施，就业工作取得显著成效。截至2014年12月31日，1357名本科毕业生已就业1142人，其中23人考取研究生，就业率为84.16%。

3. 学业证书颁发

学院依照《中华人民共和国高等教育法》和教育部《普通高等学校学生管理规定》的规定，建立并严格执行颁发学业证书的程序、标准。在《遵义医学院医学与科技学院学生学籍管理规定》（遵医科院发〔2008〕17

号）第八章和《遵义医学院医学与科技学院学分制实施细则》（遵医科院发〔2008〕16号）第二十二条，明确了学历证书的评判标准和发放程序，在实际应用中严格执行。做到程序正当合法，过程公开透明，监管落实到位，做到有法可依、有法必依、有据可查，确保无违规发放学历证书。

（五）教育教学

教学管理是促使学院教学工作科学化、规范化、制度化、程序化运行的重要管理活动，是确保教学质量，提高教学水平的重要保障手段。学院长期以来十分重视教学管理工作，打造高效、精干、学习型、服务型教学管理团队，教学管理队伍结构合理、队伍稳定、素质高、服务意识强、管理经验丰富、有奉献精神。教学管理制度健全、规范、执行较好，保障教学运行顺利开展和有序推进。教学管理及其改革的研究与实践成效显著。

1. 教学管理制度与执行

建立健全各项教学管理规章制度是教学管理工作的重要组成部分，也是实施高水平教学管理的基本保证。重视教学管理制度建设，形成了科学规范的教学管理体系，严格实施，执行情况良好。各项教学管理制度经过多次制（修）订，并汇编成册，使各项工作有据可依、有章可循，教学管理工作效率和质量得到明显提升，教学质量得到很好的保障。

（1）教学管理制度健全、规范

在专业培养方案管理、教学运行管理、教学质量管理、教学基本建设等方面制（修）订了《遵义医学院医学与科技学院本科专业培养方案实施管理办法》《遵义医学院医学与科技学院教学管理工作规定（试行）》《遵义医学院医学与科技学院教学检查制度》《遵义医学院医学与科技学院专业建设与评估管理办法》等一系列规章制度，规范了教学管理，确保了教学质量。

（2）定期开展教学检查和教学评价

学院高度重视本科教学质量，坚持教学工作中心地位，牢固树立人才培养质量是高校办学生命线的观念，在母体学院副校长、学院院长李春鸣教授的直接领导下，认真贯彻《教育部关于全面提高高等教育质量的若干意见》（教高〔2012〕4号）等文件精神，依托母体学校办学资源，围绕办学宗旨，采取党政一把手负责制，坚持教学工作例会制度，建立健全教学质量监督机制等方式巩固和落实本科教学的中心地位，营造了“人人重视质量，人人关心质量，人人做好质量”的良好氛围，为不断提高教育教学质量奠定了坚实的基础。

2014年，学院教学督导组专家听课148次；定期开展了“初期”“中期”和“后期”等“三期”教学检查活动；随机抽查集体备课活动24次，并组织开展了2014年度青年教师讲课竞赛活动，有力地促进了教学质量的提高。

（3）教师执教认真，积极开展教学研究，教风良好

学院历来十分重视教风建设，以制度建设促教风、狠抓教学环节保教风，严肃教学纪律，切实保证教学的中心地位和良好的教学秩序，学院制定了旨在完善教风建设的一系列制度并严格执行。以课堂教学改革为重点，深入开展教学研究，近年来组织开展教改项目20余项，其中省级教改项目4项。此外，还积极推进教学方法改革，注重教育思想和观念的创新，教学内容和方法的创新，探索并形成持续进行课程建设与改革，不断提高教学质量效益。全面推行课程教学方法改革和形成性评价综合改革，转变理论课教学模式为大班上课、小班研讨、课外跟进模式，要求各门课程都要采取PBL、TBL、CBL、床旁教学、翻转课堂等新型教学方法，增强学生学习主动性和效果，让学生在讲中学，例中学，做中学，探中学，评中学。同时，加强形成性评价改革，改变期末“一卷定终身”的做法，把作

业、讨论、小测验、实验等平时教学活动进行考察，确定比例计入成绩，并要求所有改革计划都在教学任务书中体现，以便学院跟踪督导和检查。

2. 学生管理

（1）学生学籍管理制度健全并严格执行，依法保障学生的合法权益

学生是学院学习生活的主体。为维护学院正常教育教学秩序和生活秩序，树立“诚信进取，精益求精”的学风，保障学生身心健康，促进学生德、智、体、美全面发展，依据《中华人民共和国教育法》《中华人民共和国高等教育法》及教育部《普通高等学校学生管理规定》《高等学校学生学籍学历电子注册办法》等文件精神，本着“育人为本、德育为先”的原则，结合实际制（修）定了《遵义医学院医学与科技学院学生学籍管理规定》（遵医科院发〔2008〕17号）、《遵义医学院医学与科技学院学分制实施细则》（遵医科院发〔2008〕16号）、《遵义医学院医学与科技学院学士学位授予规定》（遵医科院发〔2008〕14号）等文件，对学生入学以及在校期间的学籍异动管理、学历学位等方面都进行详细的规定，并严格执行。

（2）有完善的学生奖惩制度并严格执行

根据《普通高等学校学生管理规定》，学院建立了较为完善的奖惩制度。对表现优秀的学生进行表彰、鼓励，树立榜样作用，同时也对学生不好的行为进行约束。

（3）有贯穿全程的评优制度并严格执行

学院根据省级管理部门评优方向，结合实际制定了一系列从在校生到毕业生、从个人到集体的完整的评优办法，包括优秀学生奖学金、三好学生、优秀学生干部、优秀大学毕业生、先进班级、文明寝室等，也严格按照评选办法实施各项评优工作。

2014年，共评选出省级优秀大学毕业生44名，院级优秀大学毕业生

22名；有16名学生获评“省三好学生”，6名学生获评“省优秀学生干部”，1个班级获得“省级先进班集体”称号。2013 — 2014学年共有1593名学生获得院级各类奖学金，338名学生获评院“三好学生”称号，362名学生获院“优秀学生干部”称号，62间寝室获得“文明寝室”称号，14个班级荣获院“先进班级”称号。

（4）学生遵纪守法，勤奋学习，校园秩序良好

为进一步优化育人环境，创建文明校园，培养学生良好的生活和卫生习惯，激励学生遵纪守法、奋发向上，推动学院校纪校规建设，学院在全校学生宿舍进行“文明寝室”流动红旗评选活动，改变学生被动遵守为主动参与，以奖代罚，调动学生参与校园生活积极性，共同创建文明校园，使学生宿舍整洁度、舒适度有显著提高。

3. 教育效果

（1）单门课程考试内容符合教学大纲的要求，考试成绩呈正态分布

所有课程严格按照教学大纲要求授课，严格执行教学质量监控制度，各教学环节都能有序、保质的完成。按照《遵义医学院医学与科技学院考试管理规定》《遵义医学院医学与科技学院考试试卷质量管理办法》《遵义医学院医学与科技学院学生成绩管理规定》等相关制度，在考试运行过程中，命题符合《教学大纲》，对考试管理环节如命题、监考、巡考、阅卷、评分、成绩分析、信息反馈等严格执行质量标准，严格考试管理、严格评分标准，确保学生成绩真实可靠。课堂教学效果较好，大多数课程考试成绩呈近似正态分布。

（2）学生毕业证、学位证领取率高

毕业关、学位授予关是本科教学质量控制的重要手段。学院在重视人才培养过程的同时，一直坚持学业标准，严把毕业关、学位授予关。2014年，全院本科毕业生共有1357人，其中，取得毕业证书的有1354人，毕

业率达到99.78%；获得学士学位的有1249人，学位授予率为92.04%，教育效果好。

（3）学生职业资格获取率以及参加各类技能大赛获奖率高

2014年，学院护理学专业毕业生有253人参加护理资格证考试，243人通过，通过率为96.05%；英语（英语教育）专业毕业生每年申办教师资格证成功率为100%；在贵州省第一届临床技能竞赛中，学生分别代表多数医院参加比赛，并在比赛中获得了较好的成绩。

（六）资产与财务管理

1. 资产管理

学院的举办者为遵义医学院、遵义医学院附属医院、遵义市永恒房地产开发有限责任公司，虽然有合作者，但实际上仅为遵义医学院一家独立举办遵义医学院医学与科技学院。学院办学资金全部来自学生学费收入，学院是母体学校以“校中校”的方式举办，没有向学生、学生家长筹集资金、没有向社会公开幕集资金。学院全部依靠母体学校资源办学，无抽逃资金、挪用办学经费的现象。

2. 财务管理

学院从2012年起依照《中华人民共和国会计法》《中华人民共和国高等教育法》和国家有关法律法规，参照遵义医学院的财务规章制度，草拟了学院财务方面的相关制度，依法设置了会计账簿进行会计核算，并编制了财务预算和年终决算。学院在中国农业银行遵义汇川区支行开设了基本存款账户和学费、住宿费专用存款账户，未使用私人账户、公司账户及以非学校法人名义开立的其他账户管理学校资金。学院收入全部纳入学校统一管理、核算，学院的各项收入及时入账，记账规范，无私设“小金库”和账外设账的现象。学院的收入主要用于教育教学活动和改善办学条件，学院使用的票据都是在贵州省财政厅票据管理中心购买，有严格的票据领用和核销制度，票据使用符合规定。学院所得的财政专项资助的专项资金使用严格按项目任务书执行，专款专用。学院收支净结余部分全部收归母体学校统一使用，没有提取发展基金。学院财务配有专职财务人员，学校财务负责人具有中级会计师以上专业技术职务资格，并且从事会计工作10年以上；分别配有相应的会计和出纳人员，相关人员没有亲属关系。

（七）安全稳定

安全工作紧紧围绕学院中心工作，以校园安全隐患排查整治为抓手，大力开展校园及周边治安综合治理，积极完善校园安全管理工作机制建设和深入开展安全宣传教育，推进学院各项安全措施和安全责任落实，较好地完成了各项工作管理目标，切实保障了全院师生的生命财产安全。

（八）党团组织建设

1. 组织机构

（1）加强基层党组织建设

学院党委坚持党要管党，从严治党，始终把抓基层党建工作摆在突出位置。一是加强基层党组织建设，共设有临床医学、麻醉学、医学影像、医学检验、药物制剂、公共事业管理、外语等专业学生党支部9个，其中2014年新建学生党支部1个。二是选好配齐基层党组织负责人，将思想觉悟高、工作能力强、奉献精神好的干部充实到基层党组织中。三是积极建设党员活动室，目前，大学生党支部实现了党员活动室全覆盖，为基层党组织加强阵地建设、组织建设等提供了保障。四是加强党务干部素质培养，举办党支部书记培训班1期，对基层党组织负责人进行全员培训，不断提高理论素养和工作水平，增强工作责任感和使命感。五是做好发展党员工作，切实加强入党积极分子队伍教育培养，2015年全年举办入党积极分子培训班2期，对537名入党积极分子进行培训，共发展学生党员120人。

（2）学校共青团组织机构设置和队伍健全，工作有成效

学院共青团各级组织机构健全，院团委下设8个团总支，其中学生团总支7个，教工团总支1个。团支部20余个。设有大学生联合会和社团联合会，学生联合会下设相应职能部门，现有学生社团27个，建立了相应的保障制度。团组织活动有计划、有措施、有场所、有经费保障，丰富多彩，有声有色，效果好。主要工作包括抓好组织机构建设和团学干部培训；狠抓第二课堂建设；以“青春团校暨青年马克思主义者培养工程”培训班为载体，精英化培训青年团员，为党组织培养、输送新鲜血液；以“挑战杯”赛事项目为主载体，实施大学生素质拓展计划，大力提升大学生课外科技文化活动创新能力；以大学生“社团文化节”为基础，大力实施“一周一社团”亮点活动，营造良好的校园文化氛围。

（3）工会制度健全，保障教职工权益

遵义医学院医学与科技学院工会于2011年正式成立，余春玲同志任工会主席。院工会在遵义医学院工会委员会的统一领导下开展工作，在学院的建设发展中本着“全心全意为学院和广大教职工服务、全心全意为学院教育教学中心工作服务”的宗旨，以组织和引导广大教职工一起共建和谐校园为目标，努力当好党政和教职工间的桥梁纽带，发挥工会“大学校”作用，履行好工会的参与、维护、建设、教育四大职能。

目前，由于学院与母体学校在教职工资源上存在很大程度的共享，所以还没有成立独立的教职工代表大会，但教职工仍然通过母体学校工会充分参与到学院民主管理中，依法保障了广大职工对学院事务的知情权、参与权、表达权和监督权。

2. 思想政治工作

学院高度重视思想政治教育队伍建设，不断提高思想政治教育队伍的理论素养和工作能力，努力建设一支政治强、业务精、素质高、专兼职相

互结合的思想政治教育工作队伍，共同开创大学生思想政治教育工作新格局。实施过程中，职能部门牢固树立“立德树人”工作理念，坚持改革创新，构建主题引领、项目带动、平台支撑、队伍保障，全面服务学生、深度服务学生，构建学生成长发展的思想政治教育工作体系。

目前，学院拥有院级思想政治教育专职人员3人，各部（系）思想政治教育专职人员共计64人，教师兼职班主任68人，学生兼职班主任25人，大学生自律委员会70人。2014年度，学院共有专职辅导员39人，学生6313人，辅导员与在校生比例为1：162，人员配备达到教育部要求的标准。

（九）其他事宜

在附属医院作为合作方是否符合要求一直得不到明确答案的情况下，合作办学方问题成了制约学院规范发展的瓶颈问题。为此，学院成立了专门工作组积极寻找新的合作办学方，先后与春来集团、中美集团、希望教育集团等多家投资公司接触，在2014年上半年签订了新的合作办学协议，真正达到中华人民共和国教育部令（第26号）（又称《独立学院设置与管理办法》）的规范要求。

三、遵义医学院医学与科技学院教育厅评估指标满意度调查

根据教育厅评估指标，对遵义医学院医学与科技学院213名学生进行了实地问卷调研。具体数据分为：办学条件及招生与就业，教育教学、安全稳定，深入了解，意见与建议四部分。本次调研对象为遵义医学院医学与科技学院部分本科学生，共计213人，收回有效问卷213份，部分学生对部分问题没有做出选择。

（一）办学条件及招生与就业部分

1. 学校住宿条件满意度调查

表 10　性别对学校住宿条件较为舒适交叉比较

类别		住宿条件					总计
		非常不认同	不认同	不好说	认同	非常认同	
性别	男	2	7	21	28	12	70
	女	6	17	37	69	14	143
总计		8	24	58	97	26	213

关于学校住宿条件较为舒适的问题中，仅有15.02%的学生认为学校的住宿条件有待提高，其中，女生比例占71.88%，主要问题集中在部分宿舍没有独立卫生间，宿舍供应热水方面的问题需尽快得到改善。

表 11　年级对学校住宿条件较为舒适交叉比较

类别		住宿条件					总计
		非常不认同	不认同	不好说	认同	非常认同	
年级	大一	0	6	12	31	6	55
	大二	7	11	36	40	14	108
	大三	1	7	8	24	5	45
	大四	0	0	0	1	1	2
	大五（五年制本科）	0	0	0	1	0	1
总计		8	24	56	97	26	211

从表11中可以看出，关于住宿条件的问题对于大一至大四的学生其满意度有着一定的差异，在被调研的55名大一学生中没有一人认为学校住宿条件极差，仅10.91%的同学认为学校住宿条件有待提高，67.27%的大一学生认为学校住宿条件尚可，而大二学生中50%的学生也认为学校住宿条件较为不错。

表12 城乡差异对学校住宿条件较为舒适交叉比较

类别		住宿条件					总计
		非常不认同	不认同	不好说	认同	非常认同	
城乡	农村	7	17	48	74	20	166
	城镇	1	7	10	23	6	47
总计		8	24	58	97	26	213

表12显示在被调研的213名学生中，有接近77.93%的学生来自农村，只有15.02%的学生认为学校住宿条件一般或者说不够理想，其余大多数学生都认为学院住宿条件尚可。

2. 学校图书馆、运动场等基本设施满意度调查

表13 性别对学校图书馆、运动场地交叉比较

类别		学校图书馆、运动场地					总计
		非常不认同	不认同	不好说	认同	非常认同	
性别	男	2	9	18	28	13	70
	女	11	19	42	51	20	143
总计		13	28	60	79	33	213

通过学校图书馆、运动场等基本设施满意度的调查，发现143名被调研的女学生中，认为学校图书馆、运动场地的基础设施较为完善的学生不足50%。遵义医学院医学与科技学院的学生中，女生所占比例超过男生，对于校园公共学习资源的诉求应当去尽量解决。

表14　生源地对学校图书馆、运动场交叉比较

类别		学校图书馆、运动场地					总计
		非常不认同	不认同	不好说	认同	非常认同	
生源地	贵州	13	22	52	72	29	188
	除贵州省以外的西部其他地区	0	3	3	3	1	10
	中部地区	0	1	2	4	1	8
	东部地区	0	2	3	0	2	7
总计		13	28	60	79	33	213

表14的调研数据显示，除贵州省内的学生外，有25人来自其他地区，其中，24%的学生认为学校的图书馆和运动场地的基础设施有待改善。

3. 学校食堂餐饮满意度调查

表15　性别对食堂餐饮交叉比较

类别		食堂餐饮					总计
		非常不认同	不认同	不好说	认同	非常认同	
性别	男	11	10	17	18	14	70
	女	19	28	39	40	17	143
总计		30	38	56	58	31	213

高校食堂作为高校后勤的重要组成部分，为学校教书育人提供了基本保障。在当前物价不断上涨，学生群体对高校餐饮提出越来越高的要求下，在保证食品安全的情况下，如何降低成本，将更大的利益让给广大师生，其经营管理方式直接关系到高校食堂整体就餐率，做好高校餐饮管理工作，对维护校园安全及稳定起到至关重要的意义。本次调研对遵义医学院医学与科技学院的学生做了相关调查。从表15中可以明显看出，213名被调研学生中30%的男生、32.87%的女生对学校餐饮物美价廉满意度不高。

表16 年级对学校食堂餐饮交叉比较

类别		食堂餐饮					总计
		非常不认同	不认同	不好说	认同	非常认同	
年级	大一	5	9	18	16	7	55
	大二	16	20	25	30	17	108
	大三	8	9	11	10	7	45
	大四	1	0	1	0	0	2
	大五（五年制本科）	0	0	0	1	0	1
总计		30	38	55	57	31	211

从表16的调查报告中可以看到，大一41.82%、大二43.52%、大三37.78%的学生对于“学校食堂餐饮物美价廉”表示认可。

表 17　生源地对学校食堂餐饮交叉比较

类别		食堂餐饮					总计
		非常不认同	不认同	不好说	认同	非常认同	
生源地	贵州	24	34	51	51	28	188
	除贵州省以外的西部其他地区	3	1	1	2	3	10
	中部地区	1	1	1	5	0	8
	东部地区	2	2	3	0	0	7
总计		30	38	56	58	31	213

关于学校食堂餐饮满意度的调查中发现，7名来自东部地区的同学竟无一人认同或非常认同。一方面，由于饮食习惯的差异导致了来自东部地区的同学对当地菜肴不太能够接受。另一方面，学校的部分餐饮业务由于外包给经营者，价格方面也应当有所控制。

4. 校舍建筑物及各项设施无安全隐患满意度调查

表 18　性别对校舍建筑物及各项设施安全隐患交叉比较

类别		校舍建筑物及各项设施安全与否					总计
		非常不认同	不认同	不好说	认同	非常认同	
性别	男	6	10	18	23	13	70
	女	11	31	43	36	15	136
总计		17	41	61	59	28	206

表18显示，136名女生中，仅37.5%的女学生对校舍建筑物及各项设

施安全表示认同或非常认同，30.88%的女学生认为还存在一定的安全隐患，这方面校方也应当继续关注，加强有关方面工作。

5. 招生与就业评价指标满意度调查

表 19　性别对招生交叉比较

类别		招生					总计
		非常不认同	不认同	不好说	认同	非常认同	
性别	男	1	3	13	34	19	70
	女	3	7	28	74	32	144
总计		4	10	41	108	51	214

从表19中可以看到，214名被调研学生中仅仅只有6.54%的同学对学院招生评价指标存在疑惑，绝大多数同学对学校合法统一组织招生工作、招生简章和广告真实、无虚假等指标比较认可。

表 20　性别对就业交叉比较

类别		就业					总计
		非常不认同	不认同	不好说	认同	非常认同	
性别	男	1	0	12	40	17	70
	女	1	1	20	85	37	144
总计		2	1	32	125	54	214

就业方面，超过83.64%的同学认为学校很重视毕业生的就业工作，并展开了就业指导，同时校企的关系良好，学生就业的渠道畅通。

（二）教育教学、安全稳定部分

1. 教学管理评价指标满意度调查

表 21　性别对教学管理制度健全、规范，执行严格交叉比较

类别		教学管理制度健全、规范，执行严格					总计
		非常不认同	不认同	不好说	认同	非常认同	
性别	男	1	1	12	37	18	69
	女	0	4	23	85	31	143
总计		1	5	35	122	49	212

表 22　年级对专业教学计划及课程教学大纲科学规范交叉比较

计数							
类别		专业教学计划及课程教学大纲科学规范					总计
		非常不认同	不认同	不好说	认同	非常认同	
年级	大一	0	0	9	31	14	54
	大二	1	4	22	59	22	108
	大三	0	1	7	29	8	45
	大四	0	0	0	0	2	2
	大五（五年制本科）	0	0	0	1	0	1
总计		1	5	38	120	46	210

表 23 年级对教师执教认真，积极开展教学研究交叉比较

类别		教师执教认真，积极开展教学研究					总计
		非常不认同	不认同	不好说	认同	非常认同	
年级	大一	0	0	11	27	16	54
	大二	0	3	21	61	24	109
	大三	0	1	4	31	9	45
	大四	0	0	0	0	2	2
	大五（五年制本科）	0	0	0	1	0	1
总计		0	4	36	120	51	211

从表21至表23中可以直观地发现，学生对于学院教学管理令人满意基本持认可态度。其中，关于“教学管理制度健全、规范、执行严格”方面仅2.83%的同学不认同或非常不认同。同样，关于“专业教学计划及课程教学大纲科学规范”方面，仅2.86%的同学持不认可态度。而在“教师执教认真，积极开展教学研究”方面，仅4位同学不认同。可见，遵义医学院医学与科技学院在教学管理方面的工作还是做得很到位的。

2. 学生管理

表 24 年级对学生遵纪守法，勤奋学习，校园秩序良好交叉比较

类别		学生遵纪守法，勤奋学习，校园秩序良好					总计
		非常不认同	不认同	不好说	认同	非常认同	
年级	大一	0	3	5	34	11	53
	大二	1	6	14	63	22	106

（续表）

类别		学生遵纪守法，勤奋学习，校园秩序良好					总计
		非常不认同	不认同	不好说	认同	非常认同	
年级	大三	0	1	5	32	6	44
	大四	0	0	0	1	1	2
	大五（五年制本科）	0	0	0	1	0	1
总计		1	10	24	131	40	206

表 25　性别对校风、考风好，考试管理制度健全，并能严格执行交叉比较

类别		校风、考风好，考试管理制度健全，并能严格执行					总计
		非常不认同	不认同	不好说	认同	非常认同	
性别	男	1	5	5	41	16	68
	女	1	3	27	92	20	143
总计		2	8	32	133	36	211

表 26　性别对实施素质教育，学生科技、文化、体育活动丰富，形成良好的校园文化氛围交叉比较

类别		实施素质教育，学生科技、文化、体育活动丰富，形成良好的校园文化氛围					总计
		非常不认同	不认同	不好说	认同	非常认同	
性别	男	1	5	7	39	15	67
	女	2	4	29	84	23	142
总计		3	9	36	123	38	209

遵义医学院医学与科技学院对于学生管理方面的工作一直比较重视，三项指标的满意度调查中，选择非常不认同、不认同的学生比例均小于

6%。从表24至表26中可以看到，关于“学生遵纪守法，勤奋学习，校园秩序良好”“校风、考风，考试管理制度健全，并能严格执行”“实施素质教育，学生科技、文化、体育活动丰富，形成良好校园文化氛围”方面的工作得到了学生的一致认可。

3. 安全稳定指标满意度调查

表 27 年级对人防交叉比较

类别		人防					总计
		非常不认同	不认同	不好说	认同	非常认同	
年级	大一	0	2	12	32	9	55
	大二	2	6	27	55	17	107
	大三	1	1	7	29	6	44
	大四	0	0	1	0	1	2
	大五（五年制本科）	0	0	1	0	0	1
总计		3	9	48	116	33	209

表 28 年级对物防交叉比较

类别		物防					总计
		非常不认同	不认同	不好说	认同	非常认同	
年级	大一	6	2	13	25	9	55
	大二	2	8	28	51	17	106
	大三	2	4	12	19	7	44
	大四	0	0	0	1	1	2
	大五（五年制本科）	0	0	1	0	0	1
总计		10	14	54	96	34	208

表 29　年级对技防交叉比较

类别		技防					总计
		非常不认同	不认同	不好说	认同	非常认同	
年级	大一	5	5	12	27	6	55
	大二	3	9	30	46	19	107
	大三	0	5	8	26	5	44
	大四	0	0	0	1	1	2
	大五（五年制本科）	0	1	0	0	0	1
总计		8	20	50	100	31	209

表 30　年级对制度交叉比较

类别		制度					总计
		非常不认同	不认同	不好说	认同	非常认同	
年级	大一	3	2	19	24	6	54
	大二	2	9	27	51	18	107
	大三	1	4	12	21	6	44
	大四	0	0	0	1	1	2
	大五（五年制本科）	0	0	1	0	0	1
总计		6	15	59	97	31	208

关于学院安全稳定指标满意度的调查内容分为：人防，即单独设置安全保卫工作机构，按规定配置专职保卫干部（保卫人员与学生人数比不低于3：1000），所使用保安人员符合国务院保安服务条例规定；物防，即各类安全设施、消防设施设备完善、安全；技防，即重点区域监控安全防

范设施齐备、有效；制度，即安全保卫工作执行情况良好，定期开展安全检查，并及时进行安全隐患整改，适时开展法制、反恐、防爆等安全教育及演练方面的评价指标。

在四项评价指标中，人防方面的认可度最高，仅5.74%的学生不认同或非常不认同，技防满意度相对最低，13.4%的学生认为重点区域监控安全防范设施还有待加强。

（三）深入了解部分

表31 性别对是否会报考脱离母体学校的独立学院交叉比较

类别		是否会报考脱离母体学校的独立学院？				总计
		会	可能会	可能不会	不会	
性别	男	6	9	13	41	69
	女	11	16	23	93	143
总计		17	25	36	134	212

从表31中可以看出，如果独立学院脱离了母体学校，80.19%的学生将选择不再报考。

表32 性别对会不会认为与母体学校学生相比受到了一些不公平待遇交叉比较

类别		会不会认为与母体学校学生相比受到了一些不公平待遇			总计
		会	没想过	不会	
性别	男	43	13	11	67
	女	106	26	11	143
总计		149	39	22	210

表32中显示，210名被调研学生认为与母体学校普通本科生相比，他们受到了一些不公平的待遇，所占比例高达70.95%。

表 33　性别对校内师生学习氛围的满意程度交叉比较

类别		对校内师生学习氛围的满意程度					总计
		非常满意	满意	不了解	不满意	非常不满意	
性别	男	9	31	9	16	4	69
	女	11	65	30	32	4	142
总计		20	96	39	48	8	211

关于学校内师生的学习氛围调查，54.98%的学生认为非常满意或满意，26.54%的学生不太认可。

表 34　性别对学校教师的科研氛围及能力的满意程度交叉比较

类别		学校教师的科研氛围及能力的满意程度					总计
		非常满意	满意	不了解	不满意	非常不满意	
性别	男	8	28	22	7	4	69
	女	9	53	69	9	3	143
总计		17	81	91	16	7	212

对于学校教师的科研氛围及能力的满意度调查中发现，42.92%的学生对于与教师科研相关的问题不了解，10.85%的学生持不满意或非常不满意态度。

表35 性别对所在独立学院的综合满意程度交叉比较

类别		对所在独立学院的综合满意程度					总计
		非常满意	满意	不了解	不满意	非常不满意	
性别	男	7	23	23	11	4	68
	女	7	59	43	21	13	143
总计		14	82	66	32	17	211

在所有参与调研学生中，23.22%的学生对所在独立学院的综合满意度有待提高，其中女生为34人，男生为15人。

（四）意见与建议部分

表36 性别对学校未来的发展方向形式方面的看法交叉比较

类别		对学校未来的发展方向形式方面的看法				总计
		民有民营	国有民营	公有民营	混有民营	
性别	男	7	38	14	9	68
	女	15	93	20	13	141
总计		22	131	34	22	209

关于学校未来的发展方向，10.53%的学生认为应当转型为民有民营；62.68%的学生认为应当发展为国有民营；16.28%的学生认为应当转型为公有民营；10.53%的学生认为应当转型为混有民营。

四、医学与科技学院改革发展的科学路径选择与展望

（一）完善人才培养体系

教育教学质量是独立学院能否健康可持续发展的保障，我国独立学院在教育教学管理上存在较多问题。对于教育教学管理上存在问题，应通过完善独立学院的人才培养体系加以改进，需从以下几个方面进行：

1. 要准确定位独立学院的人才培养目标

独立学院作为我国高等教育大众化的主力军，其培养的人才应该适应社会经济发展的需要。在人才培养的理念上，要坚持以市场需求为导向，以创新求特色。独立学院填补了普通本科高校和高等职业学校两种办学方式之间的应用型本科层次高校的空缺。在高等教育大众化的时代背景下，独立院应该把自身人才培养目标定位在培养具有创新精神和实践能力的应用型本科人才。[7]针对遵义医学院医学与科技学院的情况，“311”（“211”）人才培养模式是比较合理的人才培养模式之一，它以培养创新型复合应用人才为目标，总体指导方针是“夯实基础，强化能力，鼓励创新，发展个性”。具体内涵是：3（2）年通识教育课+1年特色专业课+1年学生个性发展课。这种模式是在科学分析需求，结合独立学院自身发展特色的基础上形成的具有特色的人才培养模式。[8]

2. 在专业设置上要面向市场，具有特色

我国独立学院的专业设置存在一定的随意性和盲目性，基本上都是照搬母体学校的优势学科和成熟专业。独立学院人才培养目的的定位是应用型本科人才，要设立与此相适应的专业。独立学院应该面向市场，以市场需求为导向，明确专业设置方向，形成自己的优势学科和特色专业。需要指出的是，由于独立学院的办学时间较短，在特色专业人才培养的实力上还比较欠缺。在专业的设置上，应当适当精简，部分专业可以与母体学校

共建。[9]

3. 引入人才培养质量保障体

在高等教育大众化后，随着规模的迅速扩张，教育质量成为社会各界所关注的问题，而这一问题更是关系到高等教育自身的发展。科学、完善的人才培养质量保障体系一方面可以使学校的管理人员对人才培养质量进行全面了解，另一方面可以通过监控，在教学过程中引入竞争机制，提高教学质量。应该借鉴国外高等教育人才培养质量保障的经验和做法，建立独立学院的外部和内部人才培养质量保障体系。[10]外部保障体系主要通过教学条件要素、教学过程要素以及教学效果要素来构建外部评价的指标体系框架。在内部保障体系上，主要包括教学事前监控、教学过程监控和教学事后监控。

（二）建设高质量有水平的师资队伍

1. 建设专兼结合、以专为主的师资队伍

独立学院成立之初，由于师资力量的匮乏必须要依托母体兼职教师的支持。而独立学院出于成本的考虑，也乐意使用兼职教师，导致独立学院自身师资力量薄弱。随着独立学院的发展，以兼职教师为主体的师资队伍已经不能满足也不适合独立学院的发展。独立学院的学科建设、专业建设、课程建设、教学科研必须要靠专职教师来完成。因此，在独立学院师资队伍的建设上，应该注重专职骨干教师的引进和培养，使他们成为独立学院建设和发展的中坚力量。[11]但仍可以发挥独立学院的灵活机制，可以适当聘请高水平的兼职教师来充实师资力量。

2. 规范考核评价机制，建立保障激励机制

独立学院对教师实行聘任制，这样可以充分发挥民营机制的灵活性，但这样也造成其师资队伍的不稳定。可以借鉴企业人员的管理办法，通过提高激励的方式稳定师资队伍。而有效的激励要建立在规范的考核评级机

制上。独立学院可以根据自身实际情况，从教学、科研、师德等多方面构建考核体系，制定考核实施细则，使教师的考核与评估公开化、制度化、科学化和规范化。在科学考核的基础上，通过适当提高激励形成竞争机制，调动工作的积极性。[12]

3. 搭建教师交流和晋升的平台

独立学院的教师由于处于体制外，在职称评定、科学研究、申请科研项目上都与普通高等学校的教师不平等。这也是独立学院教师队伍不稳定的一个重要原因。应该构建一个公平的外部环境，特别是在职称评定上应该有所突破，让独立学院的教师也有晋升的空间。[13]同时，要给独立学院的教师提供进修培训的机会，提高教师的业务技能。[14]学院要积极创造条件，为教师提供社会实践和科学研究的平台，提高教师的业务素质和学术水平。

4. 加强兼职教师的管理

独立学院的特殊性质决定其师资队伍在一定时期内仍需依靠兼职教师支持。

独立学院的兼职教师主要有母体学校的教师、其他高校的教师、企事业单位的兼职教师以及退休人员的兼职教师。独立学院的兼职教师一方面丰富了学校的教学资源，另一方面也给管理带来了问题。对独立学院的兼职教师，要根据来源加强管理以保证兼职教师的教学质量。对母体学校的教师，要让其了解独立学院学生的差异性和特殊性，以便因材施教，避免套用母体学校的教学模式。[15]对其他高校的教师，要让其了解本校学生的特点和教学要求。来自企事业单位的兼职教师有丰富的实践经验，但教学经验不足，可以通过加强其与本校教师的交流实行互补。退休的兼职教师有丰富的知识，但与学生的互动较少、课堂气氛不够活跃，可以让退休教师与青年教师一起交流与学习。一方面可以促进青年教师的成长，另一方面可以让青年教师的活跃思维影响退休兼职教师。

参考文献

［1］遵义医学院医学与科技学院官网［EB/OL］.http：//mts.zmc.edu.cn/xxgk/xxjj.htm.

［2］卢继团.我国独立学院管理体制改革问题研究［D］.福建：福建师范大学，2014.

［3］孟俊红.独立学院内部管理体制建设研究［D］.陕西：西安建筑科技大学，2008.

［4］百度百科：遵义医学院医学与科技学院［EB/OL］. https：//baike.baidu.com/item/遵义医学院医学与科技学院/.

［5］赵玉玺.为实现“三级甲等医院”的目标而努力奋斗［N］.黔西南日报，2009-11-18.

［6］百度百科：遵义医学院医学与科技学院［EB/OL］. https：//baike.baidu.com/item/遵义医学院医学与科技学院/.

［7］梅平乐，王海星.独立学院人才培养模式特色化探究［J］. 煤炭高等教育，2008（26）.

［8］阙海宝.独立学院人才培养模式的探索——“211”人才培养模式的构建与分析［J］.辽宁教育研究，2006（03）.

［9］卢继团.我国独立学院管理体制改革问题研究［D］.福建：福建师范大学，2014.

［10］马睿，祁随元.大众化背景下高校教学工作水平评估模式研究［J］.西北工业大学学报，2007，27（01）.

［11］符茜.独立学院大学生发展研究［D］.江苏：南京航空航天大学，2010.

［12］李娜.独立学院人才培养模式研究［D］.甘肃：兰州大学，2012.

[13] 卢继团. 我国独立学院管理体制改革问题研究 [D] .福建：福建师范大学，2014.

[14] 王智源. 独立学院人才培养模式探讨 [J] .南京审计学院学报,2005,2 (02) .

[15]刘桂琴. 浅析民办应用型本科院校师资队伍建设[J].文学与艺术,2011(06).

新形势下贵州医科大学神奇民族医药学院改革发展研究*

摘　要：独立学院是按照新机制、新模式的方式来进行办学的二级学院，是国家高等教育中不可或缺的一部分，而贵州医科大学神奇民族医药学院作为贵州省的八所独立学院之一，其发展对贵州省的教育具有重大意义。通过实地调研，结合问卷样本情况可以看出，神奇民族医药学院的学生对学院基本情况的满意度，并指出了学院目前存在着师资力量尚不足够、贫困助学金问题、缺乏先进的管理人才、基础教学设施不完善、薪资发放、职称评定制度有待加强等方面的问题。因此，学院应不断完善助学金资助制度、薪资发放制度、职称评定制度，注重人才的培养，壮大师资队伍、提高师资队伍质量，不断提高学院的办学质量，促进独立学院改革发展。

关键词：独立学院；改革；发展

一、贵州医科大学神奇民族医药学院基本情况

贵州医科大学（原贵阳医学院）神奇民族医药学院是贵州省八所独立学院之一，是贵州省具有医学性质的三所独立学院之一，2004年经教育部

* 写作年份2017年。

批准，由贵州医科大学与贵州神奇集团按新机制、新模式联合举办的普通高等本科全日制独立学院。报告主要从办学情况、教学条件、行政管理系统等三个方面进行阐述。

（一）办学情况

贵州医科大学（原贵阳医学院）神奇民族医药学院坐落于贵州省贵阳市，学院规划占地总面积1100余亩，现已建成的笋子林校区，占地面积492亩，是一个具有办公、教学、学生学习、生活，以及开展文体活动等功能齐全的环境优美的校园。学院自2005年起，面向全国15个省、市、区招生。学生毕业证书和学位证书的发放按教育部有关独立学院的规定执行。学院依托校本部的学科优势、师资力量和办学条件，坚持校本部的统一管理、统一教学，坚持立足贵州，大力培养适应地方、区域经济和社会发展需要的复合型人才的办学定位，坚持质量立校、人才兴校、特色强校、和谐建校的办学理念，严格遵循“依法办学、依法治校”的原则，遵循“规模适度、结构合理、特色鲜明、投入有保障”的办学原则，团结带领全体师生员工，全面贯彻党的教育方针，以培养现代经济社会发展需要的高素质人才为己任，遵循“创新、协调、绿色、开放、共享”的发展理念，不断深化教育教学改革，坚持创新发展，注重内涵建设，建设好绿色、安全、文明、和谐、智慧的现代化美丽校园，适应现代经济与社会发展，为国家培养更多的具有社会主义核心价值观、高度的爱国主义精神、科学素养、专业技能和创新精神的复合型、应用型人才。[1]①

为进一步促进学院的发展，学院已制定了“2016—2020年发展规划”，将进一步发展产教融合、校企结合的办学模式，通过与国内外知名大学合作办学，以进一步提高办学质量。

---

① 贵州医科大学神奇民族医药学院官网. 贵州医科大学神奇民族医药学院简介[EB/OL].（2016-5-10）http：//sqxy.gmc.edu.cn/xxgk/xxjj.htm.

（二）教学条件

在2003年，国家教育部发布《关于规范并加强普通高校以新的机制和模式试办独立学院管理的若干意见》（教发〔2003〕8号），文件指出独立学院是由普通本科高校按照新机制、新模式举办的本科层次的二级学院，应具有独立的校园和基本办学设施，实施相对独立的教学组织和管理，独立进行招生，独立颁发学历证书，独立进行财务核算，具有独立法人资格、独立承担民事责任等独立性质。在文件实施后，神奇民族医药学院开始对学校进行整改，独立出母体学校，校区建立在贵阳市云关坡笋子林。截至2016年，学院规划占地总面积1100余亩，现已建成的笋子林校区占地面积492亩，其中学生宿舍22235平方米，运动场17000平方米，学生食堂面积7874平方米，综合办公大楼15200平方米，综合图书大楼15100平方米。[2]

1. 办学场所

办学场所是每一个学校的基础设施，而基础设施的完善程度直接影响着整个学院的招生质量，也影响着学院的办学水平，因此办学场所是独立学院办学中必不可少的一部分。以下主要从学院占地面积符合相关要求、校舍总面积达到生均教学行政用房标准、食堂餐饮物美价廉、校舍建筑物及各项设施齐全无安全隐患等四个方面的认同程度进行调查，如下图：

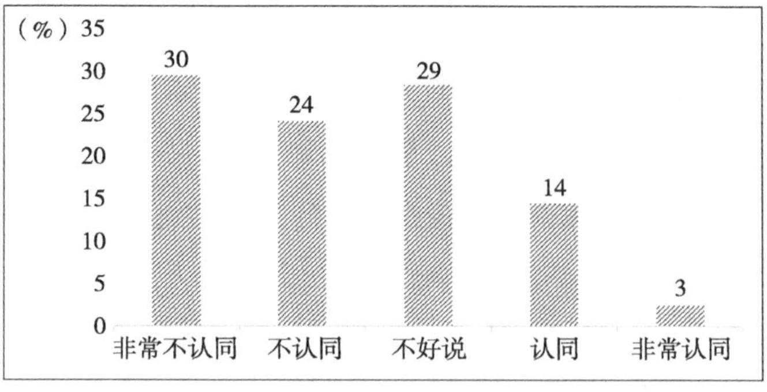

图1　占地面积符合相关要求的认同度

根据调查统计的数据显示，30%的学生表示非常不认同，24%的学生表示不认同，14%的学生表示认同，3%的学生表示非常认同，而29%的学生则保持“中立”态度，表示不好说。从学生对学院占地面积符合相关要求的认同程度来看，非常不认同和不好说的比例占了50%以上，不认同占了24%，认同和非常认同占的比例各占14%、3%。总的来说，学生对学校占地面积的满意度不够，可以推测，学院的占地面积不符合相关要求，达不到学生所期望的程度。

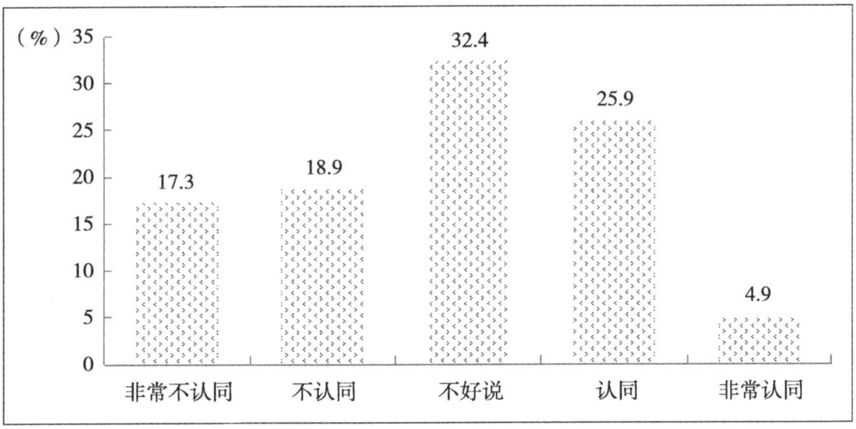

图2　校舍总面积达到生均教学行政用房标准认同度

如图2的数据所示，17.3%的学生对校舍面积达到生均教学行政用房标准表示非常不认同，18.9%的学生表示不认同，保持“中立”态度的学生高达约三分之一，占据32.4%的高比重，25.9%的学生表示认同，仅有4.9%的学生表示非常认同。从整体情况来看，两种“不认同”占据36.2%的比例，“中立”态度占据32.4%，两种“认同”则占据30.8%，三种态度占比相差不是太大，但是两种“不认同”仍然占据最大比例，可见部分学生对学院校舍总面积达到生均教学行政用房标准不是很满意，学院应采取相关措施解决此问题。

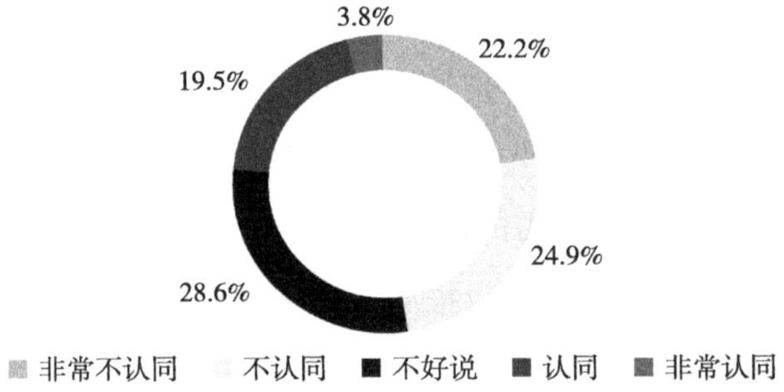

图3 食堂餐饮物美价廉认同程度

美食是每个学生追求生活质量的重要成分，学生食堂是学生在学校追求美食的场所，学生食堂物美价廉的认同程度体现出学生的生活水平，学生的评价也体现出学院的发展状况。正如图3的数据显示，22.2%的学生对学院食堂餐饮物美价廉的认同程度持非常不认同态度，24.9%的学生表示不认同，28.6%的学生持不好说的态度，19.5%的学生表示认同，而表示非常认同的学生仅占3.8%。根据数据的统计分析，认为学院食堂餐饮物美价廉的学生占比不到四分之一，可得出食堂的物美价廉程度不是很高，学院食堂价格机制需要做出一些调整。

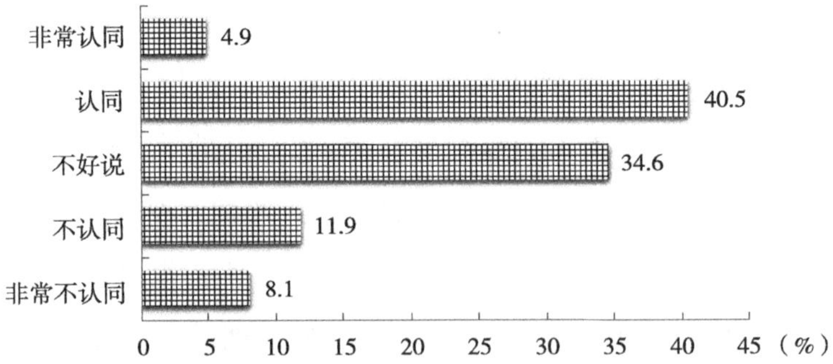

图4 校舍建筑物及各项设施齐全、无安全隐患认同度

学院的校舍建筑物及各项设施是否齐全、是否存在安全隐患，直接体现的是学校基础设施的完善程度，也体现出学校的管理水平。图4显示的是学生对校舍建筑物及各项设施齐全、无安全隐患认同程度的占比情况，其中40.5%的学生表示认同，占比最高，8.1%的学生表示非常不认同，11.9%的学生表示不认同，34.6%的学生表示不好说，非常认同的学生占比最少，仅占4.9%。根据数据分析可知，学院的校舍建筑物及各项设施较齐全且安全隐患少，但为今后能持续发展，学院应对这方面更加重视。

2. 仪器设备

仪器设备是学校为提高教育教学质量所必备的基础设施，仪器设备的完善程度影响着学院的教学水平，尤其是医药学院做实验需要更多的教学仪器设备，体育设施也是学院的重要部分。以下将从学院教学仪器设备和体育设施方面进行分析。

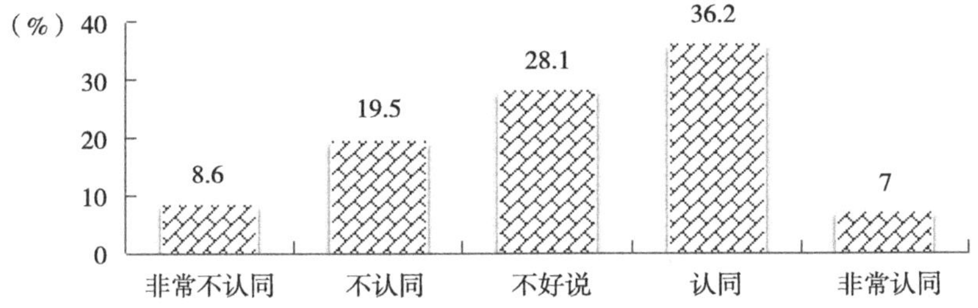

图5　教学仪器设备完善的认同度

图5显示的是学院教学仪器的认同程度所占的百分比，从图中可以看出，8.6%的学生对学院教学仪器设备完善表示非常不认同，19.5%的学生表示不认同，28.1%的学生保持不好说的“中立”态度，36.2%的学生则持认同的态度，占据五种认同程度的最高比例，非常认同仅占7%。根据图中显示的数据可以得出，学院的教学设备仍然在某些方面存在问题，学院

应采取相关措施，对存在的问题做出补救。

根据图6可以看出，20%的学生对学院的体育设施完善表示非常不认同，25.4%的学生表示不认同，而不好说的比例占据25.9%，可见学生对学院的体育设施的完善持认同态度所占的比例不是很大。除了问卷调查，从对学生的访谈中，有同学这样说："体育设施器材有些老化，尤其是篮球场，一到下雨天的时候就会积水，篮球框坏的也比较多，体育设施器材的种类也少。"从问卷调查和学生访谈综合来看，学院在体育设施的完善方面仍然存在很多问题，例如只有球类多，而健身场所少，不能够满足学生的需求。

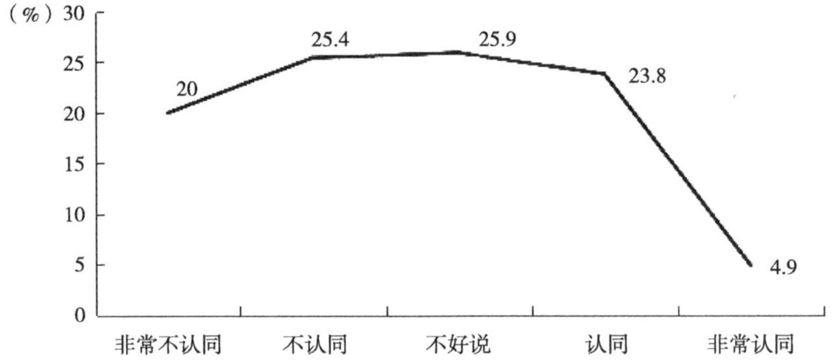

图6　体育设施完善的认同度

3. 师资力量

师资队伍质量的高低，是学院生存发展的根本保证，学院的教学水平的高低，直接体现出学院的办学水平。截至2016年6月，贵州医科大学神奇民族医药学院现有全日制在校本科生6814人，学院师资队伍主要由贵州医科大学本部和学院自身聘用的教师相结合，有校本部经验丰富、学历资深的老教师，也有学院每年聘请的新教师。以下将从专、兼职教师及辅导员人数结构合理（师生比不低于1∶18），教师结构、学历层次符合要求，教职工的聘任和解聘根据国家有关规定执行，建立教师培训制度、培训效果良好四个方面对学院的师资队伍进行考察。

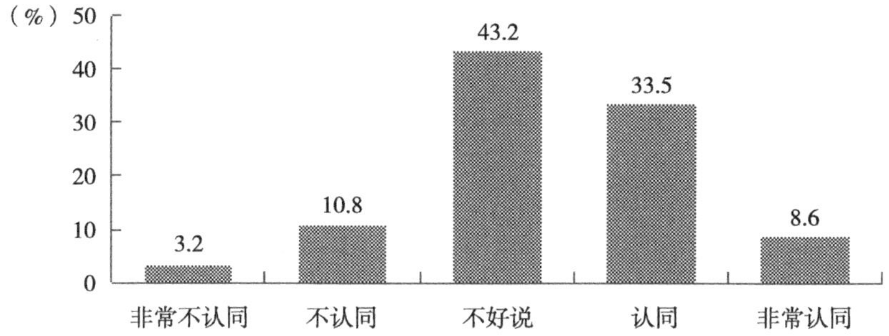

图7　专、兼职教师及辅导员人数结构合理认同度

学院的专职教师、兼职教师和辅导员的结构是否合理，影响着学院的教学水平和教学管理。图7是学生对学院专职教师、兼职教师和辅导员的人数结构合理的认同程度，认同和非常认同占据着42%的比例，43.2%的学生则表示不好说，而不认同和非常不认同所占比例为14%。从学生的认同程度可以得出，43.2%的同学表示不好说，这是由于学生平时注重的是教师的教学而不是学历，因此学院的专职教师、兼职教师和辅导员的人数结构相对合理。

随着现代社会的发展，我国的教育水平普遍提高，许多工作岗位对学历的要求也越来越高，尤其是教师的学历。同时，教师结构和学历层次是否符合要求，是学院教育水平高低的体现，也是对师资队伍水平的重要评估。图8是学生对教师结构、学历层次符合要求的认同程度，从图中可以得出，认同和非常认同占据着近60%的比例，31.4%的学生则表示不好说，而不认同和非常不认同所占比例不到10%，因此可以得出，学院的教师结构、学历层次是符合学院的发展要求的。

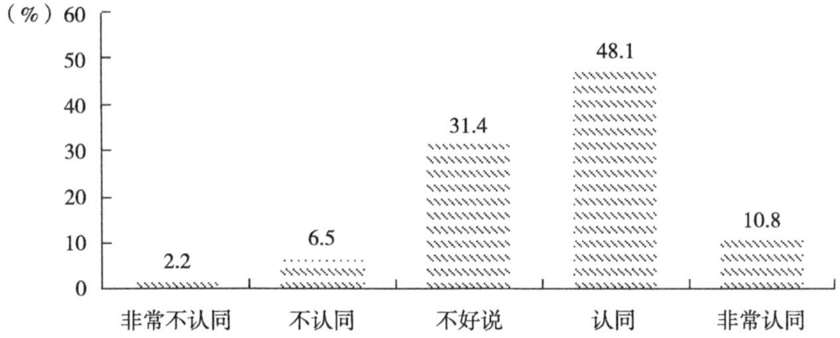

图8 教师结构、学历层次符合要求认同度

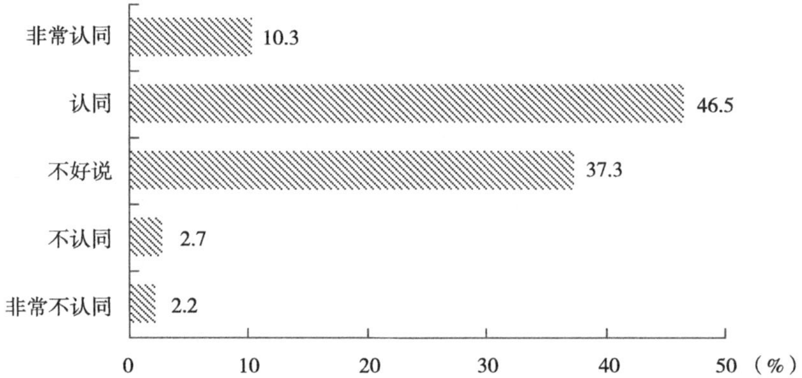

图9 教职工的聘任和解聘根据国家有关规定执行认同度

每个学校的教职工的聘任和解聘的程序都是根据国家有关规定来执行的，从图9可以看出，认同的学生占据着46.5%的高比例，不好说的学生其次，占了37.3%的比例，依次是非常认同占10.3%、不认同占2.7%、非常不认同占2.2%，可见两种“认同”占据56.8%的比例，而两种“不认同”

仅占4.9%,"认同"与"不认同"二者比例相差甚大，足以证明学院教职工的聘任与解聘都是按照国家有关规定执行的。

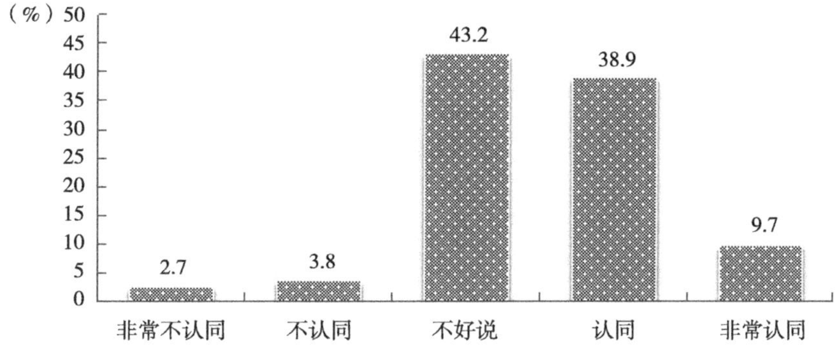

图10　建立教师培训制度、培训效果良好认同度

图10是学生对学院建立教师培训制度且培训效果良好的认同程度，如图所示，表示不好说的学生占据最大比例，高达43.2%，表示认同的学生占38.8%，其次是非常认同占9.7%、不认同的占3.8%，非常不认同仅占2.7%，从学生的认同程度可以得出，学院已经建立教师制度，并且培训效果良好。

（三）行政管理系统

1. 管理机构

神奇民族医药学院的行政管理系统较庞大且健全，主要包含党群机构、行政机构、教学单位和服务机构四个管理机构，这四个管理机构下一共设立有24个职能管理部门，党群机构包括党委办公室、学生工作部（武装部）；行政机构体系较庞大，包括院长办公室、教务处、学生处、人力资源部、计划财务处、总务处、工程处、设备处、保卫处；教学单位是医学为主，其他学科为辅，分为临床医学院、护理学院（健康管理学院）、药学院、经济商务学院、基础医学部、社会科学部、外语教学部、体育教学部、继续教育学院、国际学院（国际交流中心）；服务机构又分为图书馆、网络与教育技术中心、医务室。各个部门职责明确，分工明晰，运作有序，发展协调，各个职能管理部门所属的管理机构不同。以下是各个职能部门所属机构图：

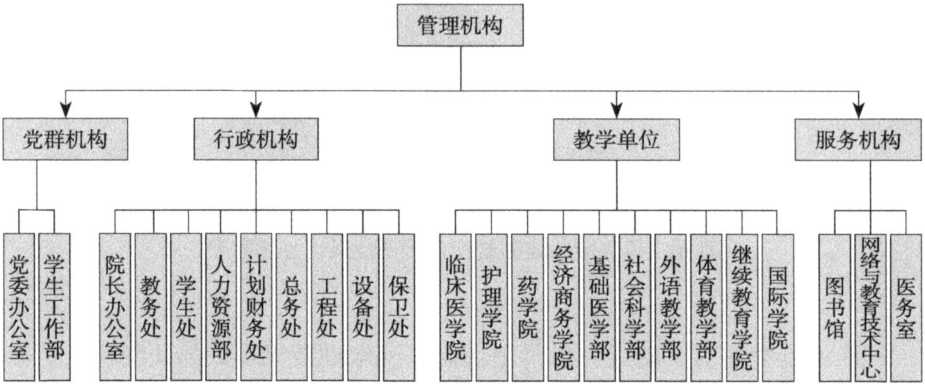

图11 贵州医科大学神奇民族医药学院组织机构

2. 管理人员

神奇民族医药学院的部分科级以上领导均是由贵州医科大学推荐，再由学院董事会决定是否聘请任命，例如学院院长、党委书记等，但学院院长没有实际的行使权力，学院的另一部分科级以上的领导干部是学院培养的。

神奇民族医药学院的管理人员均具备管理素质，各部门之间相互监督，职责明确，各部门共同协调发展。

二、教育教学经验

（一）招生、就业

1. 招生

学院发展的最主要原因是其招生工作的成功，由此，贵州医科大学神奇民族医药学院根据《中华人民共和国教育法》《中华人民共和国高等教育法》以及教育部和贵州省相关规定，并结合学院实际情况，制定招生计划，以保证学院招生工作的顺利进行，切实维护学院和学生的合法权益。在此基础上，为全面贯彻执行教育部和相关省市的招生工作政策，学院还设立了招生领导小组，研究制定学院招生实施细则，指导、监督招生工作的具体实施，严格遵循“公平、公开、公正”的招生原则。

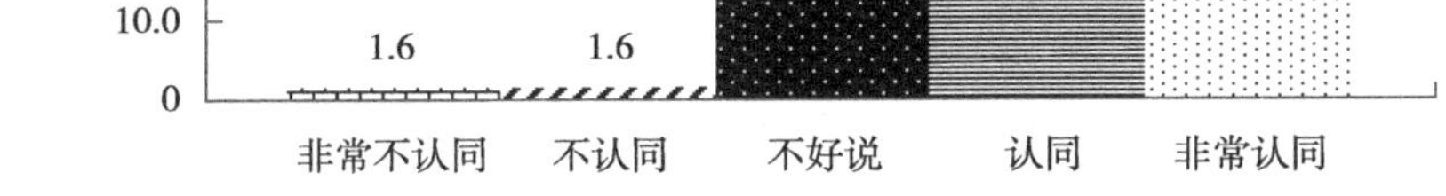

图12　学院合法招生认同度

从图12中数据可知，学院严格遵循教育部以及贵州省相关规定，合法统一组织招生，没有委托中介机构、中介人员代为招生。各有1.6%的学生表示非常不认同和不认同，22.2%的学生表示不好说，55.7%的学生表示认同学院的招生方式，18.4%的学生表示非常认同。

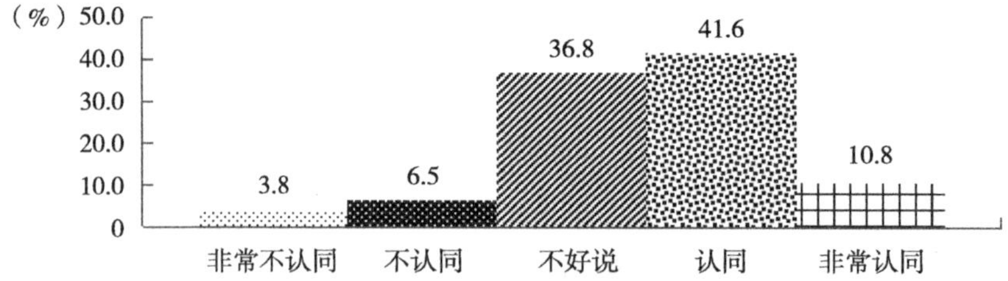

图13 招生简章真实合法认同度

如图13数据反映出，学院学生认为学院招生简章和广告真实、合法，无虚假、模糊、夸大的内容。综合以上数据结果来看，神奇民族医药学院是遵循上级文件规定，合法办学，统一组织招生，没有委托中介机构与人员；招生广告真实、合法，没有夸大、模糊以及虚假内容，符合实际。

2. 就业

贵州医科大学神奇民族医药学院自2004年创办起十余年间，合计招收学生13000余人，目前在校学生人数为6800余人，已毕业学生人数6897人，毕业生就业率达97%。其中，2016年，本科毕业生总计1597人，与去年同期的毕业生相比增加109人，增长率为7.33%。

招生是学院发展重中之重的工作，而就业也是学院发展的另一大重点。在大多数学生看来，一个学院最重要的是学校对于毕业生的工作是否重视，就业渠道是否通畅，以及就业活动指导的开展是否良好等，就业可以说是学生选择学校的首要标准之一，毕业生的就业率也将作为学院的宣传广告，所以，就业也是帮助学院发展的另一个方向。因此，神奇民族医药学院在人才培养模式方面突出人文学科的建设，利用企业和学校的合作，让企业所提供的东西和学校的资源进行共享，以此来达到教学改革和其他方面的创新。

在问卷调查统计中，38.9%的学生认为学院是重视毕业生工作的，开展就业指导活动，并且校企关系良好，学生的就业渠道通畅；8.1%的学生表示非常认同；仅有3.8%的学生表示非常不认同；4.9%的学生不认同；43.8%的学生表示不好说。

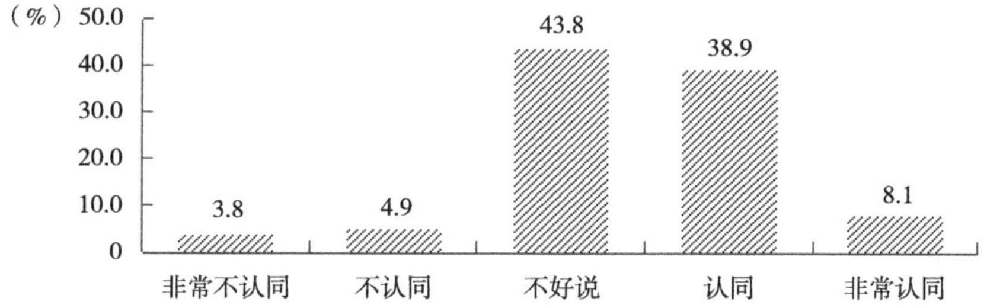

图14　学院重视毕业生就业认同度

（二）党团组织建设

1. 组织机构

高校党校是学习、研究、宣传马克思列宁主义、毛泽东思想、邓小平理论、“三个代表”重要思想和科学发展观，构建社会主义和谐社会的重要阵地，是增强党性锻炼的熔炉，是对党员、干部进行经常性教育、培训入党积极分子的主渠道。贵州医科大学神奇民族医药学院的党群机构是由党委办公室和学生工作部（武装部）组建而成。其中，党委办公室是学院党委直接领导的综合职能部门和办事机构，具有综合、服务、组织、协调、监督等职能。党委办公室主要是围绕学校中心工作积极发挥学校党委的参谋助手、综合协调、督查督办、服务保障等作用，是学校党委各项工作的中枢和纽带，也是学校对外联系的窗口之一。

学生工作部（武装部）是学院党委和行政领导下负责学院学生思想教育和学生事务管理的职能部门。下设学生思想政治教育科、学生管理科（学生工作、国防教育科、学生事务管理服务中心）、大学生资助中心、招生就业科等四个科室。

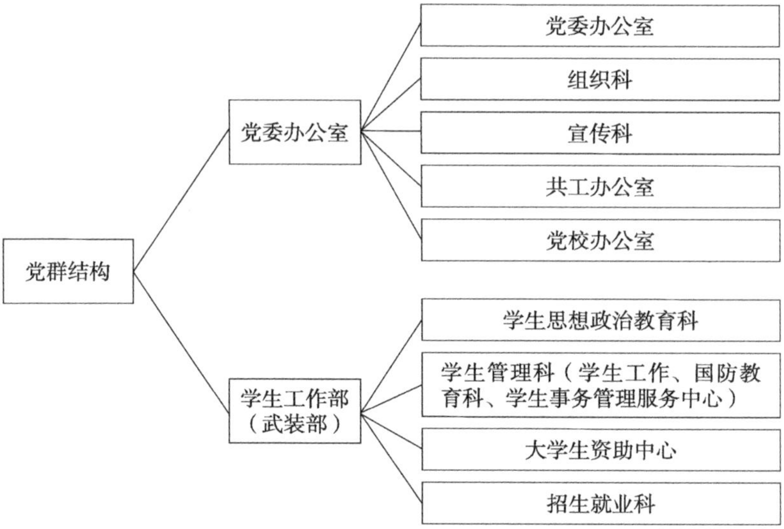

图15 贵州医科大学神奇民族医药学院党群结构

独立学院的人才聘用机制是灵活的，选拔的干部要能够身兼多职，这是与公办学校不同的一个特点，对此，神奇民族医药学院提出了对思政教育工作评估指标体系相关方面需进一步完善的建议，根据《中共贵州医科大学神奇民族医药学院委员会党校工作条例》，学院为切实加强党校教学与管理工作，在保证质量的同时，准时完成教学培训计划任务，努力实现教学与管理的制度化、模范化。

在185份问卷调查数据中，44.3%的有效人数表示认同学院共青团机构设置和队伍健全且工作有成效；仅有2.7%的人数表示非常不认同；10.9%的人数表示不认同。

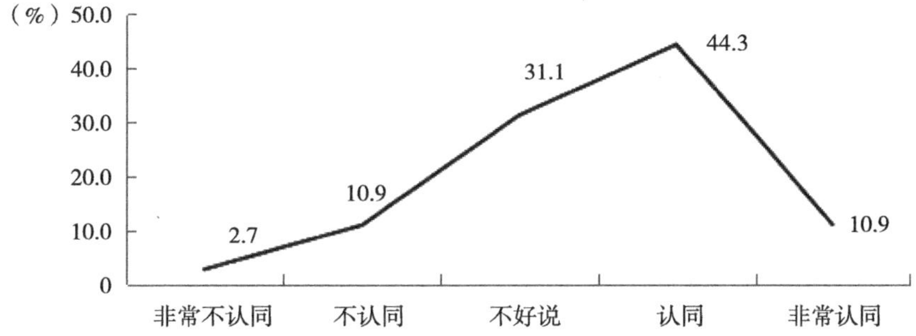

图16　共青团机构设置队伍完善认同度

2. 思想政治工作

改革开放以来，特别是党的十三届四中全会以来，根据《中共中央国务院关于进一步加强和改进大学生思想政治教育的意见》[3]（中发〔2004〕16号）及全国加强和改进大学生思想政治教育工作会议精神，在全省各地各部门和高等学校认真贯彻落实中央的要求和省委、省政府的部署下，学院在大学生思想政治教育方面积累经验，取得了进展。

学院采取有效的措施切实加强和改进大学生思想政治教育工作，在培养高素质人才方面，推动高等教育改革发展，充分认识大学生思想政治教育工作的重要性和紧迫性，切实增强历史责任感和使命感，发挥党团组织在大学生思想政治教育工作中的重要作用，大力加强大学生思想政治教育工作队伍建设，努力营造大学生思想政治教育工作的良好社会环境。

学生对学院思想政治工作认同率高，认为其有工作计划和具体实施，内容形式符合学生特点，效果好。思想政治工作的完善对维护学校和社会稳定等方面发挥了重要作用。

（三）科研成就

作为母体学校贵州医科大学现有博士162人，硕士499人，正高223

人，副高529人，是科研能力较强、学术水平较高的师资队伍，完全能适应不同层次教学、医疗、研究的工作需要，也是学院整体教学质量的强力保障。而独立学院在科研这一方面是比较薄弱的，在科研奖励及配套制度或方案上，学院比较重视这方面的工作，去年申报了科研项目，大概有十多项，有独立的资金支持，但最大的问题是大量的年轻教师还不具备做好科研项目的能力，还需要引进学科带头人，形成良好的循环。

（四）丰富的学生活动

学院为提升广大学生自身的道德修养，增强自我综合素质，建设健康良好的校园文化，开展了一系列形式多样、积极向上的校园主题文化活动。例如，学院为贯彻落实党的十八大精神，大力弘扬中华民族优良道德传统，举行了“唱响道德旋律·展现青春风采”的合唱比赛，在校园营造了助人为乐、见义勇为、信守承诺、爱国敬业的浓厚道德氛围；为关注大学生心理健康，帮助同学排忧解难，减轻心理压力，增强大学生心理素质，学院开展了“我爱我·从心出发，精彩未来”主题活动月，其中包括有关于心理方面的电影展播、专家现场咨询以及“我爱我·我承诺”千人签名活动等，此次活动在学生中取得较大的反响，切实推进学院大学生心理素质教育和心理健康工作。学院开展的系列活动丰富多彩，学生参与人数众多，对培养和促进学生的综合素质、道德传统以及人文精神起到很好的作用。

三、存在问题

（一）师资力量尚不足够

师资队伍是每一个学校发展的重要组成部分，师资队伍的结构是否合理及教学质量是否达到标准直接体现出学校的办学水平。贵州医科大学神奇民族医药学院的师资队伍主要来源有三个部分，一是向社会直接招聘具有硕士学位的年轻教师，二是聘请具有教学经验、高级职称的退休老教师，三是贵州医科大学的兼职教师，学院与校本部相结合，共同形成老、中、青相结合的师资队伍结构。看似结构合理的师资队伍，仍然存在着许多问题，首先是学院每年新招聘的年轻教师，学历符合学校的要求，但是只注重学历而实践能力较弱，神奇民族医药学院的实验操作多，需要丰富的理论知识与较强的实践能力相结合；其次，神奇民族医药学院聘请的具有教学经验、高级职称的退休老教师的实践能力较强、教学经验丰富，但随着教学模式的改变，这部分教师的教学方法较落后，不易于被学生接受，甚至有学生说："教师教学质量基本上还是可以的，大多教师都挺负责的，只是教师的年龄几乎都偏大，上课时声音小，而且教室的扩音器大多都不好用，对于是否进行过教学改革创新我们也不清楚。"最后，贵州医科大学派过来神奇民族医药学院兼职教学的教师，由于不受神奇民族医药学院的管理控制，其流动性较强，因此导致神奇民族医药学院的师资队伍不固定，师资队伍的教学水平有待提高。

（二）贫困助学金问题

根据《国务院关于建立健全普通本科高校、高等职业技术学校和中等职业学校家庭经济困难学生资助政策体系意见》[4]（国发〔2007〕13号）制定的政策，贫困助学金是为了体现党和政府对普通本科学校、高等职业学校家庭经济困难学生的关怀，帮助学生顺利完成学业。但是，首先国家助学金、省政府的奖学金会给予公办学校成绩优异且家庭贫困的学生更多优待，这就导致独立学院的贫困学生不断增多，而奖学金或助学金的名额只有几个，"僧多粥少"的情况与日俱增。

其次，评选贫困助学金的方式过于单一化，往往是教师通过学生自己提交的申请书进行筛选判断后，再从筛选的名额中，在班级进行学生投票评选。这样的方式看似公正公平，但是对贫困生的认定大多局限于感性的描述与判断，没有系统全面、多层面规范的措施与制度。单单是从感性层面的描述进行判断容易导致学生根据彼此间的感情亲疏进行评选，而忽略真正需要的贫困学生。由此，需要加强后续评选规范制度，跟踪调查贫困生情况，违规惩罚及举报制度等。

最后，贫困助学金不仅仅是靠国家、省政府的大力投资，还需要充分吸取社会团体加入。由于政府投资财力有限，政府联合学院建立的“奖、勤、贷、助、补、减、免”的学生资助体系，也只是在一定程度上解决了贫困生的部分经济问题，很难从根本上解决贫困生的资助问题，因此需要动员广泛的社会团体加入进来，争取用多元化的方式从根本上解决贫困生的资助问题。

（三）缺乏先进的管理人才

神奇民族医药学院的管理层是由贵州医科大学委派和学院自己培养相结合，其中贵州医科大学委派的居多。独立学院是属于学校和企业、集团合作办学的性质，因此其管理层也包括集团委派的管理者。学院在管理人才上面存在着一些不足和缺失，学院管理制度不健全，存在着频繁更换学院院长的情况。再者，在教师访谈时，有教师表示：“就学院目前的情况来看，我们学校在行政管理运行这方面做得不好，学院必须要有一批人懂得教学的规律和体制，但是又不可能完全是国家公派的，有的也是从外招聘的，这样会出现一些行政岗位还没有那么多具备资格的人，会导致人才的缺乏，所以说我们学校的制度还只能满足基本的运转，要想更好的话，还需要加大完善的力度。”因此，为避免造成管理人才的缺乏，学院应尽早采取措施，完善相关的管理层制度，以便促进学院的发展运行。

（四）基础教学设施不完善

独立学院是依托母体学校与社会力量合作举办的，社会力量只是提供了资金或是硬件设施，母体学校则提供了办学所必备的主要的软、硬件设施。独立学院创办时间比较短，办学力量比较薄弱，因此在短期内必须争取母体学校对学院的全方位的支持才能得以良好的发展。然而，母体学校因其自身的发展，不能全方位、全面的顾及独立学院的发展，这就导致目前独立学院的基础教学设施设备不够完善。

在调查中有学生就学校基础设施的问题回答道："在一些化学实验方面，因为部分仪器的缺失，会导致一些大型的实验不能完成；与护理相关的仪器设备很少；体育设施器材有些老化，尤其是篮球场，一到下雨天的时候就会积水，篮球框坏的也比较多，体育设施器材方面只有球类多一些，其他的几乎没有，以及图书馆的书籍更新得比较慢。"诸如此类的问题始终得不到有效解决方案。

（五）薪资发放、职称评定制度有待加强

学院教师的工资、补贴、福利是根据职务发放的，然而有部分教师拿的是两份工资，工资、补贴、福利的发放没有一个固定、标准的规范制度。由于独立学院属于民办高校，在工资的发放方面也必定存在一些不合理的问题，这些问题就导致有教学经验的教师不愿意到学院内进行教学，例如，母体学校的教授到学院进行教学，他只是一个教课教师，那么学院就只会按照这个职务进行工资和福利的发放，不会有其他补贴。这就导致学院内教师的数量相对较少，不能更好地进行教育活动安排。

另外，相对于公办学校来说，独立学院的工资还是比较偏低的。因此学院的主要资金还是来源于企业的投资，所以与公办学校的主要资金靠政府扶持相比，独立学院的薪资发放显得有些差强人意。在调查中，有教师反映道："我们觉得民营学校的工资应该是和公办学校的工资持平或者是高于公办学校的，可还是挺低的，但企业也有它的难处。"

四、发展对策与建议

（一）引进优秀教师，壮大学院的师资队伍，提高师资队伍质量

高校是个知识密集、学者集中的地方，它不仅担着培育人才的重担，同时也承担着科学研究的任务，因此，拥有一支高质量的师资队伍，是每一所高校提高办学水平的首要前提。神奇民族医药学院应明确学院的办学定位，坚持以医学为主，以其他学科为辅，根据各学科建设需要，完善教师引进机制，对流动性强的教师进行管理，对缺少教师的专业，及时进行合理调整，采用更加优惠的条件，引进高学历、高职称以及专业特长教师，壮大学院的师资队伍，建设一支属于神奇民族医药学院的强有力的教师队伍，达到国家独立学院师生比例标准。

加大对现有教师的培训力度，提高教师队伍的质量。对正在进行教课的老教师进行教学培训，让老教师能够及时跟上学院的教学模式，对新引进的年轻教师进行实验操作培训，让新教师能够更熟悉实验操作流程，在教育学生的同时也从中受益，教有所成，教有所获，提高师资队伍的质量，提高学院的办学水平。

（二）加大财政投入，完善助学金资助制度

科学的助学金制度更有助于独立学院的生存发展，针对国家助学金、省政府的奖学金会给予公办学校较多优待的问题，学院应当加强对社会团体的吸引，争取更多的社会资源，设立多种健全完善的助学金资助制度。学院也要加大财政投入，进一步建立科学的助学金资助制度，尽早实现学院与公办学校同等的资助水平，为贫困学生提供良好的学习条件，推动贫困生的可持续发展。

另外，由于资金原因以及学生个人原因，贫困助学金不能确保落实到每一个真正贫困的学生手中，所以学院在开展助学金资助工作时，要公

平、公正，特别是要深入了解贫困生的实际生活情况与家庭情况，确保能将有限的资源落实到最需要帮助的贫困学生手中。因此学院应当完善以下具体规范资助事宜：一、建立健全的助学金资助监督制度；二、培养学院贫困生的信用意识；三、优化贫困生的评选制度。

（三）注重人才的培养与创新，引进思想先进、优秀的管理人才

目前的独立学院都是凭借着母体学校的教育资源建立的，在人才培养方面也保持着一致的模式。然而，人才培养模式的创新是新时期独立学院发展必要的改革措施，因此，针对这一问题应做出相应的解决方案：

1. 注重人才的培养与创新

人才培养的质量是独立学院发展的重要因素，要建立高水平人才培养的创新模式，必须结合学院的定位，制定出特色的人才培养模式。进一步来说，要着重分析当下市场需求的人才类型，紧密结合学院办学的特点，加强人才素质与专业技能的培养。运用创新的理念，不断推动人才培养方式的改革，根据学生基础知识参差不齐的情况，因材施教，开展学生喜闻乐见的教学活动，积极鼓励学生在展示自身兴趣爱好的同时突出个人特色，进一步形成具有较好的行动能力、明显专业技能优势、多方面、实用型的创新型技术人才。

2. 引进思想先进、优秀的管理人才

要建立创新的人才培养模式，必须严格要求，确保质量，特别是要引进思想先进、优秀的管理人才，营造一个相对稳定、高起点的教育教学条件，确保教学管理需求，为人才培养的创新模式打好基础。

聘请具有较强理论知识和实践技能的应用型管理人才，构建一个高水平、高层次、保证教育教学质量的管理人员体系，进行自上而下的改革创新，是人才培养模式实现的关键。

（四）加大学院建设的资金投入力度，完善教学基础设施

教学基础设施是每一个学校办学的根本条件，学院的教学基础设施问题影响到学院的生源质量以及办学水平，成为学院亟待解决的问题。

1. 加大资金投入力度，配备齐全的校舍、体育设施

学院是校企一体化的独立学院，为保证学院的办学水平，广泛吸引优秀学生填报学院，学院首先要加大对学院建设的资金投入，部分用于学院的体育设施方面，增加或更换学院的各类体育设施器材，满足爱好体育的学生的需求，如修复篮球场；部分用于扩大校舍面积、改善寝室的设备、食堂条件，为学生建设良好的寝室环境，改善就餐环境，建立一所设施完备、环境优美的校园。

2. 增加各类专业实验室，完善、引进先进科研教学实验器材和设备

科研教学器材是学校至关重要、必不可少的武器，尤其是神奇民族医药学院这类医学院校。学院应坚持以培养复合型、应用型人才为主，注重人才的专业技能与专业知识相结合，加大教学的资金投入力度，增加各类实验室，完善基础实验室和专业实验室建设，使全院的仪器设备有了量和质的提升，为学生提供条件更好、设施更齐全的实验室，带动学生学习的热情，培养更多、更优秀的学生，提升学院的办学水平。

3. 不断改善办馆条件，加快馆藏的更新速度

针对图书馆的问题，学院应投入资金，不断改善办馆条件，加大文献资源的建设力度；对馆藏的管理制定相关管理制度，以便能够快速、及时更新图书馆的书籍，并积极采用现代技术，开设专门的网站，实现馆藏资源全开放式管理与服务，满足广大师生教学科研的需求，为人才培养和教学科研工作提供有力的文献保障。

（五）革新、完善薪资发放、职称评定制度，广泛吸纳优秀人才

薪资待遇是学院吸引教师的一种基本方法，薪资待遇的发放、职称评

定的公平公正性体现出学院的制度是否完善。

首先，革新、完善教职工的薪资发放制度。将学院所有教职工分为专职教师、兼职教师、行政管理人员、工勤人员四个类别，再根据各个岗位、各个教师的职称级别以及所担任的岗位职责和工作量，制定工资发放标准、学院补贴福利标准，吸引更多优秀教师进校，使教师能够按照课时享受相应的薪资报酬，获得应获得的福利补贴。

其次，制定、完善学院的职称评定制度。目前，神奇民族医药学院在职称评定方面仍然采用的是贵州医科大学的教师职称评定制度，学院应该建立一套真正属于学院、公平公正的职称评定体系，根据学院的评定标准，对教师进行考核，使学院教师能够享受公平的职称评定。

最后，建立相对应的奖励机制，有助于提高学院教师的工作积极性，激励教师科研能力的潜能，培养更多优秀人才，带动学院科研项目的发展。

参考文献

[1] 贵州医科大学神奇民族医药学院官网［EB/OL］.（2016-5-10）http：//mts.zmc.edu.cn/xxgk/xxjj.htm.

[2] 贵州医科大学神奇民族医药学院官网［EB/OL］.（2016-5-10）http：//mts.zmc.edu.cn/xxgk/xxjj.htm.

[3] 中共中央国务院关于进一步加强和改进大学生思想政治教育的意见［EB/OL］.（2017-2-28）http：//www.moe.gov.cn/s78/A12/szs_lef/moe_1407/moe_1408/tnull_20566.html.

[4] 中国人民共和国教育部.国务院关于建立健全普通本科高校、高等职业技术学校和中等职业学校家庭经济困难学生资助政策体系的意见（国发〔2017〕13号）[Z].2007-05-13.

新形势下贵州师范大学求是学院改革发展研究*

摘　要： 独立学院作为我国高等教育的重要组成部分，通过吸收社会力量办学的新型模式，在扩大高等教育资源优势、创新教育机制和满足人民群众教育需求方面发挥了积极作用。但受困于中国高等教育固有的管理模式和独立学院独特的存在属性，独立学院在发展中出现诸多困境，新形势下的独立学院改革势在必行。贵州师范大学求是学院作为贵州八所独立学院之一，也承载着贵州独立学院改革发展的重任。

关键词： 贵州师范大学；独立学院；改革发展

贵州师范大学求是学院是贵州省人民政府于2001年6月批准成立的八所新机制二级学院之一，2005年被教育部确认为独立学院，2012年5月顺利通过贵州省教育厅学士学位授予专业和学士学位授予单位评估，获得学士学位授予权，是以教师教育为特色的全日制普通本科独立学院。自成立起至今（2018年）17年间，求是学院依托贵州师范大学的教师、教育资源，结合独立学院自身的办学特点，获得稳步发展。

---

* 写作年份2017年。

一、贵州师范大学求是学院发展现状

（一）管理机构配置合理

截至2016年6月，求是学院共有管理人员156人，其中处级干部（含非领导职务）11人，院聘专家、系主任11人，科级干部（含非领导职务）33人，一般管理人员77人，工勤人员16人。学院还聘任系科专业带头人28人。院长依法独立行使教育教学和行政管理职权，各行政管理机构负责人由科级以上干部担任，通过科级干部竞聘实行竞争上岗，具备任职条件。求是学院管理人员一届任期为三年，人员稳定，无频繁更换现象，管理体制结构合理，学生认同感较好（如图1所示）。

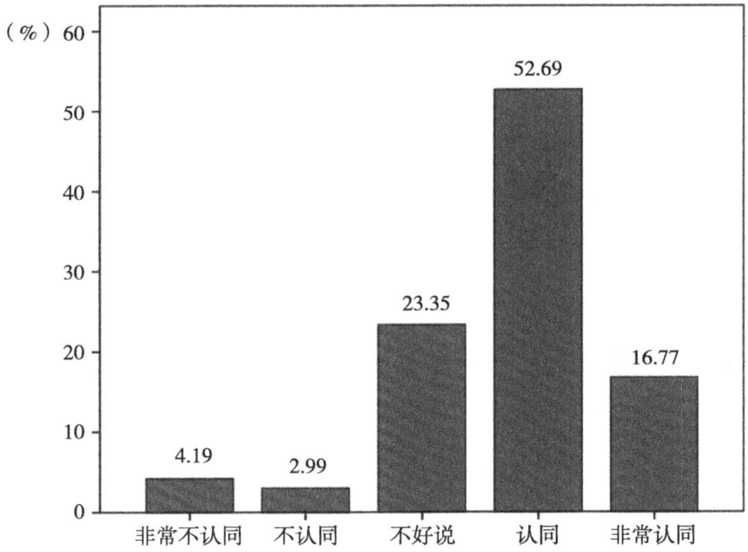

图1　学院学生对管理人员认同度

（二）办学条件基本达标

截至2016年，求是学院校园面积277321平方米，生均占地面积23.21

平方米；校舍213023平方米，生均占校舍面积为17.83平方米。现代教育教学设施及配套生活设施基本达标，共享母体学校图书资料209.5万册、期刊29.3万册、中文数据库15个（32.5TB）、外文数据库2个（网上使用权）。校舍建筑物达到结构安全和抗震设防标准的要求，每年学校投入200多万用于校区各项设施的改扩建工程，办学条件基本达标。

（三）教师数量基本满足，教师结构合理

截至2016年，求是学院有任课教师716人，其中外聘兼职教师194人，在校学生11949人，师生比为1∶16.7，美术、体育专业的师生比为1∶11。师资队伍整体素质能满足学院定位和人才培养目标的要求。任课教师716人中，正高职称109人，占教师总数的15.2%；副高职称244人，占教师总数的34.1%；中级职称285人，占教师总数的39.8%；初级职称47人，占教师总数的6.6%；未定职级31人，占教师总数的4.3%。学院任课教师中有博士44人，占6.1%；硕士343人，占47.9%；学士329人，占45.9%。学院实际以1∶160师生比配备辅导员，符合国家要求，并在每个班级配备1名班主任。学院依照贵州省人力资源和社会保障厅的相关法律法规为教师建立了个人基本档案，签订教职工聘用合同以及办理保险，基本落实教职工工资、福利待遇及寒暑假带薪休假制度，同时完善了教师技能培训和科研奖励制度。求是学院教师数量满足基本教学要求，教师业务技能基本满足学生专业诉求，教师结构基本达到国家管理规定。

（四）招生与就业稳步发展

截至2016年，求是学院现有全日制在校生11949人，47个专业及方向，累计已向社会输送近16000名毕业生。求是学院积极培养创新创业人才，连续三年近百名学生参加省、市级课外学术科技竞赛和大学生创业大赛，获得国家三等奖1项，省级二等奖1项，省三等奖10项。2014年举办的“创青春”第一届大学生创业大赛，参与学生达100余人次。求是学院依托母体学校贵州师范大学大学生科技创业园丰富的创业资源，建立创业就业实习基地，为创新创业教育搭建新平台，招生就业获得显著成效（如图2所示）。

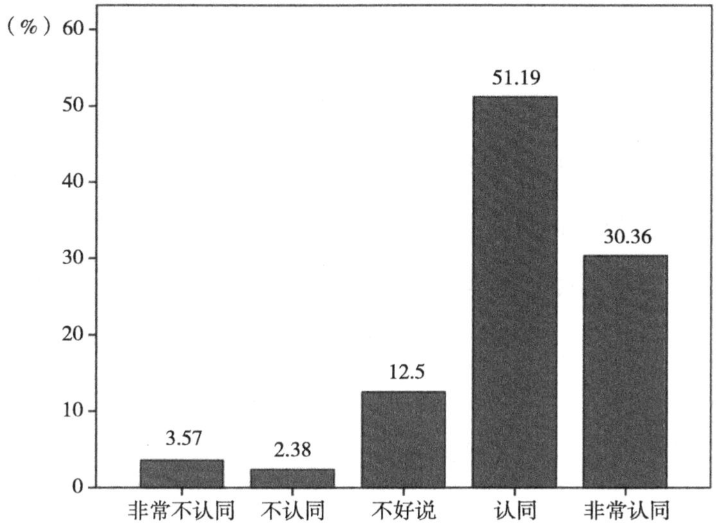

图2　学生对学院招生体制认同度

（五）教学制度建设、人才培养逐步完善

求是学院建立了全面覆盖教学工作各方面的规章制度，形成较为科学的管理运行机制，如:《本科学籍管理（修订）》《关于本科课程选修课的实施细则（修订）》《关于课程复考、重修与留级的实施细则（修订）》《教师评卷指导意见》《课程教研室管理办法（试行）》《关于规范教学档案管理的指导性意见》《兼职教师聘任制度》《关于新进教师试讲的规定（试行）》等。在人才培养目标上力求体现“基础＋技能＋特色”的特点。一是根据各专业特点，强调“职业方向+技能证书”结合，实施“以操作技能为重点、辅以理论提升”的教学模式。二是重视培养方案中公共必修课、专业必修课和公共选修课的科学设置。实行最低毕业学分≥160学分控制，各专业教学计划按课程学分划分，公共必修课占总学分的38%、专业必修课占37%、专业选修课占7%、职业定向选修课占9%、公共选修课占8%。三是重视各专业的课程建设与教学改革。在选修课设置方面：加大选修课比例，将选修课课程分为“专业选修课”“职业定向选修课”“公共选修课”三种类型，并将“公共选修课”细分为“人文、科学和艺术类课程”“国家考试辅导”“学术讲座”“国家技能认证”等几个模块。2014年累计开设课程1215门，其中公共课程265门，涉及1037个教学班次；专业课程950门，涉及2139个教学班次。共推出214门公共选修课程。教学实践方面，学院实施为期两周的综合实践课，制定了《关于本科生素质拓展8学分的实施办法（试行）》，明确规定：“本科学生在选修类课程中必须获得8个素质拓展学分，方准予毕业。”值得一提的是求是学院在全国独立学院中率先实施了“顶岗实习 — 置换研修 — 片区互动”教育实习模式。2014年共有1954名学生进行教育实习和专业实习，其中教育实习1525人，非教育实习429人，共244名学生参加了“国培计划”顶岗实习。教育教学管理基本满足学生需求（如图3所示）。

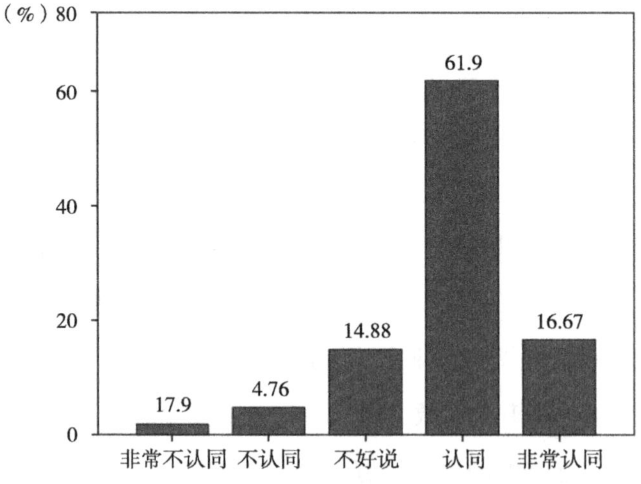

图3　学生对学院教学管理认同度

（六）教学考试效果良好

求是学院在教学考试方面，一是按照学院《期末考试试卷命题及成绩管理要求》《教师评卷指导意见》《教师记分登分须知》等制度，保证考试试卷内容符合教学大纲的考试要求。二是鼓励学生参加各类资格证书考试。2016年其非外语专业学生大学英语四级平均过级率为6.67%，普通话二级乙等以上通过率占在校生的56.32%，2360名学生获得教师资格证，19名学生通过司法考试、64人通过英语专业四级考试，11人通过英语专业八级考试，33人获得国家级美术比赛奖项等。教学考试效果学生认同度较高（如图4所示）。

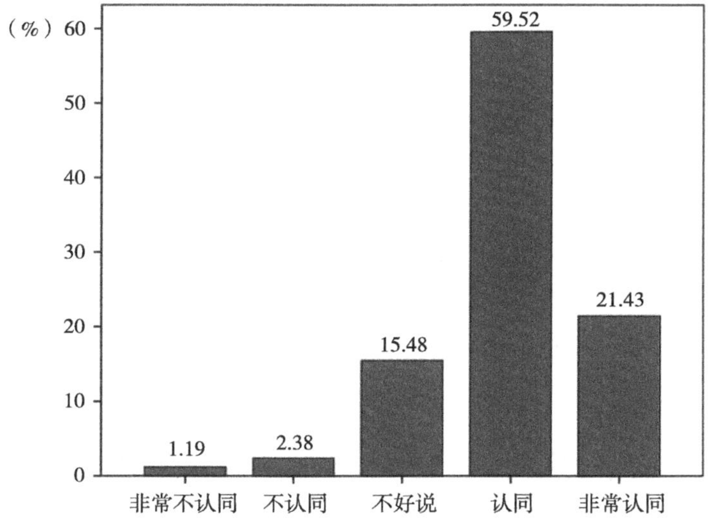

图4　学生对学院教学考试效果认同度

（七）财务管理制度完善、使用规范

求是学院在贵州师范大学的领导及监管下，采取财务“托管制”，并于2013年成立了求是学院财务管理科，由专职财务人员负责财务工作。财务部配备专职会计人员2名，出纳1名，持有会计从业资格证书；其中财

务部负责人（主管会计）具有高级会计师专业技术职务资格，从事会计工作已达25年。学院2006年于农业银行贵州省贵阳市龙井支行师大分理处开立了基本账户（账户名：贵州师范大学，账号：23168001040000933），未使用私人账户、公司账户及以非法人名义开立的其他账户管理学校资金。对资金设立专户，严格按照教育厅民教处规定及要求执行，专款专用，单独核算，按照国有资产购置程序，分别购置了学前教育专业电子钢琴教室设备、艺术设计专业视觉传达实训室设备、青果教务系统软件、多媒体教室教学设备等，改善了办学硬件条件。其财务、会计制度和资产管理制度完善，资产使用规范（如图5所示）。

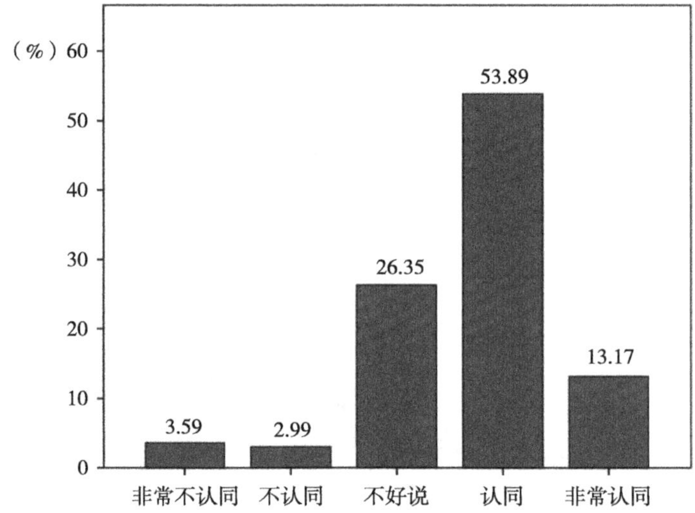

图5　学生对学院资产管理认同度

（八）党团组织建设完善

首先，求是学院党委按照“健全机制、规范程序、完善监督、提高水平”的工作目标建立健全党团组织建设。教工支部按照党团系列、教学系列和行政系列建立党支部。学生支部在发展较为成熟的系建立学生党总支，在发展还不够成熟的系成立党建工作小组，在党总支和各系党建工作小组下设立党支部。其次，不断完善评比表彰机制，全年评选出3个“优秀系级学生会”、27个“红旗团支部”、468名“优秀团员”、158名“十佳文明学子”，院团委连续六年荣获“五四红旗团委”称号。再次，注重思政教育，积极组织共青团学习“十九大”精神和“五·四”学生爱国运动的爱国精神，在全院组织开展丰富多样的爱国分享会、社团活动和学习座谈会等。最后，通过新媒体宣传形式深化以求是青年网和微博、博客、《求是青年报》、微信平台为主要内容的“一网、两博、一报、一平台”的信息工作模式。其党团组织合理完善，并实现基本的教育培养作用（如图6所示）。

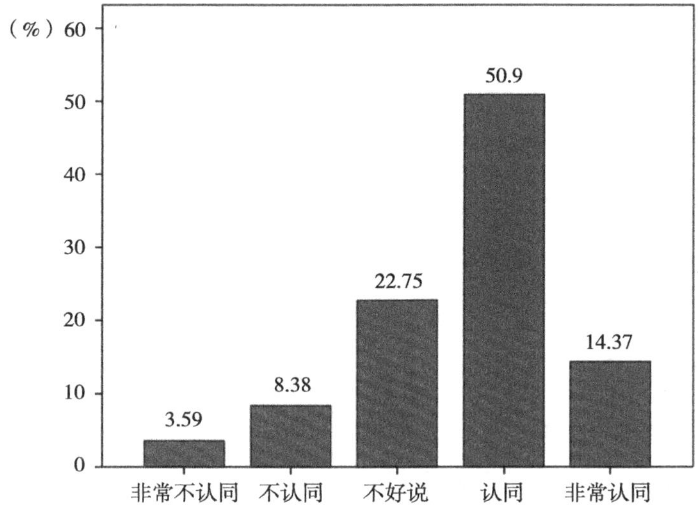

图6　学生对学员思想政治工作认同度

二、求是学院发展中的不足

作为我国高等教育中的创新模式，杨德广教授将独立学院按照管理和资金合作来源的不同，分为四类模式：民有民营模式（民营企业或私人投资购地建房，挂靠在母体学校下面办学）；国有民营模式（由母体学校从校园内划出一块土地校舍作为独立学院）；公有民营模式（由公有企事业单位或政府有关部门投资，与名校合作举办的独立学院）；混有民营模式（由民营企业、当地政府与高校合作办学的混合所有制独立学院）。[1]由于独立学院自身存在着多种类型，其管理体制和发展属性有着多样性，因此在摸索前进的发展进程中存在诸多问题。2008年教育部出台中华人民共和国教育部令（第26号）（又称《独立学院设置与管理办法》），统一将独立学院划分为“民办院校”，按照单一模式来设置和管理独立学院，却忽视了它们之间的不同，也给独立学院的发展带来一定的困境。独立学院也因其建立模式的不同造成“公办民办”两难的境遇，使得其在政策地位和教育资源上缺乏同普通高等院校同等的教育优势。而依托于母体学校的独立学院，存在和母体学校在行政职能和产权关系上的含混不清，甚至在专业结构和教师建设上严重依靠母体学校，缺乏独立发展的空间。甚至有些民营投资的独立学院将商业利益看作是办学的主要目的，在院校基础设施建设和管理运营上投资不足，只是一味招收学生而缺乏对学生的管理教育，从而造成独立学院发展前景堪忧。贵州师范大学求是学院作为贵州省八所独立学院之一，其自身也存在有独立学院发展中的普遍困境。

（一）法人治理结构不完善，受母体学校制约，缺乏独立性

独立学院的法人治理结构是指，独立学院作为有独立法人实体资格，在举办者、投资者、政府和师生等利益相关者之间建立的有效管理学院运行和实质职权划分的组织结构。[2]独立学院的法人治理结构主要包括：董事会领导，主要职责是制订学院的发展规划、遴选院长、审查经费预算等；院长受聘于董事会，负责学院的教育教学和行政管理工作；监事会和教职工代表大会，对董事会、院长等的管理行为进行监督和制约，以维护举办者、决策者、管理者、教职工、学生等相关各方的合法权益。[3]

求是学院是依托贵州师范大学而建立的国有民营模式独立学院。2003年在其建校之初，学院曾先后与贵州神奇集团、北京爱因生教育投资集团、河南春来集团、贵州旅游投资公司、四川新希望教育投资公司、北大青鸟集团、贵州交通勘察院等几十家单位洽谈合作办学事宜。2003年与贵州神奇集团签订合作办学的协议，神奇集团实质性投入2000万资金合作，后因办学理念的差异对具体办学的条款不能达成共识，最终神奇集团撤走资金终止协议，由于合作的时间较短，未能办理相关的登记手续。近年来学院与北大青鸟、贵州旅游投资公司、四川新希望教育投资公司就合作办学事宜进行了谈判，达成了合作办学的基本框架，但是由于在与合作方协商的一些重要环节上无法达成共识，学院至今还没有明确的合作伙伴。因此，求是学院迄今为止尚未获得独立的法人资格，法人代表由贵州师范大学的校长担任，贵州师范大学承担法人责任，行使法人权利。求是学院的法人治理结构主要依靠的是贵州师范大学校党委的直接任命，实行党政联席会议的议事决策制度，而大部分中层管理职员也由母体学校委派，其行政管理模式依靠的是贵州师范大学固有的管理模式。因此求是学院的管理工作归由母体学校直接领导，母体学校职能部门代行学院职能。其法人治理结构相对不合理，受母体学校制约强度大，导致求是学院缺乏独立的自主办学权，使学院在长久发展上难免缺乏竞争力。

（二）管理模式单一，配套政策缺失

由于求是学院没有独立的法人资格，其管理层主要依托母体学校贵州师范大学委任，因此其管理模式主要参考的也是贵州师范大学的管理经验，而忽视了独立学院自身的特殊属性。从院校性质上讲，贵州师范大学是一所国有事业型普通本科院校，求是学院是一所依附于贵州师范大学的三本民营性质的独立学院。从院校学科体系和教师队伍上来看，贵州师范大学学科体系完善、教师队伍人员充足，求是学院学科体系建设主要依托市场需求、教师队伍相对贫弱。从学生来源上讲，贵州师范大学生源主要是分数线达到二本以上的高考生，求是学院主要是三本和三本以下分数相对较少的高考生，其入学门槛相对贵州师范大学来说较低。作为独立学院的求是学院无法获得与贵州师范大学在办学上的同等竞争地位，也无法享受到母体学校的国家、地方政策，一些情况下，其学生也无法与母体学校等普通本科院校学生获得公平竞争（如图7所示）。因此求是学院虽然有着种种特殊性，却受困于母体学校的制约，基本依照贵州师范大学的管理模式和由母体学校委任管理人员，从而未能考虑到其实际办学模式和发展情况。由于管理模式的单一，求是学院缺乏独立发展的相关配套政策。一是因为依靠母体学校委派职员而缺少学院自身管理人员的竞聘制度，二是因为依靠母体学校教师资源而缺乏相关的教师职称、进修和科研政策，三是缺乏相对完善的人事管理机制。

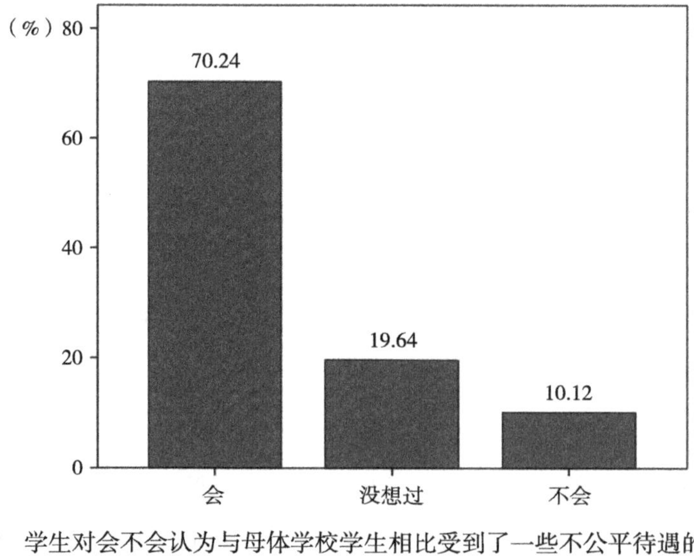

图7　学生对会不会认为与母体学校学生相比受到了一些不公平待遇的看法

（三）办学定位不鲜明

独立学院因为其民营性质，办学定位往往依托于母体学校并以市场为导向，根据市场需求设立相关学科。而市场具有可变性，独立学院在得益于市场的同时也受制于市场，从而造成有些学院跟风追求学科的前卫性或者是盲目追求学科门类的齐全性。从而使得独立学院办学定位难具特色，丧失了办学的个性、特点和优势。

求是学院依托的是具有师范教育特色的贵州师范大学，因此求是学院相较于其他独立学院有着教师教育的特色优势。求是学院共设立有26个专业，其中师范类专业共有13个，占总专业的一半，2016年其总共有2360名同学获得教师资格证。可以看出，求是学院主要依托贵州师范大学打造其教师教育的办学定位。除此，求是学院以市场为导向兼顾其他学科门类，例如环境设计、视觉传达设计和电子商务等专业。然而通过对其专业的分析，其主力打造的师范性质专业，主要集中在传统的文理科类型，例如汉语言文学专业、思想政治专业、英语专业、数学专业、物理学专业、化学专业、地理学专业、音乐学专业和体育教育专业。而这些专业也是贵州师范大学等师范类学校开设的最基本专业，相对来说，求是学院在师资力量、学科研究和学生素质上都没有与贵州师范大学相竞争的优势。其非师范类专业如艺术设计、财务管理、电子商务、计算机科学等，也称不上是学院特色学科。据统计，2010年全国322所独立学院中有75%开设了英语专业，71%开设了计算机科学与技术专业，62%开设了国际经济与贸易专业，开设艺术设计、市场营销、电子信息工程、信息管理与信息系统、法学、工商管理、会计学等热门专业的独立学院也超过了40%[4]。求是学院无论师范类、非师范类专业，都缺乏一定的学科特色和市场竞争了。因此总的来说，求是学院虽然能够依托母体学校的教师教育特色和市场需求来设置相关专业，但是却并没有考虑到独立学院本身的师资、学生的劣势条件，因此其办学定位相对普通全日制本科院校来说并不鲜明。

（四）办学经费不足，基础设施建设不够完善

独立学院最初的目的之一就是吸纳社会资金来筹办高等教育，通过组织社会民间投资来弥补高等教育办学经费的不足。但实际上，独立学院的办学经费因为社会民间投资的种种利益趋向问题，往往显得捉襟见肘。经费的不足也使得独立学院在基础设施建设和教育教学经费上的投入不足，导致独立学院缺乏长久的生存竞争力。

学院至2017年还没有明确的合作伙伴。因此，求是学院的办学经费主要依靠的是招收的学生所上交的学费以及贵州师范大学的财力支持，并没有完全独立、可靠的经费来源。因此，求是学院单纯依靠收取学费这种“以学养学”的单一经费来源渠道，难免造成其办学的脆弱性和不可持续性。

而经费不足也势必影响其基础设施建设。虽然学院极力争取社会资金，以及在2013、2014年度获得“贵州省民办教育专项资金”扶持120万元，用于学校的基础设施建设。但据走访调查显示，求是学院学生普遍反映学院宿舍条件相对较差，操场等体育设施建设不完善，多媒体仪器以及实验器材设备落后，图书馆资源相对较少，难以满足学生生活和学习所需（如图8、9所示）。

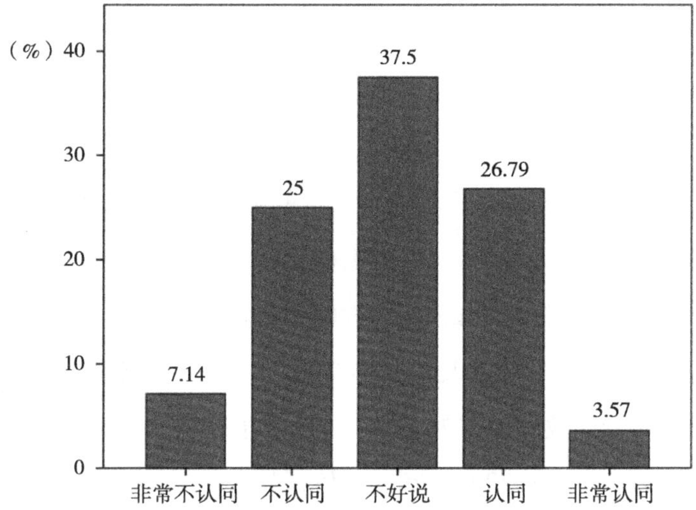

图8　学生对学院仪器设备满意认同度

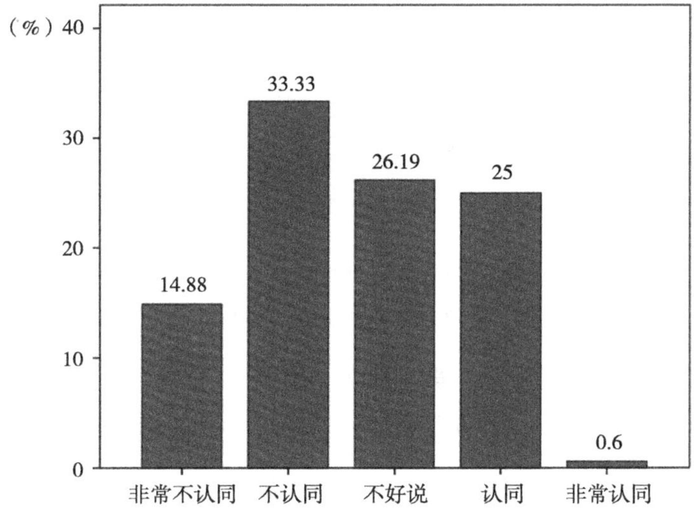

图9　学生对学院办学场所满意认同度

（五）学院专职教师少，师资队伍不稳定

与公办院校相比，独立学院普遍形成了专职教师、母体学校委派教师、外聘兼职教师的师资队伍结构，且在人事管理上拥有更多自主权的聘任制。这种专职教师与兼职教师相结合的师资队伍建设，为院校的发展提供了灵活机动的优势，然而却也不利于院校长久的可持续发展。

据资料显示，求是学院有教职人员716人，其中正高职称109人，占教师总数的15.22%；副高职称244人，占教师总数的34.08%；中级职称285人，占教师总数的39.80%；初级职称47人，占教师总数的6.56%；未定职级31人，占教师总数的4.33%。教师中有博士44人，占6.15%；硕士343人，占47.91%；学士329人，占45.95%。但根据走访调查发现，求是学院自己学院的专职教师仅有70多人，其余大部分为母体学校贵州师范大学委派教师，另有一些外聘兼职教师。根据教育部《普通高等学院独立学院教育工作合格评估方案》规定，独立学院专职教师的数量应占总体数量的30%以上。求是学院的专职教师并没有达到国家的基本规定标准。而这70多名专职教师中，又以中青年教师为主，高职称、高水平的教师少，师资队伍处于年轻化阶段，骨干教师匮乏。由于青年教师又有一定的不稳定性，造成教师队伍人才流失现象严重。

此外，独立学院因为其教师管理体制不同于公办高校，很多不具备教师高级职称评定的评审权，使得教师在职称评定上与公办教师存在较大差距。甚至有些学院重工作、轻科研，相对的科研激励政策不到位，使得青年教师缺少科学研究的环境和晋升空间。据调查显示，求是学院专职教师中，中高级职称教师占据比例很小，学院没有专门的职称评定机构和对青年教师科研项目的配套政策。有教师反映，虽然承担、完成了一定的科研项目，但学院没有相关的奖励措施。这也造成了教师师资队伍结构的不完善和青年教师的流失。

因此，师资队伍的不稳定和过多依靠母体学校的兼职教师，以及缺乏相关的教师培养、激励政策，都不利于求是学院的长久可持续发展。

（六）教育教学管理存在弊端

教育教学管理是独立学院的立身之本，主要包含教育管理和教学管理两个方面。独立学院的教育对象相对于普通公办本科大学来说，存在较大的差异，应该探索一条独立、有特色的人才培养模式。而有些独立学院因为受制于母体学校的制约，有的套用母体学校的教育教学管理制度，从而产生许多问题。

求是学院作为贵州师范大学的附属独立学院，一方面其没有独立法人资格，另一方面它的管理层主要靠母体学校委派，教育教学管理依靠母体学校现存制度，导致求是学院失去自我独立性，没有能够很好地根据其自身特点来进行优化管理。根据调查显示，求是学院学生生源主要来自贵州省及西部地区，高考成绩相对偏低。他们的学习基础相对普通本科生来说存在较大差距，课堂学习氛围不足，逃课、缺课现象较多。由于很多学生家庭收入水平相对较低，独立学院的高昂学费容易使学生产生较大的心理问题。而这些求是学院并没有做到有针对性地管理，其配备的辅导员又因为往往身兼专职教师的授课任务，导致管理学生的难度增加，难以有效管理。

在教育发展理念上，独立学院一般将其人才培养目标定位为符合市场需求的应用型人才。求是学院作为师范类院校，其专业设置和教学组织形式基本参考的是贵州师范大学的模式，缺少符合自身特色的独立的教育发展理念和人才培养模式，这种雷同也导致求是学院难以培养出能够适应市场需求的专业性人才。使得学生接受知识的能力和速度难以跟上时代要求，据调查，有些专业所用教材甚至出现脱离时代的现象。而我国现阶段高校毕业生就业难的一个突出问题就是，传统知识型本科院校难以培养市场所需的应用型专业人才。而这其实也正是独立学院能够结合自己优势，制定科学可行职业规划的决定性参考方向。但是根据调查结果显示，过多依靠母体学校结构的求是学院，在人才培养目标上尚存在明显的不足，从而难免会影响其长久的持续性发展。

三、贵州师范大学求是学院发展对策与建议

建校十几年来，贵州师范大学求是学院的发展已进入到了“规模稳定、管理规范、优化质量、发展转型”的关键期，在取得众多成就的同时，也出现了一些制约学校发展的困境。在新形势下，如何做到长期可持续发展，是摆在独立学院改革面前的一项重要课题。因此对待独立学院改革，需要相关政府部门、举办方和独立学院三方的积极协作，共同努力推进新形势下独立学院新发展。

（一）政府加强宏观调控，为独立学院搭建良好的外部发展环境

1. 积极建构政策法规，创设有利于促进独立学院发展的良好政策法律环境

虽然目前国家已出台有《教育法》《高等教育法》《民办教育法》《独立学院设置与管理办法》《关于地方本科院校转型发展的指导意见》等相关法律，特别是《独立学院设置与管理办法》的颁布，为近年来快速发展的独立学院作出了相应的法律规范。但相对来说还比较薄弱，在有关独立学院发展的一些关键性问题上，依然缺乏明确的法律规定。而与独立学院飞速发展中所呈现出的新境况相比，目前出台的法律明显滞后，而这些新问题亟待得到法律的规范。因此，相关政府部门应积极建构完善、系统的政策法律体系，创设有利于促进独立学院发展的良好政策法律环境，尽快制定出健全科学的法律法规来推进独立学院的发展。

2. 加快建构社会服务机制，保障有利于促进独立学院发展的良好社会环境

政府相关部门要加强服务意识，积极建构教育服务体系，创设有利于

促进独立学院发展的良好社会环境。相关部门要加强自我的服务意识，对独立学院进行战略扶持，在尊重独立学院自主办学的前提下，在税收政策、学生贷款、教师聘用、学校招生等方面，积极采取一些优惠政策进行扶持。通过发挥社会舆论的力量，为独立学院做宣传，让人们了解独立学院办学的公益性，并积极鼓励社会各界人士大力支持独立学院的发展，尤其是地方企业，可通过一定的方式和独立学院进行联盟合作，以达到地方产业发展和教育进步的“双赢”。根据独立学院的特殊性质，政府应该积极建构一个良好的合作机制，保障独立学院通过有效的沟通，达到与政府、社会、市场三者间的协调，推动独立学院可持续性的健康发展。

（二）举办方积极谋划，为独立学院的发展提供人力、财力支持和基础保障

独立学院的举办方主要是母体学校、地方政府和企业三方，教育部出台的《独立学院设置与管理办法》对其三方的合作模式和管理办法有具体的规定要求。而求是学院自创办至今，虽然与众多企业有过合作协商，但尚未取得实质性的正式合作，依然由举办方贵州师范大学承担法定责任人义务。一方面限制了求是学院自身的独立生存，一方面因为得不到企业赞助而不能完善基础设施建设，阻碍长久发展。因此对于求是学院，如何能够有效地吸纳社会资金，和真正有意向的企业合作，是举办方贵州师范大学和求是学院需要共同协商和积极谋划的。与企业合作虽然能够为学院发展注入民间资本的活力，提供必要的办学经费，但是母体学校和地方政府不应将其单纯看作是民营企业而区别对待。毕竟母体学校和地方政府也是独立学院赖以生存的基础保障，而据调查统计显示，国有民营和公有民营形式的院校正是独立学院学生最期望的改革发展方向（如图10所示）。

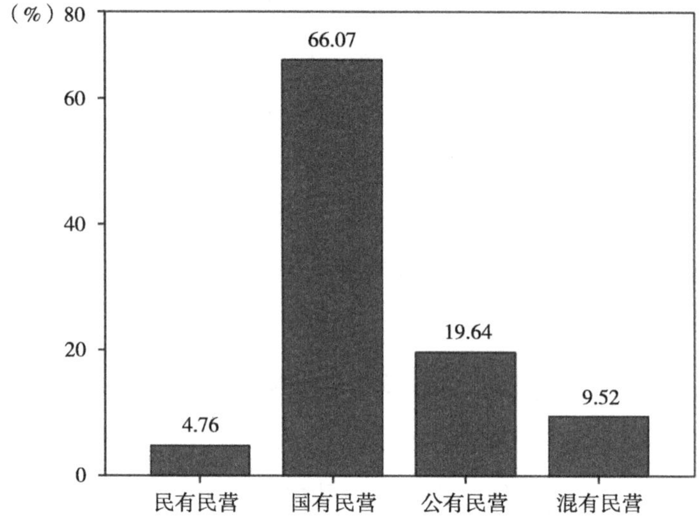

图10　对学校未来发展方向形式的看法

此外，母体学校应在自有优势学科基础上，为独立学院提供特色品牌建设出谋划策。贵州师范大学作为求是学院的母体学校，其特色主要是教师教育及相关专业配置。而求是学院的学科设置和品牌设定都与母体学校相似，这在根本上就削弱了学院自身的竞争优势。因此，贵州师范大学完全可以根据自身优势学科和人才储备，按照求是学院自身的学员素质标准和市场发展方向，为其量身打造面向学前教育、职业教育、农村教育和少数民族教育的特色优势品牌。如此，母体学校和独立学院之间不会存在品牌竞争，反而可以相互补充，建设整体完善的教师教育体制。

（三）学院积极谋求自我的发展，为独立学院的发展创设良好的内推动力

1. 独立学院要准确定位人才培养的目标，优化教育教学管理，积极构建特色人才培养模式

（1）准确定位独立学院的人才培养目标

独立学院在社会中的地位介于普通本科院校和高等职业技术院校之

间，那么，独立学院培养出来的人才要想拥有自己的竞争力，就应该与理论水平较强的普通本科院校相比拥有较强的技术能力，而与技术能力较强的高等技术院校相比拥有较强的理论水平。因此，在高等教育日益大众化的时代背景下，对于独立学院来说，培养具有高素质、高技能的应用技术型人才是其人才培养的基本目标。

（2）面向市场优化专业设置，进行教育教学管理改革

培养具有高素质、高技能的应用技术型人才是独立学院人才培养的目标，那么所设立的专业也要与之相适应。而现实中，为了能与母体学校共享师资资源，独立学院的专业设置基本都是照搬母体学校，在专业的设置上呈现出一定的盲目性和随意性。作为独立办学实体的独立学院，应该拥有不同于母体学校的专业设置和课程体系。因此，独立学院亟须转变作为母体学校附属学院的传统模式，在充分利用母体学校优质教育资源的同时，与母体学校实行错位发展，在专业的设置上要积极面向市场，把市场的需求作为导向，来探索适合本校实际的专业设置方向，积极进行课程体系的改革，形成自己的特色专业和优势学科。

（3）构建独具特色的人才培养模式

独立学院的学生来源以中学阶段学习成绩处于中等的学生为主，这类学生具有一个共性特征：虽然相比于重点及二本院校的学生而言，他们学习成绩不够优秀，但大多思维较活跃，具有较强的突破性。而在独立学院的培养中却往往忽视这些，未能把握本校学生的特点，对普通本科院校学术研究型的模式进行盲目的效仿，消极地将其照搬硬套过来，使得学生的知识、能力和心理都受到了巨大的束缚，产生了消极抵触的情绪，严重抑制了他们的创新意识和创新的能力。因此，独立学院应对人才培养做出新的思考，应结合学生特点来因材施教，适应市场来因需培养，积极调整并优化人才培养的模式，有效地协调理论教学与实践应用的关系，合理规划

人才培养中的三大模块——知识、素质和能力，在结合独立学院自身发展特色的基础上形成独具特色的人才培养模式。

2. 独立学院要稳定、引进和提升学校师资力量，打造优质、高水准的师资队伍

人力、物力和财力是推动高校持续发展不可缺少的三大力量，其中又以人力最为重要，而人力在高校中主要是指师资力量，作为科研和教学主体的教师，在高校的建设发展中，扮演着重要的角色内容，因此，独立学院的可持续发展离不开一支优质高水准的师资队伍。

（1）稳定教师队伍

作为民营机制性质的独立学院，对教师的任职方式主要采用的是聘任制，该方式的优点在于可充分发挥学校的灵活性，但学校师资队伍不稳定的缺点也显而易见。因此，独立学院要从企事业人员的管理方式中进行借鉴，探索提升激励的方式，积极构建有效的激励机制来稳定学校的师资队伍。通过适当提升激励的方式形成学校内部良性竞争机制，使优秀人才有发挥才能的机会和空间，特殊人才可以得到特别的待遇。学校还要尽可能地为学校教师提供稳定的生活、工作环境以保障他们能够安心工作。同时，要规范独立学院的考核评价体系以保障激励的有效性。然后，存在于体制之外的独立学院教师，无论是职称评定还是科研申请都不能和普通高校的教师拥有平等的待遇，这也是严重影响独立学院教师稳定的一个重要原因。因此，独立学院应根据自身学院的实际情况，努力创建公平竞争的外部环境，为教师的晋升和职称评定搭建公正的发展平台。另外，学院要积极创设机会，为教师搭建交流学习的平台，为学校的教师提供社会实践、进修培训、科研交流等机会，提升他们的业务技能、业务素质及科研水平，如此才能留住、稳住学校的优秀教师队伍。

（2）引进优秀教师，充实师资力量

在独立学院刚刚成立的前期阶段，学校的师资力量主要依靠的是其所依附的母体学校的教师来兼职，对于当时刚起步的独立学院，既可以借母体学校师资的名气来宣传招生，又可以节约一定的成本。但随着独立学院的飞速发展，这种教师结构显然已无法满足也不合适学院的发展了。只有依靠独立学院的专职教师才能完成学校的教学工作、科研项目、课程建设、专业建设及学科建设等。因此，在独立学院师资队伍的建设上，应积极引进一些优秀的专职教师，通过培养使他们成为为学校发展建设中的坚实力量。此外，为了更好地充实师资队伍的力量，独立学院可以灵活配置一些高水准，尤其是服务于生产一线的拥有实践经验的企业兼职教师，并以这些兼职教师的实践经验和市场导向来帮助学院师生制定教学实践计划。

（3）提升师资水平，打造优质、高水准的师资队伍

在稳定师资队伍及充实师资力量的基础上，还需要不断提升师资水平，以适应独立学院应用技术本科教育的要求。从事应用技术本科教育的教师应该既具备学术性的特点，又具有高水准的专业技能。优质高水准的师资是推进独立学院应用技术型人才培养目标实现的关键，学校需要积极采取各项措施建设优质高水准的师资队伍。首先，根据学校数据显示，学院专职教师博士学历的仅44人，仅占6.15%的比例，针对这一情况，学校应该多为教师创设培训进修的机会，促进教师学历结构的优化。其次，针对独立学院年轻教师实践经验缺乏这一情况，学校可以通过有计划地选派年轻教师，在保证他们薪资待遇的条件下，支持他们走进企业，鼓励他们进行挂职锻炼，深入了解企业的运营情况及管理模式，积极参与到企业的各项工作中，提升他们的实践动手水平，为教学研究积累丰富的实践经验。从而打造一支既具备深厚理论功底，又具有高水准的专业技能的师资

队伍，来推动独立学院应用技术型人才培养目标的实现。

参考文献

[1] 杨德广.独立学院的发展模式及未来走向 [J].教育发展研究，2010（Z2）.

[2] 樊哲，钟秉林，赵应生.独立学院发展的现状研究与对策建议——我国民办高等教育改革与发展探析 [J].中国高等教育，2011（Z1）.

[3] 樊哲，钟秉林，赵应生.独立学院发展的现状研究与对策建议——我国民办高等教育改革与发展探析 [J].中国高等教育，2011（Z1）.

[4] 张韦韦，闫志刚.独立学院走到“三岔口”[J].教育与职业，2010（25）.

新形势下贵州财经大学商务学院改革发展研究*

一、贵州财经大学商务学院基本情况

贵州财经大学商务学院是贵州八所独立学院之一。根据高等教育法、民办教育促进法、民办教育促进法实施条例，以及《独立学院设置与管理办法》的相关规定，为了推动贵州省高等教育科学有序发展，2014年4月16日，贵州财经大学商务学院与四川希望教育产业集团达成协议，决定合作建设和管理“贵州财经大学商务学院”。贵州财经大学商务学院积极完善学院规范、管理制度，积极推进“商务学院”规范工作，每年均顺利迎接教育部对独立学院的检查验收工作。

贵州财经大学商务学院根据《国家中长期教育改革和发展规划纲要（2010—2020年）》《贵州省中长期教育改革和发展规划纲要（2010—2020年）》的战略要求，以及中共贵州省委、省人民政府对高等教育发展的相关部署，结合实际制定出了“一个主基调、两个发展极、三个着力打造”的发展思路与“育人为本、改革创新、争创一流、提高质量”的工作方针，坚持“依法治校、质量立校、人才兴校、改革创新”的基本战略，围绕“评估优秀、特色鲜明、层次多样、内涵丰富”的十六字目标，努力

* 写作年份2017年。

把贵州财经大学商务学院建设成为省内一流、西部有影响、全国知名、经管特色鲜明、商科优势突出、服务民族经济的高水平的应用型本科学院。

贵州财经大学和四川希望教育产业集团合作办学的方式为：贵州财经大学投入学校名称、知识产权、管理资源、教育教学资源等参与办学，四川希望教育产业集团投入资金、实物、土地使用权等参与办学。四川希望教育产业集团投资4亿，在“惠水县和平镇建设西路”建设新校区，共占地506亩，并分两期完成。校区一期建设于2014年7月完成，已完成10万余平方米的校舍建设，含三栋教学楼、一栋图书馆、两栋学生公寓、一栋学生食堂，满足第一届新生使用的教育教学设施设备全部到位并投入使用。截至2016年，惠水校区占地1080亩，教学、行政用房16万平方米，2014年9月已入住近3800名新生；加上原鹿冲关校区占地2000余亩，现商务学院学生总数已超过15000名。

（一）专业设置

贵州财经大学商务学院开设本科层次普通高等学历教育，共设七系一部：包括会计系、金融经济系、公共管理系、工商管理系、计算机科学与工程管理系、人文与法学系、外国语系及基础教育部，分设以下专业：国际经济与贸易、财政学、金融学、保险学、工商管理、市场营销、物流管理、会计学、财务管理、审计学、工程管理、房地产经营管理、劳动与社会保障、计算机科学与技术、信息管理与信息系统、电子商务、法学、统计学、音乐学、行政管理、旅游管理、汉语系文学、投资学、商务英语、日语等本科专业的学历教育，并拟开办与成人教育、高等职业教育、专业进修培训、中外合作办学、国际教育培训及相关学术会议、学术交流、相关科学研究和社会服务相关的专业。

（二）师资队伍

贵州财经大学商务学院高度重视师资队伍结构的优化，充分利用母体学校声誉及资源，积极引进具有硕士以上高学历人才，经过多年建设，已形成一支职称、学历、年龄、学缘结构合理的师资队伍。

截至2016年底，全校教职员工470人，其中专、兼职教师312人，行政管理人员及辅导员158人，教师均具有硕士研究生及以上学历，包括博士学位12人，副高以上职称的占教师总人数的25%。获全国、全省“五一劳动奖章”和国家级、省级先进教育工作者、师德标兵、优秀教师、省级教学名师10余人次。并由二级教授周游牵头，岑燕斌、陈安等三级教授、副教授落实，并且和贵州财经大学合作，实现教师资源共享。为保障教学质量，提升学院知名度，贵州财经大学商务学院特聘有数十位国内外知名专家、学者担任客座教授和兼职教授。

（三）行政管理

贵州财经大学商务学院行政管理机构已初步形成二级管理模式，制度较为健全。 学院设有15个职能部门：党群部门包括纪委监察室、学院办公室、工会、学生工作部、校团委、党委办公室；行政部门包括人事处、教务处、招生就业处、保卫处、后勤处、财务处；教辅单位包括电子院报、现代教育技术中心和图书馆。

二、贵州财经大学商务学院教育厅评估指标满意度调查

根据教育厅评估指标，课题组成员对贵州财经大学商务学院学生进行了实地问卷调查。本次调研对象为贵州财经大学商务学院部分本科学生，人数共计200人，其中，收回有效问卷 178份，部分学生对部分问题没有做出选择。

本次调查的学生基本情况如下：

表1 问卷调研学生性别分布表

性别	人数（人）	百分比（%）
男	54	30.34
女	124	69.66
合计	178	100

178份有效问卷数据显示，被调查学生包括男生54人，占总人数的30.34%；女生124人，占总人数69.66%。

表2 问卷调研学生年级分布表

年级	人数（人）	百分比（%）
大一	116	65.17
大二	1	0.56
大三	61	34.27
合计	178	100

鉴于贵州财经大学新校区2014年9月启用，截至2017年，只有大学一、二、三3个年级，暂无大四学生。此次调查涉及大一学生116人，占65.17%，大二学生1人，占0.56%，大三学生61人，占34.27%。

表3 问卷调研学生来源地分布表

来源地	人数（人）	百分比（%）
贵州	160	89.89
除贵州省以外的西部其他地区	8	4.49
中部地区	5	2.81
东部地区	5	2.81
合计	178	100

表4　问卷调研学生城乡分布表

城乡	人数（人）	百分比（%）
农村	124	69.66
城镇	54	30.34
合计	178	100

参与填写问卷调查的学生大部分来自贵州省内，为160人，占89.89%，仅有8人来自除贵州省以外的西部地区，占4.49%，5人来自中部地区，占2.81%，还有5人来自东部地区，占2.81%。城乡分布情况，124人来自农村，占69.66%，53人来自城镇，占30.34%。

表5　问卷调研学生父亲的职业分布表

父亲的职业	人数（人）	百分比（%）
务农	108	60.67
企业职工及技术人员	9	5.06
个体工商户	24	13.48
事业单位工作人员	12	6.74
公务员	5	2.81
教师	4	2.25
其他	16	8.99
合计	178	100

表 6　问卷调研学生母亲的职业分布表

母亲的职业	人数（人）	百分比（%）
务农	101	60.48
企业职工及技术人员	11	6.59
个体工商户	18	10.78
事业单位工作人员	10	5.99
公务员	5	2.99
教师	1	0.60
其他	21	12.57
合计	167	100

表 7　问卷调研学生父亲的文化程度分布表

父亲的文化程度	人数（人）	百分比（%）
小学及以下	64	35.96
初中	80	44.94
高中（中专）	25	14.04
大专	6	3.37
本科	3	1.69
合计	178	100

表 8　问卷调研学生母亲的文化程度分布表

母亲的文化程度	人数（人）	百分比（%）
小学及小学以下	95	56.21
初中	53	31.36
高中（中专）	15	8.88
大专	3	1.78
本科	3	1.78
合计	169	100

表 9　问卷调研学生家庭年收入分布表

家庭年收入	人数（人）	百分比（%）
10000及以下	102	57.30
10001 — 30000	53	29.78
30001 — 50000	10	5.62
50000以上	13	7.30
合计	178	100

以上五个表的数据显示，被调查学生的父母亲大多数都是务农，且文化程度不高，多为小学至初中文化水平，本科学历者仅有几人。102位学生家庭年收入均低于一万元，占57.30%，家庭年收入10001 — 30000之间的有53人，占29.78%，10人家庭年收入水平处于30001 — 50000之间，占5.62%，13人家庭年收入水平高于50000，占7.30%。由此可见，被调查学生大多数都是来自务农的家庭，父母文化水平均不是很高，且家庭年收入普遍较低。

根据教育厅评估指标，对贵州财经大学商务学院学生进行了实地问卷调研。具体数据分析包括：办学条件及招生与就业；教育教学、安全稳定；深入了解；意见与建议四部分。

（一）办学条件及招生与就业部分

1. 学校住宿条件满意度调查

表 10　学校住宿条件较为舒适的认同度

住宿条件较为舒适	人数（人）	百分比（%）
非常不认同	11	6.21
不认同	31	17.51
不好说	62	35.03
认同	55	31.07
非常认同	18	10.17
合计	177	99.99

关于学校住宿条件较为舒适的问题，有10.17%的学生非常认同；31.07%的学生认同学校住宿条件较为舒适；35.03%的学生没有明确说明自己的态度和看法，这可能是多种因素导致的；有17.51%的学生认为学校住宿条件不舒适；6.21%的学生非常不认同住宿条件较为舒适的说法。由此可见，关于商务学院的住宿条件，学校应该深入了解学生的需求，切实改善学生住宿中遇到的问题，为学生提供舒适的住宿条件。

2. 学校图书馆、运动场等基本设施满意度调查

表 11 学校图书馆、运动场等基本设施较为完善的认同度

学校图书馆、运动场等基本设施较为完善	人数（人）	百分比（%）
非常不认同	15	8.43
不认同	40	22.47
不好说	47	26.40
认同	56	31.46
非常认同	20	11.24
合计	178	100

通过学校图书馆、运动场等基本设施满意度的调查发现，178名学生中，认为学校图书馆、运动场等基础设施较为完善的学生不足50%。对于校园公共学习资源的诉求应当去尽量解决。

3. 学校食堂餐饮满意度调查

表 12 学校食堂餐饮物美价廉的认同度

学校食堂餐饮物美价廉	人数（人）	百分比（%）
非常不认同	64	35.96
不认同	53	29.78
不好说	36	20.22
认同	11	6.18
非常认同	14	7.87
合计	178	100.01

对于师生来说，学校食堂应该在保证食品质量的情况下，尽可能降低物价，因为这直接影响到师生的就餐率，同时对于维护学校正常教学秩序、维护校园安全稳定起着关键性的作用。本次调研就学校食堂餐饮满意度对贵州财经大学商务学院的学生进行了调查，仅有25人认为学校食堂的餐饮是物美价廉的，学生普遍对学校餐饮物美价廉满意度不高。

4. 校舍建筑物及各项设施齐全，无安全隐患满意度调查

表13 校舍建筑物及各项设施齐全，无安全隐患的认同度

校舍建筑物及各项设施齐全，无安全隐患	人数（人）	百分比（%）
非常不认同	11	6.18
不认同	25	14.04
不好说	67	37.64
认同	57	32.02
非常认同	18	10.11
合计	178	99.99

表13数据显示，178名学生中，仅42.13%的学生对校舍建筑及各项设施齐全，无安全隐患满意度呈认同或非常认同，20.22%的学生认为还存在一定的安全隐患，校舍建筑物及各项设施的安全问题方面，校方应当继续关注，加强有关方面工作。

5. 招生与就业评价指标满意度调查

表14　学校合法、统一组织招生工作，没有委托中介机构、中介人员代为招生的认同度

学校合法、统一组织招生工作，没有委托中介机构、中介人员代为招生	人数（人）	百分比（%）
非常不认同	5	2.84
不认同	16	9.09
不好说	49	27.84
认同	75	42.61
非常认同	31	17.61
合计	176	99.99

表15　学校的招生简单和广告真实、合法，无虚假、模糊、夸大的内容的认同度

学校的招生简单和广告真实、合法，无虚假、模糊、夸大的内容	人数（人）	百分比（%）
非常不认同	10	5.65
不认同	13	7.34
不好说	60	33.90
认同	72	40.68
非常认同	22	12.43
合计	177	100

表14反映是学生对于“学校合法、统一组织招生工作，没有委托中介机构、中介人员代为招生”的认同度调查，在176份有效的调查数据中，60.22%的学生持认同或者非常认同态度。表15数据显示，53.11%的学生

对学校的招生简章和广告真实、合法，无虚假、模糊、夸大的内容等指标比较认可。

表 16 按照教育法规定的程序、标准颁发学业证书，无违规发放学历证书、专业证现象的认同度

按照教育法规定的程序、标准颁发学业证书，无违规发放学历证书、专业证现象	人数（人）	百分比（%）
非常不认同	4	2.26
不认同	7	3.95
不好说	48	27.12
认同	94	53.11
非常认同	24	13.56
合计	177	100

表 17 学校重视毕业生就业工作，开展就业指导。校企关系良好，学生就业渠道通畅的认同度

学校重视毕业生就业工作，开展就业指导。校企关系良好，学生就业渠道通畅	人数（人）	百分比（%）
非常不认同	9	5.14
不认同	16	9.14
不好说	79	45.14
认同	53	30.29
非常认同	18	10.29
合计	175	100

就业方面，表16数据显示，对于学员是否按照教育法规定的程序、标准颁发学业证书，66.67%的学生是认同或非常认同的态度，肯定了学校无违规发放学历证书和专业证的现象。约40%的学生认为学校很重视毕业生的就业工作，但在就业指导方面，学校应加强力度，维持校企良好关系，确保学生就业渠道通畅。

（二）教育教学、安全稳定部分

1. 教学管理评价指标满意度调查

表18　教学管理制度健全、规范，执行严格的认同度

教学管理制度健全、规范，执行严格	人数（人）	百分比（%）
非常不认同	7	3.95
不认同	11	6.21
不好说	49	27.68
认同	87	49.15
非常认同	23	12.99
合计	177	99.98

表19　专业教学计划及课程教学大纲科学规范的认同度

专业教学计划及课程教学大纲科学规范	人数（人）	百分比（%）
非常不认同	4	2.26
不认同	14	7.91
不好说	36	20.34
认同	98	55.37
非常认同	25	14.12
合计	177	100

表 20 注重提高教学质量，每学期常规教学检查，并开展教学评价，效果显著的认同度

注重提高教学质量，每学期常规教学检查，并开展教学评价，效果显著	人数（人）	百分比（%）
非常不认同	9	5.08
不认同	8	4.52
不好说	51	28.81
认同	86	48.59
非常认同	23	12.99
合计	177	99.99

表 21 教师执教认真，积极开展教学研究的认同度

教师执教认真，积极开展教学研究	人数（人）	百分比（%）
非常不认同	8	4.52
不认同	4	2.26
不好说	46	25.99
认同	93	52.54
非常认同	26	14.69
合计	177	100

从表18至表21中可以直观地看出，学生对于学校教学管理的满意度基本持认可态度。其中，关于“教学管理制度健全、规范、执行严格”方面仅3.95%的学生非常不认同。同样，关于“专业教学计划及课程教学大纲科学规范”方面，仅2.26%的学生持非常不认同态度。在“注重提高教学质量，每学期常规教学检查，并开展教学评价，效果显著”与“教师执教认真，积极开展教学研究”方面，均不超过10%的学生不认同或者非常

不认同。可见，贵州财经大学商务学院在教学管理方面的工作比较到位，但仍然存在些许问题，需加强相关方面的管理。

2. 学生管理评价指标满意度调查

表 22　学校依法保障学生的合法权益的认同度

学校依法保障学生的合法权益	人数（人）	百分比（%）
非常不认同	8	4.52
不认同	18	10.17
不好说	43	24.29
认同	84	47.46
非常认同	24	13.56
合计	177	100

表 23　学生遵纪守法，勤奋学习，校园秩序良好的认同度

学生遵纪守法，勤奋学习，校园秩序良好	人数（人）	百分比（%）
非常不认同	6	3.39
不认同	11	6.21
不好说	44	24.86
认同	88	49.72
非常认同	28	15.82
合计	177	100

表 24 校风、考风好，考试管理制度健全，并能严格执行的认同度

校风、考风好，考试管理制度健全，并能严格执行	人数（人）	百分比（%）
非常不认同	6	3.41
不认同	20	11.36
不好说	38	21.59
认同	80	45.45
非常认同	32	18.19
合计	176	100

表 25 实施素质教育，学生科技、文化、体育活动丰富，形成良好的校园文化氛围的认同度

实施素质教育，学生科技、文化、体育活动丰富，形成良好的校园文化氛围	人数（人）	百分比（%）
非常不认同	11	6.21
不认同	22	12.43
不好说	61	34.46
认同	56	31.64
非常认同	27	15.26
合计	177	100

表 26　按照国家规定建立学籍管理制度，对学生实施奖惩或处分的认同度

按照国家规定建立学籍管理制度，对学生实施奖惩或处分	人数（人）	百分比（%）
非常不认同	4	2.27
不认同	11	6.25
不好说	41	23.30
认同	87	49.43
非常认同	33	18.75
合计	176	100

贵州财经大学商务学院一直很重视学生管理工作，通过对以上五项指标（表22至表26）满意度的调查发现，选择非常不认同的学生比例有四项均低于5%。从表中数据可以看出，关于“学校依法保障学生的合法权益”“学生遵纪守法，勤奋学习，校园秩序良好”“校风、考风好，考试管理制度健全，并能严格执行”“按照国家规定建立学籍管理制度，对学生实施奖惩或处分”方面的工作，学生们大都表示认可。但关于“学校实施素质教育，学生科技、文化、体育活动丰富，形成良好的校园文化氛围”这一指标，只有46.89%的学生选择认同或者非常认同，学校应该实施措施，丰富学生校园文化生活，为创造良好的校园文化氛围提供必要保障。

3. 安全稳定指标满意度调查

表 27 问卷调研学生对学校人防的满意度

人防	人数（人）	百分比（%）
非常不认同	2	1.14
不认同	12	6.86
不好说	60	34.29
认同	78	44.57
非常认同	23	13.14
合计	175	100

表 28 问卷调研学生对学校物防的满意度

物防	人数（人）	百分比（%）
非常不认同	4	2.29
不认同	6	3.43
不好说	52	29.71
认同	93	53.14
非常认同	20	11.43
合计	175	100

表 29　问卷调研学生对学校技防的满意度

技防	人数（人）	百分比（%）
非常不认同	4	2.31
不认同	11	6.36
不好说	45	26.01
认同	92	53.18
非常认同	21	12.14
合计	173	100

表 30　问卷调研学生对学校制度的满意度

制度	人数（人）	百分比（%）
非常不认同	2	1.15
不认同	10	5.75
不好说	53	30.46
认同	88	50.57
非常认同	21	12.07
合计	174	100

本次调研关于学院安全稳定指标的满意度调查内容包括：人防，即单独设置安全保卫工作机构，按规定配备专职保卫干部（保卫人员与学生人数比不低于3：1000），同时，所使用保安人员符合国务院保安服务条例规定；物防，即各类安全设施、消防设施设备完善、安全；技防，即重点区域监控安全防范设施齐备、有效；制度，即安全保卫工作执行情况良好，

定期开展安全检查，并及时进行安全隐患整改，适时开展法制、反恐、防爆等安全教育及演练方面的评价指标。在四项评价指标中，人防方面，57.71%的学生持认同或者非常认同态度，该项满意度相对较低，8%的学生不认同或非常不认同；技防满意度相对较高，65.32%的学生认同或者非常认同学校关于技防方面的工作。

（三）深入了解部分

表31　希望本校成为纯民办的独立学院吗

希望本校成为纯民办的独立学院吗	人数（人）	百分比（%）
希望	26	14.6
不希望	129	72.5
无所谓	21	11.8
没想过	2	1.1
合计	178	100.0

从表31可以看出，72.5%的学生不希望商务学院成为纯民办的独立学院。

表32　是否会报考脱离母体学校的独立学院

是否会报考脱离母体学校的独立学院	人数（人）	百分比（%）
会	15	8.52
可能会	26	14.77
可能不会	52	29.55
不会	83	47.16
合计	176	100

从表32的数据发现，如果商务学院脱离了母体学校贵州财经大学，那么47.16%的学生不会选择报考该校。

表33　会不会认为与母体学校普本学生相比受到了一些不公平待遇

会不会认为与母体学校普本学生相比受到了一些不公平待遇	人数（人）	百分比（%）
会	117	66.48
没想过	40	22.72
不会	19	10.80
合计	176	100

由表33可知，176名被调研学生作出了有效回答，大多数学生认为与母体学校普通本科生相比，他们受到了一些不公平待遇，所占比例高达66.48%。

表34　对校内师生学习氛围的满意程度

对校内师生学习氛围的满意程度	人数（人）	百分比（%）
非常满意	7	4.00
满意	46	26.28
不了解	58	33.14
不满意	53	30.29
非常不满意	11	6.29
合计	175	100

关于学校内师生的学习氛围的满意度调查，仅有30.29%的学生认为非常满意或满意，33.14%的学生表示不了解情况，36.58%的学生不满意或非

常不满意。可见，该校师生学习氛围有待进一步改善。

表 35　学校教师的科研氛围及能力的满意程度

学校教师的科研氛围及能力的满意程度	人数（人）	百分比（%）
非常满意	6	3.43
满意	34	19.43
不了解	95	54.29
不满意	33	18.85
非常不满意	7	4.00
合计	175	100

对于学校教师的科研氛围及能力的满意度调查可知，高达54.29%的同学对于教师科研氛围及能力相关的问题并不了解，22.85%的同学持不满意或非常不满意态度。

（四）意见与建议部分

表 36　对所在独立学院的综合满意程度

对所在独立学院的综合满意程度	人数（人）	百分比（%）
非常满意	7	3.98
满意	53	30.11
不了解	34	19.32
不满意	68	38.64
非常不满意	14	7.95
合计	176	100

根据综合满意程度调研结果，高达46.59%的学生对商务学院是不满意或者非常不满意的。由此可见，总体上而言，学生对学院不是很满意，那么，学院实行改革创新是很有必要的。

表 37　对学校未来的发展方向形式方面的看法

对学校未来的发展方向形式方面的看法	人数（人）	百分比（%）
民有民营	12	6.82
国有民营	120	68.18
公有民营	32	18.18
混有民营	12	6.82
合计	176	100

关于学校未来的发展方向形式，6.82%的学生认为应当转型为民有民营；68.18%的学生认为应当发展为国有民营；18.18%的学生认为应当转型为公有民营；6.82%的学生认为应当转型为混有民营。

三、贵州财经大学商务学院改革发展的科学路径选择与展望

作为独立学院，贵州财经大学商务学院发展过程中，外部环境和内部管理两个层面都影响了学院的持续健康发展。针对目前学院面临的困难和问题，必须通过规范办学行为、突出办学特色、加强师资建设、重视学生发展、关爱关心学生等途径加以解决。

（一）规范办学行为，诚信办学

贵州财经大学商务学院属于独立学院，具有民办高校的性质，属于非

营利性的公益性事业单位。商务学院依法享有《民办教育促进法》及其实施条例等规定的鼓励、扶持政策，同时，商务学院应履行相关职责和义务，自觉遵守政策法规规定，积极主动配合完成贵州省教育厅的相关工作检查，包括独立学院的办学许可证管理、招生简章和广告备案、有关信息发布、年度检查、违法违规行为查处等。商务学院是参照普通本科高等学校的设置标准而设立的，应根据要求的办学规模充实办学条件，达到普通高等学校基本办学条件的指标。商务学院内部管理体制和机构设置要根据《民办教育促进法》及其实施条例和《国办通知》精神确立。商务学院要按照教育法规定的程序、标准颁发学业证书。根据调查，66.67%的学生持认同或非常认同的态度，肯定了学校无违规发放学历证书和专业证的现象。作为民办高等教育的一种办学模式，商务学院由起步试办阶段到了新的发展阶段，应该严格执行民办高等教育的有关法律、法规和政策，切实将发展重心集中在稳定规模、提高质量、规范管理等方面。

（二）突出办学特色

商务学院不断深化思想政治教育，凝练自主办学特色。学院重视大学生思想政治教育工作，努力推动校园文化建设和开展大学生社团活动，积极投入志愿服务和社会公益工作。校园课外科技文化活动内容丰富多彩，近年来获得各种竞赛奖240余项。此外，学院在转型变革过程中，不断抓住机遇，借力发展，在大学生思想政治教育工作方面积极探索，凝练了以“一个特色、两大论坛、三大品牌、四个中心、五个满意”为载体的营造育人环境和拓展教育新途径的思想政治教育工作特色。

商务学院不断促进教育教学创新发展，改革建设稳步推进。学院重视教学改革与课程、教材建设。2011年开始首门《职业能力培训》的精品课程建设，取得良好效果。教育教学水平不断提高，教学质量监控保障体系健全，建立起学生教学日志制度、教学巡查制度、领导听课制度、学习委员座谈会制度以及“教学团组”的课程教学模式（即“1+1+1+N”模式）等，积极推进教风、学风、考风建设，保障了正常的教学秩序，促进了教育教学水平的提高。

商务学院应形成独有的培养模式特色，始终以培养高质量应用型人才为目标，始终贯彻以人为本、因材施教方针，突出学校特色，打造学院品牌。独立学院人才培养模式的特色，应该通过对人才培养目标设定、人才培养过程管理、人才培养质量保障三个方面进行构建。

（三）加强师资队伍建设

贵州财经大学商务学院和其他独立学院一样，存在师资结构有待完善的问题，对此，商务学院应该重点加强师资队伍建设，重视人才培养，加大人才引进力度。营造浓厚科研氛围，为学校教师提供良好的发展平台。商务学院除了依靠母体学校贵州财经大学的师资资源共享渠道，还应着力培养稳定的自有师资队伍，师资队伍在量的扩张基础上必须有质的提高和发展，因此，优化师资队伍结构是商务学院健康发展的必然要求，学院应吸纳更多高职称、高学历的师资。此外，商务学院要坚持“以师为先”的理念，积极创造条件为学院教师搭建学术平台，营造浓厚的科研氛围，激发教师的科研积极性和创造性。

（四）重视学生发展，关心关爱学生

学校基础设施是教学和发展的重要环节和条件保障。学院应为学生提供舒适的学习生活条件，提供完善的基础设施，包括宿舍、图书馆、运动场、食堂等，保障学生的学习与生活环境。实行“五走进”：走进教室，辅导学生学习；走进食堂，关心学生生活；走进宿舍，了解学生思想；走进学生活动，培养学生特长爱好；最终走进学生心里。调查结果显示，关于住宿条件的满意度问题，35.03%的学生没有明确说明自己的态度和看法；有17.51%的学生认为学校住宿条件不舒适；6.21%的学生非常不认同住宿条件较为舒适的说法。由此可见，关于商务学院的住宿条件，学校应该深入了解学生的需求，切实改善学生住宿中遇到的问题，为学生提供舒适的住宿条件。认为学校图书馆、运动场等基础设施较为完善的学生不足50%，因此，学院应完善学校的基础设施建设，对于校园公共学习资源的诉求应当去尽量解决。本次调研发现，贵州财经大学商务学院的学生对学校食堂餐饮满意度不尽乐观，仅有25人认为学校食堂的餐饮是物美价廉的，学生普遍对学校餐饮物美价廉满意度不高。对此，学校要控制食堂餐饮价格，保证学生有能力消费。此外，20.22%的学生认为学校的校舍建筑物和各项设施不够齐全，还存在一定的安全隐患，校舍建筑物及各项设施的安全问题方面，学校应当严格把控，切实排查安全隐患，及时解决存在的问题，加强安全保障，确保学生在校学习期间无后顾之忧。约40%的学生认为学校很重视毕业生的就业工作，但在就业指导方面，学校应加强力度，维持校企良好关系，确保学生就业渠道通畅。

总之，贵州财经大学商务学院应始终遵循教育规律，依法办学治校，面向社会需求，优化结构布局，提升教学质量，强化实践教学，建立符合专业培养目标的课程体系，为学生提供多样化的课程，着力为地方经济建设和社会发展培养具有社会责任感、有扎实的专业基础和较强的动手能力，满足社会经济发展需要的以经济管理为主的应用型人才，为推动贵州社会经济发展作出重要贡献。

新形势下贵州民族大学人文科技学院改革发展研究*

一、研究设计

（一）研究内容

为了将本课题的调研工作做好，课题组走访了全省各独立学院，在贵州民族大学人文科技学院组成“贵州民族大学人文科技学院”分小组，主要调研内容包括2014—2016年间贵州民族大学人文科技学院状况，包括学院办学条件、行政管理机构、师资队伍、科研工作、招生就业、校园文化、学生管理、教学管理等情况。重点调查教学、科研、师资队伍和学生评价等详细数据，进而总结和评估贵州民族大学人文科技学院的运行情况和存在的问题，从而提出完善与改进学院工作的建议和措施。

（二）研究方法

根据调研内容要求，本研究以问卷调查为主，并辅以观察、文本分析和访谈。问卷调查共设计调研问卷一套，此问卷专门根据此项研究设计，问卷设计充分结合了贵州民族大学人文科技学院的现实情况，吸取了高校教学、管理工作研究者、学院一线教师和学生代表等人士的意见，具有较高的信度和效度。在访谈中，课题调研组人员参照调研提纲（访谈提纲2

* 写作年份2016年6月。

套，学院领导1套，教师1套，学生1套），并灵活运用各种方式，与贵州民族大学人文科技学院的教师和学生进行了深入交谈，获取了贵州民族大学人文科技学院的诸多宝贵信息。

（三）对象选择

在问卷调查中，调研组选择了来自九个专业的450名同学，回收有效问卷431份，回收率占95.78%。

与此同时，在访谈调研中，调研组分别选取五个专业的10个班级，每个班分别选取学生样本2人，教师样本1人，学部领导样本2人，进行深度单独访谈；总计访谈人数分别为学生20人，教师10人，领导2人。此次访谈人数共计32人。

表1 专业

专业	人数（人）	百分比（%）
房地产开发与管理	10	2.32
工程监管	53	12.30
计算机科学与技术	14	3.25
劳动与社会保障	40	9.28
旅游管理	83	19.26
市场营销	55	12.76
土木工程	38	8.82
新闻学	84	19.49
信管	54	12.53
合计	431	100.01

二、基本情况介绍

贵州民族大学人文科技学院是贵州民族大学申办、民营资本投资，经教育部批准并按照中华人民共和国教育部令（第26号）要求以新机制设立的、具有独立法人资格的全日制普通本科高等院校。截至2016年9月，学院有6个学部，26个本科专业，在校学生9000余人。从2001年成立以来，学院为国家，特别是贵州民族地区经济建设和社会发展培养了9000余名本科毕业生。2010年被评为“全国先进独立学院”。2015年被命名为贵州省第四批“民族团结进步创建活动示范单位”，授牌“全省民族团结进步创建活动示范学校”和“贵州省第五批民族民间文化教育项目学校”。

三、办学基本情况

（一）依法诚信办学

学院按照国家新体制、新模式独立学院创办的要求，依法办理有民办非企业单位登记证、组织机构代码证等证照。严格按照中华人民共和国教育部令（第26号）规范要求，做到法人资格独立、办学许可证独立、校区独立、财务独立、教师队伍独立、管理团队独立、招生独立、颁发学历、学位证书独立，做到依法依规办学。

学院没有举办过违规活动，在办学过程中没有因违法行为受到司法、行政机关处理的情形。近年历次年检都合格。

（二）行政管理

根据《贵州民族大学人文科技学院章程》，学院实行董事会领导下的院长负责制。董事会成员5人，董事长1人，副董事长1人，董事3人。董事长由贵州鹏程房地产开发有限责任公司推举，董事会确认；副董事长1人，由贵州民族大学推举，董事会确认。贵州鹏程房地产开发有限责任公司推举董事2人，贵州民族大学推举1人。董事会制定有《董事会会议制度及议事制度》等相关制度文件。《贵州民族大学人文科技学院章程》已报贵州省教育厅和贵州省民政厅民办非企业单位登记管理机关备案，并于2012年获得贵州省教育厅核准。

学院院长由贵州民族大学副校长肖远平教授兼任。学院其他领导都具有较强的业务能力和组织能力，符合规定的任职资格和条件，多数领导在贵州民族大学2015年度绩效考核中个人考核均为优秀，学院集体在贵州民族大学2015年终考核中获优秀等次。

学院紧紧围绕以“教学为中心”的管理思路，建立了精简、高效的管理机构，设有院长办公室、党群办公室、教务处、学生工作处、科研处、对外合作处、财务处、人事处、保卫处、后勤处、培训部共11个行政管理部门和法学部、管理学部、教育与艺术学部、文学部、工学部、基础教学部共6个教学管理部门，保证了各项工作的有效进行。学院设置有院长信箱，及时收集并由院办处理来自教师和学生的来信意见和建议。学院各级行政管理机构人员符合任职条件，熟悉业务，配备合理，职责明确。全院主要岗位人员稳定。各机构职责明确，运转正常。

（三）办学条件

截至2016年，人文科技学院有新、老两个校区，占地面积600余亩，其中董家堰校区138亩，大学城校区463亩，总计生均占地面积55.0平方米；截至2016年6月，校舍建筑总面积30.06万平方米，生均校舍40.5平方米，生均教学行政用房23.2平方米。校舍建筑物满足结构安全和抗震设防标准的要求，各项设施能满足安全使用要求，无安全隐患。

截至2016年，学院教学仪器设备资产3009.6万元，生均4047.93元，2015年新购教学仪器设备146.07万元。学院运动场所、实验室、多媒体等教学设施都能满足正常办学需求。图书馆总建筑面积2795平方米，藏书总量约16（164001）万余册，报纸30种，期刊314种，生均图书22册，其中2015年耗资30万元购置纸质文献3692册。2015和2016年继续完善了“南方少数民族非物质文化遗产展示馆”，展示馆以服务教学和科研为宗旨，在弘扬民族文化方面意义特殊。

学院现有一支结构合理、人员稳定的教师队伍，教学效果良好。学院逐步走向应用技术型大学，高度重视“双师型”教师的培养工作。在加大引进更高层次人才的力度的同时，还十分重视对现有教师的培养和提高。

四、近年来的办学成就和经验

（一）延揽名师，不求所有，但求所用

目前，学院师资队伍基本能满足学院教学需要。为了稳定教师队伍，学院每年对年度优秀教师、科研立项教师、服务8年以上教职工进行表彰。截至2015年底，人文科技学院专职教师总量为458名，其中副教授以上292人，占教师总数的63.76%；硕士研究生以上学历284人，占教师总数的62.01%。师生比为1∶16。（详见表2、表3、表4）

表2　教师职称结构表

教授		副教授		讲师		助教	
人数	比例	人数	比例	人数	比例	人数	比例
59	12.88%	233	50.87%	131	28.60%	35	7.64%

表3　教师学历结构表

博士		硕士		本科		大专	
人数	比例	人数	比例	人数	比例	人数	比例
44	9.61%	240	52.40%	163	35.59%	11	2.40%

表 4　教师年龄结构表

55岁以上		46—55岁		36—45岁		35岁以下	
人数	比例	人数	比例	人数	比例	人数	比例
51	11.14%	122	26.64%	148	32.31%	137	29.91%

学院专职教师基本都具有大学本科以上学历。其中副高级以上专业技术职务教师占63.75%。2015年学院每个专业至少配备了副高级专业技术职务以上的专职教师2人，中级专业技术职务以上的本专业“双师型”专职教师2人。学院教职工的聘任和解聘均按国家有关规定执行，教职工的工资、福利待遇依法保障，学院按劳动法规定为教职工缴纳社会保险等相关费用。

为了提高办学水平，学院聘请北京大学孟杰教授为名誉院长，华中师范大学副校长黄永林教授为学术委员会名誉主任。中央民族大学资深学者敬文东、著名文学评论家李国平、著名诗人李寂荡、著名作家冉正万、华中师范大学国家文化产业研究中心常务副主任詹一虹教授、信息管理学院院长夏立新教授、上海交通大学单世联教授、《中国高新区》杂志社社长项耀汉等受聘为学院客座教授，并多次受邀到学院进行学术和工作指导，据调查，目前人文科技学院客座教授40余人，均为各专业领域专家、学者，具有高级职称。

（二）着眼自有师资科研能力培养、为学科建设、师资队伍建设打下基础

学院高度重视科研工作，鼓励教师积极开展教学研究，2015年学院科研成果创历史新高。学院2015年将科研科从科研与对外合作处分离出来，成立了科研处，加大了对学院科研工作的领导和指导力度，并动员、鼓励教师及学生积极申报课题，包括贵州省教育厅高校人文社科课题、国家民委课题、国家社科基金项目、教师与学生校级共同项目、教育部人文社科课题和贵州省哲学社科规划课题等课题；同时，为进一步推进科研工作，学院在法学部推行“部院合一”模式试点，在法学部成立了“法学研究院”。2016年成立人文科技学院文化产业研究中心。

2015年，通过全院师生的积极努力，学院科研成果在质和量上都得到了提升。2015年学院共出版著作6本，包含学术论文集2本，教材3本，蓝皮书1本。论文集为《问题与探索》《状态·思考·轨迹》，教材为21世纪高等学校计算机规划教材《大学计算机基础》和《大学计算机基础实训教程》，以及全国普通高等院校土木工程“十三五”规划教材《建设工程专业英语》（已于2016年2月出版），蓝皮书为《中国少数民族非物质文化遗产发展报告（2015）》，且为我国首部少数民族类非遗蓝皮书。2015年学院师生共获得贵州省教育厅高校人文社会科学研究立项7项，贵州民族大学校级课题9项，其中，教学改革研究项目4项，发表论文共79篇，著作6本。学院还与贵州省文艺理论家协会签订协议，共同主办《今日文坛》刊物，组织相关专业教师发表论文多篇。

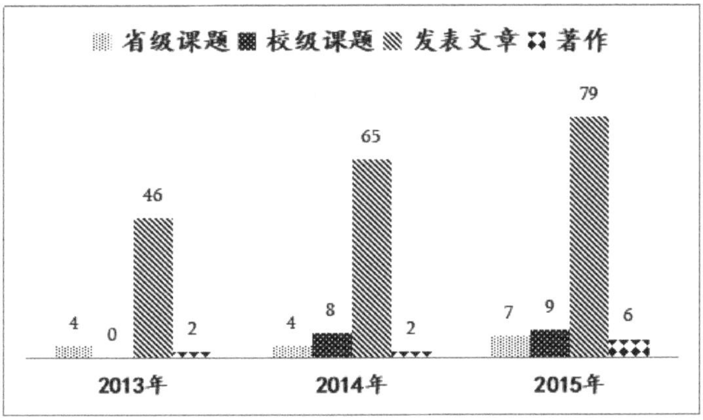

图1　人文科技学院自聘教师近三年科研成果统计表

数据来源：贵州民族大学人文科技学院科研处

（三）重视“进出口”，招生、就业工作稳步提升

实施招生“阳光工程”，学院招生活动合法有序，符合上级有关文件规定。学院招生简章和广告真实、合法，与备案内容一致，无虚假、模糊、夸大的内容，更无夸大的就业承诺，并对学业证书的性质有明确说明。2014年完成录取来自全国8个省区的2037名新生，实际报到学生1785人，报到率达87.63%。2015年在贵州、江苏、四川等7个省份共计投入招生计划1710人，实际录取新生2018人，新生入学报到1840人，报到率为91.18%。2016年录取3500人，实际报到3261人，报到率达93.17%。

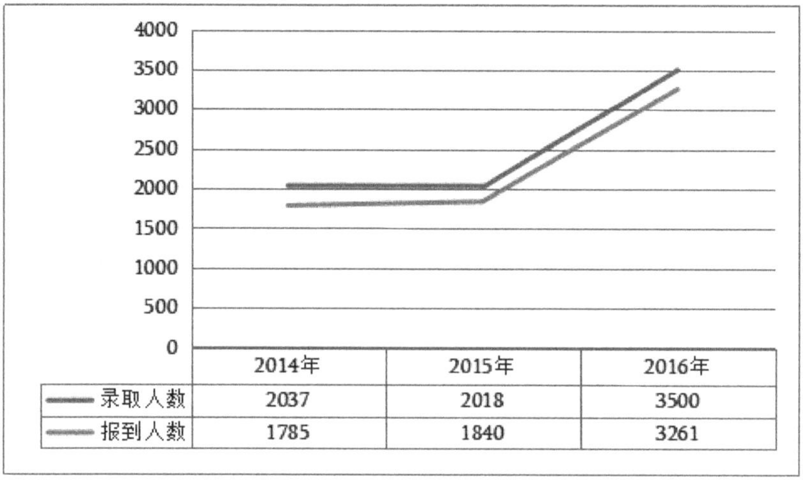

	2014年	2015年	2016年
录取人数	2037	2018	3500
报到人数	1785	1840	3261

图2　人文科技学院近三年招生情况统计

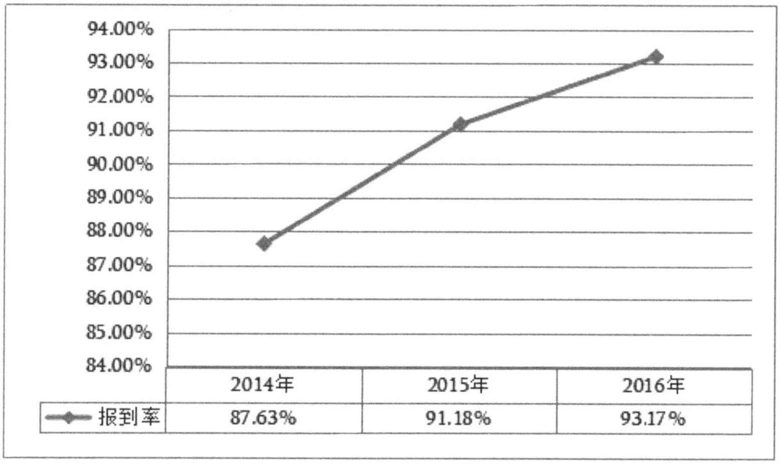

图3　人文科技学院近三年新生报到率

依照《高等教育法》等规定，学院建立并严格执行颁发学业证书的程序、标准；2014年学院专门下发《贵州民族大学人文科技学院关于成立第三届学位评定委员会的决定》（人文院字〔2014〕12号），开展对毕业生的学位评定工作。全院共毕业学生1852人，授予学位1740人，不授予89人。无违规发放学历证书性质的毕业证书现象。2015届，1327人获得学士学位，其中，正常授予1245人，补授82人，学位授予率达94.52%。

学院高度重视毕业生就业工作，积极开展就业指导。截至2014年，学院毕业生数1852人，初次就业人数1485人，初次就业率达80.18%。年底毕业生就业率为91.03%。考取硕士研究生20人。2015年学院毕业生数1428人，考取硕士研究生33人（其中考取“211”重点大学4人，“985”工程重点大学1人）。毕业生就业率逐年提高。

（四）强化学风建设、打造特色校园文化

人文科技学院重视各种校园文化活动，为学生的思想道德素养、人文素质、心理素质、身体素质的提高创造了良好的校园文化环境。2014年学院学生获得国家级奖励的学生89人；省部级奖励的学生40人；获得校（地）级奖励的学生2033人。2015年，结合学院特点，学院先后开展了新生入学教育、国防教育、心理健康教育、文体活动等，内容丰富，形式多样，效果良好。通过丰富多彩的校园文化活动，磨炼了学生意志、提升了学生整体素质。2015年学院学生获国家级证书或奖项共4项、省部级证书或奖项共20项、校（地）级奖项25项；国家司法考试获证学生43人，7人获得A证，36人获得C证。英语专业学生通过英语专四17人。2015年，学院各社团共计27个，开展活动共计62次。

人文科技学院高度重视安全保卫工作，设立了保卫处，按规定配备专职保卫干部，并按照保卫人员与学生人数比3∶1000的比例配备专职保安人员，保安人员符合国务院保安服务条例相关规定。坚持“预防为主、防治结合、群防群治”的工作原则，制定了《贵州民族大学人文科技学院安全稳定工作方案》《贵州民族大学人文科技学院维稳工作应急预案》等相关文件。举办了各种安全教育讲座，发放《大学生安全教育读本》，组织各种演练等；形成了“专职保卫人员 — 校卫队 — 学生工作队伍”相互配合的群防群治局面，夯实安全稳定基础，营造了良好的环境，维护校园平安和谐。近五年校园内无重大安全事故发生。

（五）明确教学工作核心地位，重质量、抓教风与新专业申报、培养模式更新相结合

人文科技学院高度重视对学科专业的优化组合，结合社会发展需要申报新专业。2014年土木工程、工程造价2个专业获得教育部批准并招生。同时申报的“文化产业管理”“网络与新媒体”“建筑电气与智能化”“城乡规划”“学前教育”5个新专业，前4个专业已获教育部批准。学院现有本科专业达25个。

2015年学院组织申报了“汉语国际教育”“金融工程”“电子商务”“学

前教育”4个新专业，其中“电子商务”和“学前教育”两个专业已获得教育部批准，即将于今年6月份开始招生。

学院高度重视教学质量问题，建立健全教学质量监控体系。2015年，各学部专业教学计划及课程教学大纲科学规范，执行情况良好。执行“三个三”的教学质量监控运行机制，即院领导、教务处和学部领导三个管理层次；形成了每学期开学、期中、期末由院领导巡视、教务处和学部检查的三个管理层面；期初、期中和期末三次重点教学检查，以保证每学期、每学年教学工作从头至尾有序开展。同时，每学期常规教学检查不少于2次，并多次开展教学评价，教学质量治理效果显著。

组织中青年教师教学技能大赛，提升教师教学水平。如在2015年，学院举办了首届人文科技学院中青年教师教学技能大赛，为广大青年教师搭建了教学交流的平台，在广大教职工中产生了很大的影响，收到了很好的效果。在下半年又组织青年教师参加贵州民族大学2015年教师课堂教学竞赛决赛，荣获了一个二等奖，一个三等奖和三个优秀奖的好成绩。

学院注重教学改革的力度，积极探索并试行“3+1”人才培养模式。为此，学院多次召开了修订培养方案的讨论会，对培养方案的修订做了大量卓有成效的工作。如在2015级的专业培养方案中，推行“3+1”模式的教学计划。学院积极拓展课程资源，为解决人文素质选修课师资不足的问题，开展了部分课程的网上在线学习等工作。如基础教学部引进20门慕课供学生选择进行网上在线学习，加大了素质课程开设的力度，为学生增设了个性化课程。

为推进学院“3+1”人才培养模式改革，学院十分重视学生的实习实训教学环节，建立了多个实习实训基地。各个学部在省内部分中小学、多个企事业单位建立了实习实训基地，既解决了学生实习问题，也提高了就业率。2015年对外合作处、学生处（团委）等职能部门联合，与贵阳金字塔健身场馆、遵义李玓国际标准舞艺术文化学校等企事业单位建立合作关系，开展各种社会实践和实习实训活动；与黎平会议纪念馆共建爱国主义教育基地；与黔东南地区凯里市第十四中学、黔东南电视台、《黔东南日报社》等单位关于建立实习实训基地也达成初步合作意向；学院与凯里市正钰中学开展的共建教学实习基地工作也正式签约挂牌。截至2016年6月，学院共有实习实训基地85家，其中公务员单位25家，事业单位37家，企业23家。

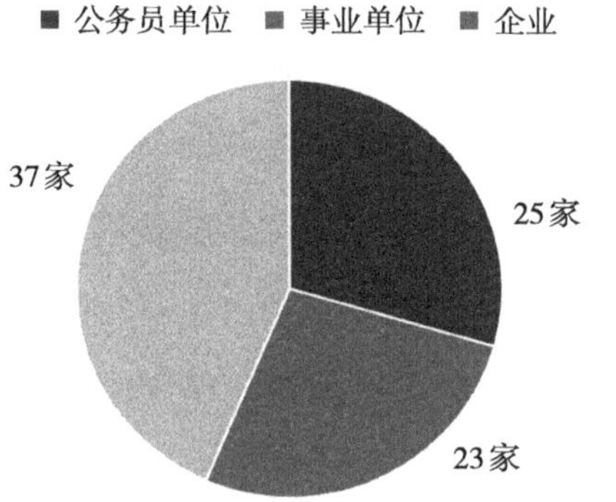

图4 人文科技学院实习实训单位统计

（六）加大对外合作力度，利用国内外优秀资源培养高素质学生

积极开展对外联合办学。2014年共有38名学生在华中师范大学和北京语言大学进行交流学习；12名学生赴台湾大叶大学、赴马来西亚北方大学交流学习。

2014年，科研与对外合作处与学院团委、学生处等职能部门联合，与华图教育贵州分公司、花溪区焜瀚文武学校、中国易经研究学会、孔学堂、贵阳金石天合经贸有限公司、贵阳有名堂文化公司、中天花园百特青少年发展中心等90余家企事业单位开展合作，开展各种社会实践与活动。

多年来，学院积极开展对外联合办学，与暨南大学的合作办学取得了很好的社会影响。学院2015年成立了对外合作处，加大了对合作办学的领导与指导力度。2015年共计有48名学生在暨南大学、北京语言大学、华中师范大学、西南大学等国内高校进行交流学习；12名学生赴俄罗斯普列汉诺夫经济大学、台湾万能科技大学、台湾元智大学、台湾大叶大学、马来西亚北方大学等国外高校交流学习；2015年5月，北京语言大学留学生来贵州进行文化研修活动，学院优选15名学生与来自12个国家的留学生结成一对一调研伙伴，经过一周的调研，留学生及学院学生完成调研任务，并取得显著成效。

表5　近两年人文科技学院学生交流情况

国外院校	2014、2015两年交流学生人数	国内院校	2014、2015两年交流学生人数
俄罗斯普列汉诺夫经济大学	2（2015）	暨南大学	26（2014）/30（2015）
台湾万能科技大学	1（2015）	北京语言大学	15（2014）/15（2015）
台湾元智大学	3（2015）	华中师范大学	23（2014）
台湾大叶大学	9（2014）/3（2015）	西南大学	3（2015）
马来西亚北方大学	3（2014）/2（2015）		
马来西亚理工大学	1（2015）		

数据来源：贵州民族大学人文科技学院对外合作处。

（七）党团组织建设成效显著、彰显特色

学院党建工作以邓小平理论和“三个代表”重要思想为指导，深入学习实践科学发展观，认真贯彻党的十八大、十八届三中、四中、五中全会精神和学校第一次党代会精神，以进一步巩固和扩大党的群众路线教育实

践活动成果为契机，以“三严三实”专题教育为载体，积极探索总结出一套具有学院特色的“11.35”党建工作机制。即树立一个理念：以育人为核心；坚持一个方针：围绕中心，服务大局；增强三种意识：政治意识、大局意识、责任意识；抓好五方面建设：即思想、组织、作风、制度和党风廉政建设。围绕学校、学院党建工作要点，扎实开展各项工作。争先创优，开展“我为党旗添光彩”系列特色党建活动（即“三大工程”活动：教职工党员“110工程”、学生党员“模范工程”、思政队伍党员“十个一”工程），把思想政治教育工作全面引向深入，实现“三个零”的目标，即“零距离促发展、零距离促成长、零距离促和谐”，转变了作风，帮助大学生解决实际问题，促进大学生更好成长成才，切实发挥了“一个党员一面旗帜”的引领作用，彰显了基层党建活力。

学院党委结合“三严三实”专题教育实践活动，围绕立德树人根本任务，培育和践行社会主义核心价值观，结合学院实际，积极开展党建课题研究申报工作，收效明显。如：学院党委申报的《新形势下的党建创新与和谐校园建设研究》获贵州民族大学党建创新主题实践活动重点项目立项，目前该项目已顺利结题通过验收。学院党委申报的《加强民族团结，构建和谐校园》获贵州民族大学基层党建主题实践活动优秀成果二等奖、《独立学院群众路线教育实践活动的意义与途径》获优秀论文三等奖。在省教育厅、省委教育工委组织开展的“贵州省第三届优秀校园文化建设成果奖”评选活动中，学院荣获三等奖；在“第四届全国高校廉政文化作品大赛”贵州民族大学赛区中，学院党委荣获贵州民族大学赛区组织奖，教师唐黎的摄影作品《通天之路》荣获摄影类作品一等奖，唐黎教师的作品《青青白白》、孙成勇同学的书法作品《草书条屏》、徐洁同学的网络新媒体类作品《森林与森林》均获得三等奖。学院党委连续两年被校党委授予“五好”基层党组织称号。

学院共青团工作稳步推进，特色明显。2014年，在学校思政工作评比中，学院团委获得第一名的好成绩。2014年5月，学院团委荣获五四红旗分团委标兵。2015年“五四”期间，学院表彰了3个“五四红旗团总支”，17个“五四红旗团支部”，2名“优秀团务工作者”，130名“优秀学生团干部”，290名“优秀共青团员”和5个“优秀学生社团”。

（八）特色成果

人文科技学院积极开展民族团结创建活动，率先向贵州省民委申请“民族团结进步创建活动理论与实践创新试点工作单位”并获得批准。因成绩突出，经过考察、推荐、审核和公示等程序，学院被贵州省委宣传部、统战部、贵州省民宗委表彰为先进单位，命名为“全省第四批民族团结进步创建活动示范单位”，并予授牌“全省民族团结进步创建活动示范学校”，成为此次活动中获此殊荣的唯一高校。

2015年11月，学院被省教育厅、省民族宗教事务委员会命名为“贵州省第五批民族民间文化教育项目学校”称号，并授予“贵州省民族民间文化教育项目学校”牌匾。

在省教育厅组织的2015年度高校门户网站建设评估中，学院取得了“全省独立学院第1，全省高校排名第14”的骄人成绩。

五、存在的问题

贵州民族大学人文科技学院虽然发展势头良好，取得了一些成绩，但也存在一些问题和不足，从而妨碍了学院的发展。

（一）贫困生问题

根据调查，贵州民族大学人文科技学院的学生90%以上来自贵州省，来自较发达的东部地区的学生仅占学生总数的3.2%，其他学生来自我国中部或西部其他省份。另外，学生中来自农村的占78.7%。学生家庭年收入在10000元以下的占54.1%。可见，贵州民族大学人文科技学院学生中贫困生较多。

表6 问卷调研学生生源地分布表

生源地	人数（人）	百分比（%）
贵州	397	92.11
除贵州省以外的西部其他地区	16	3.71
中部地区	4	0.93
东部地区	14	3.25
合计	431	100

表7 问卷调研学生城乡分布表

城乡	人数（人）	百分比（%）
农村	339	78.7
城镇	88	20.4
未填写	4	0.9
合计	431	100

表8 问卷调研学生家庭年收入统计

家庭年收入	人数（人）	百分比（%）
10000及以下	233	54.1
10001—30000	100	23.2
30001—50000	52	12.1
50000以上	45	10.4
未填写	1	0.2
合计	431	100

而随着我国高等教育体制改革的不断深入发展和物价连年提升，贵州省独立学院收费标准也由原来的一年10000元提升至12000元，再加上住宿费、生活费等，大学生一般每年需要花费20000元到25000元，这对于一般低收入家庭、农村家庭和城市下岗职工家庭来说，是无法承担的。贫困生虽然通过国家助学贷款获得部分学费，但生活费依然低于其他学生，与此同时也会产生相应的一些问题：

1. 低水平的日常生活

众所周知，大学生在学校日常支出范围较大，除了每天必不可少的伙食费外，还包括必需的日常生活用品和学习用品开支、通讯开支、人际交往开支、计算机和英语过级考试的报名费开支，以及班级组织活动所均摊的费用等。若遇到生病，还需支付医药费。贫困导致的低水平消费，使他们日常生活的方方面面都受到了一定程度的影响。

2. 贫困影响了学习

校园里，几乎到处可见贫困生孜孜求学的身影，他们大多动机明确，学习刻苦，成绩优秀，积极要求上进，力争通过自身努力来改变贫困现状，也有少数贫困生忙于兼职打工，影响了学习，成绩一般，还有个别贫困生因贫困而自暴自弃，不思进取，无心学习，成绩不理想。

3. 贫困生的身心健康引人关注

贫困并不可怕，可怕的是心理贫困、精神贫困、意志贫困，贫穷不贫志才是广大贫困生应持的良好心态。然而，有些贫困生，因为贫困而产生很多负面影响，给身心健康带来很大危害，成为经济、身心双困生。大学生正处于青春发育期，每天必须摄取必要的营养才能保证健康成长。然而，由于经济困难，贫困生的伙食都比较差，有的因食不果腹而忍饥挨饿，身体健康受到严重损害。贫困对贫困生心理的副作用从长远看要远大于对身体的副作用，因为心理崩溃会削弱人的意志力和进取精神，使人沉沦颓废，现阶段，这方面的负面心理主要有人穷志短、自卑、嫉妒、怨天尤人、人际交往障碍等。

（二）师资问题

1. 师资队伍结构不尽合理，高水平人才相对短缺

与在校生规模的大幅激增相比，学院的教师队伍建设还不能完全满足教学科研需要，师生比仍然偏低，特别是新设专业。师资队伍结构的不足主要体现在学科（学术）带头人和高水平创新团队缺乏。就学院整体而言，具有国内竞争力和学科带头人地位的人才资源严重紧缺，大师级人才和拔尖人才数量不足，对学科发展的支撑不够，成为制约学院内涵发展的瓶颈。

年龄结构不合理，由于独立学院的特殊性，教师年龄结构呈两头大、中间小的“哑铃”状态，35岁以下的青年教师和60岁以上的老年退休教师居多，中年骨干教师较少。学位学历层次偏低，具有硕士、博士学历的教师比例小，博士基本留不住。职称层次不高，除退休老教师外，很难培养出高职称人才。学缘结构不合理，来自一般本科院校的较多；刚毕业的研究生较多；同时，一些专业吸纳较多本校毕业生，“近亲繁殖”现象依然存在。

2. 教师接受再培训机会相对较少

由于师资短缺，教师工作量大，教师在职培训机会少，与此相反，大多公办高校鼓励教师参加在职培训，教师不仅可以报销部分或全部学费，还可得到晋升机会。教师在职培训问题得不到解决，独立学院与公办高校在教育质量上的差距势必会扩大，终将损害学院的利益。

3. 教师队伍流动性相对较大

由于独立学院的体制特殊性，没有在人们固有思维中代表所属和稳定的编制，教师的归属感不强，只能冲着养家糊口的待遇而来，待翅膀稍

硬，就考取公办院校的编制，或考公务员，或到待遇更高的其他民办高校和独立学院，师资队伍流动性大，对于组建教学和科研团队，提升整体的教学和科研水平相当不利，也会影响教学质量的提高。

（三）科研问题

1. 科研工作起步晚，发展时间较短

人文科技学院自2001年建院以来，办学历史较短，前期发展以规模扩张为主，科研工作起步晚。虽然近几年来，重视科研工作，但尚需时间的沉淀和成果的积累。学院尚未走向学术研究、学科建设、人才培养、服务社会的良性发展体系，亟须提升科研实力，完善学科建设体系。

2. 科研意识淡薄，整体水平不高

教职员工科研意识淡薄。表现在：一是学院机构精简、员工工作量大，教职工忙于日常事务性工作，科研意识薄弱。二是广大教职员工对科研的认识不到位，科研工作自觉性不够。由于科研意识不到位，学院整体科研水平不高。表现在：一是人文科技学院承担课题数量少。据调查，省内一些独立学院至今没有承担过地厅级课题，人文科技学院虽然每年能够获批一些课题，但级别较低，特别是承担国家级、省部级等课题少。二是年轻教师们独立承担并完成的课题，总体质量不高，缺乏有深远影响的科研成果。

3. 科研人才缺失，科研领军人物缺乏

人文科技学院自有师资队伍呈现“两头尖”现象，师资结构不合理。一端是刚从学校毕业不久的青年教师，他们热情高，但科研能力有待提升。一端是从公办高校聘任的退休老教师，他们有资历、有能力，但精力有限，动力不足。

（四）人才培养模式问题

1. 学院向应用技术型大学转型导致发展压力增大

近年来学院发展速度较快，为响应国务院号召，学院逐步将由非研究型普通本科高校向应用技术型高校转型。如何突出学院办学特色，加快应用技术型人才培养，提升高校服务社会能力，使学院的未来发展面临着一定压力。

在教学管理体制方面，很多专业还只是单纯参照普通本科院校的管理模式，实行学年制的教学管理体制，这一体制由于其管理成本低、易于操作的优点，在以前得到了普遍的应用。可是在各高校发展自己特色、培养个性化人才的当今，学年制低弹性的缺点却显露无遗，它不利于学生的个性化发展和教师对学生的因材施教。要想对学生进行有效的管理，学院还应在管理手段及方式上多做功课，努力探索出一种适合独立学院的管理体制。

2. 有些专业培养目标模糊

目前，独立学院将自己的人才培养模式定位为培养应用型人才，但是应用型人才的定义并不明确。因为我国企业管理目前处于低水平状态，职业经理人制度尚未普及，许多企业虽然知道需要应用型人才，但到底什么样的人才是应用型人才，如何量化，很多企业也并没有统一标准。这就给学院的人才培养带来了模糊定位的误区。学院只能从课程设置上突出实践课程、在实习安排上加强实习力度、在学生日常教育中加入敬业、高效、务实等企业精神。

（五）办学条件问题

1. 基础设施建设资金短缺，新校区建设进程亟待加快步伐

经过多年的努力，学院的校舍面积及教学仪器设备已经满足了正常的教学及科研需要，更达到了教育部等有关规定的具体要求。然而，由于基

础设施建设资金短缺，个别专业尚缺乏系统完备的集成类图书，一些理工科专业也缺乏高精尖的教学科研仪器设备，一定程度上成为制约教师进行科学研究的瓶颈，更阻碍了高精尖人才的培养。课题组于2016年5月通过调查分析，发现人文科技学院学生对学院办学场所满意度不高。例如：在对“学校住宿条件较为舒适”的调查显示：21.35%的学生非常不认同，29.93%的学生不认同，32.25%的学生认为不好说，认同和非常认同的比例只占了16.47%。如下表所示：

表9　学校住宿条件较为舒适的认同度

学校住宿条件较为舒适	人数（人）	百分比（%）
非常不认同	92	21.35
不认同	129	29.93
不好说	139	32.25
认同	68	15.77
非常认同	3	0.70
合计	431	100

六、对策和建议

（一）贫困生问题解决对策

1. 政府统筹、政策导向是解决问题的根本

政府应按照完善国家资助贫困学生的政策和制度的要求，进一步充分认识解决高校贫困生问题的紧迫性和重要意义，着力完善贫困生助学政策、制度。第一，明确区分奖、助制度，扩大贫困生资助范围与力度。进一步设立分地区、分类别的贫困生专项基金，并逐步加大资金投放力度。

建议分地区、分类别地解决贫困生问题，对农村地区和少数民族地区适当倾斜，建立农村和少数民族贫困生专项基金。对此，各级地方政府要建立相应的配套措施，积极拓宽助贫基金的筹措渠道，以加大贫困生专项助学基金的资助力度。

2. 尽快完善国家助学贷款制度

助学贷款制度是解决贫困生问题的根本途径和主要方式。建立和完善助学贷款制度首先是一种政府行为，应该由政府出面牵头，统筹安排，以规则、条令的形式确定下来，并在切实保障银行的积极性与工作有效性的前提下组织银行具体实施。提出以下建议：第一，依照教育和经济规律，根据大学生的实际需要设立不同种类的贷学金，扩大贫困生贷款的比例和额度；改革借贷方式，充分考虑学生中途突遭变故及继续深造的可能性；延长还款年限，允许贫困生在毕业后10年内以按揭方式还款。同时，积极促进大学生个人信用系统的建立，建议由教育部门组织专门的咨询公司参与建构学生个人信用信息系统。第二，学院也应积极建立扶助贫困生的有效机制。成立专门的学生贷款部门，统一负责组织本校学生的贷款工作。建立健全已有的助学体系，设立贫困生专项奖励和扶助基金。同时，要积极争取社会各界的支持与帮助，增设专门的贫困生基金。创设贫困生勤工助学工程，积极、稳妥地组织和引导贫困生开展勤工助学活动。第三，全社会广泛参与，共同解决高校贫困生问题。在政府和学院积极发挥主渠道作用的同时，要主动与社会各界建立广泛的联系，争取社会多方热情支持，动员社会团体或个人积极捐资助学，建立通畅的社会捐资渠道，以设立各种扶贫助学基金。倡议企业、社会团体等积极主动地与学院建立贫困生的对口支援关系，这不仅可以保障部分贫困生顺利完成学业，也可以为企业培养人才，并在一定程度上解决贫困生的就业问题。当然，在经济上给予贫困生资助的同时，社会和学院必须加强对贫困生的思想和心理健康教育，关注他们的精神世界。在心理上帮助贫困大学生树立奋发向上、积极进取的心态与价值体系，积极引导贫困生自强不息，奋发努力，以切实保障贫困生身心的积极健康发展。

（二）师资问题解决对策

1. 加大学术梯队的培养与引进力度

一是鼓励教师攻读博士、硕士学位。二是完善引进人才政策，花大力气引进高层次人才和学校专业发展亟须的短缺人才。不断扩大高层次兼职教师队伍。建设一支数量合理、结构优化、素质优良的高水平师资队伍，为学院的学科专业建设和事业发展提供智力支持和人才保障。这是优化师资队伍结构最快捷的途径。给引进的高层次人才在住房安置补助、子女就学、研究经费等方面给予支持和优惠，解决他们的后顾之忧，让高素质人才扎根落脚。

2. 加大青年教师培养的力度

按照心理学家马斯洛的需求层次理论，人有生理需求、安全需求、社交需求、尊重需求和自我实现需求。教师在关注自己的物质待遇的同时，更希望有一个自我实现的平台，得到不断的晋升和发展，专职教师中青年教师占比例较大。提高青年教师的教学科研水平和综合素质是一项重要的基础工作。对新进青年教师培养工作的成效，直接关系到整个教师队伍的质量，关系到学院的生存和发展。开展青年教师讲课比赛、教案交流、教学展览和教学质量评估等活动，并组织青年教师现场观摩比赛和评估优胜者的课堂教学，调动青年教师课堂教学的积极性。参加国家组织的各类教师培训、考试，提高教师水平和素质。鼓励教师在职读研，提高学历学位；选拔优秀教师深造，逐步形成骨干力量，支撑学院的教学、科研和管理工作，这是个人发展与学院发展的双赢。

3. 以情感人，增强教师归属感

一方面，改善教师工作环境，提高教师生活待遇，通过保障体系和激励机制来稳定教师队伍。想方设法解决教师的保障性住房、职称评定等有关教师工作、学习、生活等方面的问题，切实提高教师待遇。另一方面，通过感情弥补待遇的缺失。从董事会到学院领导到各服务部门，努力营造一个和谐、稳定、温暖的环境，让教职员工能安心工作、快乐生活。如人文科技学院领导关心普通教师的工作、生活状况，后勤服务部门为教职工的日常生活提供便利，学院工会还增加结婚贺金、新生儿贺金、住院慰问金、生日贺卡和礼金等贴心的问候和津贴，富有人性化。

另外，推进校园文化建设，丰富教职工业余生活，增强教师间的情感交流和凝聚力。如通过举办联欢晚会、各项球类比赛，建立教工之家等营造健康、团结、祥和的氛围，让教师感受家的温暖和温馨，树立归属感和主人翁精神。

4. 充分发挥老教师余热，积极培养青年教师

人文科技学院现有的老教师通常是从公办院校退休后的高职称老教师，教学、科研经验丰富，但年龄关系服务年限不可能太长，青年教师是学校的中坚力量，但能力有限，经验不足。充分发挥中老年教师对青年教师的“传帮带”作用，加快青年教师的培养对学院的未来发展尤为重要。可通过落实对每一位青年教师“一导一”的导师制度，实施“青蓝工程”：学院内导师指导，教学观摩、听课，通过“双向选择”建立“传帮带”联系，充分发挥老教师对青年教师的指导作用；并对双方建立严格的考核与奖惩制度。坚持开展教学基本功技能竞赛，以赛促教，以赛代训，激发青年教师竞争意识和提高教学能力。还可以在经费允许的情况下设立“青年教师教学科研发展基金”等，鼓励青年教师提高教学科研水平。

（三）科研问题解决对策

1. 积极走出去，争取政府和社会的支持

从外部环境来说，独立学院科研工作的发展离不开政府和社会的支持。一是政府要完善相关政策制度，本着公平公正的观念，统一管理，给予独立学院与公立院校同样的课题名额，使独立学院与公办高校同台竞技，为独立学院开展科研工作创造良好的外部环境。同时，政府应加强对独立学院科研工作的支持和指导，帮助其提高科研水平。二是政府应加强对独立学院科研经费的支持。政府可以尝试在科研立项和评审方面对独立学院予以倾斜，对独立学院争取到的科研项目经费一定要足额按时拨付。三是社会的支持。独立学院也可以尝试与社会各界合作，成立科研基金，鼓励教职员工开展科研工作。

2. 采取多项措施，增强自身科研实力

通过宣传引导，增强教职员工的科研意识。意识是行动的先导，独立学院要提高科研水平，需通过大力宣传学习，转变广大教职员工的科研意识，使其切实认识到科研工作对于社会、学院和自身工作的重大意义。对社会而言，开展科学研究，可促进社会更好更快发展，体现教师工作“服务社会”的职能；对于学院而言，浓厚的科研氛围有助于促进学风校风建设，优秀的科研成果体现学院实力，提升学院的竞争力和知名度；对于教师而言，开展科研工作，可加深其在专业领域的研究水平，丰富其教学经验，同时也是评定职称的现实需要。

（四）人才培养模式解决对策

1. 课程体系突出特色

在课程体系和教学内容上突破强调学科纵向知识完整性和系统性的传统教学理念，从专业的学科本位向职业岗位和就业的需求本位转变。对各专业，不照搬母体学校已成型的教学计划，而是根据国家有关要求，从学院实际出发，整合、重组、优化新的课程体系。坚持有所为，有所不为，精简、更新陈旧的教学内容。逐渐形成以“应用性”“民族性”“专业性”“科学性”为特色的优势学科。

2. 正确调整理论教学和实践教学的比例

在实行应用型教育的背景下，要求学院各专业不只是把“向应用型大学转型”挂在嘴上，还要在教学中实施。各专业都从培养应用型人才的需要出发，制定学生必须达到的专业实践能力和技能指标体系，根据实验、实习、实践、实训等环节占学时比例进行科学调整。

3. 加强对实习实训基地的管理

对已经建立起来的实习实训基地进行统一管理，做好实习实训基地的关系维护工作。对尚未建立实习实训基地的学科专业，应整合全院资源，由学院出面帮助建立相应实习实训基地。

加强管理，对学生的实习过程进行规范管理，各学部和实习指导教师应深入到学生实习过程中去，而不是把学生送到实习实训基地就算完成任务。对学生实习情况要及时与业务指导教师沟通、反馈。

（五）办学条件解决对策

1. 加快新校区建设步伐

为了保障学院发展，提升学院办学规模，改善校园条件，人文科技学院在花溪大学城设立了新校区。据调查，截至2016年9月，一期工程已经竣工，3000多名新生搬入大学城学习。目前，大学城校区共建成教学楼四栋、学生公寓两栋，食堂一栋。校园环境优美，设施齐全，大大改善了学生的学习、生活条件。二期工程正在建设中。

2. 加大办学设施投入的同时，积极共享省内高校资源

为了提高教学质量，加大办学设施的投入是必不可少的。有些专业，例如：土木工程、新闻学，都需要大量的实验室和设备，学院应在保障正

常运转的情况下，加大对硬件设施的投入。与此同时，由于独立学院办学没有政府拨款，为了能够更快地改善教学环境，可与大学城内其他公办院校合作，共享其他学校资源。

第四部分

访谈报告

贵州大学明德学院院长访谈*

问：在行政管理机构方面，贵学院的高层行政管理人员是由贵州大学直接任命还是学校这边自己安排？

答：学校现在仍然处于脱离于母体学校的过渡阶段，按学校董事会成立后的章程规定，院长由贵州大学推荐，董事会任命；副院长由院长提名，董事会聘命。目前，学校的行政管理人员是贵州大学的原班人马，均属于事业单位的编制和省委组织科的干部，学校的合作方泰豪集团委派了一名财务总监，与学校的其他干部共同管理学校。

问：贵学院是否有向省教育厅申报学院的章程？

答：2013年底，我院在省民政厅备案登记了学院的章程，近年来，教育厅要求将学院章程修订完善之后重新申报，目前，学院的章程还在修订中。

问：贵学院董事会主要由多少人组成？学校和合作方如何分配？

答：董事会主要包含7个人，合作方泰豪集团有4个，贵州大学3个。

问：合作方泰豪集团每年是否有为学校注入资金？

答：根据双方签订协议，泰豪集团注资、筹集资金负责新校区的建设，大多资金均投入新校区的建设之中。

问：贵学院收取的学费、经费是按照什么样的分配比例用于学院的行

---

* 写作年份2016年3月。

政和教学建设？

答：学院既有老财务，也有新财务，新财务与老财务双轨运行。学院有独立账户，经费是由学院独立收资，学院自2013年与泰豪集团合作后，2014级之后的学生的学费由学院收取，属于学院的活动经费都在独立账户上报销，2013级及以前的学生学费由贵州大学的财务部收取。

问：贵学院在学科建设方面是否有进行过规划或改革？

答：我院目前主要是专业建设，学科建设是以师资、实习及实验的条件和课题、项目研究为主，独立学院的发展是以母体学校的学科为支撑，依托于母体学校。独立学院具有特殊性，其发展时间短暂、财政投入少、师资力量薄弱、学院设备不齐全，一旦离开母体学校，独立学院的经济运转就会陷入瘫痪状态。因此，在相当长的一段时间内，独立学院都离不开母体学校。

问：贵学院的授课教师属于贵州大学本部的大约有多少？贵学院专职教师的薪资待遇与贵州大学校本部是否有差别？

答：我院属于贵州大学事业单位编制的教职工共有130多人，我院招聘的辅导员和专职教师有70人。学院招聘的辅导员及专职教师的薪资待遇与校本部新招聘人员的薪资待遇差不多，学院会根据教职工在校的工作表现给予其津贴、补贴、项目补贴，在节假日给教职工一些福利，教职工的薪资与其在学校的工作量成正比 。

问：在招新专业方面，贵学院近年来是否有申请新的专业？新专业的管理人员人才素质如何？

答：近几年，学院成立了数字传媒系，申请了视觉传达设计、艺术与科技两个新专业。学院与泰豪集团合作以后，泰豪集团在贵州发展了文化创意产业，便从江西抽调了部分人才到贵州，对学院数字传媒系进行管理，在发展文化创意产业的同时，不忘办学的目的，教会学生实用技能，可以称给“产学研（研发）一体化”模式，呈现出“校企一体化”的状态。为了给泰豪集团的文化创意产业打下基础，泰豪集团在贵安新区投资了科技园，在科技园建设人才培养基地、规划大学生创业基地。

问：贵学院的专业设置的依据是什么？是根据市场需求？还是根据贵州大学校本部的专业？

答：两者都有。一方面，我院与泰豪集团合作，呈现出的是一个市场化的状态，具有校企合作的性质。有些专业是依据市场需求而设置，例如新开设的课程视觉传达设计，该专业的开设是为泰豪集团文化创意产业的发展培育人才。另一方面，在学院成立初期，学院的发展不成熟，其专业设置大多依托于母体学校，因此现在的许多老专业都是根据贵州大学校本部的专业而设置。

问：贵学院大约与多少个单位签订了实习基地？签订实习基地时是否有规定每年提供多少个就业岗位？

答：我院的实习基地共有二十几个单位，其中，包含长期合作不签合同的，也有签订实习基地合同的，主要针对的是大四毕业生的实习基地。至于就业岗位，合作双方根据每年的不同情况而定，实习基地能够提供多少就算多少。

问：贵学院是否向其他学院一样培养技能型、应用型人才？是否有针对培养应用型人才采取一些措施？

答：是的，根据国家下发的文件，地方高校全部转为应用型人才培养大学，学院一直都在培养应用型人才。学院对应用型人才的培养模式有不同的角度，我院是具有校企合作性质的独立学院，我院新设立的数字传媒系既具有公司的性质，也是学院供学生学习的地方，其教职工要求有工程技术的同时，也必须拥有高校教师资格证，能够引领学生做更多的项目。从课程体系上，我院仍然保存着本科院校的课程设置，公共课、选修课、必修课这些课程类型都不变，变的只是课程的内容与深度、时间比例。独立学院的综合能力居于高等专科院校和普通本科学校之间，其理论知识比高等专科院校的深，实践能力比普通本科学校的学生强一些。

问：贵学院是否有组织学生考各种类型的从业资格证？是否有为学生提供考证方面的免费培训？

答：有，我院把学生取得资格证作为学生获得学位证的必要条件之一。根据不同的专业，学生需要考不同的资格证，例如，教师资格证、监理证、会计资格证、工程技师证。至于考证方面，学院主要是在学生平时的课程内容上进行改革，学院不提供专门的考试培训，但是允许一些培训机构进入学校。在考研方面，学院为学生开设课程，免费提供培训，每年考上研究生的有7到10个不等，这是目前学院发展中较大的问题。

问：贵学院在科研方面匹配的资金和获得的奖励是否与校本部一样？

答：我院抽出部分经费为科研做贡献，与贵州大学校本部一样，如果科研项目获奖，会获得贵州大学校本部相应的奖励。如果发表的文章是以明德学院的名义发表，学院也会根据奖励制度抽出经费作为奖励。

问：贵学院聘请的专职教师的职称评定是直接申报教育厅还是要经过贵州大学校本部申报？

答：这是目前比较严重的问题。根据独立学院目前的发展状况，独立学院并没有真正地独立出来，没有一套完整的法规政策，因此，我院仍然要通过校本部申报。但是我院更希望有属于学院的政策，独立申报教师的职称评定。

问：作为学院院长，对于独立学院目前的三种形式，您希望明德学院走哪种形式？

答：在现有的制度下，就我个人而言，我认为我不愿意舍弃母体学校的身份，我认为独立学院应该走挂母体学校的名字独立的形式。目前，独立学院生存发展的道路有两条，一条道路是校企合作以后，在保留原有的牌子的情况下，独立注册法人，但是政策有明确的规定，带有母体学校的独立学院不给予注册法人；另一条道路就是学院转型，完全独立于母体学校。因此，我认为学院应该走第一条道路。

贵州大学科技学院书记访谈*

问：贵学院自上而下的管理体制如何？管理人员的分配是否合理？

答：对于科技学院来说，情况比较特殊，形式上为独立的民办高校，但实际上，近期才落实有关新校区土地的问题，在还未建成新校区之前，学院的管理体制是由科技学院自建而成，包括现在的7个班子成员，以及所有的科级干部都由学校配置，具有贵大身份的科技学院的教师共有97人。但从独立学院的未来发展方向考虑，这样的体制具有一定的缺陷，因此，学校出台了一系列政策，如现在具有贵大身份的教师就不逆向流转，包括对教师岗位的竞选，学校鼓励有条件的教师参加教师岗位的竞选。作为管理干部来说，将按照学校章程——理事会领导下的院长负责制，用理事会聘任院长，此后再组建学校的班子，对于党委书记，将由学校派出，对于二级单位的科级干部，将会根据科技学院新的程序来聘用。

问：贵学院的院长是否由校本部任命？

答：科技学院的院长都是由校本部任命的，学校人员的身份大概由三部分构成，一是具有贵大身份的教师，原来有100多人，现在只有90多人了，因科技学院还未完全独立，各方面的条件较差，所以具有贵大身份教师的数量在不断减少；二是院聘制的教师，有学校招聘的辅导员、教职工等，他们的身份就是标准的科技学院的教师，跟贵大联系不大；三是临时

---

* 写作年份2016年3月。

聘用的工作人员，如保安等。

问：贵学院教师在工资待遇、福利等方面与本部相比情况如何？

答：学院教师的工资是由科技学院支付的，本部每年会有一笔运转经费发放到学院，其中就包括所有教师的工资，学生活动经费也包括在其中。并且教师在工资待遇、福利方面都是按照国家标准给予的“五险三金”，跟贵大职工的“五险三金”是一致的，在工资方面也与贵大新聘人员的工资相差不大。

问：贵学院的党支部是否属于贵大？

答：学院的党支部是属于科技学院的，但党委属于贵大，党员评选的名额也是由贵大向科技学院拨送的。

问：贵学院教师的竞聘是否由贵学院完全负责？

答：由于学院还存在一些管理上的问题，因此在教师的竞聘方面还未完善，目前来说，只要是有意愿、有条件、有能力的教师去应聘贵大需要的一些岗位，科技学院都是支持的，今年已经有一些教师被聘回了。

问：贵学院的院党委书记、副院长是否由贵学院招聘？

答：科技学院的院党委书记、副院长是由本部委派的，并且在独立学院理事会的院长制下，学校和合作方之间有一个协议，对于学院的教学体制合作方是不干涉的。

问：贵学院在教学体制方面是否进行过改革、创新？

答：在教学体制改革方面，从科技学院的整体培养方案来说，一方面是体现学院的定位和专业特色，作为培养目标来说，体现的是理论教学，与贵大是错位的，主要是培养实践能力强、综合素质高的应用型人才，注重实践教学和人格修养两者的结合，强调“知行合一，事上磨炼”，这便是学院的院训。

问：贵学院是否有为学生提供实习实训教学基地？

答：有，科技学院强调的是学术与技术、学历与资历、美德与创新的统一，并且实施“1+N”的教学模式，“1”是指学生在四年结束以后，可以拿到毕业文凭，“N”是指多个职业资格证，如：软件工程师、会计师、法律C证、A证等，对于法律资格证，学院更多还是要求法律专业的学生考，其他有兴趣的同学也可以考。

问：贵学院英语四六级的通过率如何？

答：每年四六级考试通过的学生有100多人，但相对于其他学校来说还是比较低的，虽然科技学院在这方面较差，但在学生的实践创新环节，我们做得还是比较好的，近几年总的来说，还是取得了一定的成果。在工学部的电子信息专业，学院有一个专门的实践培训基地，教师会组织学生参加贵州的资源汽车大赛等，且连续几年科技学院都荣获一等奖和二等奖。在此方面，我们将学生的专业知识和实践紧密结合，在贵大的电子竞技方面，科技学院曾拿到一个全国电子竞赛、贵州唯一的电子竞赛一等奖。另一方面，科技学院有艺术专业，并在去年成立了一个合唱团，在基础教学的过程中，学生参加合唱团的同时，也从中学会了许多东西，这个合唱团曾在海口举办的合唱大赛上拿到金奖，也曾应邀到贵州省教育厅的廉政建设上演出。我们每年在团中央井冈山教育基地都会有一个“井冈情”的大学生实践基地，并且得到了团中央的表彰，为此，团中央给予了科技学院20个学生名额，免费参加井冈山的培训。

问：贵学院毕业生的就业前景如何？

答：近年来，科技学院的实践教学取得了一定成果，因此，毕业生的就业前景还是可观的，虽然没有毕业后在学术和商业方面取得很大成就的学生，但学校在对外合作交流方面做得还是不错的，覆盖面也较广，如科技学院和韩国的一些大学一直有合作，并且每年派往韩国交流学习的学生有10—20个，近年和马来西亚的八所高校也签订了合作协议，同时在新加坡，科技学院的学生也有三个月带薪实习的机会。科技学院和泰国、意大利的一些大学也有交流合作，并在去年和意大利进行联合，做了一个“2+3”项目，大四的学生在进入研究生的学习阶段后，可到意大利学习。

问：贵学院的科研工作进展得如何？

答：科技学院重视科研工作已经有两年了，并且连续四年都有国家设立的科研基金，每年都有一项到两项社科基金。因此，在科研方面，科技学院的科研工作将会进一步发展。我们不仅有国家社科基金，而且还拿到了贵州省社科奖的一个二等奖、两个优秀奖，获奖的是科技学院招聘的教师，这些教师会得到相应的经费奖励，这些经费会由学院直接发放到教师手中。

问：贵学院是否有与科研项目配套的经费奖励措施？

答：配套的经费奖励目前在科技学院是没有的，但是因为学院的一部分教师具有贵大身份，因此，在贵大会有相应的配套奖励经费。我们也鼓励科技学院的教师做科研、读博进修，并且进修的费用全部由学校承担，教师在读博期间，工资待遇与其他教师是一样的，但要在与学院签订的有效时间之内，学院每年都有30多个教师读博。

问：贵学院教师的职称评定情况如何？

答：具有贵大身份的教师和本院教师的职称评定在同一平台上，目前，科技学院的职称评定还存在一定的问题，因此，下一步我们要做的是打通学校的职称评定道路，招聘科技学院自己的教师。去年开始，我们组建了贵州8所院校，启动学院自己编写教材，在过去的时间里，我们的教材编写很多都是借用了一本、二本教材上的内容，不适合三本学生使用，所以现在编写了四五套基础类教材，有专业课教材、计算机基础教材等，并且每年都会有一个教材编委会的例会，并确定一些选题，分配给8所院校编写。

问：贵学院的教研处主任是否由本部教师担任？

答：不是，是由科技学院招聘的教师担任，实际上就是专业课的教师担任的，也是各个学科的学科带头人，他们的工作是保障教学机制的正常运行。

问：贵学院是否在去年申报新的专业？

答：没有，今年准备按照教育厅的规划申报与电子商务相关的专业，科技学院共有31个专业。

问：贵学院是否存在专业设置与市场需求不挂钩的情况？

答：目前没有这样的情况，都是根据市场需求而设立的专业。

问：如果您所在的学院成为一所独立的院校，不依托母体学校发展，您认为这样的发展方向可行吗？

答：我认为这可能是一个新的发展方向，但目前这样的发展方向与科技学院的发展相差较远，因此，我个人还是比较赞同科技学院依托母体学校发展，如果完全独立，科技学院的师资队伍和资金支持将会受到影响。目前，科技学院有三分之一的师资队伍是来源于贵大的，且在管理方式和财政方面也依托于母体学校，在将来，我们还会将新校区与贵大的发展相结合。如果以后政府有相应的政策能让科技学院在师资力量、资金等方面不受影响，我个人还是愿意让科技学院朝独立学院的方向发展。

贵州医科大学神奇民族医药学院院长访谈 *

问：您认为贵学院行政管理机构、制度运转方面的基本工作进展如何？

答：我没有站在一个很高的角度去看待这个问题，但是个人觉得学院在行政管理机构、制度运转方面的基本工作进展是比较稳定的。学院现在实行董事会领导下的院长负责制，董事会、院长、书记职责分明，院级领导分工明确。根据《学院章程》的规定，学院行政实行院、处、科三级管理，并按学科门类分设若干系（部），学院各部门根据自己的工作制定了相关的管理制度和岗位职责。但是作为独立学院，我们明确地知道它是公办学校秉承股份制的理念，一方面要遵循国家对大学生整体的培养体系，另一方面它是作为独立的经营体来经营的模式，所以在这种情况下，无论是机制的设置，还是人员的配置都是比较灵活的，但就目前的情况来看，我们学校的制度还只能满足基本的运转，要想更好地发展，需要加大完善的力度。

问：如果要完善的话，您认为应该从哪些方面入手？

答：如果说要完善的话，我个人觉得应该从教学部门来完善，主要是加强两方面的管理，一是单纯的行政管理，二是教学部门的管理。从教学部门的管理来看，任课教师要具备教学的资格条件，比如说学科带头人，

---

* 写作年份2016年3月。

至少要是博士、教授级别的，但在这一方面不仅是独立学院很难做到，就连普通公办院校也很难做到；单纯的行政管理我个人觉得是一个培养和实践的过程，因为我们是新生的独立学院，要达到这样的要求是比较困难的；改革从国家的角度来说有一个顶层设计，这方面的改革应该是民办和公办都要有一个很好的流动平台，就现在的情况来说，学历高、资历高的教师都愿意到普通公办院校。但在西方国家，比如说美国，民办和公办都有一个很好的流动，他们国家的教师就不会认为民办没有公办好，但在我们国家，公办就是比民办好，因为长期以来，主流、主干都是在公办院校，公办院校也有比较好的待遇和更好的保障。因此，独立学院在体制上就受到限制，没办法留住高水平人才，只有提高教师的工资待遇和相关福利，政府出台保障性的政策才能使独立学院在师资队伍上有很好保证。

问：贵学院各行政管理机构负责人是否具备任职条件且无频繁更换现象？

答：学院各行政管理机构负责人都具备任职条件。学院采取行政管理机构负责人招聘、选派等方式，选拔高职称、高学位，懂教学、善管理的人才充实管理队伍，不断改善管理队伍结构，提高队伍素质。学院院长、副院长以及教务处处长、各系科专业带头人和各行政职能负责人，均符合任职条件。其中，院长任命严格按规定执行，由董事会任命并经上级主管部门审批核准，副院长由董事会决定聘任。学院各机构部门负责人熟悉业务，配备合理，管理运转正常。至于更换现象，我觉得应该还是比较频繁的，在我任职期间，学院的院长更换了3个，这种院领导的更换是和学院的发展有密切关系的，一旦学院领导层频繁更换，那学院的工作开展起来就很麻烦，有些政策会出现朝令夕改的现象，导致学院的发展受阻。

问：您认为贵学院在学科建设方面与其他独立学院、母体学校相比有哪些优势和劣势，对未来贵学院学科建设和师资队伍发展有何建议？

答：学院以优势特色学科为依托，积极拓展新专业。学院目前共有18个专业（含专业方向），涵盖医学、药学、理学、管理学、法学等5个学科门类。同时依托母体学校的专业优势，比如说医学这方面，甚至包括一些非医学的，都是需要学科带头人和强大的师资力量，但我们毕竟是依托母体学校的发展，所以在这方面还是有所欠缺，比如说自己招聘的教师都是一些年轻的，大多都没有丰富的教学经验和教学方法，在人才的培养和招聘方面还需要一个长期的过渡期；与其他独立学院相比，我们的优势是在医学和人文学科的发展上，我们是综合性的发展，还有一个国际化的战略目标，而且它是集团办学，有一定的实践场地和实体经济的支撑，对学生的就业实习有很大的帮助；此外，在师资方面，有“双师”型的教师，他们的动手能力是比较强的，可以从企业招聘过来。另外，我觉得需要改善的是，在专业的管理上，应该有专门的专业资金支持，只有在有充足的资金保障下，专业的建设才能更好，同时，不但需要有专业资金的支持还需要有市场的需求调查。

问：您认为贵学院的招生专业是否合理？招生人数与专业设置是否与市场需求挂钩？

答：我觉得招生专业肯定是合理的，比如像我们的医学类的学科是依托母体学校的，在专业的设置方面跟母体学校是差不多的，并且从综合性的发展来看，经管和经贸这些专业增加进去以后，对大学的整体发展还是合理的。专业的申报设置肯定是要经过调研、考察的，所以跟市场需求也是挂钩的。每年新增专业的申报都是通过对市场的调研和考察之后，根据学院的发展、基础设施和师资的配置情况来进行专业申报。

问：您认为贵学院各专业的教学大纲是否符合国家要求？所修课程是否适宜学生基础理论及基本技能的学习？所使用教材是否符合贵学院的人才培养目标？教师的教学质量是否良好？

答：教学大纲肯定是符合国家要求的，所使用教材也是符合学校的人才培养目标，这个是没有什么问题的。各专业开设的课程包含了基础专业课、专业选修课和专业必修课等课程，学生不但要完成基础理论的学习，还要到医疗机构参加教学实习和临床实习，这对学生的基本技能是很有帮助的，一是通过这种实习巩固学生的基础理论知识，二是通过实习锻炼学生的动手能力。教师的教学质量没有达到我们预期的目标，因为学校固定的教师人数满足不了现在的授课需求，所以很多授课教师都是外聘的，而外聘的教师大多比较年轻，没有丰富的教学经验和教学方法，有时候没办法保证教学的质量。但也因为如此，我们在这方面也有一些优点，年轻教师的授课方式比较符合当代大学生的要求，很能带动学生的学习积极性和主动性。而且这些年轻的教师中有一些教师很有创新思想和意识，这对培养学生的创新能力是很有帮助的。

问：贵学院是否建立较多实习实训基地，有助于学生开展实习就业和暑期实践？您认为应该如何做才能给学生带来最好的实践或实习效果？

答：学生的实习实训基地还是比较多的，有神奇集团提供的，也有学校提供的，企业提供的相对来说比较多。学校在这方面还是应该加强，但总体上还是比较不错的，学生的实习是按教学计划来分配的。至于学生实习的效果这个我们也不好做评价，因为这得看学生自己的学习成果，如果学校给他们安排了实习基地，而他们不愿去的话，就当然没有收获了。我们的临床医学和其他的医学类专业的实操性比较强，如果学生不能把握好实习的机会，那对以后的从业是有影响的，学生只有通过专业实习，在医院优秀医师带领下才能学到更多书本上学不到的知识，为以后从医打下良好的基础。

问：贵学院在人才培养模式方面有何创新之处？进行过哪些教学改革，措施有哪些，效果如何，您还有哪些建议？

答：学校在人才培养模式方面最大的亮点是在人文学科的建设方面，利用企业和学校的合作，让企业所提供的东西和学校的资源进行共享，以此来达到教学改革和其他方面的创新，学校目前也在摸索中，希望能更好地发展企业和学校的合作关系；在教学改革方面，就我了解的英语方面的改革主要有大学英语教学的改革、课程的改革和教学计划的改革，我们从2014年就开始了教学计划大纲的改革，当然，这种改革也是遵循教育部的计划要求的。

问：您认为您所在的独立学院的科研状况如何，贵学院是否有相关的科研奖励及配套制度或方案？

答：独立学院在科研这一方面是比较薄弱的，在科研奖励及配套制度或方案上，我们学院做得还是可以的，2014年学院启动了院级教改研究项目立项，年均投入10万元作为教学研究专项基金，鼓励教职工开展教学研究。2014年教学研究已立项13项。但最大的问题是大量的年轻教师还不具备做好科研项目的能力，还需要引进学科学术带头人。如果国家政策允许了，又有教师愿意来，那就会形成良好的循环，形成一个良好的科研团队。

问：您对贵学院的工资、补贴、福利发放标准是否满意，请简要说明。

答：不是很满意，教师的工资、补贴、福利是根据职务发放的，而有的教师拿的是两份工资，工资、补贴、福利的发放没有一个固定的标准，因为它毕竟是民营企业，在工资的发放方面存在一些不合理的问题，导致一些老教师不愿意到这里来教学，如本部的教授到这里教学，如果只是一个任课教师，那学校就只会按这个职务发放工资和福利，其他的就没有了，工资还是比较偏低的。我们觉得民营学校的工资应该是和公办的工资持平或者是高于公办的工资，可还是挺低的，但企业也有它的难处。

问：与校本部相比，您对贵学院的职称评定标准是否满意，请简要说明。

答：我们学院目前还没有一个独立的职称评定标准，都是放到母体学校中去评定的，甚至有的专业不是我们贵州医科大学的，都会拿到其他高校去评，在评定的标准上还是严格按照国家标准的。我们觉得职称评定的标准应该降低一点，不需要跟母体学校一样，应该按照自身的实际情况来制定自己的职称评定标准，这样才能使独立学院更好地培养自己的教学人才，国家也应该有一个专门针对民办学校职称评定的评估机构，但我们学校目前还是按照母体学校职称评定的标准来评的。

问：您工作的独立学院如果成为民办高校或私立大学，您会接受吗？您认为生源质量是否会下降？您是否还会继续留在贵学院工作？您认为你所在的独立学院应该向何种模式发展？

答：可以接受，只要是有利于学院的发展，我们都可以接受，比如说学院的内部建设、专业建设、师资建设有所加强的话，那生源质量肯定是不会下降的，所以无论是哪种模式，只要是独立学院能够在各方面独立，自身能独当一面，我们都是能接受的。现在的神奇学院在资金、教学等方面是独立运营的，基本上可以说是一个私立的学院，它和贵州医科大学虽说有一定的合作关系，但基本上还是依靠自己在独立办学，贵州医科大学只是提供一些师资队伍的帮助，在组织师资和教学方面还是靠神奇学院自己来操作；生源质量肯定是没有了，很多学生都是因为贵州医科大学这个名称才报的神奇学院，如果没有了贵州医科大这个品牌，招生幅度将会大量下降，所以说名牌效应还是很重要的；但是就发展模式来说，我个人觉得“校中校”的模式还不错，可以更好地利用师资力量和资金的投入。

贵州民族大学人文科技学院院长访谈 *

问：您认为贵学院行政管理机构、制度运转方面的基本工作进展如何?

答：我认为学院工作进展良好，各部门各司己职，工作有序开展。学院紧紧围绕“以教学为中心”的管理思路，建立了精简、高效的管理机构，设有院长办公室、党群办公室、教务处、学生工作处、科研处、对外合作处、培训部、后勤处等八个处、部（室）行政管理部门，基础教学部、文学部、工学部、法学部、管理学部、教育与艺术学部等六个教学管理部门，保证各项工作的有效进行。目前各机构职责明确，制度完善，运转协调。

问：贵学院各行政管理机构负责人是否具备任职条件且无频繁更换现象?

答：都具备任职条件，除了正常的人事调动，主要岗位人员稳定，无频繁更换现象。学院院长由贵州民族大学副校长肖远平教授兼任，常务副院长胡启勇、副院长高煜明等均为教授，有很强的教学科研管理经验。学院其他专职领导都符合规定的任职资格条件，年终考核均为合格。各级行政管理机构人员符合任职条件，熟悉业务，配备合理，职责、分工明确。

问：您认为贵学院在学科建设方面与其他独立学院、母体学校相比有

* 写作年份2016年4月。

哪些优势和劣势，对未来贵学院学科建设和师资队伍发展有何建议？

答：我院非常重视学科建设工作，成立了学科建设工作组，由院长亲自挂帅，进行重点学科建设工作，今年还请了相关领域专家进行学科建设指导和论证。同时，每年积极申报新专业，每年我院均有新专业申报成功，截至2017年7月，我院共有本科专业（含专业方向）33个。

近年来，我院根据学科专业发展目标，重点围绕贵州经济社会发展亟须的学科专业，进行人才引进。在人事招聘中除了注重教师的基本教学和科研能力考核，更重视教师自身的社会实践能力和经历，力求建立一支不仅能胜任教学科研任务，还能深入生产实践部门的应用型师资队伍。在引进人才的同时，激励现有教师有计划地接受继续教育。教师继续学习的安排上，根据专业发展鼓励教师在职学习，引导他们根据学院专业建设目标适当修正自己继续学习的方向，强调教师专业实践能力的学习，主动对接管理企事业单位，安排教师到生产实践一线去挂职锻炼，培养教师把教学实际问题和社会生产一线工作相结合，从而提高教学应用能力和实践水平。同时，积极聘请相关行业具有实践经验的专家，进入课堂参与教学活动。近年来，我院聘请相关企事业单位具有丰富实践经验的优秀人才30余人担任兼职教授，一批具有丰富的生产实践和管理实践的行业优秀人才不断充实了学院的兼职教师队伍。

未来，我院将继续努力做好学科建设工作，同时也将继续做好科研团队建设和师资队伍发展工作。

问：您认为贵学院的招生专业是否合理？招生人数与专业设置是否与市场需求挂钩？从您的学科专业来看，应该增添哪些专业，或者减少哪些专业招生名额？

答：合理。招生人数与专业设置与市场需求挂钩。每年我院招生委员会会根据专业情况、就业情况、市场变化、国家政策、贵州省发展需求等多方面因素制定招生计划，增减各专业招生名额。未来，我院将积极优化专业结构，对接行业产业发展，按照“突出应用、集群发展、培育特色、提高质量”的思路，紧跟行业科技进步创新老专业，使其向特色化、应用型方向拓展；紧扣地方主导产业和战略新兴产业增设新专业，不断提升学院专业与地方产业的契合度、依存度、共享度，进而提高专业建设和人才培养的社会满意度。

问：您认为贵学院各专业的教学大纲是否符合国家要求？所修课程是否适宜学生基础理论及基本技能的学习？所使用教材是否符合贵学院的人才培养目标？教师的教学质量是否良好？

答：我院非常重视教学工作，严把教学质量关，各学部专业教学计划及课程教学大纲科学规范，执行情况良好。学院教务处等相关部门高度重视教学质量问题，每学期常规教学检查不少于2次，每个月有教学工作例会，并多次开展教学评价，对教学中的问题及时反馈及时解决，教学质量治理效果显著。根据学院培养应用型人才的目标，定期修订人才培养方案和教学大纲，举行教师技能大赛，提升教师教学水平。学院进一步健全“三个三”的教学质量监控运行机制，即院领导、教务处和学部领导三个管理层次；形成了每学期开学、期中、期末由院领导巡视、教务处和学部检查的三个管理层面；期初、期中和期末三次重点教学检查，以保证每学期、每学年教学工作从头至尾有序开展，调动课堂教学管理各方面的积极性，建立健全教学质量监控体系。

问：贵学院是否建立较多实习实训基地，有助于学生开展实习就业和暑期实践？贵学院是否有针对性的改革、发展思路？您认为应该如何做才能给学生带来最好的实践或实习效果？

答：我院自2012年至今，实习实训基地数量迅猛增长，目前，我院已有实习实训基地100多家，包括政府机关、公检法部门、企事业单位，覆盖了全省各地州市及广东、浙江等省份，大大拓宽了学生的实习路径。例如，法学专业学生可集体安排到全省各市州人民政府法制办公室、中级人民法院、仲裁委员会、律师事务所等单位实习；新闻学专业学生可集体安排到《贵州日报》、多彩贵州网等单位进行实习；汉语言文学专业学生则被安排到各高、中、小学进行实习实训，提升了实践应用能力和创新能力。这些优厚的实践教学资源，帮助学生们脱离了“象牙塔里的惯性思维”，让学生能够冷静地、脚踏实地地去应对社会对高素质应用型人才的需求，为学生提供了良好的实习实训环境，强化实习实训管理；实行“双导师制”指导学生更好的实习实训。学院思路明确，制定“3+1”培养方案，鼓励学生学以致用，认真实习；转变学生培养模式，解决学生“手低”问题，使大学毕业生真正能学以致用，有效破解“就业难”问题。

问：贵学院在人才培养模式方面有何创新之处？进行过哪些教学改革，措施有哪些，效果如何，您还有哪些创新的建议？

答：为深化应用型本科人才培养模式改革，强化应用型人才培养特色，突出应用导向。学院不断探索创新人才培养模式，推行“3+1”本科人才培养模式，构建有利于培养高素质应用型人才的实践育人模式，即以能力培养为核心，重构基于工作过程系统化的课程体系；统筹校内培养与校企双主体校外培养，提高学生职业素养与岗位工作能力，构建了“产学研相结合、教学做一体化”的应用型人才培养模式。

“3+1”本科人才培养模式，即实行“三年时间完成通识教育（即公共基础课程）和学科专业教育（即专业课程）、不低于一年的实践教育（即实习实训）”的“3+1”本科人才培养模式。“3+1”本科人才培养模式方案强调各专业根据专业特点、培养目标、社会需求，结合本学科专业发展要求，充分论证，大胆创新，实施校地、校校、校企合作培养模式，体现学院办学特色，优化专业方向、培养目标、培养方式、课程体系和教学内容，使“3+1”本科人才培养模式变革与地方经济发展及行业领域的科技进步、创新需求相互协调。各专业加大实践教学的比例，构建以能力为本位，突出学生动手能力、团队合作能力、解决实际问题能力、创新能力的实践教学体系。

“3+1”本科人才培养模式教学中确立了新型的师生关系。以学生为主体，教师为指导，打开学生思路，传授学习方法，培养学生独自学习与团队协作学习能力，调动学生的学习积极性，提高学生分析问题、解决问题、从事社会活动的能力。为了进一步拓宽学生的知识面，以增强学生的就业竞争力和社会适应性，学院聘请了在各企事业单位、公司管理部门等具有实际工作经验的人员作为学生实践阶段的指导教师，使学生在实践教育阶段获得了很大的进步，深受实习单位的欢迎。

设立学院教改课题，进行教学研究。效果良好。

问：您认为您所在的独立学院的科研状况如何？贵学院是否有相关的科研奖励及配套制度或方案？

答：我院重视科研工作，设立科研处，有副处长2名（其中一名主持工作），职员2名。定期召开科研工作会议，组织教师进行科研能力培训，组建科研团队，制定了科研奖励方案和科研基金管理办法，鼓励青年教师投身科研工作，以科研促进教学。我院教师2012年至今，每年都能够获得教育厅人文社科项目立项，我院提供科研平台，建立文化产业研究中心，与西江千户苗寨研究院合作建立基地，与华中师范大学、暨南大学文产中心合作建立博士工作站、成立研究院：目前，我院有法学研究院、茶与茶文化研究院、特色植物研究院、循环经济法学研究院、民族文化与民族团结研究院等，推动了我院科研工作；承担中国民俗学会科研项目《民俗中国》系列的调研与著作出版；我院出资出版教师论文集共4本，鼓励教师们积极投身科研工作。目前，学院科研氛围浓厚、教师积极性高、科研成果逐年提升。

问：您所在的独立学院哪些方面亟待改善？能否从教学、师资、科研、管理、基础设施等角度来谈一谈？

答：经过多年的努力，学院的校舍面积及教学仪器设备已经满足了正常的教学及科研需要，更达到了教育部等有关规定的具体要求。然而，由于基础设施建设资金短缺，个别专业尚缺乏系统完备的集成类图书，一些理工科专业也缺乏高精尖的教学科研仪器设备，一定程度上成为制约教师进行科学研究的瓶颈，更阻碍了高精尖人才的培养。由于学院学生全部为本科生，教师的教学任务重，科研时间少，科研成果不多。与其他院校相比较弱。学院尚未走向学术研究、学科建设、人才培养、服务社会的良性发展体系，亟须提升科研实力，完善学科建设体系。我院目前在大学城新校区的二期工程正在建设，还需要政府、当地各部门的大力支持与协助。

问：比较本部薪资，您对贵学院的工资、补贴、福利发放标准是否满意，请简要说明。

答：满意。学院教师工资由基础工资和岗位津贴构成，基本工资符合贵阳市的工资水平，所有教师均购买有“五险一金”，工作中加班或其他特殊情况会发放工作补贴，对于教师享受的一般社会福利，学院教师都能享受到。

问：与校本部相比，您对贵学院的职称评定标准是否满意，请简要说明。

答：满意。我院根据贵州省人力资源和社会保障厅及有关部门的要求进行组织和报送材料，每年都有部分教师获得包括高校、思政和图书等系列的职称晋升。

问：您所工作的独立学院如果成为民办高校或私立大学，您会接受吗？

答：根据国家政策和学院发展的趋势，如需要专设，我们支持学院的决定。

问：您认为生源质量是否会下降？您是否还会继续留在贵学院工作？您认为您所在的独立学院应该向何种模式发展？

答：只要学院保持这样良好的发展势头，做好教学和科研工作，生源质量不会下降。我会继续留在学院工作。学院的发展模式应根据国家政策方针、贵州省相关要求和学院发展需要进行制定。

第五部分

专题报告

独立学院科研现状与改革发展研究*

摘　要：科研工作的重要性已成为独立学院发展中不争的事实。然而，贵州省独立学院目前的科研现状还存在着体制机制改革滞后，管理方式较为陈旧，科研团队建设缓慢，学术氛围淡薄，激励措施不足和经费投入较少等问题，因而科研成果在质和量上都不占优势。文章通过对贵州省独立学院的科研发展状况进行详细的调研，分析其存在问题的成因，并提出了具体的解决对策与建议。

关键词：独立学院；科研；改革；发展

自20世纪90年代我国第一所独立学院成立以来，独立学院如雨后春笋般涌现出来。截至2015年底，全国共有独立学院近300所，已日益成为我国高等教育中不可或缺的力量。独立学院是我国高等教育改革与发展的产物，具有机制灵活，"麻雀虽小，五脏俱全"的特点。近年来，科研工作也日益引起独立学院的重视。独立学院要想保障教学质量稳步提高离不开科研工作，促进师资队伍建设要依靠科研工作，提升学校知名度和美誉度也需要科研成果的支撑。

---

* 写作年份2016年8月。

一、贵州省独立学院科研工作现状

贵州省目前有八所独立学院，分别是：贵州大学明德学院、贵州民族大学人文科技学院、贵州师范大学求是学院、贵州大学科技学院、贵州财经大学商务学院、贵州医科大学神奇学院、贵州中医药大学时珍学院、遵义医学院医学与科技学院。其中，根据中华人民共和国教育部令（第26号）精神，最规范办学的是贵州民族大学人文科技学院。有社会资本投资办学的有五所，其余独立学院尚处于“校中校”状态。与母体学校相比较，贵州省独立学院办学时间较短，科研经验和沉淀都不足，独立学院基本情况和母体学校办学时间存在差距（具体见表1）。

表1　贵州省独立学院及其母体学校成立时间

独立学院名称	成立时间	社会资本投资方	母体学校名称	成立时间
贵州大学明德学院	2001年	江西泰豪集团有限公司	贵州大学	1902年
贵州大学科技学院	2001年	贵州捷星慧旅航空空乘咨询服务有限公司	贵州大学	1902年
贵州师范大学求是学院	2001年	无	贵州师范大学	1941年
贵州民族大学人文科技学院	2001年	贵州鹏程房地产开发有限责任公司	贵州民族大学	1951年
贵阳中医学院时珍学院	2001年	无	贵州中医学院	1965年
贵州医科大学神奇民族医药学院	2004年	贵州神奇集团	贵州医科大学	1938年
遵义医学院医学与科技学院	2001年	无	遵义医学院	1947年
贵州财经大学商务学院	2001年	四川希望集团	贵州财经大学	1958年

与公办院校相比，独立学院的科研工作有很多特殊之处，包括：办学机制、师资、学生、人才培养模式等方面。

（一）从办学机制来看

根据教育部《关于规范并加强普通高校以新的机制和模式试办独立学院管理的若干意见》的相关精神，独立学院要实现“八个独立”，即具备独立法人资格、有独立的办学许可证、独立的校区、独立的财务、独立的教师队伍、独立的管理团队、独立招生、独立颁发毕业证书和学士学位独立学院应该具备的基本条件。独立学院实行以董事会和党委领导下的院长负责制为主要模式，学院的董事长、院长、主要机构设置由董事会研究决定，董事会对投资取向、资金使用、损益状况、追加投资等方面有充分的决策权。

（二）从师资方面来看

独立学院的师资结构具有特殊性。教师是一所学校科研工作的主体之一，教师的素质、学历、年龄、组成结构都对科研工作有重要影响。与普通本科高校相比，独立学院特别是贵州独立学院的自聘专职教师较少，没有形成自己的专职教师力量，同时又由于教师都比较年轻，科研能力有限，科研氛围不浓。独立学院的教师主要来自母体学校和社会聘任，而这部分教师的人事关系不在独立学院，科研成果署名单位多为教师人事关系所在单位，所以严格来说，这部分教师的科研成果不能算是独立学院的科研成果。另外，由于教师多为外聘，与独立学院处于相对松散的管理关系，所以在科研管理、“老带新”等问题上，独立学院也往往显得力不从心。即使把所有上课教师都算上，独立学院的师资规模也远不如母体学校。根据2016年各学院官网公布资料分析，独立学院与母体学校师资差距如表2所示：

表 2 贵州省独立学院及其母体学校师资情况（数据截至 2016 年 6 月）

单位：人

独立学院名称	师资规模	母体学校	师资规模
贵州大学明德学院	139	贵州大学	2739
贵州大学科技学院	411	贵州大学	2739
贵州师范大学求是学院	716	贵州师范大学	1771
贵州民族大学人文科技学院	439	贵州民族大学	1021
贵阳中医药学院时珍学院	337	贵阳中医学院	760
贵州医科大学神奇民族医药学院	432	贵州医科大学	1400
遵义医学院医学与科技学院	204	遵义医学院	2963
贵州财经大学商务学院	114	贵州财经大学	1114

（三）从学生主体来看

学生也是独立学院科研工作的主体之一，科研工作也肩负着引导、鼓励学生投身科研、创新的任务，需要通过科研工作让学生把专业知识和实践结合起来，学会用数据去验证论点，用专业理论指导调研实践，从中锻炼学生思考问题的能力、论证问题的能力、调查研究的能力、提炼新的理论的能力。从独立学院招生生源和学习成绩来看，独立学院的学生高考分数比普通本科院校低很多，以贵州2013 — 2015年的招生分数为例，见表3：

表 3 2013—2015 年贵州省招生分数线

年份	普通本科分数线（二本）		三本分数线（独立学院）	
	文科	理科	文科	理科
2013年	446	360	390	305
2014年	489	382	444	337
2015年	472	372	438	345

由表3可见，独立学院分数线比普通本科高校低了40分左右。这说明独立学院学生理论基础整体较薄弱，在科研任务中处于劣势。

另外，从贵州省独立学院学生生源情况来看，大致分为三类，一类是学生家庭条件较好，但由于学生的学习习惯、自我约束能力、学习方法较差等原因导致学生学习成绩不好。这类学生进校后，缺乏明确的学习目标和大学生涯规划，自学能力较差，比较懒散。这类学生的优势是，思维比较活跃，人际交往能力较好，动手能力较强。如果加以正确的引导，比较适合应用型课题的研究。另一类学生是来自于贵州省的贫困山区，由于师资缺乏、教育质量较差导致学习不好，但这类学生往往比较勤奋认真、能吃苦。如果给予良好的教育和训练，并解决学生心理压力等问题，这类学生也有科研潜力。第三类学生是在高中学习期间，由于偏科导致高考总成绩较低，但单科成绩处于优势。有的学生擅长诗歌创作、有的学生擅长网络黑客技术、有的学生有体育特长等，这类学生需要发掘优势，加以引导。

（四）从人才培养模式来看

独立学院的办学理念与普通公办高等院校不同，学校定位也不同。独立学院主要致力于培养具有一定的理论知识和较强的实践能力的综合型、应用型人才，而普通公办高等院校往往定位于培养研究型、学术型人才。尤其在2013年6月教育部举办的全国民办教育工作专题培训会的召开以及教育部等三部委于2015年颁布《关于引导部分地方普通本科高校向应用型转变的指导意见》等文件后，独立学院的办学定位更加明确。培养应用型人才，是否需要科研，这在一定范围内曾引起独立学院的争议。有的人认为独立学院科研投入太大，产出价值不好预测，所以不需要科研。有的人认为从长远来看，独立学院想要在生源逐渐紧张、大学扩招的趋势下求生存求发展，势必要提升教学水平，拥有一支高质量自有师资队伍，走好“产学研”道路，这都意味着科研工作只能加强不能削弱。独立学院需要科研工作，近两年在国内已经得到绝大多数学院的认可，并引起关注。2014年首例《中国民办本科院校科研竞争力评价研究报告》在杭州发布，引起人们的关注，越来越多的独立学院意识到科研在学院未来发展中会起到不容小觑的作用，只有提升科研竞争力，才能更好地提升教学质量，缩短校际差距。而独立学院由于人才培养定位不同，不可能照搬母体学校科研工作方式，从长远来看，独立学院应研究和探索符合自身发展的道路。

二、独立学院科研工作问题分析

（一）师资队伍年轻化、结构不合理

以贵州一所独立学院为例，截至2015年底，学院现有专职教师总数为131人，占全院总教师数的8%（详见表4、表5、表6）。

表4　自有教师职称结构表

教授		副教授		讲师		助教		其他	
人数	比例	人数	比例	人数	比例	人数	比例	人数	比例
0	0%	7	5.4%	30	23%	28	21.6%	65	50%

表5　专职教师学历结构表

博士		硕士		本科		大专	
人数	比例	人数	比例	人数	比例	人数	比例
0	0%	39	29.8%	89	67.9%	3	2.3%

表 6　专职教师年龄结构表

55岁以上		46—55岁		36—45岁		35岁以下	
人数	比例	人数	比例	人数	比例	人数	比例
0	0%	4	3%	11	8.4%	116	88.6%

由此可见，第一，独立学院的自聘教师普遍比较年轻，高学历高职称的教师偏少，师资队伍年轻化、结构不合理。这些年轻教师往往承担了非常繁重的教学任务，着力于提升教学能力、改进教学方法，没有更多的精力投入科研工作。第二，年轻教师们由于参加工作时间不久，对如何提升科研能力、做好科研工作缺乏经验，加之缺少有经验的老教师指导，有些教师空有做科研的热情却无从下手。第三，由于教师职称评定体系需要科研成果，也有个别教师有功利化的思想，为了评职称而搞科研，动机不纯，影响了科研创新能力的真正培养和科研氛围的改善。

（二）科研基础薄弱、氛围不浓

独立学院由于建院时间不长，以青年教师居多，科研基础薄弱，教师们所申请的科研项目级别较低，项目多为校级课题和地厅级课题，也多以自筹方式申请，几乎不能拿到省部级和国家级课题。另外，由于机制的问题，独立学院多依托母体学校的科研部门管理工作，社会机构和省级部门并不直接和独立学院对接，而是将文件发给母体学校，再由母体学校分配，这样的工作机制使独立学院获得项目的渠道也有限，科研项目的种类较少。在学术论文的发表方面，独立学院教师发表论文数量较少，质量也不高，大部分论文都出版在一般刊物上，核心期刊的论文较少，即使有也多是教师为了评职称完成任务而发，几乎没有被EI、SCI收录的文章。以贵州其中一所独立学院为例（见表7、表8、表9）：

表 7　2014—2016 年贵州省某独立学院获得课题数量统计

年份	国家级课题	省部级课题	地厅级课题	校级课题
2014年	0	0	4	7
2015年	0	0	7	9
2016年	0	0	3	待评选

表 8　2014—2016 年贵州省某独立学院获得厅级（含重大和一般）课题数量统计

年份	地厅级课题		校级课题	
	重大课题	一般课题	重大课题	一般课题
2014年	1	3	0	7
2015年	0	7	0	9
2016年	0	3	待评选	待评选

表 9　2014—2015 年贵州省某独立学院发表核心期刊统计

年份	EI	SCI	核心期刊	普刊
2014年	0	0	7	16
2015年	0	0	5	69

以贵州省教育厅高校人文社会科学研究课题为例，贵州八所独立学院获立项情况如下（见表10）：

表 10　2014—2016 贵州省独立学院获省教育厅课题立项数量统计

学校名称	2014年获立项数	2015年获立项数	2016年获立项数
贵州大学明德学院	1	0	0
贵州大学科技学院	0	0	0
贵州师范大学求是学院	0	0	0
贵州民族大学人文科技学院	4	7	3

（续表）

学校名称	2014年获立项数	2015年获立项数	2016年获立项数
贵州中医学院时珍学院	2	0	0
贵州医科大学神奇学院	0	1	0
遵义医学院医学与科技学院	0	0	0
贵州财经大学商务学院	0	0	0

（三）科研管理机构和人员素质有待完善和提高

独立学院对科研工作重视程度不够，大多数独立学院尚未设置专门的科研机构（见表11）。

表11　2014—2016年贵州省独立学院获省教育厅课题立项数量统计

学校名称	科研机构情况	科研工作人数	负责科研工作人员情况
贵州大学明德学院	教务科（教学科研科）	无专人负责科研工作	教务科人员兼做科研工作
贵州大学科技学院	教务部	无专人负责科研工作	教务部负责教学、教师、教研、成绩等相关档案的建立及管理工作
贵州师范大学求是学院	教学工作部	无专人负责科研工作	教学工作部兼做科研工作
贵州民族大学人文科技学院	科研处	3	副院长1人，科研处副处长1人，科员1人
贵阳中医学院时珍学院	无	0	无专人负责科研工作
贵州医科大学神奇民族医药学院	教务处	0	未明确科研负责人
遵义医学院医学与科技学院	教学管理办公室	无专人负责科研工作	教学管理办公室兼做科研工作
贵州财经大学商务学院	教务处	1	教务处工作人员一名，兼职负责科研工作

由此可见，由于独立学院首先要保障生存，以教学工作为中心、学校安全稳定为辅助，资金又要投入硬件设施和实验室建设以及新校区建设；因此，独立学院往往忽视了科研管理机构的健全和科研管理人员的素质提升。有的独立学院根本没有科研管理部门，年终科研成果的统计共享母体学校教师成果，没有自己的内容；有的独立学院科研工作是并入教务部门的，只作为教学的一小部分存在；只有个别独立学院有专门的科研工作部门，但这样的学校数量所占比重很小。科研管理人员方面，有的学院即使有专职的管理人员，但人手少、工作内容多，接受培训机会少，很难提高管理人员的素质。

（四）经费投入有待提高

根据教育部精神，独立学院目前正处在转型期，要达到教育部要求的校舍、人员、土地面积、图书等各项指标，独立学院办学经费无疑要首先投入在基础建设和人员工资上。而独立学院的收入主要是靠学生学费，经费有限，为了保障生存，只能缩减其他地方的开支，导致科研工作投入得较少。另一方面，独立学院产生的目的就是为了吸收社会资源、资金和力量办学，来支持我国民办本科高等教育，所以，政府财政性拨款的科研项目基本不支持独立学院，科研经费严重不足，极大地限制了独立学院科研活动的开展。此外，有些独立学院的科研成果完全依托母体学校，较少有专职教师或专职教师年轻化，较少的经费投入只能完成日常工作，无法营造浓厚的学术氛围和激发教师科研积极性，无法更多地培养教师们去吸收和学习时代前沿的学术知识和科技成果，制约了科研工作的迅速发展，教学工作的创新就更无从谈起，发展后劲还有待加强。

三、独立学院科研工作改革与发展对策

（一）明确定位，找到发展方向

不同层次的大学定位不同，科研工作的侧重点也不同。研究型大学多侧重于理论的基础研究和高新技术研究，追求创新与突破，引领学术前沿；而独立学院主要是培养应用型本科人才，所以科研工作定位应主要围绕着如何结合学科专业建设、人才培养目标，开展应用型研究和产学研结合的工作。

独立学院由于种种因素，要想拿到很多高精尖课题恐怕很难，所以在争取申报高级别课题的同时还应关注和地方政府、企业合作的横向课题。利用自身机制灵活的特点，和地方政府、企业建立模式多样的产学研体系，利用独立学院学科门类较全、教研人员聚集、信息获取便利等条件，整合自身优势资源，通过联合研发、专业指导、成果转让等方式，在地方政府、企业，特别是中小企业的产品升级、技术改进、推广策略等领域发挥作用。独立学院的科研工作只有从自身特点出发，结合地方经济建设发展优势才能，在高校林立的当今社会有生存和发展的空间。

（二）加强师资队伍建设、引进人才

独立学院要想在未来生存和发展，必然需要一支自有的高质量的稳定的师资队伍。根据专业需求，采取招聘、推荐等各种方式引进所需人才，逐步实现师资队伍职称、年龄、专业合理配置，才有可能更好地将科研工作落到实处。

（三）完善科研管理机构、营造浓厚科研氛围

独立学院应完善科研管理机构，将科研工作重视起来，设立专门科研部门，健全制度、提升科研管理人员素质和业务能力，鼓励广大教师投身科研工作，采取讲座、科研活动、科研奖励、学术会议等各种方式营造浓

厚的科研氛围。

（四）创新科研经费管理、加大科研投入

独立学院的科研工作要想顺利开展，大步前进，政策保障非常重要。有了政策，具体工作的开展、过程的控制才能有章可循，投身科研的教师们才感觉有所依靠。在目前大多数独立学院科研制度尚不健全的形势下，在思想意识上重视起来，在政策上予以支持，才能走在其他独立学院的前面。

"买酱油的钱不能买醋"是不少科研人员对以往科技经费规定过细的"抱怨"。科学研究具有很大的不确定性，在项目申报之初就把各项费用支出都预先设计精准是不可能的。特别是涉及到一些研究周期比较长的项目，在实施过程中，一些相关产品服务的价格水平还会发生变动，还会出现技术方案调整的情况。因此，科研经费支出需要有适当的弹性。科研项目费用中可用于人力资源费的太少，限制太死，严重挫伤了科研骨干人员申报项目的积极性。过去，在科研项目经费管理中，这一问题广受诟病。为了更好地激励广大科研人员创新创业，就要加大科研投入，创新收益分配机制，尊重科研人员的创造活动和创新成果。

四、结语

独立学院作为高等教育中的新生儿，是朝阳产业，是充满希望的，前景将是无限美好的。虽然独立学院的科研工作还面临着各种困难，但相信通过各方共同努力，定会蓬勃发展，为独立学院整体形象提升和发展壮大打好坚实的基础。

独立学院科研工作的现实困境与改革探索

摘　要：独立学院由于其自身的办学特点和性质，长期以来，科研工作并没有得到足够的重视，科研成果数量较少且质量不高，科研工作的开展面临着领导重视不足、团队基础较弱、资源渠道较少等多方面的现实困境。随着独立学院的不断改革与发展，科研工作也逐渐开始受到一些学院的关注和重视，正是基于这样的背景，探讨如何处理好学院发展、教学与科研等多方面因素之间的关系，探索独立学院科研工作改革之路，成为研究独立学院未来发展的一个重要课题。

关键词：独立学院；科研；困境；改革

一、引言

教育部关于《全面提高高等教育质量的若干意见》提出，创新人才培养模式，要求“以提高实践能力为重点，探索与有关部门、科研院所、行业企业联合培养人才模式。促进科研与教学互动，及时把科研成果转化为教学内容，支持本科生参与科研活动，早进课题、早进实验室、早进团队”。这就明确说明了科研在创新人才培养上具有与教学同等重要的地位和作用，而独立学院由于其自身的办学特点和师资结构等因素的影响，在科研工作方面长期以来总体表现为基础较差、水平较低、积极性不高、成果转化率低等特点，成为阻碍独立学院持续健康发展的现实困境，探索建立一套行之有效的科研管理制度，推动科研工作的有效开展和科研水平的稳步提升也就成了各个独立学院亟须破解的一个共同难题。

二、独立学院科研工作面临的几个困境

独立学院由社会上的独立投资人投资办学，学校活动以本科教学为主，学生的学费收入是独立学院收入的主要来源，没有政府财政资金的补贴，财务独立、自负盈亏。而科研工作更多的是一种投资行为，且投资回报时间长、投资效果不明显，这就导致很多独立学院的科研工作开展起来困难重重，甚至无法开展。

（一）领导重视之困

可以说，领导的重视与否、重视程度的高低以及投入力度的大小，是独立学院科研工作能否顺利开展的重要前提，遗憾的是，很多独立学院领导的工作重心更多的是放在如何扩大招生规模、如何提高教学水平、如何提升就业率等方面，从而对科研工作重视不足，甚至不开展科研工作。通过对贵州省8所独立学院官方网站进行统计得出，有独立科研管理部门的仅有1所，由此可见独立学院科研工作的受重视程度。同时，一些独立学院即使设置了相应的科研管理部门，但是在科研经费的投入、科研工作的推进、科研渠道的开拓等方面并没有足够的关注，科研工作的开展犹如“无米之粥”。

（二）科研团队之困

纵观独立学院的师资队伍，硕士研究生和本科生占绝大部分，甚至全部，很多教师都是刚毕业的学生，本身的科研基础较弱，科研能力不强，这就必然导致独立学院的科研团队整体水平较弱。诚然，很多独立学院都

会从其所属的“母体”学校或别的高校和相关机构聘请部分教授、专家到本院工作，但是这些外部聘请的专家、教授，要么身兼自己所在单位的相关工作，要么已经退休，并没有太多的精力投入到独立学院的科研工作和学科建设中来。专职教师科研基础弱而兼职教授科研投入有限，成为独立学院科研团队建设的一大困境。

（三）科研资源之困

科研资源是开展科研工作的基础，而科研资源的不足也是导致独立学院科研水平不高的一个外部因素。很多厅级以上课题更多集中在一些公立大学、学院，给到独立学院的申报名额和申报机会并不是很多，这就在一定程度上阻碍了独立学院课题申报的渠道，也在一定程度上削弱了独立学院开展科研工作的积极性。除了科研申报渠道狭窄之外，科研信息交流平台的不足也是阻碍独立学院科研工作快速发展的重要因素。学术研究会议、研讨会等相关学术交流活动是与国内相关领域专家交流、了解相关领域最新研究成果和前沿动态的重要平台，而独立学院由于时间安排、经费管理、信息缺乏等方面的原因，较少有机会参与相关学术交流活动，从而导致在学术思想交流、前沿动态把握、未来发展趋势、外部科研资源整合等方面都具有明显的不足和滞后，严重影响到独立学院教师科研工作的开展和能力的提升。

（四）科研时间之困

科学研究是一项长期性、持续性的工作，更是一项面向社会、面向大众的工作，“关起门来搞研究”是不可能有太多具有实际应用价值的成果的，只有走出学校，走向田野，走近研究的对象，才能真正把研究对象了解清楚、研究透彻，才能做出真实的、有价值的研究成果。相反，现在很多独立学院专职教师要么承担了每周10个学时以上甚至更多的教学工作任务，要么需要兼任相关的行政工作。按照行政人员的坐班制度来管理专职教师，这就把教师牢牢地固定在课堂之上、固定在办公室里，而且各种繁重的教学任务和琐碎而分散的行政工作，使得很多教师忙于备课、上课或者是准备各种材料、应付各种检查、组织各种活动，根本无法抽出足够的时间和精力去钻研和学习，无法保证足够的科研时间，也就不可能有效地提高自身的科研能力。更为严重的是，久而久之，很多教师的科研积极性和科研意识逐渐被削弱，与科学研究渐行渐远。

三、独立学院科研工作改革的几点思考

教学、科研与社会服务是现代高校的三大基本职能。独立学院虽为民间投资办学机构，基于学校未来可持续发展的考虑，也应该主动做好这三大职能，但普遍现实却是很多独立学院更偏重于教学，社会服务次之，科研最弱，而科研是提升教师教学水平、增强学校综合实力和竞争力的重要支撑，如何转变观念，推动独立学院科研工作的有效开展和科研实力的稳步提升，是独立学院需要重点解决的一个课题。

（一）转变观念，强化科研意识

“凡事预则立，不预则废。”鉴于独立学院特殊的办学性质和特点，只有相关领导真正认识到科研工作对学校发展的重要性，真正认可科研、重视科研，才有可能真正把科研工作纳入到学校整体发展规划中，对学校科研工作的发展进行科学合理的规划和有效的投入与管理。

（二）学科建设，培养科研团队

为了不断扩大招生规模，很多独立学院都设置了相应的系部和学科，开设了很多不同的专业，在学生规模不断扩大的同时，也出现了专业混杂、特色不明显、优势不突出等问题。这一方面是因为很多专业设置的初衷就是为了迎合社会潮流、吸引学生报考的目的，专业设置杂乱无章；另

外一方面也是因为缺乏科学的学科体系建设规划和高水平的学科建设带头人，使得学校没有突出的特色专业和学科。

因此，独立学院应该根据自身的综合水平，结合当地经济社会发展特点，找准切入点，整合并明确自身的学科优势和发展方向，建设成为学科体系有序、优势突出的独立学院。而一个高效合理的科研团队是实现学院学科体系建设的必备条件，所以，独立学院需要根据自身的师资队伍情况，结合学科建设方向，重点从学院内部选拔、培养一支优秀的科研团队和学科建设带头人，同时，加强与外部资源的联系与整合，建立一支学历、年龄、职称、专业等结构合理、拥有较强科研能力的科研团队。

（三）加强联系，拓宽科研渠道

科研信息的对称与否、科研渠道的通畅与否和科研渠道的多寡是影响科研工作能否有效开展的重要因素，独立学院由于多方面的原因，存在着科研渠道狭窄、科研信息闭塞等现实困境。

独立学院作为地方性、应用型院校，一方面需要加强与学校所在地的教育厅、文化厅、社科规划办等相关机构的联系，拓宽纵向课题申报渠道，增强学院科研能力；另外一方面，还需要加强与相关企业、机构的联系与合作，争取更多的横向项目，推动学院走向社会，服务于当地经济社会的发展。同时，还应该多关注国内外相关学术交流活动信息，鼓励学院教师以自费、公费等形式参与相关学术交流活动，在加强学术交流、拓宽学术资源的同时，也促进学院的对外宣传与形象展示。

（四）完善制度，强化科研管理

科研工作是与教学工作并列的重要职责之一，要推动和保障科研工作的有效开展，就必须制定一套行之有效的科研管理制度和办法，以制度的形式，强化科研管理。

首先，要从学院管理制度的角度，推动教学与行政的分开，为科研工作的开展提供时间保证。教学任务的繁重，以及教学与行政工作的混杂是影响独立学院科研工作有效开展的重要因素，只有把教师从繁重的教学任务和繁杂的行政工作中解脱出来，才能保证教师的科研时间和科研精力，才能在一定程度上提升教师的科研能力，推动学院形成更多、更好的科研成果，促进学院综合实力和竞争力的有效提升。

其次，要加强科研指导与培训，培育学院科研氛围，提升教师科研能力。年轻化是独立学院师资队伍的一大特色，很多青年教师都是刚毕业参加工作的硕士研究生，甚至是本科毕业生，这些青年教师的科研意识和科研基础都比较薄弱。因此，独立学院可以通过邀请相关专家、教授，不定期地开展科研能力提升系列讲座和培训，对青年教师的论文写作与发表、课题申报等方面进行指导，从而逐渐加深学院科研氛围，强化青年教师科研意识，提升青年教师的科研能力。

再次，要强化科研工作考核与管理，增强教师科研工作的规范性和积极性。要把科研工作纳入教师绩效考核范围，强化教师进行科研工作的动力机制，对没有完成科研任务和要求的教师采取一定的惩罚措施，对超额完成科研任务和要求的教师采取相应的奖励措施，一些独立学院为了鼓励教师开展科研工作的积极性，还投入了较多的科研经费，设置了较高的科研经费配套比例和科研奖励。同时，要加强科研管理的规范性，通过制定相应的科研管理办法，推动学院在课题申报、经费管理、成果管理、科研考核等方面形成规范化、流程化、标准化的工作制度和要求，提升学院科研工作的有序性和高效性。

最后，要加大科研投入力度，为科研工作的开展提供物质保障。科研工作是一项需要持续投入的工作，不仅需要科研人员的时间、精力投入，更需要科研人员所在单位在经费、设备、场所等方面的持续投入。一些独立学院通常是与其所属的“母体”学校共享部分实验室、实验仪器、图书馆等相关设备和资源，但是当其脱离“母体”学校之后，为了保证科研工作的持续开展，也需要独立购置相应的科研资源。

四、结语

教学是独立学院的主要工作和生命线，也是独立学院教师的工作核心，每一个独立学院的教师都承担着繁重的教学任务或者是一些繁杂的行政工作，科研反而成为这些教师的一种“业余”活动。但是，科研又与每一位教师的职称晋升、收入提高有直接的关系，教学与科研本应是相辅相成的关系，在独立学院却成为相互矛盾的两个活动，过多的教学任务和行政工作，严重挤压了科研的时间和精力，也严重阻碍了教师科研能力的提升。处理好教学与科研二者之间的关系，不仅需要教师个人对不同工作进行协调处理和分配时间，更需要独立学院对科研工作重要性进行重新认识，并制定相关制度，为科研工作的开展提供一定的基础和保障。

参考文献

[1]金亮，周亮．“科研反哺教学”模式在独立学院的实践与探索[J]. 教育教学论坛，2016（01）.

[2]杨平．独立学院科研水平提升路径探析[J]. 兰州教育学院学报，2016（03）.

[3]周莹．独立学院科研发展困境及特色管理出路探寻[J]. 新课程（下），2016（02）.

[4]徐桂敏，王莎，吴迪．对独立学院科研现状及未来走向的探讨[J]. 时代教育，2016（17）.

独立学院民间文学课程教学改革与探索

摘　要：民间文学是一种特殊的文学类型，也是一门理论性和实践性并重的特色课程。然而，独立学院的民间文学课程存在着一系列弊端，本文从更新教学内容、改变教学方法、丰富教学手段、突出实践教学四个方面来探索独立学院民间文学课程的教学改革，力求让学生们在民间文学的分析能力和鉴赏能力上得到提高，并自觉树立对民间文学的保护意识和责任感。

关键词：独立学院；民间文学；教学改革

一、引言

“独立学院”是指由普通本科高校（申请者）与社会力量（包括企业、事业单位、社会团体或个人和其他有合作能力的机构）合作举办的进行本科层次教育的高等教育机构，是按照新的机制和模式举办的本科层次的二级学院。独立学院是20世纪90年代末我国为扩大高等教育资源而兴起的一种新的高等教育办学模式。虽然独立学院发展的时间比较短，却是中国高等教育发展的重要组成部分。

因为独立学院的特殊性，其定位及培养目标与其他公办学校是有区别的，独立学院更注重的是对学生应用能力和实践能力的培养，不管是在专业人才培养模式，还是在专业课程教学上都着重强调培养专业技能扎实和实践运用能力强的应用型人才。因此，研究独立学院开设课程的教育教学规律对提高独立学院教育质量、促进社会发展有重要的意义。本文旨在研究独立学院汉语言文学专业的专业基础课程之一的“民间文学”的教学方法和教学模式，并对这门课程的教学改革进行初步的探索。

二、“民间文学”课程教学现状

民间文学是一种特殊的文学类型。它源于民间，由广大民众集体口头创作，并在民间流传、丰富并日臻完善。它“是该民族人民的生活、思想与感情的自发表露；有关历史、科学、宗教及其他人生知识的总结，审美观念和艺术情趣的表现形式”。民间文学主要包括古代神话、民间传说和民间故事、歌谣、曲艺等内容。与此同时，民间文学又是“一个民族的历史、宗教、信仰、伦理、民俗等等留有先民的心理痕迹和经验残余的语言符号，是一个区域民众的心理生活和现实生活在历史的进程中不断演化的记载”。这决定了民间文学与作家文学和其他文学形式有很大的区别。

“民间文学”是中国普通高校及独立学院汉语言文学专业的专业基础课之一，也是一门理论性和实践性并重的特色课程。民间文学不但是某一群体在特定历史时期生活、思想和感情的自发表露，还是他们关于历史、科学、宗教和其他人生知识的总结，也是他们的审美观念和艺术情趣的表现，具有重要的研究价值。作为先民集体智慧的结晶，部分歌谣、谚语、俗语、顺口溜等民族民间文学样式在向其后代传授生产、生活必需的知识、技能，传达民族信念、指导其人生行为等方面具有重要意义。其课程目的在于通过讲授民间文学的发展史、基础理论、基本课题和研究方法，引导学生了解并掌握民间文学的基本概念、价值、各种体裁及其代表作品。同时介绍民间文学田野作业与科学研究的基本理论与方法，让学生通过学习初步具备调查、采录、搜集、整理等开展民间文学工作的能力。通过这门课的学习，不仅对大学生有智育、德育的作用；还可以使大学生认识和了解民间文学所蕴含的民族文化内涵，加深他们对本民族文化的认同感。同时，也可以为高校应用型人才的培养发挥积极作用。

传统的民间文学在教学方法上，主要是教师课堂讲授为主，围绕民间文学教材讲授整个民间文学的学科体系，从民间文学的基本概念、发展历史、基本特征和价值等开始讲述，再到民间文学的基本类型即神话、民间传说、民间故事、民间史诗、民间歌谣的介绍，最后，介绍民间文学的研究方法、阐述民间文学与其他学科的关系等。这种传统的灌输式教学方法存在着几大弊端：第一，教材内容陈旧。现有的一些教材内容时代久远，或者该民间文学作品只在一些偏远地区流传，无论时间和空间都与现代学生的生活有一定距离，因此很难调动学生学习的兴趣，也难以引起学生的共鸣。第二，教学方式单一。民间文学的授课方式往往是教师单向输出知识，学生被动地接受知识，即在整个民间文学教学中，学生往往以观众或听众的身份学习理论知识。这些都是各大高校中文专业民间文学课程教学存在的问题，不少独立学院在课程设置和教学上都向母体学校看齐，在教学方法和教学理念上并无创新性。第三，教学手段滞后。原生态的民族民间文学受到了大众传播媒介的强烈冲击，学生们在日常生活中很难接触到原汁原味的民间文学，同时以文本讲授为主的传统教学方式更是无法展现民间文学的鲜活性及其文化语境。

三、独立学院“民间文学”课程教学改革

独立学院开设民间文学课程，除了作为通识性课程，让学生了解、喜

爱民间文学以外，更多的是发挥培养应用型人才的作用。以下从教学方法的几个弊端着手探索独立学院民间文学课程教学改革。

（一）契合时代潮流，更新教学内容

目前的民间文学教材中，除了文学基本理论知识，还收录了大量的民族民间文学作品。其中包括神话、民间传说、民间故事、史诗、民间谚语与谜语、民间说唱与民间小戏等。然而很多契合当代生活的再生态和新生态作品，比如新传说、新故事、新说唱以及新谚语、新歌谣等都没有收录在教材中。众所周知，民间文学在个人成长过程中起到了非常重要的作用，民间文学的幻想性、夸张性也很符合孩子们的兴趣。但是对于大学生而言，他们缺乏对民族民间文学的基本认识，觉得小时候爱听的故事现在看来很幼稚可笑。而部分学生虽然知道一些民间传说、故事，但对其本民族或其他民族的文学样式知之甚少。此外，很多民间文学在创作的时候，有的为了讽刺当时的时政，有的是反映某一个特殊时期的特定人物的生活情形。这些在今天的大学生看来，都很难引起共鸣。为了激发学生们学习的兴趣，授课教师可以引用一些再生态或者新生态的例子。比如，神话部分的教学，可以先向学生介绍一些中外不同文化背景中的神话作品，继而鼓励学生讲述自己知道的神话故事。通过作品的讲述，不但展现了民间文学的展演性质，也使学生容易理解神话的定义、起源、内容、分类、特点、价值等方面的理论知识。也可以给学生观看一些视频片段，从直观形象、生动有趣的作品入手，合理引导，使其对民间文学的感性体认渐渐理性化。其他如民间故事、歌谣、传说、英雄史诗、爱情叙事诗等内容的教学也可采用以作品为原点逐渐导向理论知识的方法，以便学生由浅入深、深入浅出地学习。

在更新课程内容的时候，还要注意吸收本学科领域的最新研究成果。民间文学各种类的研究，都有一些各自相对独立的方法和流派。以神话学为例，就有人类学派、社会学派、语言学派、功能学派等。就故事学而言，就有类型学、比较故事学、故事演变史、民间故事原型批评、表演理论的故事学等方法。此外，还有史诗学、传说学、说唱学等研究学派。这些研究包含了民间文学众多角度的考察，将民间文学的研究引入更广阔的天地，有利于学生了解最新的学术成果、理论与方法，增强他们追踪学术前沿的意识。

（二）推进互动形式，改变教学方法

传统的民间文学课程教学，以教师“满堂灌”“填鸭式”教学方法为主，不利于学生发挥课堂主导地位，不利于启发学生独立思考。因此，有必要通过多种形式的教学方法改革，以实现教学效果的最优化。以形式多样的互动式教学方法弥补传统“填鸭式”教学的不足是教学方法改革的第一步。在民间文学课堂教学中，可通过口头讲述、课堂讨论、问题辩论等方式积极引导学生参与课堂教学，感受民族民间文学的独特艺术魅力，并形成对民族民间文学的基本认识与学理思考。互动式教学方法可充分调动学生学习的积极性，鼓励学生将他们从祖辈、邻居那里听来的口头文本带到课堂，通过语言表演，展现民间文学极富民族性、表演性的特点。通过这样的方式，学生才能逐渐领悟民间文学的魅力，进入民间文学课堂教学的语境。此外，加强实践教学、培养学生实践能力也是在民间文学教学中应该关注的问题，在课堂教学之时不忘田野调研的重要性，在传授民族民间文学知识的同时也要关注学生相关能力的培养。

（三）利用网络媒体，丰富教学手段

民间文学除了传统民间形式创作和传承的文学样式，它还有其他文学形式的审美特质，也有着其他文学形式所不具备的生活属性。现实生活中，所有的民间文学活动都是在自然、自由、自在的状态下进行的。而且，很多民间文学作品都是以立体活态的表演形式存在。比如“神话”这一文学形式在很多民族中就具有神圣的性质或神圣的地位，它是这些民族生活的一部分，突出表现在民族信仰以及有仪式的活动中，是各个仪式过程不可缺少的部分。神话在仪式活动中的表现必须集合仪式场所中所有的象征符号，包括歌舞、器物、服饰、食物等，只有完整的仪式展演才能完全释放神话丰富的象征性。再比如“民间歌谣”，由于形式多样，内容丰富，所以可以分为很多类型，比如劳动歌、时政歌、仪式歌、生活歌、儿歌等。这些繁复多样的民歌，产生于特殊的生态地域环境，满足了特有的民族审美心理。这些内容，如果只是让学生阅读教材、文本，是完全体味和享受不到其真正韵味的。大众传媒在冲击民间文学的传承与发展，也有效地记录和保存了丰富多彩的民间文学发生的真实和自然的状态。如果能借助影像资料，把民间艺人表演民间文学的场景直接放给学生看，就可以让神话、民族史诗、民间说唱与小戏还有民间歌谣等都回到其生存的具体环境，学生就可以借此感受到文本以外的整体情境，如表演的环境、地点、服饰以及演唱者的姿态、腔调、韵律、动作等。借助现代教育技术，让学生领略到立体的活态表演，无疑更能增加学生学习民间文学的积极性，并进而了解民间文学的原貌，体会民间文学作品的丰富内容。此外，现在还出现了很多根据民间文学题材改编的影视剧，比如《宝莲灯》《天仙配》《济公传》《八仙过海》《薛平贵与王宝钏》《穆桂英挂帅》《白蛇传》《梁祝》等。可以说民间文学为当下的影视改编提供了资源，而且这些作品也更多地注入了现代元素或流行理念，更能激发现代观众的兴趣与热情。民间文学也因此在现代传媒语境中获得更为久远的生命力和更为广泛的影响力。

值得注意的是，有些编剧和导演为满足商业利益，根据民间文学改编的影视作品，无论是主题思想、故事情节，还是人物形象，都同原始的民间文学相去甚远。例如，根据民间传说济公传改编的就有电影《济公传》，电视剧《济公传奇》《活佛济公》等，不仅添加了很多人物和故事情节，而且还改变了原作中的人物性格。这样的作品迎合了当前人们娱乐的心理，却抹杀了原作的传统性。如果学生们以看改编的影视剧来代替阅读民间文学作品，那势必会造成诸多的错误理解。因此，在给学生观看类似的作品时，教师需要作出及时的评价和引导。

（四）依托地方文化，突出实践教学

与传统的民间文学教学目标相比，现在的教学任务不仅仅局限于讲述民间文学的基本概念和基础理论，或者介绍民间文学的各种体裁及其代表作品。除了这些一般文学课程所涉及的内容之外，民间文学课程还要求学生通过学习初步具备调查、采录、搜集、整理民间文学的能力，因此实践教学在“民间文学”课程中就显得尤为重要。通过实践教学，学生可以接触到原汁原味的民间文学，切实感受民间文学的风貌，为以后进一步的学习和研究打下基础。

然而，由于课时的限制，独立学院“民间文学”课程的实践教学环节往往很难得到真正的落实。那么，如何打破学校的课时限制呢？笔者认为最有效的方式就是紧密依托地方文化，以学生家乡所在地的地方文化资源为切入点，落实民间文学课程的实践教学。以笔者所在地贵州省为例，贵州省少数民族众多，民族文化丰富多彩，各民族的神话传说、歌谣、故事等各具特色，数不胜数。民间文学作品都具有鲜明的民族性和地域性，当地的学生们从小耳濡目染了解这些民间文学的精华所在，清楚具体的时空要求以及该种民间文学的分布、传承及其现状。通过学生们熟悉的家乡入手来挖掘，搜集和整理民间文学，无疑更有效，也更能保证所收集资料的真实性、全面性和准确性。积极组织学生走向自己熟悉的民间文学的情景语境，把课堂教学和田野有机结合起来，更能帮助学生们真正理解民间文学的基本概念，了解民间文学的传承环境，进而体会民间文学的价值、意义及民间文学课程的重要性。学生通过对自己家乡的民间文学或者相关民俗文化现象的采录，可以深入了解自己家乡的自然环境和人文环境，加深对本土民间文学传统的认识，增加对本土文化的认同感。

培养“服务地方、面向社会”的应用型人才是独立学院的办学宗旨，重视实践教学，理论联系实际，注重地方文化资源的开发和利用正是这一宗旨在教学过程中的重要体现。尤其在非物质文化遗产保护工作进行得如火如荼的今天，学校更应该从非物质文化遗产传承和保护角度来改变民间文学教学目标。民间文学作为非物质文化遗产的重要组成部分之一，正显现出它越来越重要的文化与经济价值。社会正亟须一批热爱和精通民间文化，擅长民间文化的保护和开发的专门人才。独立学院不管是从人才培养模式，还是在培养目标方面，都应当为改变民间文学课程的设置，为培养民间文学和民间文化继承、传播、创新型人才方面做出积极贡献。同时，通过民间文学课程的学习和实践，让广大学生认识到民间文学的重要意义，自觉树立对民间文学的保护意识和责任感，最终实现民间文学有效的传承与保护。

参考文献

[1]刘守华，陈建宪.民间文学教程[M].武汉：华中师范大学出版社，2002.

[2]万建中.民间文学引论[M].北京：北京大学出版社，2006.

[3]钱文霞.民族院校民间文学课程教学改革初探[J].现代职业教育，2015（22）.

新形势下贵州省独立学院教师职称评审改革创新研究

摘　要：在贵州省人社厅和教育厅联合下发了新的高校教师系列职称评审制度后，贵州省独立学院专职教师参与职称评审面临着一些新要求和新挑战。目前，贵州省独立学院师资队伍还存在着学历层次低、总体数量少、高职称人才少等问题，为实现贵州省独立学院的健康快速发展，应加大高层次多个系列人才的引进力度，加大科研经费投入力度，建立较为通畅的独立学院教师职称评审机制，改革现行的科研奖励制度，并注重追求科研成果的实用性。

关键词：贵州；独立学院；职称；评审

2015年4月，贵州省人力资源和社会保障厅、贵州省教育厅联合下发了《关于印发〈贵州省高校教师系列专业技术职务任职资格申报评审条件（试行）〉的通知》（黔人社厅通〔2014〕756号），结合贵州省的实际，对贵州省高校教师系列职称评审进行了新的改革。同时，《关于印发〈贵州省高等学校中、高级教师职务任职资格申报评审条件〉的通知》（黔人通〔2006〕79号）废止。面对逐步提升的专业技术评审条件，师资条件原本就薄弱的贵州省独立学院，在面临新的职称评审制度时面临众多挑战。

一、职称评审制度改革给贵州省高校教师带来的新要求

2016年8月，贵州省教育厅和贵州省人力资源和社会保障厅下发《关于2016年高等学校、中等职业学校和实验系列专业技术职务任职资格评审工作的通知》(黔教师发〔2016〕197号），明确提出了高校系列的职称评定按照新修订的申报评审条件（黔人社厅通〔2014〕756号）施行；2017年1月6日，贵州省人力资源和社会保障厅网站发布了《关于2016年申报高校、中职、实验、民办高校教师系列专业技术职务任职资格人员评审结果的公示》，对按照新修订的申报评审条件进行的首次评审结果进行了公示。从高教系列、实验系列的评审条件及评审结果来看，新制度“坚持以科学人才观为指导，树立‘以用为本’理念，不唯学历、不唯资历，坚持标准、注重实践、突出业绩”的具体方针，对于贵州省独立学院师资队伍的发展提出了新要求和新挑战。

新制度更注重教师的个人能力，提高了评审条件的科研质量和数量。对比已废止的文件（黔人通〔2006〕79号），两者都提出了追求客观、公正、科学的评价，但后者将前者的“业务水平”更改为“能力和水平”。因此在具体的评审条件方面有所提高。如在讲师、副教授、教授的评审条件中，2006年的评审中要求为满足条件之一，新制度则要求要满足条件之二；且在具体的评审条件中，各个层面的要求比2006年的制度都有所提高，如讲师的评审条件之一的“参编已出版使用的著作或教材，个人撰写2万字以上”中的“2万字以上”改为了“3万字以上”。参与副教授、教授评审资格的评审条件更是提高了许多。在破格参加评审的条件中，也有所提高，如将讲师的破格条件之一“发表有较高水平论文3篇（其中有1篇发表在核心期刊上）”中的“其中有1篇发表在核心期刊上”变更为“其中有2篇发表在核心期刊上”；另一破格条件之一“共同撰写出版的有较高

水平的著作或教材（文科10万字、理工农医科5万字以上）”，在此基础上增加了“并在核心期刊上发表学术论文1篇”。

新制度更贴近贵州实际，更注重科研成果转化。以讲师评审条件为例，评审条件之一增加了“在科技成果推广、社会实践及其他科技工作中做出较大贡献，取得一定社会、经济效益，近5年来新增利税10万元以上”，在副教授评审条件中，增加了“近5年来新增利税50万元以上”，这是以往评审制度中没有的。这些制度的规定实质上是推动自然科学和社会科学逐步追求社会效益和经济效益，尤其是经济效益，必须具体到一定的金额，需要具体的“发票、县级以上税务部门证明”。

新制度对教学的基本条件要求更为严格。2006年的制度中，明确提出要求按照《教学质量评估指标体系》，讲师、副教授、教授的教学评价积分应分别达70分以上、80分以上、80分以上，而新制度要求教授的教学评价积分应在85分以上；除以上要求外，参加副教授、教授评审的要求年均教学时数不低于160学时，明确了教学任务和课时工作量，如果不能满足以上要求，则不具备参加职称评审资格。

新制度高等学校教师系列与民办高校教师系列分开，客观上加强了对民办学校的重视程度。但在具体的名单公示中，贵州省独立学院中仅有贵州民族大学人文科技学院和贵州财经大学商务学院有教师参与职称评审，两所本科独立学院通过副高职称人员分别为1人和2人。与高等学校教师系列相比，不但申报人员较少，通过人员更少，这与申报条件的提升、申报业绩的增加不无关系。

二、贵州省独立学院教师参与职称评审的问题探讨

贵州省目前共有八所独立学院，独立学院师资队伍薄弱、建设滞后的

问题是影响贵州省独立学院发展的重要瓶颈。目前，8所独立学院的校内教师大多没有独立学院自身培养的教授，有部分独立学院有自身培养的副教授。造成独立学院师资队伍薄弱的原因很多，在职称评审中遇到的问题也很多，主要体现在以下几个方面。

独立学院教师队伍的学历层次相对较低，在现行重视科研成果的评审制度下举步维艰。与母体学校相比，独立学院的教师队伍学历层次较低，年龄层次趋于年轻化，多为硕士研究生、本科生，甚至专科生，参与科研的经历较少。较多教师多为本科学历，虽然攻读了在职研究生并获得了硕士学位，但其学术水平无法与全日制的学术型研究生相提并论。随着近年来民办高校逐步扩大招聘规模，将更多的学术型研究生纳入师资队伍，学历层次低的状况得到一定改观，但博士研究生层次的人才依然难觅，更难以寻找学科带头人等层次的高精尖人才。由于学历层次受限，独立学院教师在科研项目、论文、专著、教材、获奖等方面的科研成果较少，不仅体现在数量上较少，成果级别也较低，严重影响了独立学院教师队伍参加职称评审的进度。

独立学院并不是民办高校，教师队伍的发展受到母体学校的制约。由于贵州省的独立学院都没有脱离母体学校，暂时未能形成民办高校模式，目前更有“校中校”模式，其师资队伍全部来源于母体学校，因此在职称评审方面会严格受制于母体学校的职称评审制度。如贵州大学科技学院、贵州大学明德学院，虽然名义上为独立学院，但在人事权方面仍然以母体学校为准。为了提升青年教师参加职称评审的质量，各母体学校都有自身的职称评审管理办法，如贵州大学和贵州民族大学，都根据新制度制定了自身的职称评审制度，其评审门槛要求也比新制度本身提高了很多，独立学院较多教师在满足了省厅条件后却不能满足母体学校条件，因此不能在高校内部脱颖而出。同时，在职称评审材料的程序上，独立学院名义上要提交至母体学校人事处，在母体学校的职称评定委员会会议通过之后，才能提交至省教育厅和人社厅。各个独立学院大多还没有进入到完全独立的阶段，乃至独立的财务和独立的人事制度都不能实现，故而在职称评审等方面受到校本部的管理和监督。在高级职称名额受限，且提交成果的数量和质量都不能与母体学校自身教师媲美的情况下，独立学院高校教师的职称评审困难程度将大大增加。

职称评审制度是多系列同时进行的，而目前贵州独立学院教师的职称评审过多集中于高校系列和思政系列。职称评定关乎独立学院的学科建设、专业设置和人才培养等重要任务，因此需要多个系列的高级专业技术职务人员。这些专业技术职称系列有：高校系列、思政系列、实验系列、文化艺术系列、档案系列、翻译系列、图书、资料系列、自然科学和社会科学研究系列、出版系列、工程、经济系列等，涵盖了高校各个行政职能部门及教学部门的各个方面，而目前独立学院教师参加的多为技术职称系列和思政系列，其他系列参评人员太少甚至没有。这与较多独立学院的学科队伍建设滞后、行政职能部门不健全有很大关系。如实验室建设滞后，理工科教学设施不完备，因此实验系列参评人员受限；科研机构设置较少，档案管理较为落后，直接决定着研究系列和档案系列难以培养高级职称人员。

独立学院教师的科研成果质量较低，部分高级别科研成果多属于校本部兼职教师，在高级职称评审中难度陡增。贵州省八所独立学院的师资队伍中，由于较多教师来源于母体学校，属于独立学院自身的教师队伍为数不多。在进行科研成果统计中，一些高级别的科研成果都为母体学校兼职教师获得，其他专职教师的科研成果不仅数量少、质量上也较低。如在某个独立学院2016年的科研成果统计中，较多教师发表的论文多为一般普通期刊，缺乏北大核心和南大核心文章；课题立项方面，除了有省教育厅课题立项之外，省部级课题、国家级课题立项较少，省部级奖励科研获奖更是没有。这与独立学院学术氛围严重不足，科研层次较低相关。同时，独立学院奉行与母体学校等同的科研奖励制度，起不到吸引专职教师队伍从事科研的效果。再者，由于教职人员短缺，一些教师将众多精力用于教学和学生管理中，从事学术研究的时间有限，因此取得的成果数量和质量就十分有限。据了解，由于学生人数众多，较多代课教师为母体学校或其他高校兼职，所以独立学院专职教师队伍仍然承担了繁重的教学任务；又因为学生众多，而辅导员和班主任队伍十分有限，从而导致一些专职教师还承担着兼职辅导员的职责。

三、新形势下贵州省独立学院教师职称评审的新挑战

2017年1月，中共中央办公厅、国务院办公厅近日印发了《关于深化职称制度改革的意见》，要求克服唯学历、唯资历、唯论文的倾向，并发出通知，要求各地区、各部门结合实际认真贯彻落实。[1]面对这一新形式和新要求，贵州独立学院教师参加职称评审又将面临新的挑战，这些挑战主要来自以下三个方面。

一是民办系列的职称评审的高级职称的适用性，将会影响教师工作的积极性和队伍的稳定性。在2016年下发的文件中（黔教师发〔2016〕197号），贵州省人社厅并没有要求对独立学院和民办高校单独进行职称评审，但在最终的结果公示中，贵州民族大学人文科技学院和贵州财经大学商务学院的教师均位列民办系列。如此一来，贵州省在全国范围内较早地对民办系列高校教师职称评审进行了创新，将高校系列和民办系列分开，一方面使民办高校教师能单独成为一个系列，避免与高校系列职称评审竞争而处于下风，对解决独立学院师资力量不足、高职称人才短缺的现实问题有

重要帮助。然而，民办教师系列的职称评审在我国其他省份是新生事物，其接受程度还存在着不可预知性。独立学院教师队伍流动性较大，部分教师在考取了公务员、事业单位编制，或者攻读博士学位后大多选择离开独立学院。那么，在母体学校中，独立学院教师的民办系列职称的适用性如何，将引起较多教师的担忧。

二是科研成果的实用性大大加强，独立学院教师如何实现科研成果转化面临着巨大压力。中办、国办印发的《关于深化职称制度改革的意见》中，明确提出要“突出评价专业技术人才的业绩水平和实际贡献”，从而“注重考核专业技术人才履行岗位职责的工作绩效、创新成果”，增加成果转化、决策咨询、公共服务等评价指标的权重，并将科研成果取得的经济效益和社会效益作为职称评审的重要内容。由于独立学院教师本身科研成果较少，科研经费投入、科研条件建设、科研团队建设等方面都较母体学校弱，因此在进行科学研究时面临着母体学校和其他公办高校的巨大竞争压力，在实现科研成果转化方面自然较弱。尤其是自然学科的科学研究，独立学院教师在专利、软件著作权、技术创新、标准制定等方面实力较弱，因此在科研成果的实用性追求方面同样阻力重重。

三是如何在繁重的工作任务中兼顾科研成果的质和量。独立学院的专职教师都承担着大量的教学任务，远远超出了母体学校教师的平均工作量，同时又有较多教师承担着多个教学班的辅导员和班主任的工作，这是目前贵州独立学院专职教师科研成果较少的重要原因之一。目前，贵州省独立学院的师资严重依赖母体学校和临近高校资源，真正专属于独立学院的专职教师寥寥无几。在调研中发现，某个独立学院的专职教师仅为1人，要承担大量的教学工作任务，很难在有限的时间内产出科研成果。在未来很长一段时间内，独立学院依靠母体学校师资力量的状况将继续存在，而独立学院专职教师的工作任务仍会较为繁重，将会继续面临着科研工作量和评职称的双重压力。

四、新形势下贵州省独立学院教师职称评审的新思考

师资队伍建设是贵州独立学院改革创新发展工作中的重要任务，而参与职称评审工作则是构建合理的师资队伍的必经之路。不重视科研工作和师资队伍建设工作，将会严重影响独立学院的学科建设、专业设置、人才培养、招生就业等职能，将会影响独立学院的核心竞争力和整体实力排名。面对国家和贵州省在职称评定方面的新要求，可以从以下几个方面进行努力，从而实现贵州独立学院的良性健康发展。

第一，注重引进高层次人才，培养自身的专属师资队伍。严格意义上来讲，脱离母体学校成为实质意义上的民办高校，是贵州独立学院发展的最终归宿。自然，回归母体学校也是自身的一种选择。然而要能在“双一流”建设中生存下去，构建年龄结构、职称结构、学科分布科学合理的师资队伍刻不容缓。因此，独立学院为建设区域内一流学科，要以灵活的形式引进和借调高职称、高学历的高层次人才，支撑其学院的学科体系。同时要注重招聘多元化的科学技术人才，尤其是档案系列、图书馆系列、工程经济系列、自然科学和社会科学研究系列、文化艺术系列等人才，提升独立学院在相关职能工作中的质量和效率，储备良好的多元化技术型人才。在此基础上，注意培养独立学院自身专属的师资队伍，提升师资队伍的整体学历水平，尤其是鼓励年轻教师考取全日制硕士研究生、博士研究生，潜心研究学术，并与毕业后积极贡献独立学院的教学科研事业的年轻教师签订就业服务协议，使独立学院养成良好的学术研究氛围。

第二，加大科研经费投入，制定科学合理的科研成果奖励制度。目前，贵州较多独立学院尚未设置专门的科研管理机构，没有确定专门的科

研管理制度，以致科研工作停滞不前。同时，制定了相应科研奖惩制度的独立学院，其科研制度基本上是母体学校科研制度的翻版，没有在对应的科研制度上进行较大规模的改革创新，因此在不同学历和职称，不同科研投入和科研平台的情况下，实行相应的科研管理制度和奖惩制度显得不合情理。因此，独立学院必须制定更为科学合理的奖励制度，不但要提升奖励的金额，而且应当加大奖励的幅度。如在对发表论文的奖励中，一般高校目前只对中文社会科学引文索引（CSSCI）进行奖励，这对独立学院的专职教师来讲明显具有较大难度，因此可以将奖励的期刊目录扩大至北大中文核心期刊目录，乃至一般的省级期刊，才能调动独立学院专职教师从事科学研究的积极性。同时，独立学院应加大科研经费的投入，尤其对于自然科学研究的学部，更应该加大教学及科研设施的投入力度，为进行相关教学研究创造较好的条件。

第三，追求科研成果的实用性，将论文写在贵州大地上。逐步追求科学研究的转化功能，向社会提供一定的政策咨询、社会服务和技术推广等任务，是高校科研工作者义不容辞的责任。目前，独立学院专职教师的研究具有一定的技术性，贴近学科发展实际，却也有着理论研究与产业实践脱节的情况，集中体现在人才培养的规模与层次同人才需求脱节。在未来，应该响应国家号召，开展面向社会实践的实用性研究，追求科研成果的社会效益和经济效益。针对独立学院较多教师指导学生参加创业实践的活动较多、获得文体艺术的奖励较多的现实状况，应当多开展面向实践型教学的应用研究和教学研究，真正将贵州独立学院建设成为应用技术型高校，培养面向社会需求的实用型、技能型人才。

第四，建立较为通畅的独立学院教师职称评审机制，注重实践教学成果的考核。鉴于贵州省人社厅已经单独设置民办系列高校教师职称评审，因此各个母体学校可以将独立学院参评教师的材料直接提交至省教育厅审核，并在此之前不接受各个母体学校自身规定的职称评审制度。在满足了贵州省人社厅参评条件的情况下，可以适当降低标准，不遵循各个高校自身内部的职称评审制度，加速各个独立学院教师参加职称评审的步伐。因此，各个母体学校可以并降低成果要求的级别和数量，增加学术实践、指导实践、创业实践、技术实践等方面的评审奖励，给独立学院教师参与职称评审提供较为便捷的通道。同时，鉴于独立学院师资队伍缺乏的状况，可以提升基本教学课时量，在教学年均工作量等方面增加课时，并适当增加实践教学的课时工作量，体现出贵州独立学院自身的特色，缓解师资力量不足的现状。

参考文献

[1] 中共中央办公厅、国务院办公厅. 关于深化职称制度改革的意见[N]. 人民日报，2017-01-09（01）.

第六部分

研究设计

"新形势下贵州省独立学院改革发展研究"课题调查问卷（学生卷）

亲爱的同学：

非常感谢您参加本次问卷调查！本次调查旨在了解我省独立学院改革发展方面存在的问题，并在此基础上提出适应独立学院全面发展的政策及建议。本次调查采取不记名方式，请您根据实际情况填写，衷心感谢您的配合与支持！

"新形势下贵州省独立学院改革发展研究"课题组

2016年3月

一、基本信息

A1. 您的性别是__________

A、男　　B、女

A2. 您的年级是__________

A、大一　　B、大二　　C、大三

D、大四　　E、大五（五年制本科）

A3. 您来自哪个省或地区_____________

A、贵州　　B、除贵州省以外的西部其他地区

C、中部地区　　D、东部地区

A4. 您来自城镇或农村________

A、农村　　B、城镇

A5. 您父亲的职业是________母亲的职业是________（请填写选项代号）

A、务农　　B、企业职工及技术人员　　C、个体工商户

D、事业单位工作人员　　E、公务员　　F、机关事业单位临聘人员

G、军人警察　　H、退休人员　　I、其他

A6. 您父亲的文化程度为________您母亲的文化程度为________（请填写选项代号）

A、小学　　B、初中　　C、高中（中专）

D、大专　　E、本科　　F、研究生及以上

A7. 您的家庭年收入是______元?

A、10000 及以下　　B、10001 — 30000

C、30001 — 50000　　D、50000 以上

二、教育厅评估指标满意度调查

关于贵校下列情况，您认同的是？（请打“√”）

一级指标	二级指标	基本内容	满意度评价				
			非常认同	认同	不好说	不认同	非常不认同
办学条件	办学场所	1.1.1 占地面积符合相关要求	5	4	3	2	1
		1.1.2 校舍总面积达到生均教学行政用房标准	5	4	3	2	1
		1.1.3 食堂餐饮物美价廉	5	4	3	2	1

（续表）

一级指标	二级指标	基本内容	满意度评价				
			非常认同	认同	不好说	不认同	非常不认同
办学条件	办学场所	1.1.4校舍建筑物及各项设施齐全，无安全隐患	5	4	3	2	1
	师资队伍	1.2.1专、兼职教师、辅导员人数结构合理（师生比不低于1：18）	5	4	3	2	1
		1.2.2教师结构、学历层次符合要求	5	4	3	2	1
		1.2.3教职工的聘任和解聘根据国家有关规定执行	5	4	3	2	1
		1.2.4建立教师培训制度，培训效果良好	5	4	3	2	1
	仪器设备	1.3.1学院教学仪器设备满足需求	5	4	3	2	1
		1.3.2体育设施较为齐全、完备	5	4	3	2	1
招生与就业	招生	2.1.1学校合法、统一组织招生工作，没有委托中介机构、中介人员代为招生	5	4	3	2	1
		2.1.2招生简章和广告真实、合法，无虚假、模糊、夸大的内容	5	4	3	2	1
	就业	2.1.3按照教育法规定的程序、标准颁发学业证书，无违规发放学历证书、专业证现象	5	4	3	2	1
		2.14.学校重视毕业生就业工作，开展就业指导。校企关系良好，学生就业渠道通畅	5	4	3	2	1

（续表）

一级指标	二级指标	基本内容	满意度评价				
			非常认同	认同	不好说	不认同	非常不认同
教育教学	教学管理	3.1.1 教学管理制度健全、规范，执行严格	5	4	3	2	1
		3.1.2 专业教学计划及课程教学大纲科学规范	5	4	3	2	1
		3.1.3 注重提高教学质量，每学期常规教学检查，并开展教学评价，效果显著	5	4	3	2	1
		3.1.4 教师执教认真，积极开展教学研究	5	4	3	2	1
	学生管理	3.2.1 学校依法保障学生的合法权益	5	4	3	2	1
		3.2.2 学生遵纪守法，勤奋学习，校园秩序良好	5	4	3	2	1
		3.2.3 校风、考风好，考试管理制度健全，并能严格执行	5	4	3	2	1
		3.2.4 实施素质教育，学生科技、文化、体育活动丰富，形成良好校园文化氛围	5	4	3	2	1
		3.2.5 按照国家规定建立学籍管理制度，对学生实施奖励或处分	5	4	3	2	1
	教育效果	3.3.1 单门课程考试内容符合教学大纲的要求，考试成绩呈正态分布	5	4	3	2	1
资产与财务	资产管理	4.1.1 筹措办学资金的渠道合法，举办者没有向学生、家长筹集资金，没有向社会公开募集资金	5	4	3	2	1
		4.1.2 学校资产由学校依法管理和使用，无侵占情况发生，无挪用办学经费的现象	5	4	3	2	1
		4.1.3 学校的收入主要用于教育教学活动，改善办学条件	5	4	3	2	1

（续表）

一级指标	二级指标	基本内容	满意度评价				
			非常认同	认同	不好说	不认同	非常不认同
安全稳定	人防	5.1.1单独设置安全保卫工作机构，按规定配备专职保卫干部（保卫人员与学生人数比不低于3：1000）	5	4	3	2	1
		5.1.2所使用保安人员符合国务院保安服务条例规定	5	4	3	2	1
	物防	5.2.1各类安全设施、消防设施设备完备、安全	5	4	3	2	1
	技防	5.3.1重点区域监控安全防范设施齐备、有效	5	4	3	2	1
	制度	5.4.1安全保卫工作执行情况良好	5	4	3	2	1
		5.4.2定期开展安全检查，并及时进行安全隐患整改	5	4	3	2	1
		5.4.3适时开展法制、反恐、防爆等安全教育及演练	5	4	3	2	1
党团组织建设	组织机构	6.1.1学校党组织（党小组、党支部、党总支、党委）能充分发挥政治核心作用	5	4	3	2	1
		6.1.2学校共青团机构设置和队伍健全且工作有成效	5	4	3	2	1
	思想政治工作	6.2.1学生思想政治工作有工作计划和具体措施，内容形式符合学生特点，效果好	5	4	3	2	1
		6.2.2专职班主任或辅导员的数量与在校生的比例不低于1：200，发挥作用良好	5	4	3	2	1

三、深入了解

C1.您希望贵校成为纯民办的独立学院吗？ ________

A、希望　　B、不希望　　C、无所谓

C2.如果贵校脱离了母体学校，您是否还会报考________

A、会　　B、可能会　　C、可能不会　　D、不会

C3.您会不会认为与母体学校普本学生相比，受到了一些不公平待遇________

A、会　　B、没想过　　C、不会

C4.您认为当前就业难的原因有________（多选）

A、学校开设的专业及课程与市场脱节

B、学校制定的培养目标与市场脱节　　C、教学理论与实践脱节

D、个人原因　　E、其他

C5.您认为校内学生英语四六级和相关职业技能证书过关率不高的原因有？ ______（多选）

A、学生个人水平不够　　B、学校未开展相关培训

C、教学师资队伍薄弱　　D、学院教学质量有待提升　　E、其他

C6.您认为校内学生考研率不高的原因有________（多选）

A、学生个人水平不够　　B、学校未开展相关培训

C、师资力量弱　　D、想就业没有考虑过考研　　E、其他

C7. 您对校内师生的学习氛围是否满意________

A、非常满意　　B、满意　　C、不了解

D、不满意　　E、非常不满意

C8.您对学校教师的科研氛围及能力是否满意________

A、非常满意　　B、满意　　C、不了解

D、不满意　　E、非常不满意

C9. 贵校除了国家设置的奖、助学金外，还有没有社会奖学金或个人名义捐助的奖学金________

A、有　　B、没有　　C、不清楚

四、意见及建议

D1. 您对所在独立学院的综合满意度是________

A、非常满意　　B、满意　　C、不清楚

D、不满意　　E、非常不满意

D2. 您认为学校未来的发展方向为_______的形式比较好？

A、民有民营　　B、国有民营　　C、公有民营　　D、混有民营

D3. 您认为独立学院在哪些方面应当加强？_______（多选）

A、引进并培养少数民族语言师资力量

B、加大教育评估创新力度，规范民族高等教育办学

C、改革专业设置制度，开设民族地区需要专业

D、提高师生比，让学生与教师接触更多

E、加大对贫困少数民族大学生资助

F、加强学校的基础设施建设　　G、购置更多民族类的相关图书

H、加大信息化建设投入　　I、改革少数民族理科高等教育模式

D4. 除了以上选项之外，您对独立学院改革创新发展方面还有哪些建议？

____

（此问卷为不记名方式调查，请畅所欲言）

本次问卷调查已结束，再次感谢您的支持！

教师访谈提纲

1.您认为贵校行政管理机构、制度运转方面的基本工作进展如何？贵校各行政管理机构负责人是否具备任职条件且无频繁更换现象？

2.您认为贵校在学科建设方面与其他独立学院、母体学校相比有哪些优势和劣势？对未来贵校学科建设和师资队伍发展有何建议？

3.您认为贵校的招生专业是否合理？招生人数与专业设置是否与市场需求挂钩？从您的学科专业来看，应该增添哪些专业，或者减少哪些专业招生名额？

4.您认为贵校各专业的教学大纲是否符合国家要求？所修课程是否适宜学生基础理论及基本技能的学习？所使用教材是否符合贵校的人才培养目标？教师的教学质量是否良好？

5.贵校是否建立较多实习实训基地，有助于学生开展实习就业和暑期实践？贵校是否有针对性的改革、发展思路？您认为应该如何做才能给学生带来最好的实践或实习效果？

6.贵校在人才培养模式方面有何创新之处？进行过哪些教学改革，措施有哪些，效果如何，您还有哪些创新的建议？

7.您认为您所在的独立学院的科研状况如何，贵校是否有相关的科研奖励及配套制度或方案？

8.您所在的独立学院哪些方面亟待改善？能否从教学、师资、科研、管理、基础设施等角度来谈一谈？

9. 比较本部薪资，您对贵校的工资、补贴、福利发放标准是否满意，请简要说明。

10. 与校本部相比，您对贵校的职称评定标准是否满意，请简要说明。

11. 您所工作的独立学院如果成为民办高校或私立大学，您会接受吗？您认为生源质量是否会下降？您是否还会继续留在贵校工作？您认为你所在的独立学院应该向何种模式发展？

学生访谈提纲

1.您报考院校时知道本院是独立学院吗？为什么会报考这所学校？

2.学校教学仪器设备、体育设施器材、图书馆、自习室等方面的投入如何？如图书馆馆藏数量、电脑设备、座位数、数据库等是否满足目前学习生活需要？

3.教学课程中有没有增加实践实训教学内容？所用教材是否符合应用型人才的培养目标？您认为学院的教师教学质量如何？是否进行过教学改革创新？改革措施有哪些，效果如何？

4.学校是否开设素质选修课以及超星慕课，这些选修课的效果如何？

5.谈谈您在奖（助）学金评定方面的看法，如奖学金类别、奖学金额度，贫困补助比例及额度，勤工助学岗位数量及薪资等方面。

6.学校是否有免费的针对毕业生的就业指导培训讲座、考研辅导讲座、公务员辅导讲座？是否与地方政府及企业签订学生实习就业协议？您对自己的就业情景有何看法？

7.您认为贵校在培养党员、积极分子以及思政等方面的工作开展如何？党员的评选是否公开、公正，对比本部学院名额如何？党团活动是否与时俱进？

8.学校的食宿是否满足全校师生需求，如宿舍面积、床位数量、饭菜质量、食堂数量等？校园周边安全状况如何？安保人员素质是否符合法律要求？

9.学院是否开展有防盗、防诈骗、消防、反恐、法制、卫生防疫等知识讲座或实景演练？如果有，参与度如何，效果是否良好？

10.学院的学生活动有哪些？以歌舞类、体育类还是知识类为主，对你的学习及就业有何帮助？

11.您所就读的独立学院如果成为民办高校或私立大学，您会接受吗？您还会推荐其他人报考吗？您认为你所在的独立学院应该向何种模式发展？